ISBN 978-3-662-23332-0   ISBN 978-3-662-25377-9 (eBook)
DOI 10.1007/978-3-662-25377-9

Ms Lene Aaby
Weiders Farmasoytiske A/S
PO Box 9113
Groenland
Hausmannsgt. 6
N-0133 Oslo
Norway
Tel +47-22 20 54 15
Fax +47-22 36 42 45

Ms Elsebeth Aagaard
GLAXO Denmark
Nykaer 68
DK-2605 Broendby
Denmark
Tel +45-36 75 90 00
Fax +45-36 75 02 80

Dr Sylvi Aanderud
Medical Department
Haukeland Hospital
N-5021 Bergen
Norway
Tel +47-59 72 971
Fax +47-59 72 950

Dr Henk J Aanstoot
Sophia Children's Hospital
Sp-3435
Dr Molenwaterplein 60
NL-3015 GJ Rotterdam
The Netherlands
Tel +31-10-4 63 64 96
Fax +31-10-4 63 68 11
aanstoot@alkg.azr.nl

Ms Mieke Aarsen Steyn
Eikelaan 59
NL-1561 CB Krommenie
The Netherlands
Tel +31-75-21 90 58
Fax +31-20-5 48 75 02

Dr Jan Olay Aaseth
Vesterasveien 36
N-0382 Oslo
Norway
Tel +47-62 88 70 00
Fax +47-62 81 30 68

Dr Caroline Abbott
Diabetic Foot Clinic
Disablement Services Centre
Withington Hospital
Manchester M20 8LB
United Kingdom
Tel +44-161-6 13 72 69
Fax +44-161-6 13 72 01
caroline@footclinic.demon.co.uk

Dr Maged Abdel Aal
15 Omar Zaafan Street
Nasr City, Cairo
Egypt
Tel +20-2-4 01 71 34

Dr Mohamed Fahmy Abdel Aziz
12 Botros Ghally Str
Heliopolis Cairo
Egypt

Prof Mohamed Samy Abdel Aziz
Novo Nordisk A/S
Scientific & Representative
Office, World Trade Center
Office Tower, 8th Floor
1191 Corniche El Nil – Cairo
Egypt
Tel +20-2-77 36 65
Fax +20-2-77 38 94

Dr Mahmoud Nabil Abdel Rahim
Novo Nordisk A/S
Scientific & Represenatitive
Office, World Trade Center
Office Tower, 8th Floor
1191 Corniche El Nil – Cairo
Egypt
Tel +20-2-77 36 65
Fax +20-2-77 38 94

Dr Yasser Abdel-Wahab
Diabetes Research Group
School of Biomedical Sciences
University of Ulster
Coleraine
Co.Londonderry BT52 1SA
United Kingdom
Tel +44-12 65-32 47 51
Fax +44-12 65-32 49 65
y.abdel-wahab@ulst.ac.uk

Dr Nabila Abdella
Faculty of Medicine
Kuwait University
PO Box 36392
Ras Salmiya 24754
Kuwait
Tel +965-5 71 90 13
Fax +965-5 33 89 07

Prof Farman Abdullayev
Azadlyg Avenue 81/20
Baku 370007
Azerbaijan (C.I.S.)

Dr Abdel-Kader Abou-Jeyab
Novo Nordisk A/S
Status Center
Athinas Ave
GR-Vouliagmeni
Greece
Tel +30-1-9 67 04 00
Fax +30-1-9 67 06 63

Dr Heidemarie Abrahamian
Prinz Eugenstrasse 36/3/1
A-1040 Vienna
Austria
Tel +43-1-5 04 65 10
Fax +43-3-5 04 15 90
aabrahamian@aon.at

Dr F Silvestre F B Abreu
Unidade de Endocrinologia
do Centro
Hospitalar do Funchal
Hospital dos Marmeleiros
P-9000 Funchal – Madeira
Portugal
Tel +351-91-78 29 33
Fax +351-91-78 30 30

Mr Yunes Abu Rabiah
Diabetes Center
Soroka Medical Center
IL-84101 Negev, Beer Sheba
Israel
Tel +927-7-6 40 03 41
Fax +927-7-6 27 89 69

Dr Bashir Abuaisha
30 Cavendish Gardens
West Didsbury M20 1LA
United Kingdom
Tel +44-161-2 76 12 34
Fax +44-161-2 74 47 40

Dr John M F Adam
Jl Chairil Anwar No. 3
Ujung Pandang
Indonesia
Tel +62-4 18-86 84 17
Fax +62-411-86 22 67
adam131@upandang.wasantara.
net.131

Dr Alena Adamikova
Novo Nordisk
Blanicka 28
CZ-12000 Prague 2
Czech Republic
Tel +4 20-2-22 25 28 46
Fax +4 20-2-22 25 43 70

Prof H-L Adamska
Schillerstrasse 16
D-97980 Bad Mergentheim
Germany
Tel +49-79 31-85 79

Dr Ulf Adamsson
Dept of Medicine
Danderyd Hospital
S-182 88 Danderyd
Sweden
Tel +46-8-6 55 50 00
Fax +46-8-6 22 68 10
ulf.adamson@med.ds.sll.se

Dr Faiad Adawi
Alkrum 1
IL-16950 Turan
Israel
Tel +972-6-6 51 92 19
Fax +972-6-6 51 92 19

Dr Guido Adda
Viale Papiniano 50
I-20123 Milano
Italy
Tel +39-2-8 36 13 41
Fax +39-2-8 36 13 41

Dr Nils Adner
Skrakvagln 8
S-141 72 Huddinge
Sweden
Tel +46-8-88 35 14

Ms Anne Adsersen
Hermedico A/S
Halmtorvet 29
DK-1505 Copenhagen V
Denmark
Tel +45-33 25 69 69
Fax +45-33 25 69 02

Dr Leona M Aerts
Lab Obstetrics & Gynaecology
UZ Gasthuisberg
Herestraat 49
B-3001 Leuven
Belgium
Tel +32-16-34 61 92
Fax +32-16-34 42 05

Dr Fegor Agaci
University Hospital Tirana
Chief of Endocrinology
and Diabetes Clinic
Dibra Str 370
Tirana
Albania
Tel +3 55-42-6 26 27
Fax +3 55-42-6 36 44

Dr Izet Aganovic
KBC Rebro Klinika za unutranje
Zavod za Endokrinologijo i
Metabolizma
Kispaticeva 12
10000 Zagreb
Croatia
Tel +385-1-23 32 33
Fax +385-1-22 31 80

Dr Carl-David Agardh
University Hospital
Dept of Internal Medicine
S-221 85 Lund
Sweden
Tel +46-46-17 23 58
Fax +46-46-17 22 64

Dr Elisabet Agardh
Dept of Ophthalmology
University Hospital
S-221 85 Lund
Sweden
Tel +46-46-17 27 91
Fax +46-46-17 27 21

Dr Dirk Agena
Städtisches Krankenhaus
Kinderklinik
Weinberg 1
D-31134 Hildesheim
Germany
Tel +49-51 21-89 43 81
Fax +49-51 21-89 45 37

Dr Ventura Aguirre
Rio Mayo No 1306–204/205
Col. Vista Hermosa
62290 Cuernavaca Mor.
Mexico
Tel +52-73-22 70 90
Fax +52-73-22 70 51

Dr Ellen Ahlmann-Ohlsen
Novo Nordisk Farmaka Danmark
Lottenvorgvej 24
DK-2800 Lyngby
Denmark
Tel +45-88 08 00
Fax +45-88 32 00
eao@novo.dk

Dr Bo Ahren
Department of Medicine
Malmö University Hospital
S-205 02 Malmö
Sweden
Tel +46-40-33 64 54
Fax +46-40-33 70 41
bo.ahren.@medforsk.mas.lu.se

Dr Ari Seppo Aimolahti
Turnturikatu 11B19
FIN-00100 Helsinki
Finland
Tel +358-9-49 55 64

Dr Messaoud Ait Mesban
Hopital Mustapha
12 rue Henri Alexandre
Algeirs 16000
Algeria

Dr Timothy J Aitman
MRC Molecular Medicine Group
Royal Postgraduate
Medical School
Ducane Road
London W12 0NN
United Kingdom
Tel + 44-181-383 42 53
Fax + 44-181-383 2028
taitman@rpms.ac.uk

Dr Toru Aizawa
Department of Geriatrics
Shinshu University
School of Medicine
3–1-1 Asahi
Matsumoto
Japan
Tel + 81-263-37 26 86
Fax + 81-263-37 27 10
rounen1@gipac.shinshu-u.ac.jp

Prof N Sema Akalin
Marmara University
Medical School
Noter Sokak N°2/2
TR-81070 Erenköy – Istanbul
Turkey
Tel + 90-2 16-3 56 25 46
Fax + 90-2 16-3 25 03 23
eakalin@sim.net.tr

Dr Yasuo Akanuma
The Institute for
Diabetes Care & Research
Asahi Life Foundation
1–6-1 Marunouchi, Chiyoda-ku
Tokyo 100
Japan
Tel + 81-3-32 12 10 20
Fax + 81-3-32 01 68 81

Dr Shoichi Akazawa
First Dept Internal Medicine
Nagasaki University School
of Medicine
1–7-1 Sakamoto-machi
Nagasaki City 852
Japan
Tel + 81-958-49 72 64
Fax + 81-958-49 72 70

Dr Yoshiharu Akazawa
106 Shimogamo Miyazakicho
Sakyoku
Kyoto 606
Japan
Tel + 81-75-78 15 2 38
Fax + 81-75-78 15 2 38

Prof Hans K Akerblom
The Children's Hospital
University of Helsinki
Stenbäckinkatu 11
FIN-00290 Helsinki
Finland
Tel + 358-9-471 27 01
Fax + 358-9-471 47 04
hans.akerblom@huch.fi

Dr Björn Akesson
Sankt Hans Gränd 18B
S-226 42 Lund
Sweden
Tel + 46-46-2 22 75 86
Fax + 46-46-2 22 44 29
bjorn.akesson@farm.lu.se

Dr Mitchell S Akman
1555 East Street #300
Redding, California 96001
USA
Tel + 1-9 16-2 43 32 31
Fax + 1-9 16-2 43 63 98
makman@mercy.org

Prof Ildar Akmayer
Institute of Experimental
Endocrinology, National
Endocrinology Research Centre
1 Moskvorechje Str
115 478 Moscow
Russia
Tel + 7-095-3 24 99 71
Fax + 7-095-3 10 70 00

Dr Monira M Al-Arouj
PO Box 34076
Idylia 73251–73100
Kuwait
Tel + 965-2 46 88 74
Fax + 965-2 44 75 84

Prof Omar S Al-Attas
Dept of Biochemistry
College of Science
King Saud University
PO Box 2455
Riyadh 11451
Saudi Arabia
Tel + 966-1-4 67 59 39
Fax + 966-1-4 67 59 31

Prof Hosain Al Ghonaimy
Novo Nordisk A/S
Scientific & Representative
Office, World Trade Center
Office Tower, 8 th Floor
1191 Corniche El Nil – Cairo
Egypt
Tel + 20-2-77 36 65
Fax + 20-2-77 38 94

Dr Abdullah H Al-Nakhi
Salimiah Central
PO Box 1883
Postcode 22019
Kuwait
Tel + 965-2 46 88 74
Fax + 965-5 51 97 75

Dr Catherine Alamowitch
36 Ailée Clemencet
F-93340 Le Raincy
France
Tel + 33-1-43 01 86 54

Dr Hasan Alawi
In der Mulde 17
D-66424 Homburg/Saar
Germany
Tel + 49-68 41-16 32 10
Fax + 49-68 41-16 32 64

Dr Oscar Alba
Apt Aereo #33109
Bogota DC
Columbia
Tel + 57-1-6 78 61 60
oalba@latino.net.co

Dr Kamal Albarazanji
Dept of Vascular Biology
Smithkline Beecham Pharm.
The Frythe
Welwyn, Herts AL6 9AR
United Kingdom
Tel + 44-14 38-78 20 44
Fax + 44-14 38-78 25 80

Dr Anny Alberda
PO Box 3000
Dept of Endocrinology
Academisch Ziekenhuis
Hanzeplein 1
NL-9700 RB Groningen
The Netherlands
Tel + 31-50-3 61 39 62
Fax + 31-50-3 61 93 08

Prof Kurt G M M Alberti
Dept of Medicine
The Medical School
Univ of Newcastle upon Tyne
Framlington Place
Newcastle upon Tyne NE2 4HH
United Kingdom
Tel + 44-1 91-2 22 70 03
Fax + 44-1 91-2 22 07 23
george.alberti@ncl.ac.uk

Dr Adrian Albota
M. Kogalniceanu No.8 Bl.14 Ap7
2200 Brasov
Romania
Tel + 40-1-3 12 36 74
Fax + 40-1-3 12 67 60

Dr Juan Alcolado
Department of Medicine
University Hospital of Wales
Heath Park
Cardiff CF4 7SQ
United Kingdom
Tel + 44-12 22-74 30 00
Fax + 44-12 22-74 45 81
alcoladojc@cardiff.ac.uk

Dr Rodolfo Alejandro
Diabetes Research Inst
(R-134)
University of Miami
School of Medicine
1450 N.W. 10 th Avenue
Miami, FL 33136
USA
Tel + 1-3 05-2 43 53 74
Fax + 1-3 05-2 43 44 04
ralejand@mednet.med.
miami.edu

Dr Branko Aleksov
Zdravstven dom Skopje
Poliklinika Bukurest-Centar
za diabet
bul. Partizanski odredi bb
91000 Skopje
Macedonia, FYR of
Tel + 3 89-91-36 40 88

Dr Maria Alevizaki
51, Ioannou Theologou Street
GR-15773 Athens, Zografou
Greece
Tel + 30-1-7 70 41 43
Fax + 30-1-7 70 41 43

Dr Miltos Alevizos
Gouzeli 2
GR-54248 Thessaloniki
Greece
Tel + 30-31-81 27 43

Ms Jane Alexander
Bayer Plc
Pharmaceutical Division
Bayer House
Strawberry Hill
Newbury
United Kingdom
Tel + 44-16 35-56 32 37
Fax + 44-16 35-56 36 59

Dr William D Alexander
31A Herlot Row
Edinburgh EH3 6ES
United Kingdom

Dr Roxana Alexandrescu
PO Box 13–105/PO13
Bucharest
Romania
Tel + 40-1-6 43 54 19
Fax + 40-1-3 12 10 02

Dr Leonia Alexeev
Institute of Immunology
Immunogenetic Department
Kashirskoye shosse 24, b.2
115 478 Moscow
Russia
Tel + 7-095-1 17 78 22
Fax + 7-095-1 17 78 22
immgen@glas.apc.org

Dr Frank P Alford
Department of Endocrinology
and Diabetes
St Vincent's Hospital
Victoria Pole
Fitzroy, Victoria 3012
Australia
Tel + 61-3-92 88 35 69
Fax + 61-3-92 88 35 90

Dr Liaquat Ali
Research Division
BIRDEM
122 Kazi Nazrul Islam Avenue
Dhaka 1000
Bangladesh
Tel + 880-2-86 37 00
Fax + 880-2-86 30 04
lali@citechco.net

Dr John G Alivisatos
4 Neofitou Vamva Str.
GR-10674 Athens
Greece
Tel + 30-1-7 21 44 94
Dax + 30-1-7 21 97 14
johal@ath.forthnet.gr

Dr Hubert Allannic
Service de D'Endocrinologie
Diabétologie
16 Boulevard de Bulgarie
F-35056 Rennes
France
Tel + 33-99 26 71 42
Fax + 33-99 26 71 49

Dr Terri Allen
Endocrine Unit
Austin Hospital
Studley Road
Heidelberg, Victoria 3084
Australia
Tel + 61-3-94 96 35 82
Fax + 61-3-94 96 33 65
terri@austin.unimelb.edu.au

Mr Bjornar Allgot
Norwegian Diabetes Association
PO Box 6442, Etterstad
N-0605 Oslo
Norway
Tel + 47-23 05 18 00
Fax + 47-23 05 18 01
ndf@sn.no

Dr Stephan Allinger
Grieskierchnerstr 42
A-4600 Weis
Austria
Tel + 43-7242-4150

Dr Thomas P Almdal
Dept of Endocrinology 157
Hvidovre Hospital
Kettegaards Alle 30
DK-2650 Hvidovre
Denmark
Tel + 45-36322285
Fax + 45-36323768

Dr Severino Almeida Farias
Centro Medico Do
Room 501
1210 Reitor Miguel Calmo
40110–100 Salvador, Bahia
Brazil
Tel + 55-71-2371106
Fax + 55-71-2456722

Dr Lars-Olof Almér
Hyllie Kyrkoväg 85
S-216 17 Malmö
Sweden
Tel + 46-40-331933
Fax + 46-40-336208

Ms Katrine Almind
Steno Diabetes Center
Novo Nordisk A/S
Novo Alle 6B1.56
DK-2820 Bagsvaerd
Denmark
Tel + 45-44422064
Fax + 45-44422638
kalm@novo.dk

Dr Cesar Alonso Rodriguez
Arturo Soria 31
E-28027 Madrid
Spain
Tel + 34-1-3775377

Dr Issa Alsalmi
National Diabetic Centre
Royal Hospital
P.O. Box 1331
Muscat 111
Oman

Dr Kirsten K Alstrup
Dept of Endocrinology and
Metabolism, Aarhus Amtssygehus
Aarhus University Hospital
Tage-Hansen Gade 2
DK-8000 Aarhus C
Denmark
Tel + 45-89497673
Fax + 45-86193807
alstrup@post3.tele.dk

Prof Peter H Althoff
Chefarzt der Medizinischen
Klinik des Bürgerhospitals
Nibelungenallee 37–41
D-60318 Frankfurt am Main
Germany
Tel + 49-69-1500420
Fax + 49-69-1500408

Dr Jean-Jacques Altman
22 rue du Delta
F-75009 Paris
France
Tel + 33-1-44396632
Fax + 33-1-44396633

Dr Emanuele Altomare
Dipart. di Medicina Interna e
del Lavoro-Sez. Medicina int.
Universita' di Bari
Piazza G. Cesare 11
I-70124 Bari
Italy
Tel + 39-80-5478241
Fax + 39-80-5478241

Dr Michael Alvarsson
Department of Endocrinology
and Diabetology
Karolinska Hospital
S-171 76 Stockholm
Sweden
Tel + 46-8-7292862
Fax + 46-8-303458

Dr Lorenzo Alviggi
Medicina Interna
Ospedale Pistoia
Via Adua 7/G
I-51016 Montecatini Terme (PT)
Italy
Tel + 39-572-772484

Dr Aus Alzaid
D-173
Riyadh Armed Forces Hospital
PO Box 7897
Riyadh 11159
Saudi Arabia
Tel + 966-1-4791000 ext5681
Fax + 966-1-4762121

Dr Jose A Amado
1 Trav. Gral. Davila 7A,3°B
E-39005 Santander
Spain
Tel + 34-42-282108
Fax + 34-42-341367
amadoja@galeno.medi.
unican.es

Prof Fahmy Amara
Novo Nordisk A/S
Scientific & Representative
Office, World Trade Center
Office Tower, 8th Floor
1191 Corniche El Nil – Cairo
Egypt
Tel + 20-2-773665
Fax + 20-2-773894

Dr Caroline Amery
19 Tetbury Grove, Northfield
Birmingham B31 5RB
United Kingdom
Tel + 44-121-4772255

Prof Stephanie A Amiel
4 Spenser Mews
Croxted Road, West Dulwich
London SE21 8SN
United Kingdom
Tel + 44-171-3463149
Fax + 44-171-3463313

Dr Koba Amirikhanshvili
Diabetic Children Protection
Organisation
8, Rustaveli Avenue
380018 Tblisi
Georgia
Tel + 995-32-294956
Fax + 995-32-940081

Dr Carina Ämmälä
Department of Physiology
and Pharmacology
Division of Medical Biophysics
Medicinareg 11
S-413 90 Göteborg
Sweden
Tel + 46-31-7733569
Fax + 46-31-7733558
ammala@mednet.gu.se

Prof Hermann P T Ammon
Pharmazeutisches Institut
Universität Tübingen
Auf der Morgenstelle 8
D-72076 Tübingen
Germany
Tel + 49-7071-2974675
Fax + 49-7071-292476

Dr Francisco J Ampudia Blasco
Clinic University Hospital
Department of Endocrinology
Avda. Blasco Ibanez, 17
E-46010 Valencia
Spain
Tel + 34-6-3862600 ext4406
Fax + 34-6-3864767
ascaso@uv.es

Amylin Europe Limited
Att: Dr Gareth Beynon
The Magdalen Centre
Oxford Science Park
Oxford OX4 4GA
United Kingdom
Tel + 44-1865-784094
Fax + 44-1865-787900

Dr Eleni Anastasiou
21–23 I.Vergi St.
GR-15772 Athens, Zografou
Greece
Tel + 30-1-7751646
Fax + 30-1-3631531

Prof Michal Andel
2nd Dept of Internal Medicine
University Hospital
Královské Vinohrady
Srobárova 50
CZ-100 34 Praha 10
Czech Republic
Tel + 421-2-67162710
Fax + 421-2-67162710
michalandel@lf3.cuni.cz

Mr Gorm Andersen
Fruens Boge Alle 20
DK-5250 Odense SV
Denmark
Tel + 45-66133246

Dr Henrik S Andersen
Novo Nordisk A/S
Novo Nordisk Park
DK-2760 Maaloev
Denmark
Tel + 45-44434890
Fax + 45-44663450
hsa@novo.dk

Dr Henrik U Andersen
Steno Diabetes Centre
Niels Steensens Vej 2
DK-2820 Gentofte
Denmark
Tel + 45-44439370
Fax + 45-44438233

Dr Eva E Andersén-Karlsson
Dept of Medicine
Södersjukhuset
S-118 83 Stockholm
Sweden
Tel + 46-8-6161000
Fax + 46-8-6163217
eva.andersen@medklin.sos.
sll.se

Ms Nina Andersen
Steno Diabetes Center
NSA 2.46
Niels Steensens Vej 2
DK-2820 Gentofte
Denmark
Tel + 45-44439378
Fax + 45-44438234
naan@novo.dk

Dr Ole Andersen
Department of Pediatrics
Hilleroed Hospital
Helsevej 2
DK-3400 Hilleroed
Denmark
Tel + 45-48294314
Fax + 45-48294305

Dr Ole Ortued Andersen
Med Department F
County Hospital
DK-3400 Hillerod
Denmark
Tel + 45-48294808
Fax + 45-48294783

Dr Per Heden Andersen
Med Dept M
Arrhus Kommunehospital
Norrebrogade 44
DK-8000 Aarhus C
Denmark
Tel + 45-89-492020
Fax + 45-89-492010
pha@afdm.aau.dk

Dr Steen Andersen
Steno Diabetes Center
Niels Steensensvej 2
DK-2820 Gentofte
Denmark
Tel + 45-44439965
Fax + 45-44438234
sten@novo.dk

Dr Denise Anderson
Britannia Pharmaceuticals Ltd.
41–51 Brighton Road
Redhill, Surrey RH1 6YS
United Kingdom
Tel + 44-1737-773741
Fax + 44-1737-764351
100071.1174@compuserve.com

Dr James H Anderson
Lilly Research Laboratories
A Division of Eli Lilly & Co.
Lilly Corporate Center
DC 0814
Indianapolis, IN 46285
USA
Tel + 1-317-2766493
Fax + 1-317-2771234
janderson@lilly.com

Ms Kjersti H Anderssen RN
Jadeveien 44
N-1639 Gamle Fredrikstad
Norway
Tel + 47-69393245

Dr Arne Andersson
Department of Medical
Cell Biology
Biomedicum
PO Box 571
S-751 23 Uppsala
Sweden
Tel + 46-18-471 43 97
Fax + 46-18-55 64 01
Arne.Andersson@
medcellbiol.uu.se

Dr Dan K G Andersson
Röforsvägen 7
S-695 30 Laxa
Sweden
Tel + 46-584-41 16 11
Fax + 46-584-1 29 32
dan.andersson@sos.se

Dr Helmut Anderten
Praxis
Große Klausburg 5
D-31139 Hildesheim
Germany
Tel + 49-51 21-9 31 50

Dr Niko Alexander Andre
Oskar-Hoffmann-Straße 105
D-44789 Bochum
Germany
Tel + 49-234-33 76 03
niko.a.andre@rz.
ruhr-uni-bochum.de

Prof Domenico Andreani
Viale di Villa Grazioli 3
I-00198 Roma
Italy
Tel + 39-6-8 41 92 89
Fax + 39-6-4 95 72 36

Dr Troels T Andreassen
Department of Connective
Tissue Biology
Institute of Anatomy
University of Aarhus
DK-8000 Aarhus C
Denmark
Tel + 45-89 42 30 18
Fax + 45-86 13 75 39
tta@ana.aau.dk

Dr Alla Andreitchenko
Moscow Endocrinological
Dispensary
37 Prechestenka Str
119034 Moscow
Russia
Tel + 7-095-2 47 02 33
Fax + 7-095-2 45 33 76

Dr Lennart Andren
Medical Products Agency
Box 26
S-751 03 Uppsala
Sweden
Tel + 46-18-17 46 00
Fax + 46-18-54 84 66

Dr Antonio Andres
Dpto de Bioquimica
Facultad de Quimicas
Univ Castilla – La Mancha
Campus Universitario S/N
E-13004 Ciudad Real
Spain
Tel + 34-26-295300 ext34 13
Fax + 34-26-29 53 18
pblanco@qino-cr.uclm.es

Mr Sofianos Andrikopoulos
Veteran Affairs
Medical Center
Research Service 151
1660 South Columbian Way
Seattle WA 98108
USA
Tel + 1-2 06-7 64 21 38
Fax + 1-2 06-7 64 21 64
sofa@u.washington.edu

Dr Marcello Anello
Via Pirandello N°3
I-95026 Acitrezza (Catania)
Italy
Tel + 39-95-7 59 43 33
Fax + 39-95-7 15 80 72
amello@endo.ucl.ac.be

Dr Jordi Anglada-Barceló
Teodora Lamadrid 52–60
Escala E 3 e – 1 a
E-08022 Barcelona
Spain
Tel + 34-3-2 11 22 76
Fax + 34-3-7 36 50 59

Dr Roberto Anichini
Diabetic Unit Pistoia
Via Olivi 33
Pistoia
Italy
Tel + 39-5 73-90 43 03

Ms Katri J Annola RN
Oy Hoechst Fennica Ab
PO Box 237
FIN-00101 Helsinki
Finland
Tel + 3 58-0-87 09 91
Fax + 3 58-0-87 09 8 12

Dr Joao Anselmo
Rua Acoriano Oriental 27
P-9500 Ponta Delgada
Portugal
Tel + 3 51-96-9 22 04
Fax + 3 51-96-2 50 77

Prof Slobodan Antic
Novo Nordisk A/S
Representation Office Belgrade
General Zdanova 76/4 th Floor
YU-11000 Belgrade
Yugoslavia (FRY)
Tel + 3 81-11-65 98 82
Fax + 3 81-11-65 85 89

Dr Marie-Helène Antoine
ULB Fac. Medecine
Route de Lennik
B-1070 Brussels
Belgium
Tel + 32-2-5 55 62 19
Fax + 32-2-5 55 63 70
mantoine@ulb.ac.be

Dr Karmen Antolic
OB "Dr Tomislav Bardek"
Trg Dr Tomislava Bardeca 10
48 300 Koprivnica
Croatia
Tel + 3 85-48-62 22 22

Dr Andreas Antonopoulos
77 Agias Lavras Str
GR-13231 Petrovpolis, Athens
Greece
Tel + 30-1-5 02 52 68
Fax + 30-1-5 55 12 43

Dr Mikhail Antsiferov
National Research Centre for
Endocrinology, Russian Academy
of Medical Sciences
Dm Uljanova 11
117 036 Moscow
Russia
Tel + 7-0 95-1 26 66 37
Fax + 7-0 95-3 10 70 00

Dr Ramiro Antuna de Alaiz
Clinica Diabetologica
Corrida 23
E-33206 Gijon
Spain
Tel + 34-8-5 35 05 88
Fax + 34-8-5 17 00 54
rantuna@arrakis.es

Ms Célia Antunes
Dept of Biochemistry, Faculty
of Sciences & Technology
University of Coimbra (FCTUC)
PO Box 3126
P-3000 Coimbra
Portugal
Tel + 3 51-39-3 33 79
Fax + 3 51-39-4 19 26 07
cantunes@gemini.ci.uc.pt

Mr Victor Anyaoku
Unit of Metabolic Medicine
Imperial College of Science,
Technology & Medicine,St Marys
Norfolk Place
London W2 1PG
United Kingdom
Tel + 44-1 71-7 25 11 70
Fax + 44-1 71-7 25 17 90

Prof Norihiko Aoki
Kinki University School of
Medicine
377–2 Ohnohigashi
Osaka-Sayama 589
Japan
Tel + 81-7 23-66 02 21
Fax + 81-7 23-66 20 95

Mr Jan Apelquist
Dept of Internal Medicine
University Hospital
S-221 85 Lund
Sweden
Tel + 46-46-17 12 31
Fax + 46-46-2 11 09 08

Ms Maggie Appleton RN
RDSU, Noy Scott House
Royal Devon + Exeter Hospital
Barrack Road
Exeter, Devon EX2 5DW
United Kingdom
Tel + 44-13 92-40 30 53
Fax + 44-13 92-40 30 27

Dr Eiichi Araki
Dept of Metabolic Medicine
Kumamoto University School
of Medicine
1–1–1 Honjo Kumamoto
Kumamoto 862
Japan
Tel + 81-96-3 73 51 69
Fax + 81-96-3 66 83 97

Dr Elsa Araujo Pina
Monte das Oliveiras
Vilarinhos
P-8150 S.Brás Alportel
Portugal
Tel 3 51-89-84 21 85

Dr Adolfo Arcangeli
Ospedale di Prato
Piazza Ospedale 5
I-50047 Prato
Italy
Tel +39-5 74-43 46 53
Fax +39-5 74-43 43 55

Dr Jonathan Arch
SmithKline Beecham Pharma
New Frontiers Science Park Nth
Dept of Vascular Biology
Coldharbour Road
Harlow CM19 5AD
United Kingdom
Tel +44-12 79-62 70 59
Fax +44-12 79-62 70 49
Jonathan_R_Arch@sbphrd.com

Dr George P R Archbold
Dept of Clinical Chemistry
Belfast City Hospital
Belfast BT9 7AD
United Kingdom
Tel + 44-12 32-329241
ext24 92

Mr Jacques Arend
Kort Galgewater 12A
NL-2312 NC Leiden
The Netherlands
Tel + 31-1 72-44 94 94
jaca@novo.dk

Dr Argyris Argyropoulos
42–44 Antinoros str.
GR-16121 Athens
Greece
Tel + 30-1-7 21 85 14

Dr Javier Arias-Diaz
Dept de Cirugia
Hospital Universitario
San Carlos
Ciudad Universitaria
E-28040 Madrid
Spain
Tel + 34-1-5 59 02 29
Fax + 34-1-5 59 02 29
101517.2367@compuserve.
com

Dr Per Arkhammar
Novo Nordisk A/S
BioImage:S
Morkhoj Bygade 28
DK-2860 Soborg
Denmark
Tel + 45-44 42 70 48
Fax + 45-44 42 14 11
poga@novo.dk

Dr David G Armstrong
Univ of Texas, Health Science
Center at San Antonio
Dept of Orthopaedics/Podiatry
7703 Floyd Curl Drive
San Antonio, Texas 78284–7776
USA
Tel + 1-2 10-3 58 38 21
Fax + 1-2 10-3 58 38 24
armstrong@usa.net

Dr Mohammed A Arnaout
PO Box 830870
11183 Amman
Jordan
Tel + 9 62-6-64 33 34

Dr Paul Arnouts
Deken Adamsstraat 29
B-2300 Turnhout
Belgium
Tel   + 32-14-44 41 11

Dr Hans J Arnqvist
University Hospital
Dept of Endocrinology
S-581 85 Linköping
Sweden
Tel   + 46-13-22 20 00
Fax + 46-13-22 27 87

Dr Dic Aronson
Lasarettsv 36
S-712 51 Mora
Sweden
Tel   + 46-2 50-2 50 00
Fax + 46-2 50-18 55
dk.aronson@ltdalaraa.se

Dr Edward R Arquilla
Department of Pathology
Med Surge J, Room 172
University of California
Irvine
Irvine, CA 92691–1050
USA
Tel   + 1-7 14-8 24 49 54
Fax + 1-7 14-8 24 10 98
eraraquil@uci.edu

Dr Christiane Arras Friederich
Boehringer Mannheim GmbH
Dept VM-M
Sandhoferstraße 116
D-68298 Mannheim
Germany
Tel   + 49-6 21-7 59 35 90
Fax + 49-6 21-7 59 47 21

Dr Jaume Arroyo Bros
Gurrea, 36
E-08202 Sabadell
Spain
Tel   + 34-3-7 25 79 90
Fax + 34-3-4 64 22 62

Dr Garry Arsham
c/o Diabetes Interview
3715 Balboa Street
San Francisco, CA 94121
USA
Tel   + 1-4 15-3 87 40 02
Fax + 1-4 15-3 87 36 04
editor@diabetesworld.com

Dr Metin Arslan
Genclik Cad. Kizilcik Sok 6/6
Anittepe
TR- Ankara
Turkey
Tel ·+ 90-3 12-2 29 31 68
Fax + 90-3 12-4 31 09 57

Dr Ole Artved
Novo Nordisk Farmaka Danmark
Lottenborgvej 24
DK-2800 Lyngby
Denmark
Tel   + 45-45 88 08 00
Fax + 45-44 88 62 00

Ms Berit Arvered RN
Dept of Endocrinology
Diabetes Division
Karolinska Hospital
S-171 76 Stockholm
Sweden
Tel   + 46-8-51 77 24 67
Fax + 46-8-51 77 21 19

Dr Natalya Asatiani
Diabetes Center of Georgia
5, Ljubljana Str
380059 Tblisi
Georgia
Tel   + 9 95-32-95 02 27
Fax + 9 95-32-94 00 81

Dr Pablo Aschner Montoya
Asociacion
Colombiana de Diabetes
Calle, 101 N° 29–14
Bogota
Columbia
Tel   + 57-1-6 10 82 80
Fax + 57-1-2 18 59 18

Dr Maryam Asfari
Inserm U – 142
Hôpital St. Antoine
184 rue Faubourg St Antoine
F-75012 Paris
France
Tel   + 33-1-43 40 93 45
Fax + 33-1-43 43 32 34
asfari@ext.jussieu.fr

Ms Linda A Ashworth
Department of Medicine
Univ of Newcastle upon Tyne
The Medical School
Framlington Place
Newcastle upon Tyne NE2 4HH
United Kingdom
Tel   + 44-1 91-23 25 131
Fax + 44-1 91-2 22 07 23

Ms Nina Aslanova
Clinical Centre of
Endocrinology
Dame Gruev str. 6
BG-1336 Sofia
Bulgaria
Tel   + 3 59-2-87 41 45
Fax + 3 59-2-87 41 45

Dr Joachim Aspacher
St.Vincentius Krankenhaus
Südendstr 32
D-76137 Karlsruhe
Germany
Tel   + 49-7 21-81 083 643
Fax + 49-7 21-81 083 609

Dr Johan O G Asplund
Dept of Internal Medicine
Falu Hospital
S-791 82 Falun
Sweden
Tel   + 46-23-8 20 00
Fax + 46-23-8 67 73

Prof Samir Helmy Assaad Khalil
5, El-Selloum Str
Roushdy, Alexandria
Egypt

Dr Daniel R Assad
CENEXA Centro de Endocrinologi
Experimental y Aplicada
Facultad de Ciencias Médicas
Calle 60 y 120
1900 La Plata
Argentina
Tel   + 54-21-33 63 03
Fax + 54-21-22 20 81

Prof Jean-Philippe Assal
Chief, Division of Therapeutic
Education for Chronic Diseases
University Hospital 3HL
CH-1211 Genève 14
Switzerland
Tel   + 41-22-3 72 97 02
Fax + 41-22-3 72 97 10
aebischer-michele@diogenes.
hcuge.ch

Dr F Assimacopoulos-Jeannet
Département de Biochimie
Médicale
Centre Médical Universitaire
1 rue Michel Servet
CH-1211 Genève 4
Switzerland
Tel   + 41-22-7 02 54 90
Fax + 41-22-7 02 55 02
Francoise.Assimacopoulos@
medecine.unige.ch

Ms Marit Assveen
Nycomed Pharma AS
PO Box 4220
Torshov
N-0401 Oslo
Norway
Tel   + 47-23 18 50 50
Fax + 47-23 18 60 37
man@nycomed.com

Asta Medica AG
c/o Dr Jörg-Thomas Dierks
Weismüllerstr. 45
D-60314 Frankfurt am Main
Germany
Tel   + 49-69-40 011 11 30
Fax + 49-69-40 012 7 40

Dr Maria L Ataide Sagreira
Av Eng Arantes e Oliveira
N°2 6 °C
P-1900 Lisboa
Portugal
Tel   + 3 51-1-8 40 63 16
Fax + 3 51-1-7 95 70 27

Dr Iliana Atanassova
Clinical Ctr of Endocrinology
& Gerontology,Lab.Cytogenetics
& Immunology. Medical Uni
Dame Gruev Street 6
BG-1336 Sofia
Bulgaria
Tel   + 3 59-2-9 87 72 01
Fax + 3 59-2-87 41 45
educat@mail.apple-imc.bg

Prof Jean-Raymond Attali
11 Boulevard Saint-Germain
F-75005 Paris
France
Tel   + 33-1-48 02 65 80
Fax + 33-1-48 02 65 79

Ms Astrid Augdal RN
Med.Poliklinikk
Central Hosptial of Akershus
N-1474 Nordbyhagen
Norway
Tel   + 47-67 92 89 20

Dr Petra Augstein
Oberreihe 14a
D-17440 Freest
Germany
augstein@rz.uni-greifswald.de

Ms Vida Augustiniene
Lithuanian Diabetes Ass.,
Didlaukio 45–108
LTU-2057 Vilnius
Lithuania
Tel   + 3 70-2-76 88 84
Fax + 3 70-2-76 92 91

Dr Martin Auinger
Krankenhaus Lainz
III.Med.Abteilung
Wolkersbergenstr 1
A-1130 Vienna
Austria
Tel   + 43-1-8 01 10 23 51
Fax + 43-1-8 01 10 23 46
aum@3 me.khl.magwien.gv.at

Dr Charles Awunor-Renner
Southland Hospital
Dept of Medicine
Kew Road
Invercargill
New Zealand
Tel   + 64-3-2 18 19 49
Fax + 64-3-2 14 57 89

Dr Mette Axelsen
Lundberglaboratory for
Diabetic Research
Sahlgrens Hospital
Bla Straket 5
S-413 45 Gothenburg
Sweden
Tel   + 46-31-6 037 51
Fax + 46-31-82 53 30

Dr Abul Kalam Azad Khan
Research Division
BIRDEM
122 Kazi Nazrul Islam Avenue
Dhaka 1000
Bangladesh
Tel   + 8 80-2-8 63 7 00
Fax + 8 80-2-8 63 0 04
lali@citechco.net

Prof Maria Azevedo
Inst de Quimica Fisiologica
Hospital St Maria
Avenida Egas Moniz, 6 andar
P-1600 Lisboa
Portugal
Tel   + 3 51-1-7 26 09 07

Dr Boudjema Azzam
Clinique due Parc
Bon Omar 29
Kouba, Algiers
Algeria
Tel   + 2 13-2-68 03 06

Prof Shigeaki S Baba
2–3 Okuhata
Nishinomiya
Hyogo 662
Japan
Tel   + 81-7 98-74 40 40
Fax + 81-7 98-72 47 22

Dr Tsunehara Baba
c/o Dohtai Clinic Kajiwara
2–34–1 Kajiwara
Kamakura 247
Japan
Tel   + 81-4 67-48 30 00
Fax + 81-4 67-48 31 11
Sabinene@ea.mbn.or.jp

Dr Drazen Babic
Novo Nordisk A/S – ROSEE
Regional Office
South East Europe
Dunajska 7
1000 Ljubljana
Slovenia
Tel + 386-61-1 32 13 03
Fax + 386-61-1 33 82 94

Dr Zvonko Babic
Splosna Bolnica Novo
Mesto Interni Oddeler .
Smlhelska Cesta 1
8000 Novo Mesto
Slovenia

Prof Gheorghe Bacanu
Str. Valcea nr. 7
1900 Timisoara
Romania
Tel + 40-56-19 54 75
Fax + 40-56-16 53 97

Prof Werner G Bachmann
Lorenz-Kalm-Str 3
D-96317 Kronach
Germany
Tel + 49-92 61-59 75 10
Fax + 49-92 61-59 75 19

Dr Lars Bäcklund
Fundus Photography Unit
Sabbatsberg Hospital
Olivecronas väg 5
S-113 82 Stockholm
Sweden
Tel + 46-8-6 90 55 49
Fax + 46-8-6 90 59 27
lars.backlund@ood.ki.se

Dr Moncef Bada
Clinique du Parc
Ben Omar, 29
Kouba, Albiers
Algeria
Tel + 213-2-68 03 06

Dr Klaus Badenhoop
Universitätsklinikum Zentrum
Innere Medizin Endokrinologie
Theodor Stern Kai 7
D-60596 Frankfurt am Main
Germany
Tel + 49-69-63 01 58 39
Fax + 49-69-63 01 64 05
badenhoop@em.uni-frankfurt.de

Dr Steinunn Baekkeskov
Hormone Research Institute
Uni of CA, San Francisco
HSW 1090
513 Parnassus Avenue
San Francisco, CA 94143–0534
USA
Tel + 1-415-476 62 67
Fax + 1-415-731 36 12
s_baekkeskov@biochem.ucsf.edu

Dr Halvor Baevre
Barneklinikken
Regionsykehuset
N-7006 Trondheim
Norway
Tel + 47-73 99 80 00
Fax + 47-73 99 73 22

Prof Nazif Bagriacik
Türk Diabet Cemiyeti Baskani
Dr. Celal Öker Sokak 10
TR-80230 Harbiye, Istanbul
Turkey
Tel + 90-2 12-2 47 88 03
Fax + 90-2 12-2 48 55 23

Dr Clifford J Bailey
Aston University
Dept of Pharmaceutical Science
Division of Biology
Aston Triangle
Birmingham B4 7ET
United Kingdom
Tel + 44-1 21-3 59 36 11
Fax + 44-1 21-3 59 07 33
c.j.bailey@aston.ac.uk

Dr Joyce D Baird
Department of Diabetes
The Royal Infirmary
Lauriston Place
Edinburgh EH3 9YW
United Kingdom
Tel + 44-1 31-5 52 20 30
Fax + 44-1 31-5 36 20 75

Prof Lijljana Bajovic
Karadjordjeva 19/4
YU-34000 Kragujevac
Yugoslavia (FRY)
Tel + 381-34-6 32 35
Fax + 381-34-4 48 31

Dr Jens F Bak
Tammerisvej 42
DK-8240 Risskov
Denmark
Tel + 45-86 17 49 42

Dr Spiros Bakatselos
3 Galinou
GR-66100 Drama
Greece
Tel + 30-5 21-3 82 10

Dr Karel Bakker
Spaarne Ziekenhuis Heemstede
Händellaan 2
NL-2102 CW Heemstede
The Netherlands
Tel + 31-23-5 14 12 44
Fax + 31-23-5 14 14 16

Dr Stephan J L Bakker
Academic Hospital
"Vrije Universität"
Dept of Endocrinology
De Boelelaan 1117
NL-1081 HV Amsterdam
The Netherlands
Tel + 31-20-4 44 05 33
Fax + 31-20-4 44 05 02

Dr Arun K Baksi
The Diabetes Centre
St Mary's Hospital NHS Trust
Newport
Isle of Wight PO30 5TG
United Kingdom
Tel + 44-19 83-52 40 81
Fax + 44-19 83-82 25 69

Prof Mikhail Balabolkin
Institute of Diabetes
National Research Centre
for Endocrinology
Dm Uljanov Str 11
117 036 Moscow
Russia
Tel + 7-0 95-1 24 45 00
Fax + 7-0 95-3 10 70 00

Dr Vijayam Balaji
W-95 2 nd Street
IIIrd Main Road, Annanagar
Madras 600040
India
Tel + 91-44-6 28 38 02
Fax + 91-44-5 32 53 40

Dr Daniela Balasoiu
Versului Nr3 Apt 74
1900 Timisoara
Romania
Tel + 40-56-18 00 73
Fax + 40-56-16 53 97

Prof Edmond Balasse
Lab of Experimental Medicine
University of Brussels
CPI 618
Route de Lennik n° 808
B-1070 Brussels
Belgium
Tel + 32-2-5 55 62 41
Fax + 32-2-5 55 62 39

Dr Stjepan Balic
O.B. "Sveti Duh"
Interni Odjel
Sueti Duh 64
10000 Zagreb
Croatia
Tel + 385-1-1 71 11 11
Fax + 385-1-5 70 22 24

Dr Börk Balkan
Novartis Pharmaceuticals Corp.
LSB 3517
556 Morris Avenue
Summit, NJ 07901
USA
Tel + 1-9 08-2 77 29 88
Fax + 1-9 08-2 77 55 89
Bork.Balkan@pharma.novartis.
com

Dr Lidija Balkiene
Central Hospital of Siauliai
Pasvalio Str 22
LTU-Siauliai
Lithuania
Tel + 3 70-2-43 83 63
Fax + 3 70-2-22 28 83

Mr Akeel Ballan RN
Novo Nordisk A/S
Kroghoejvej 31
DK-2880 Bagsvaerd
Denmark
Tel + 45-44 42 26 25
Fax + 45-44 42 13 90
abal@novo.dk

Dr Manfred Ballmann
Medical School Hannover
Pad. Dep. CF-Centre
Carl Neuberg Str 1
D-30625 Hannover
Germany
Tel + 49-5 11-5 32 32 20
Fax + 49-5 11-5 32 91 25

Dr Per Balschmidt
Novo Nordisk A/S
Novo Alle
DK-2880 Bagsvaerd
Denmark
Tel + 45-44 44 88 88
Fax + 45-44 44 42 56
pbal@novo.dk

Dr Montserrat C Balsells Coca
C/ San Hipolito 65 bajos
E-08030 Barcelona
Spain
Tel + 34-3-3 45 44 45
Fax + 34-3-4 56 01 90

Dr Italo Balzani
Servizio FSNA
Divisione Medice 1
Ospedale S. Antonio
Via Facciolati 71
I-35128 Padova
Italy
Tel + 39-49-8 21 66 75
Fax + 39-49-8 21 66 75

Dr Hans-Jacob Bangstad
Pediatric Department
Aker University Hospital
N-0514 Oslo 5
Norway
Tel + 47-22 89 45 85
Fax + 47-22 89 42 04
h.j.bangstad@ioks.uio.no

Dr Carla Baptista
Praceta Machado de Castro
Lote 2, 1 C
P-3000 Coimbra
Portugal
Tel + 3 51-39-2 21 90

Prof Hanoch Bar-On
Diabetes Unit
Department of Medicine
Hadassah Hospital
POB 12000
IL-Jerusalem
Israel
Tel + 9 72-2-6 77 69 67
Fax + 9 72-2-6 41 81 86
baron@hadassah.org.il

Dr Eva Baranyi
Imre Haynal University of
Health Sciences
Postgraduate Medical Faculty
Szabolcs – U 35
H-1135 Budapest
Hungary
Tel + 36-1-2 70 47 44
Fax + 36-1-1 20 20 28

Dr Roberto Baratta
Via R G Castorina 33
I-35100 Catania
Italy

Dr Rocco Barazzoni
Cattedra di Malattie
del Ricambiopolicinico
Via Giustiniani 2
I-Padova
Italy
Tel + 39-49-8 21 23 37
Fax + 39-49-8 75 41 79

Dr Ana Paula Barbosa
Rua Tranqueira 541
P-4400 Oliveira Douro – Gaia
Portugal
Tel + 3 51-2-30 43 17

Dr Rui M Barbosa
Lab Metodos Instrumentais
Analise, Fac Farmacia
Universidade Coimbra
Couraca Dos Apostolos N°52 R/C
P-3000 Coimbra
Portugal
Tel +351-39-2 27 22
Fax +351-39-2 71 26
rbarbosa@gemini.ci.u.c.pt

Dr Laszlo Barkai
II Dept of Pediatrics, Imre
Haynal Univ. of Health Science
Borsod County Hospital
Szentpeteri kapu 76
H-3501 Miskolc
Hungary
Tel +36-46-32 12 11
Fax +36-46-32 36 94

Dr Elena Barmanova
State Institute of Preclinical
& Clinical Drugs Expertise
Room 313
6 Shukinskaja Str
Moscow
Russia

Dr Nicolae Alexandru Barnea
Bl.17, Sc.A, Ap.12, Sector 1
Dr Iacob Felix, no.95
Bucharest
Romania
Tel +40-1-6 59 20 57

Dr Denis Barnes
Holly House
6 Warwick Park
Tunbridge Wells
Kent TN2 5TB
United Kingdom

Prof Anthony H Barnett
Undergraduate Centre
Birmingham Heartlands Hospital
Bordesley Green East
Birmingham B9 5SS
United Kingdom
Tel +44-121-7666611 ext40 06
Fax +44-121-6 85 55 36

Dr Christopher Barnett
13 Somerset Crescent
Coleraine, Co.Londonderry
United Kingdom
Tel +44-12 65-32 44 45
Fax +44-12 65-32 44 45
cr.barnett@ulst.ac.uk

Dr Alain Baron
Indiana University School of
Medicine, Division of
Endocrinology and Metabolism
541 North Clinical Drive CL459
Indianapolis, IN 46202–5111
USA
Tel +1-3 17-2 74 13 39
Fax +1-3 17-2 78 06 58
abaron@mdep.iupui.edu

Mr Bernardo Barreto
Rua Juliao Quintinha, 70 r/c
P-7800 Beja
Portugal
Tel +3 51-84-2 36 03

Dr Luis Barriocanal
Av. Kubistcheck 726 c/Herrera
1571 Asuncion
Paraguay
Tel +595-21-29 02 27
Fax +595-21-44 80 36
radiouno@pla.net.py

Mr Richard Barry
School of Biological Sciences
Biology Building
University of Sussex
Falmer
Brighton BN1 9QG
United Kingdom
Tel +44-12 73-67 84 04
Fax +44-12 73-67 84 33
r.barry@ssussex.ac.uk

Dr Paul C Bartley
42 McCormack Ave, Dorrington
Brisbane QLD 4060
Australia
Tel +61-7-33 66 56 51
Fax +61-7-38 47 18 24
paulcbartley@peg.apc.org

Dr Anna Bartnik
Os. Oswiecenia 43/57
PL-31 636 Krakow
Poland
Tel +48-12-55 20 11
Fax +48-12-55 10 81

Prof Vladimir Bartos
Novo Nordisk
Blanicka 28
CZ-120 00 Prague 2
Czech Republic
Tel +42-2-22 25 28 46
Fax +42-2-22 25 43 70

Dr Christos S Bartsocas
Department of Pediatrics
University of Athens
PO Box 17177
GR-10024 Athens
Greece
Tel +30-1-7 70 93 16
Fax +30-1-7 79 64 61
cbartsok@atlas.uoa.gr

Prof Nava Bashan
Clinical Biochemistry Unit
Faculty of Health Sciences
Ben-Gurion University
IL-Beer Sheva
Israel
Tel +972-7-40 03 04
Fax +972-7-40 32 40
nava@bgumail.bgu.ac.il

Dr Catherine Basin
101 Rue St. Dominique
F-75007 Paris
France
Tel +33-45 55 06 99
Fax +33-45 55 08 21

Prof Nilgün Baskal
Yesilyurt sok 12/12 Cankaya
TR-06690 Ankara
Turkey
Tel +90-3 12-3 10 53 50
Fax +90-3 12-3 10 53 50
nbaskal@mfa.gov.tr

Dr Jean-Philippe Bastard
c/o Prof.J.Delattre
Service de Biochimie B
Hôpital Salpêtrière
47–83 Boulevard de L'Hôpital
F-75013 Paris
France
Tel +31-1-42 16 20 31
Fax +31-1-42 16 20 33

Dr Margarida Bastos
Av. Fernando Namora, 83 3° Esq
P-3030 Coimbra
Portugal
Tel +351-39-71 56 59

Dr Edward Bastyr
8680 Promontory Road
Indianapolis, Indiana 46236
USA
Tel +1-317-8 23 93 57
Fax +1-317-2 77 63 53
ejbIII@LILLY.COM

Dr Dominique Bataille
INSERM U376
CHU Arnaud-de-Villeneuve
Rue du Doyen Gaston Giraud
F-34295 Montpellier Cedex 5
France
Tel +33-67 41 52 20
Fax +33-67 41 52 22
bataille@citiz.fn

Dr David Bates
Dako Diagnostics Ltd
Denmark House
Angel Drove
Ely, CB7 4ET
United Kingdom
Tel +44-13 53-66 99 11
Fax +44-13 53-66 89 89

Ms Manuela Renate Batstra
Erasmus University
Medical School
Dept of Pediatrics, Fe 1551
Dr Molewaterplein 50
NL-3015 DR Rotterdam
The Netherlands
Tel +31-10-4 08 79 98
Fax +31-10-4 36 50 53
Batstra@kgk.fgg.eur.nl

Dr Georg Bauer
Boehringer Mannheim GmbH
Abt. DP-B
Sandhofer Str. 116
D-68298 Mannheim
Germany
Tel +49-621-7 59 32 66
Fax +49-621-7 59 65 94

Dr Johannes Bauer
Diabeteszentrum Fürstenhof
Bismarkstr 6
D-97688 Bad Kissingen
Germany
Tel +49-971-8 02 86 18
Fax +49-971-8 02 86 04

Dr Rupert Bauersachs
Abteilung für Angiologie
ZIM, Uniklinik
Theodor-Stern-Kai 7
D-60590 Frankfurt am Main
Germany
Tel +49-69-63 01 52 08
Fax +49-69-63 01 52 08
bauersachs@em.uni-frankfurt.de

Dr Giovanni Baule
Ospedale "SS Annunziata"
Via Roth 23
I-07100 Sassari
Italy
Tel +39-79-22 06 67
Fax +39-79-22 06 67

Dr Klaus Baumann
Innere Medizin FMH
spez Endocrinologie
Witikonerstr. 3
CH-8032 Zürich
Switzerland
Tel +41-1-4 22 17 13
Fax +41-1-4 22 11 85

Ms Eva-Maria Baumer
Wildweg 11
A-1170 Vienna
Austria
Tel +43-1-4 85 39 81
Fax +43-1-4 85 39 81

Dr Hans-Joachim Baumgartl
Nuklearmediz. Klinik
der Techn. Uni München
Ismaningerstr. 22
D-81675 München
Germany

Dr Sabina Baumgartner-Parzer
Department of Internal
Medicine III, Division of
Endocrinology and Metabolism
Währinger Gürtel 18–20
A-1090 Vienna
Austria
Tel +43-1-4 04 00 47 85
Fax +43-1-4 04 00 77 90
sabina.baumgartner-parzer@
akh-wien.ac.at

Dr Stephan Baydanoff
Dept of Biology & Immunology
University School of Medicine
1 St Kliment Ohridski Street
BG-5800 Pleven
Bulgaria
Tel +359-64-2 90 57
Fax +359-64-29 1 53
vmilibrpl@mbox.digsysbg

Mr Philip E Beales
Department of Diabetes
and Metabolism
St Bartholomew's Hospital
West Smithfield
London EC1A 7BE
United Kingdom
Tel +44-171-6 01 85 89
Fax +44-171-6 01 74 49
p.e.beales@mds.qmw.ac.uk

Dr Jean-Pierre Beauchef
28 Argyle
St Lambert, Quebec J4P 2H4
Canada
Tel +1-5 14-6 71 07 75
Fax +1-5 14-6 71 17 29
jbeauch@ibm.net

Dr Kevin Beaumont
Amylin Pharmaceuticals Inc.
Suite 250
9373 Towne Centre Drive
San Diego, CA 92121–3027
USA
Tel +1-619-6 42 71 47
Fax +1-619-5 52 22 12
KBeaumont@Amylin.Com

Dr Antonio Becerra Fernandez
Ramon y Cajal Hospital
Moreja 30 8 C
E-28041 Madrid
Spain
Tel + 34-1-3 17 83 60

Dr Karine Bech
Medical Dept
Roskilde Hospital
Kogevej 7–13, Box 247
DK-4000 Roskilde
Denmark
Tel + 45-46 30 27 01
Fax + 45-46 32 03 40

Dr Ole Molskov Bech
Novo Nordisk A/S
Building 9P
Krogshoejvej 41
DK-2880 Bagsvaerd
Denmark
Tel + 45-44 42 32 61
Fax + 45-44 98 68 18
omb@novo.dk

Dr Maiken Beck
Steno Diabetes Center
Niels Steensens Vej 2
DK-2820 Gentofte
Denmark
Tel + 45-39 68 08 00
Fax + 45-44 43 82 32
maib@novo.dk

Dr Henning Beck-Nielsen
Odense University Hospital
Department of Endocrinology M
Sdr. Boulevard 29
DK-5000 Odense C
Denmark
Tel + 45-65 41 34 44
Fax + 45-65 91 96 63
henningbeck-nielsen@ouh.dk

Dr Peter Beck
46, Ty Gwyn Road
Penylan
Cardiff CF2 5JG
United Kingdom
Tek + 44-1222–716871
Fax + 44-1222-71 50 09

Dr Dorothy J Becker
Division of Endocrinology
Childrens Hospital
3705 Fifth Ave
Pittsburgh, PA 15213
USA
Tel + 1-412-692 51 79
Fax + 1-412-692 58 34
beckerd@chplink.chp.edu

Dr Dominique-Jean Becker
17, Rue Colonel Vendeur
B-1450 Chastre
Belgium
Tel + 32-81-61 53 83
Fax + 32-2-7 64 55 32
djb-roemsn.com

Becton Dickinson Europe
Consumer Products Division
Attn:R.Luy
5 Chemin des Sources BP 37
F-38241 Meylan Cedex
France
Tel + 33-4-76 41 64 64
Fax + 33-4-76 90 00 91

Dr Beata Bednarz-Suchcicka
Novo Nordisk Pharma Sp.200
Warsaw Industrial Center IV
ul. Mineralna 15
PL-02 285 Warsaw
Poland
Tel + 48-22-6 68 04 95
beab@dk

Dr Francisco Bedoya
Departamento de Bioquimica
Mèdica y Biologia Molecular
Doctor Fedriani s/n
E-41009 Sevilla
Spain
Tel + 34-5-4 55 98 52
Fax + 34-5-4 90 70 41
bedoya@cica.es

Dr Nigel Beeley
Amylin Pharmaceuticals Inc.
9373 Towne Centre Drive
San Diego, CA 92121
USA
Tel + 1-6 19-6 42 72 36
Fax + 1-6 19-5 54 14 74
nbeeley@amylin.com

Dr Zelimir Beer
Medical Center Varazdin
O.B. Varazdia
Interni Odjel
Mestrpviceva 66
42000 Varazdin
Croatia
Tel + 3 85-42-4 08 60

Dr Francesco Beguinot
Via Ferdinando Russo 29
I-80123 Napoli
Italy
Tel + 39-81-7 46 32 48
Fax + 39-81-7 70 10 16
beguino@unina.it

Dr Philip Behn
Washington University
Medical School
Box 8127
660 S.Euclid Avenue
St.Louis, MO 63110
USA
Tel + 1-3 14-7 47 04 23
Fax + 1-3 14-7 47 26 92
aplab4@imgate.wustl.edu

Dr Bernhard Beier
St. Raphael Hospital
Bremer Straße 31
D-49179 Ostercappeln
Germany
Tel + 49-54 73-2 90
Fax + 49-54 73-24 00

Dr Eberhard Beil
Kreiskrankenhaus Heidenheim
Schloßhausstr. 100
D-89522 Heidenheim
Germany
Tel + 49-73 21-3 30

Prof Wolfgang Beischer
ZIM, Med.Kl.3
Bürgerhospital
Tunzhoferstraße 14–16
D-70191 Stuttgart
Germany
Tel + 49-7 11-2 53 26 00
Fax + 49-7 11-2 53 21 73

Dr Juan Jose Beitia Martin
Avda Zumalacarregui 93 7 c
E-48007 Bilbao
Spain
Tel + 34-4-4 46 15 84
Fax + 34-4-4 15 81 68

Dr Toke Bek
Dept of Ophthalmology
Aarhus University Hospital
DK-8000 Aarhus C
Denmark
Tel + 45-89 49 32 53
Fax + 45-86 12 16 53
ueyetb@av.dk

Dr Dezsö Bekefi
Komárom-Esztergom
County Hospital
Semmelweis u. 2.
H-2800 Tatabánya
Hungary

Dr Petrus J Beks
Hazelaar 33
NL-5664 VE Geldrop
The Netherlands
Tel + 31-40-2 85 36 38
Fax + 31-40-2 85 36 38

Prof Mohamed Belhadj
CHU
BP 8062
Oran 31026
Algeria
Tel + 2 13-6-41 22 30
Fax + 2 31-6-41 22 30

Ms Veronique Belin
Postgraduate Pigeonhole
Biology Building
University of Sussex
Falmer
Brighton BN1 9QG
United Kingdom
Tel + 44-12 73-67 84 04
Fax + 44-12 73-67 84 33
V.D.Belin@sussex.ac.uk

Prof David Bell
Medical School
University of Alabama
2000, 6 th Avenue South
Birmingham, AL 35233
USA
Tel + 1-2 05-8 01 84 85
Fax + 1-2 05-8 01 87 98

Dr Patrick M Bell
Metabolic Unit
Royal Victoria Hospital
Grosvenor Road
Belfast BT12 6BA
United Kingdom
Tel + 44-12 32-240503 ext34 23

Dr Federico Bellavere
Servizio FSNA
Divisione Medica 1 a
Ospedale Civile
Via Facciolati 55
I-35100 Padova
Italy
Tel + 39-49-8 21 66 75
Fax + 39-49-8 21 66 75

Dr Kerstin Bellmann
Diabetes – Forschungsinstitut
Klin. Abteilung
Auf'm Hennekamp 65
D-40225 Düsseldorf
Germany
Tel + 49-2 11-3 38 26 45
Fax + 49-2 11-3 38 26 06
bellmann@dfi.uni-duesseldorf.de

Prof Otto Bellmann
Krankenanstalten
"Florence Nightingale"
Diakoniewerk Kaiserswerth
Kreuzbergstrasse 79
D-40489 Düsseldorf
Germany
Tel + 49-2 11-4 09 25 17
Fax + 49-2 11-4 09 22 54

Prof Fathi Ben Khalifa
Service d'Endocrinologie
Diabétologie
Hôpital La Rabta
1007 BS Tunis
Tunisia
Tel + 2 16-1-66 40 28
Fax + 2 16-1-57 05 06

Dr Jeremy J Bending
25 Grange Road
Eastbourne, E.Sussex BN21 4HG
United Kingdom
Tel + 44-13 23-64 85 26
Fax + 44-13 23-41 49 64

Dr Kristina Bengtsson
Skara Vardcentral, Fou-enheten
Malmgatan 36
S-532 32 Skara
Sweden
Tel + 46-5 11-3 27 00
Fax + 46-5 11-3 28 45
bengtsson.bostrom@
lidkoping.pp.se

Dr Jonathan J Benn
Draycott Mill Farm
Sudbury
Derbyshire DE6 5GX
United Kingdom
Tel + 44-12 83-82 03 86
101527,2230@compuserve.com

Prof Peter H Bennett
Phoenix Epidemiology and
Clinical Research Branch
NIDDK
1550 East Indian School Road
Phoenix, AZ 85014
USA
Tel + 1-6 02-2 00 52 00
Fax + 1-6 02-2 00 52 25
pbennett@phx.niddk.nih.gov

Dr Stuart M A Bennett
41 Robert Westall Way
Royal Quays, North Shields
Tyne & Wear NE29 6YF
United Kingdom
Tel + 44-1 91-2 27 52 44
Fax + 44-1 91-2 61 17 63
s.m.a.bennett@ncl.ac.uk

Dr Alice Benoit
Centre Hospitalier
Louise Michel, Service
D'Endocrinologie Diabetologie
Quartier du Canal
F-91014 Evry
France
Tel +33-1-60875050
Fax +33-1-60875069

Dr Maria Benroubi
3 Paraschou Street
Psychico
GR-15452 Athens
Greece

Dr Jamal-Dine Bensouda
2 Place Moulay Ali Cherif
111 00 Rabat
Morocco
Tel +212-7-763611
Fax +212-7-763622

Dr Lambertus Benthem
Dept of Animal Physiology
University of Groningen
PO Box 14
NL-9750 AA Haren
The Netherlands
Tel +31-50-3632340
Fax +31-50-3635205
B.Benthem@biol.rug.nl

Dr Margrete Berdal
Metabol ók Forskningslab
I.K.M. Medisinsk Fakultet
Universitetet i Tromsö
N-9037 Tromsö
Norway
Tel +47-77-645643
Fax +47-77-644650
mberdal@fagmed.uit.no

Prof Jo H M Berden
Division of Nephrology
University Hospital
PO Box 9101
NL-6500 HB Nijmegen
The Netherlands
Tel +31-24-3614761
Fax +31-24-3540022
J.Berden@nefro.azn.nl

Dr Angelo Beretta
Boni, 2
I- Milano
Italy
Tel +39-2-4692509
Fax +39-2-26433790

Dr Elke Berg
Diabetiker Zentrale
Jungestr 10
D-20535 Hamburg
Germany
Tel +49-40-25792346
Fax +49-40-2502073

Ms Leena Berg
Novo Nordisk Farma Oy
Pihatörmä 1 A
FIN-02240 Espoo
Finland
Tel +358-9-3482500
Fax +358-9-34825301
leeb@novo.dk

Ms Sabine Berg
Insitute of Diabetes
"Gerhardt Katsch"
Karlsburg e.V.
Greifswalder Str. 11a
D-17495 Karlsburg
Germany
Tel +49-38355-68256
Fax +49-38355-68250
diab@rz.uni-greifswald.de

Dr Tore J Berg
Aker Diabetes Research Centre
Aker University Hospital
N-0514 Oslo
Norway
Tel +47-22894801
Fax +47-22894204
t.j.berg@ioks.uio.no

Prof Michael Berger
Klinik für Stoffwechselkrank-
heiten und Ernährung
Heinrich Heine Univ Düsseldorf
Postfach 10 10 07
D-40001 Düsseldorf
Germany
Tel +49-211-8117812
Fax +49-211-8118772
bergermi@uni-duesseldorf.de

Dr Kristian H Bergis
Diabetes Center
Mergentheim
Theodor Klotzbücher Str 12
D-97980 Bad Mergentheim
Germany
Tel +49-7931-594101
Fax +49-7931-594111
Diabetes.Klinik@t-online.de

Dr Stig Bergkulla
Gerbyvagen 76
FIN-65230 Vasa
Finland
Tel +358-6-3231111
Fax +381-6-3232718

Dr Jonas Berglund
Division of Nephropathy
Department of Medicine
Danderyd Hospital
S-182 88 Danderyd
Sweden
Tel +46-8-6556761
Fax +46-8-7559812
Jonas.Berglund@med.ds.sll.se

Dr Andreas Bergmann
B.R.A.H.M.S.
Diagnostica GmbH
Komturstraße 19−20
D-12099 Berlin
Germany
Tel +49-30-75012687
Fax +49-30-75012621

Dr Peter Bergsten
Dept of Medical Cell Biology
Biomedicum
Box 571
Husargatan 3
S-751 23 Uppsala
Sweden
Tel +46-18-4714923
Fax +46-18-4714059
Peter.Bergsten@medcellbiol.uu.se

Berlin-Chemie AG
Pharma Deutschland − Diabetes
Dr K-G Wagner
Glienicker Weg 125−127
D-12489 Berlin
Germany
Tel +49-30-67072591
Fax +49-30-67073487

Dr Ivan Berlin
Hôpital Pitié-Salpétrière
Dept of Clinical Pharmacology
47 Blvd de L'Hôpital
F-75013 Paris
France
Tel +33-1-42161678
Fax +33-1-42161688
alain.puech@psl.ap-hop-paris.fr

Prof Christian Berne
Dept of Internal Medicine
University Hospital
S-751 85 Uppsala
Sweden
Tel +46-18-664419
Fax +46-18-510133
christian.berne@medicin.uas.se

Dr Kerstin E Berntorp
Östanvag 33
S-216 18 Malmö
Sweden
Tel +46-40-161748
Fax +46-40-336201
KerstinBerntorp@endo.mas.lu.se

Dr Frederik W Bertelsmann
De Savornin Lohmanlaan 49
NL-1181 XL Amstelveen
The Netherlands
Tel +31-20-3474725
Fax +31-20-3474949

Dr Francois Berthezene
Hôpital de L'Antiquaille
1, rue de L'Antiquaille
F-69321 Lyon
France
Tel +33-4-72385058
Fax +33-4-72385059
berthez@cismsun.univ-lyon1.fr

Dr Lucia Berti
Department of
Clinical Biochemistry
Glostrup Hospital
57 Nordre Ringvej
DK-2600 Glostrup
Denmark
Tel +45-43232470
Fax +45-43233929
lb@dcb-glostrup.dk

Dr Eric Bertin
24 rue Thiers
F-51100 Reims
France
Tel +33-26788379
Fax +33-26783102

Dr Aldo Bertoli
Via L Settala 62
I-00123 Roma
Italy
Tel +39-6-30360046
Fax +39-6-3017925
bertoli@rdn.it

Prof Jörg Bertrams
Elisabeth-Krankenhaus
Moltkestrasse 61
D-45138 Essen
Germany
Tel +49-201-8973000
Fax +49-201-8973009

Dr Gyslaine Bertrand
Centre CNRS INSERM
Pharmacologie-Endocrinologie
141 rue de la Cardonille
F-34094 Montpellier
France
Tel +33-467142937
Fax +33-467542432
bertrand@ccipe.montp.inserm.fr

Dr Masha Berzin
PO Box 651
Northlands
Johannesburg 2116
South Africa
Tel +27-11-8808530
Fax +27-11-4425611

Dr Frank Best
Girardetstr. 2−38
D-45131 Essen
Germany
Tel +49-201-872690
Fax +49-201-8726999
fdbest@ibm.net

Dr James Best
Dept of Medicine
St Vincent's Hospital
University of Melbourne
Victoria Parade
Fitzroy, Victoria 3065
Australia
Tel +61-3-92882574
Fax +61-3-92882581
j.best@medicine.unimelb.edu.au

Prof Gilberto Bestetti
Disetronic AG
Brunnmattstrasse 6
CH-3401 Burgdorf
Switzerland
Tel +41-34-4271265
Fax +41-34-4271155

Dr D John Betteridge
Department of Medicine
University College London
The Middlesex Hospital
Mortimer Street
London W1N 8AA
United Kingdom
Tel +44-171-3809444
Fax +44-171-3809440
jbetteridge@med.ucl.ac.uk

Dr Jürgen Beyer
Klinik & Poliklinik Innere Med
Endokrin. u Stoff.krankungen
J.Gutenberg Universität Mainz
Langenbeckstr. 1
D-55101 Mainz
Germany
Tel +49-6131-177255
Fax +49-6131-176619
Endokrin@email.uni-mainz-de

Dr Annette Beyer-Mears
232 Burnside Place
Ridgewood NJ 07450
USA
Tel +1-201-4475285
Fax +1-201-4479399
abeyermear@aul.com

Dr Michel P Beylot
Laboratoire Physiol. Metab.
Rendle Fac. RTH Laennes
Rue G Paradin
F-69008 Lyon
France
Tel + 33-78 77 87 49
Fax + 33-78 77 87 39
beylot@laennec.univ-lyon1.fr

Dr Gareth Beynon
Amylin Pharmaceuticals Europe
Magdalen Centre
Oxford Science Park
Oxford OX4 4GA
United Kingdom
Tel + 44-1865-78 40 94
Fax + 44-1865-78 79 00
gbeynon@amylin.com

Dr Eesh Bhatia
Department of Endocrinology
S.G.P.G.I.
Rae Bareli Road
Lucknow 226 014
India
Tel + 91-5 22-44 01 75
Fax + 91-5 22-44 00 14
ebhatia@sgpgi.ren.nic.in

Mr Sunil Bhavsar
Amylin Pharmaceuticals Inc
Suite 250
9373 Towne Centre Drive
San Diego, CA 92121
USA
Tel + 1-6 19-6 42 71 42
Fax + 1-6 19-5 52 22 12
sbhavsar@amylin.com

Dr Nirmalendu B Bhowmik
c/o Mr S C Bhowmik
CIRDAP, Chameli House
17 Topkhana Road
GPO Box 2883
Dhaka-1000
Bangladesh
Tel + 880-2-9 55 87 51
Fax + 880-2-9 56 20 35
cirdap@citechco.net

Dr Marco Bianchi
Via XXV Aprille 12
I-06059 Todi (PG)
Italy
Tel + 39-75-8 94 41 24
Fax + 39-75-8 85 24 06

Dr Roberto Bianchi
Istituto di Ricerche
Farmacologiche
"Mario Negri"
Via Eritrea 62
I-20157 Milano
Italy
Tel + 39-2-39 01 44 84
Fax + 39-2-3 54 62 77
Robbia@irfmn.mnegri

Dr Josefina Biarnés
c/Barcelona, n° 342
E-08620 St Viceng Dels Horts
Spain
Tel 34-9 72-41 04 35
Fax 34-9 72-21 27 54

Prof Sevinc Biberoglu
Mithatpasa Cad. 900–7
TR-Göztepe-Izmir
Turkey
Tel + 90-2 32-2 46 03 84
Fax + 90-2 32-2 59 05 41

Dr Gyorgy Bibok
1 st Dept of Medicine
Semmelweis University
Koranyi S U 2/A
H-1083 Budapest
Hungary
Tel + 36-1-2 10 02 78
Fax + 36-1-2 10 02 79
bibgyu@beli.sote.hu

Dr Trevor J Biden
Garvan Institute
of Medical Research
384 Victoria Street
Darlinghurst 2010
Australia
Tel + 61-2-92 95 82 04
Fax + 61-2-92 95 82 01
t.biden@garvan.unsw.edu.au

Dr Renate Biegert
Voglbachlweg 3
D-85774 Unterföhring
Germany
Tel + 49-89-9 50 46 61

Dr Angelika Bierhaus
Medizinische Klinik I der
Universität Heidelberg
Labor Dr.Nawroth
Im Neuenheimer Feld 324
D-69120 Heidelberg
Germany
Tel + 49-62 21-56 56 18
Fax + 49-62 21-56 25 46
labor_nawroth@krzmail.krz.
uni-heidelberg.de

Dr Eberhard Biermann
Untere Hausbreite 8a
D-80939 München
Germany
Tel + 49-89-3 06 85 82
Fax + 49-89-3 08 17 33

Dr Georg Biesenbach
Allgemeines Krankenhaus Linz
2.Med.Abteilung
Krankenhaus Str 9
A-4020 Linz
Austria
Tel + 43-7 32-78 06 61 20
Fax + 43-7 32-78 06 61 35

Dr Nicholas Bikas
209–211 Leoforos Alexandras St
GR-11523 Ampelokipi, Athens
Greece
Tel + 30-1-6 84 37 46
Fax + 30-1-6 45 49 88

Dr Henk J G Bilo
Dept of Internal Medicine
"De Weezenlanden" Hospital
PO Box 10.500
NL-8011 JW Zwolle
The Netherlands
Tel + 31-38-4 29 95 18
Fax + 31-38-4 23 27 85

Dr Rudolf W Bilous
Audrey Collins Teaching Unit
Education Centre
South Cleveland Hospital
Marton Road
Middlesbrough TS4 3BW
United Kingdom
Tel + 44-16 42-85 41 46
Fax + 44-16 42-85 41 48

Dr Christian Binder
Steno Diabetes Center
Niels Steensens Vej 2
DK-2820 Gentofte
Denmark
Tel + 45-44 43 93 80
Fax + 45-44 43 82 36
cbi@novo.dk

Dr Lutz Binder
Abt. Klinische Chemie
Zentrum Innere Medizin
Robert-Koch-Str 40
D-37070 Göttingen
Germany
Tel + 49-5 51-3 98 0 72
Fax + 49-5 51-3 98 0 72

Dr Jette Bing
Kongestien 67
DK-2830 Virum
Denmark
Tel + 45-85 19 53

Dr Polly J Bingley
Diabetes and Metabolism
Medical School Unit
Southmead Hospital
Bristol BS10 5NB
United Kingdom
Tel + 44-1 17-9 59 53 37
Fax + 44-1 17-9 59 53 36

Dr Kjeld Birch
Lottenborgvej 24
DK-2800 Lyngby
Denmark
Tel + 45-45 88 08 00
Fax + 45-45 88 32 00

Dr Kare I Birkeland
Hormone Laboratory
Aker University Hospital
N-0514 Oslo
Norway
Tel + 47-22 89 48 49
Fax + 47-22 89 41 51
kareib@online.no

Dr Katalin Biro
Biorex R.&.D. Company
PO Box 348
Veszprem-Szabadsagpuszta
H-8201 Budapest
Hungary
Tel + 36-88-42 16 29
Fax + 36-88-42 92 37

Dr Vincenzo Bisesti
Via Caravaglios 4
I-80125 Napoli
Italy
Tel + 39-81-61 02 41

Ms Karabi Farhana Biswas
122 Kazi Nazrul Islam Avenue
Dhaka 1000
Bangladesh
Tel + 8 80-2-8 66 64 1
Fax + 8 80-2-8 63 00 4
lali@citechco.net

Dr Per-Olof Bitzen
Prostväg 3
S-240 10 Dalby
Sweden
Tel + 46-46 20 93 34
Fax + 46-47 17 61 93

Ms Raija Bjerkeheim
Kyrkbacken 20
S-171 50 Solna
Sweden
Tel + 46-08-7 29 36 67
Fax + 46-08-7 29 21 19

Dr Ulla Bjerre Christensen
Steno Diabetes Center
Niels Steensens Vej 2
DK-2820 Gentofte
Denmark
Tel + 45-44 43 90 77
Fax + 45-44 42 12 86
uibj@novo.dk

Dr Ole Jannik Bjerrum
Novo Nordisk
Building 6A 1.015
DK-2880 Bagsvaerd
Denmark
Tel + 45-44 42 37 47
Fax + 45-44 42 12 86
ojb@novo.dk

Dr Marit Bjorgaas
Teglbrennerveien 36
N-7013 Trondheim
Norway
Tel + 47-73-53 15 09
Fax + 47-73-99 79 67

Dr Anneli Björklund
Department of Molecular
Medicine
The Endocrine & Diabetes Unit
Karolinska Hospital L6B:01
S-171 76 Stockholm
Sweden
Tel + 46-8-51 77 57 28
Fax + 46-8-51 77 36 58
Anneli.Bjorklund@molmed.ki.se.

Ms Maria Björklund
Tantogatan 9
S-118 67 Stockholm
Sweden
Tel + 46-8-51 77 40 88
Fax + 46-8-51 77 21 19
kmbi@kir.ks.se

Ms Ingrid Bjurgard RN
Mellomasvn. 122
N-1414 Kolbotn
Norway
Tel + 4 7 67 17 85 00
Fax + 4 7 67 13 09 11

Dr Charles Black
Novo Nordisk A/S
Central & Eastern European Ctr
Landstr Hauptstr 26
A-1030 Vienna
Austria
Tel + 43-1-7 12 91 00
Fax + 43-1-7 12 91 09
chbl@novo.dk

Dr Eva Black
Tranehusene 42
DK-2620 Albertslund
Denmark
Tel + 45-43 62 06 88
DK01206@vip.cybercity.dk

Dr Trevor Blair
Tyrone County Hospital
Omagh
County Tyrone BT79 OAP
United Kingdom
Tel + 44-16 62-24 52 11
Fax + 44-16 62-24 62 93

Dr Marc-Henri Blanc
Departement de Medecine
Hopital Regional
CH-2900 Porrentruy
Switzerland
Tel + 41-32-4 65 65 65
Fax + 41-32-4 66 32 45

Ms Hélene Blanché
CEPH
27 rue Juliette Dodu
F-75010 Paris
France
Tel + 33-1-53 72 50 42
Fax + 33-1-53 72 50 48
helene@cephb.fr

Dr Laszlo Blatniczky
Buda Children's Hospital
Cserje u 14
H-1277 Budapest
Hungary
Tel + 36-1-3 45 06 02
Fax + 36-1-3 45 06 18

Dr Enrique Blazquez
Departamento de Bioquimica
y Biologia Molecular
Facultad Medicina Universidad
Complutense Universitaria
E-28040 Madrid
Spain
Tel + 34-1-3 94 14 43
Fax + 34-1-3 94 16 91

Dr Dietmar Blechschmidt
Veilchenweg 15
D-86720 Nördlingen
Germany
Tel + 49-9081-2 33 36

Dr Jean-Frédéric Blickle
Service de Médecine Interne B
Hôpitaux Universitaires de
Strasbourg
1 place de l'Hôpital
F-67091 Strasbourg Cedex
France
Tel + 33-88 11 62 59
Fax + 33-88 11 62 62

Dr N Göran Blohme
Diabetescentrum
Sahlgrenska University
Hospital
S-413 45 Göteborg
Sweden
Tel + 46-31-60 11 08
Fax + 46-31-82 21 52

Dr Leif Blom
Sachs Children's Hospital
PO Box 17912
S-118 95 Stockholm
Sweden
Tel + 46-8-6 16 40 00
Fax + 46-8-6 16 41 10

Prof Stephen R Bloom
Imperial College School
of Medicine
The Hammersmith Hospital
DuCane Road
London W12 0NN
United Kingdom
Tel + 44-1 81-3 83 32 42
Fax + 44-1 81-3 83 31 42
sbloom@rpms.ac.uk

Dr Zachary Bloomgarden
35 East 85 th Street
New York, NY 10028
USA
Tel + 1-2 12-8 79 59 33
Fax + 1-2 12-8 61 74 29

Dr J M Boavida Gamboa Pestana
8 °B
Rua Prof.Vieira De Almeida No5
P-1600 Lisboa
Portugal
Tel + 351-1-7 26 92 35
Fax + 351-1-7 26 15 29

Prof Jurij Bobkov
V Latcisa, 33, korp.1, room 7
123514 Moscow
Russia
Tel + 7-0 95-4 96 53 85
Fax + 7-0 95-2 38 81 01

Dr Daniela Boboc
SOS. Pantelimon Nr 324
7000 Bucaresti
Romania
Tel + 40-1-3 12 36 74
Fax + 40-1-3 12 67 60

Dr Troels Bock
Bartholin Instituttet
Kommunehospitalet
Oster Farimagsgade 5
DK-1399 Copenhagen K
Denmark
Tel + 45-33 38 38 31
Fax + 45-33 93 85 66
TBock@image.DK

Prof Jerzy Bodalski
Bednarska 26 m 62
PL-93 030 Lodz
Poland
Tel + 48-42-562630
Fax + 48-42-561874
j.bodalski@alef.am.lodz.pl

Dr H Jonathan Bodansky
18, Sandmoor Lane
Leeds LS17 7EA
United Kingdom
Tel + 44-1 13-2 92 38 78
Fax + 44-1 13-2 92 29 37

Dr Charles Bodmer
Colchester General Hospital
Turner Road
Colchester CO4 5JL
United Kingdom
Tel + 44-12 06-83 25 14
Fax + 44-12 06-83 23 24

Dr Catherine Boegner
Service Maladies Metaboliques
Hospital Lapeyronie
371 av du Doyen Giraud
F-34275 Montpellier
France
Tel + 33-4-67 33 84 02
Fax + 33-4-67 33 95 91
catatlap@wanadoo.fr

Dr Timothy M Boehm
6, Iron Horse Road
Little Rock, AR 72211
USA
Tel + 1-5 01-2 21 58 71
Fax + 1-5 01-2 21 58 56

Boehringer Mannheim GmbH
Patient Care
Sandhoferstr. 116
D-68305 Mannheim
Germany
Tel + 49-6 21-7 59 46 29
Fax + 49-6 21-7 59 60 33

Dr Esper Boel
Novo Nordisk A/S
Molecular Genetics
Novo Alle
DK-2880 Bagsvaerd
Denmark
Tel + 45-44 42 28 72
Fax + 45-44 42 14 00
boel@novo.DK

Dr Massimo Boemi
Division of Diabetology
Via Della Montagnola 164
I-60100 Ancona
Italy
Tel + 39-71-80 05 79
Fax + 39-71-80 05 56
m.boemi@inrca.it

Dr Erzsebet Julianna Bogathy
Str Horea nr 4 ap.11
1700 Resita
Romania
Tel + 40-1-3 12 36 74
Fax + 40-1-3 12 67 60

Dr Emilio Bognetti
Via Arioli 2
I-20013 Magenta
Italy
Tel + 39-2-97 29 05 93
Fax + 39-2-26 43 26 23

Dr Milco Bogoev
Clinic for Endocrinology
Faculty of Medicine
Vodnjanska 17
91000 Skopje
Macedonia, FYR of
Tel + 389-91-13 40 16
Fax + 381-91-13 40 16

Dr Mikhail Bogomolov
18-2-154 Cheliabinskaya St
Moscow 105568
Russia
Tel + 7-0 95-3 08 99 92
Fax + 7-0 95-3 08 99 92
Diabetes@deo1.RU

Dr Hripsime Bohchelian
Medical University
Clinic of Endocrinology
Drava Cheh 2-b
BG-9000 Varna
Bulgaria

Prof Bernhard O Böhm
Abteilung Innere Medizin I
Sektion Endokrinologie
Med.Universitätsklinik Ulm
Robert-Koch-Str. 8
D-89081 Ulm
Germany
Tel + 49-7 31-5 02 43 04
Fax + 49-7 31-5 02 43 02

Dr Kirsten P Böhmer
Universität Erlangen-Nürnberg
Klinikum Nürnberg
Medizinische Klinik IV
Breslauer Str 201
D-90471 Nürnberg
Germany
Tel + 49-9 11-3 98 27 02
Fax + 49-9 11-3 98 31 83
mgm418@rzmail.uni-erlangen.de

Miss Milena Bohnec RN
University Medical Center
Department of Diabetes
Zaloska 7
1000 Ljubljana
Slovenia
Tel + 386-61-1 31 31 23
Fax + 386-61-1 32 02 88

Dr Olivier Boiffard
Centre Hospitalier de Saintes
Service de Médecine Interne
F-17108 Saintes Cedex
France
Tel + 33-46 92 76 38

Dr Josette Boillot
Service de Diabétologie
Hôtel Dieu
1 Place du Parvis Notre-Dame
F-75004 Paris
France
Tel + 33-1-42 34 83 84
Fax + 33-1-43 54 15 64

Dr Christian Boitard
Inserm U25
Immunologie Clinique
Hôpital Necker
161 rue de Sèvres
F-75015 Paris
France
Tel + 33-1-44 49 52 62
Fax + 33-1-43 06 23 88

Dr Mats Bojestig
Department of Medicine
Hoglandssjukhuset
S-575 81 Eksjo
Sweden
Tel + 46-3 81-3 54 48
Fax + 46-3 81-3 54 58
mats.bojestig@hoegland.ltjkpg.se

Dr Gradimir Bojkovic
CC "Dr Dragisa Misovic"
Endocrinology Department
Heroja Milana Tepica 1
YU-11000 Belgrade
Yugoslavia (FRY)
Tel + 3 81-11-6 67 1 22
Fax + 3 81-11-6 67 1 32

Dr Krister Bokvist
Islet Cell Physiology
Novo Nordisk 7, Symbion
Fruebjergvej 3
DK-2100 Copenhagen
Denmark
Tel + 45-39 17 97 61
Fax + 45-39 17 97 62
krbo@novo.dk

Dr Gabor v. Bolcshazy
Veterinärmedizinische Uni
Lehrstuhl f. Pathologie und
Gerichtliche Veterinär Medizin
Istvan str. 2
H-1078 Budapest
Hungary
Tel   + 36-30-32 35 46
Fax + 36-1-3 42 71 04
gbolcsh@ns.univet.hu

Dr Jan Bolinder
Department of Medicine, M54
Huddinge Hospital
S-141 86 Huddinge
Sweden
Tel   + 46-8-7 46 49 75
Fax + 46-8-7 46 41 61

Dr Geremia B Bolli
University of Perugia
Di. M. I. S. E. M.
Via E. Dal Pozzo
I-06126 Perugia
Italy
Tel +39-75-5 78 35 98
Fax +39-75-5 73 08 55
gbolli@dimisem.med.unipg.it

Dr Elena Bolshova
Zankovetsky Str, 5/2 apt.86
252001 Kiev 1
Ukraine (CIS)
Tel   + 38-4 42 28 12 45
Fax + 38-4 44 30 37 18

Dr Maria Bombara
Istituto di Patologia Generale
Scuola Medica
Via Roma 55
I-56126 Pisa
Italy
Tel   + 39-50-56 05 06
Fax + 39-50-55 03 06

Dr Riccardo C Bonadonna
Division de Endocrinology
Ospedale Civile Maggioze
Piazzale Stefani 1
I-37126 Verona
Italy
Tel   + 39-45-8 07 31 15
Fax + 39-45-91 73 74

Prof Adrian J Bone
Department of Pharmacy
University of Brighton
Moulsecoomb
Brighton BN2 4GJ
United Kingdom
Tel   + 44-12 73-6 42 1 20
Fax + 44-12 73-6 79 3 33
a.j.bone@brighton.ac.uk

Dr Beate Bonefeld
Boehringer Mannheim GmbH
Dep.DP-B
Sandhofer Str 116
D-68305 Mannheim
Germany
Tel   + 49-6 21-7 59 27 71
Fax + 49-6 21-7 59 65 94
Beate_Bonefeld@bmg.
boehringermannheim.com

Dr Riccardo Bonfanti
Via XXIX Maggio n 18
I-20025 Legnano (MI)
Italy
Tel   + 39-2-26 43 27 23
Fax + 39-2-26 43 26 26
Bonfanti@risi.hsr.it

Dr Marianne Böni-Schnetzler
Zentralstr 170
CH-5430 Wettingen
Switzerland
Tel   + 41-56-4 26 49 59
jboeni@immv.unizh.ch

Dr Ezio Bonifacio
Department of Medicine 1
Istituto Scientifico
San Raffaele
Via Olgettina 60
I-20132 Milano
Italy
Tel   + 39-2-26 43 23 30
Fax + 39-2-26 43 37 90
bonifaci@rsisi.hsr.it

Dr Vagn Bonnevie-Nielsen
Skt. Jörgensgade 139
DK-5000 Odense C
Denmark
Tel   + 45-65 57 37 76
Fax + 45 65 91 52 67
V.Bonnevie@Winsloew.ou.dk

Dr Enzo Bonora
Galleria E. Ferri 6
I-46100 Mantova
Italy
Tel   + 39-3 76-32 27 58
Fax + 39-45-91 73 74

Dr Patrizia Borboni
University of Rome
"Tor Vergata", Department
of Internal Medicine
Via di Tor Vergata 135
I-00133 Rome
Italy
Tel   + 39-6-72 59 65 30
Fax + 39-6-72 59 65 38
borboni@utovrm.it

Dr Knut Borch-Johnsen
Steno Diabetes Center
Niels Steensensvej 2
DK-2820 Gentofte
Denmark
Tel   + 45-44 43 94 15
Fax + 45-44 43 82 33
kbjo@novo.dk

Dr Filomeno DV da Silva Borges
Rue de la Grange 286
CEP: 91330–160
Porto Alegre RS
Brazil
Tel   + 55-51-3 34 69 48
Fax + 55-51-2 25 39 69

Dr Alberto Borges Rosa
Vinha Brava 270
P-9700 Angra do Heroismo
Portugal

Dr Anne-Maria Borissova
Centre of Endocrinology
Faculty of Medicine
6 Damian Gruev Str
BG-1303 Sofia
Bulgaria
Tel   + 3 59-2-9 87 72 01
Fax + 3 59-2-8 74 14 5

Dr Martin Borkenstein
Univ. Klinik für Kinder-
und Jugend Heilkunde
Auenbruggerplatz 30
A-8036 Graz
Austria
Tel   + 43-3 16-3 85 26 05
Fax + 43-3 16-3 85 32 57
martin.borkenstein@kfunigraz.
ac.at

Dr Bettina Born
Gartenstr 22
D-75382 Althengstett
Germany
Tel   + 49-70 51-1 23 10

Dr Leslie J Borthwick
Lister Hospital
Corey's Mill Lane
Stevenage
Hertfordshire SG1 4AB
United Kingdom
Tel   + 44-14 38-78 10 90
Fax + 44-14 38-78 12 50

Dr Fatima Bosch
Dept of Biochemistry and
Molecular Biology
School of Veterinary Medicine
Autonomous Univ. Barcelona
E-08193 Bellaterra (Barcelona)
Spain
Tel   + 34-3-5 81 10 43
Fax + 34-3-5 81 20 06

Dr Emanuele Bosi
Dept of Medicine
San Raffaele Institute
Via Olgettina 60
I-20132 Milano
Italy
Tel   + 39-2-26 43 28 18
Fax + 39-2-26 43 28 18
bosi@rsisi.hsr.it

Dr Anders H Boss
100 Overlook Center
Novo Nordisk
Pharmaceuticals Inc.
Princeton, NJ 08540
USA
Tel   + 1-6 09-9 87 39 11
Fax + 1-6 09-9 87 30 92
ahb@novo.dk

Dr Birgit Bossenmaier
Fa, Boehringer Mannheim GmbH
Department TF-MM 4
Sandhoferstr. 116
D-68305 Mannheim
Germany
Tel   + 49-6 21-7 59 64 16
Fax + 49-6 21-7 59 61 68

Ms Esther Boteach
Diabetes Clinic
Soroka Medical Center
IL-84101 Beer Sheva
Israel
Tel   + 9 27-7-6 40 30 74
Fax + 9 27-7-6 27 89 69

Dr Johannes Botha
University of Leicester
Dept of Epidemiology &
Public Health
22–28 Princess Road West
Leicester LE1 6TP
United Kingdom
Tel   + 44-1 16-2 52 54 56
Fax + 44-1 16-2 52 32 72
blj@le.ac.uk

Dr Uwe Bott
Med.Einrichtungen der Heinrich
Heine Uni Düsseldorf, Klinik
f. Stoffwechsel. u. Ernährung
Moorenstr. 5
D-40225 Düsseldorf
Germany
Tel   + 49-2 11-8 11 34 73
Fax + 49-2 11-8 11 87 72
bott@uni-duesseldorf.de

Dr Rosa M Botta
Unita di Terapia Intensiva
Metabolica e Diabetologica
Universita di Palermo
Via Quintino Sella 35
I-90139 Palermo
Italy
Tel   + 39-91-6 55 21 08
Fax + 39-91-6 55 21 09

Dr Gianfranco Bottazzo
Department of Immunology
St.Bartholomews & Royal London
School of Medicine
Turner Street
London E1 2AD
United Kingdom
Tel   + 44-1 71-3 77 77 48
Fax + 44-1 71-7 90 30 33

Prof Peter Bottermann
II Med. Klinik und Poliklinik
Technische Universität München
Ismaninger Strasse 22
D-81675 München
Germany
Tel   + 49-89-41 40 22 61
Fax + 49-89-41 40 22 62
PeterBottermann@lrz.
tu-muenchen.de

Dr Rita Bottino
Waggevoerdenstraat, 71
B-3012 Wiisele
Belgium
Tel   + 32-16-44 04 32

Dr Barbara J Boucher
Medical Unit
The Royal London Hospital
Whitechapel
London E1 1BB
United Kingdom
Tel   + 44-1 71-3 77 72 93
Fax + 44-1 71-3 77 76 36
B.J.Boucher@mds.qmw.ac.uk

Dr Maria Bougoulia
Ad Korai 30, Kalamaria
GR-55132 Thessaloniki
Greece

Prof Roger A Bouillon
Legendo
Onderwijs en Navorsing
Gasthuisberg
Herestraat 49
B-3000 Leuven
Belgium
Tel   + 32-16-34 59 70
Fax + 32-16-34 59 34
roger.bouillon@med.kuleuven.
ac.be

Dr Michael Boukis
Malikouti 2
GR-71202 Iraklion, Crete
Greece
Tel   + 30-81-22 26 66

Prof Andrew J M Boulton
Department of Medicine
Manchester Royal Infirmary
Oxford Road
Manchester M13 9WL
United Kingdom
Tel +44-161-2764452
Fax +44-161-2744740
AJMB@fs1.cmht.1 west.nhs.uk

Dr Stephan Bouman
Dept of Animal Physiology
PO Box 14
NL-9750 AA Haren
The Netherlands
Tel +31-50-3632116
Fax +31-50-3635205
S.D.Bouman@biol.rug.nl

Dr Stavros Bousboulas
130 M.Asias Keratsini
GR- Piraeus
Greece
Tel +30-1-4325878

Dr Eliete Bouskela
Lab.de Pesquisas em Microcirc.
Pav. Haroldo Lisboa da Cunha
Uni.do Estado doRio de Janeiro
Rua Sao Francisco Xavier 524
20550–013 Rio de Janeiro RJ
Brazil
Tel +55-21-5877764
Fax +55-21-5877760
lpm-uerj@vmesa.uerj.com.br

Dr Karel P Bouter
Bosch Medicentrum
PO Box 90153
Deutersestraat 2
NL-5200 ME Den Bosch
The Netherlands
Tel +31-73-6168670
Fax +31-73-6168675

Dr Lex M Bouter
EMGO Institute
Faculty of Medicine
Vrije Universiteit
Van der Boechorststraat 7
NL-1081 BT Amsterdam
The Netherlands
Tel +31-20-4448180
Fax +31-20-4448181
lmbouter.emgo@med.vu.nl

Dr Luc Bouwens
Experimental Pathology
Vrije Universiteit Brussels
Laarbeeklaan 103
B-1090 Brussels
Belgium
Tel +32-2-4774457
Fax +32-2-4774545
lucbo@expa.vub.ac.be

Dr Athmane-Salah Bouyahia
9 Rue Amam Lyes
Algiers 16000
Algeria
Tel +2-13-2646237

Dr Elena N Bova
IDP Rostov Centre
1st Konnaya Str 4
Rostov-on-the-Don
Russia

Dr Vljko Bozikov
K.B. Dubraua
Raunateijstuo
Av. Izuidaca 6
10000 Zagreb
Croatia
Tel +385-1-287444
Fax +385-1-264249

Dr Ernst Georg Brabant
Abt. Klinische Endokrinologie
Medizinische Hochschule
Hannover
Carl-Neuberg Str 1
D-30625 Hannover
Germany
Tel +49-511-5326528
Fax +49-511-5323825
ndxdbrab@rrzu-serv.de

Mr Daniel M Bradbury
Amylin Pharmaceuticals Inc
9373 Towne Centre Drive
San Diego, CA 92121
USA
Tel +1-619-5522200
Fax +1-619-5522212
dbradbury@amylin.com

Dr Michael Braendle
Klinik für Innere Medizin
Kantonspital
CH-9000 St.Gallen
Switzerland
Tel +41-71-4941009
Fax +41-71-4946118

Dr José M Braganca Parreira
Av 25 de Abril No 53–2°-Dt
P-2800 Almada
Portugal
Tel +351-1-2769720
Fax +351-1-2769720
parreira.santos@ip.pt

Prof Rosario Brancato
H San Raffaele
University of Milano
Department of Ophthalmology
Via Olgettina 60
I-20132 Milano
Italy
Tel +39-2-26433598
Fax +39-2-26412912
r.brancato@ophthalm.hsr.it

Dr Diana Branekova
Clinical Centre of
Endocrinology
Medical University
Dame Gruev str. 6
BG-1336 Sofia
Bulgaria
Tel +359-2-874145
Fax +359-2-874145

Dr Jens Brange
Kroeyersvej 22C
DK-2930 Klampenborg
Denmark

Dr Slobodan Brankovic
Institute of Rheumatology
General Zdanova 69
YU-11000 Beograd
Yugoslavia (FRY)
Tel +381-11-681524
Fax +381-11-681524
biljana@afrodita.reub.bg.ac.yu

Dr Antun Bratanic
Novo Nordisk A/S
Ulica Grada Vuvovara 271
Zagreb
Croatia
Tel +385-1-6118173
Fax +385-1-6118174
atbr@novo.dk

Dr Natasa Bratina-Ursic
University Childrens Hospital
Department for Endocrinology,
Diabetes & metabolic Diseases
Vrazov TGR 1
1000 Ljubljana
Slovenia
Tel +386-61-1324124
Fax +386-61-3102 46

Dr Paul Bratusch-Marrain
Krankenhaus
Spitalgasse 10
A-3580 Horn
Austria
Tel +43-2982-2661602
Fax +43-2982-2661360

Dr Bert Bravenboer
Catharina Ziekenhuis
Postbus 1350
NL-5602 ZA Eindhoven
The Netherlands
Tel +31-40-2397220
Fax +31-40-2397225
bert.bravenboer@pi.net

Dr Ange Brazales
Av Pio XII, 1, Esc. 3a, Door 5
E-46009 Valencia
Spain
Tel +34-6-3402413

Ms Bernadette Breant
INSERM U457
Hôpital Robert Debré
48 Boulevard Serurier
F-75019 Paris
France
Tel +33-1-40031988
Fax +33-1-40032020
bbreant@infobiogen.fr

Dr Lars-Einar Bresäter
University of Göteborg
Dept of Medicine; CK Plan 2
Smörslottsg 1
S-416 85 Göteborg
Sweden
Tel +46-31-374000
Fax +46-31-259254

Dr Joanna Brett-Chrusciel
Dzika 6/284
PL-00 172 Warsaw
Poland
Tel +48-22-6357586
Fax +48-22-6357586

Prof Reinhard G Bretzel
III Med. Klinik & Poliklinik
University of Giessen
Rodthohl 6
D-35395 Giessen
Germany
Tel +49-641-7023725
Fax +49-641-7023725

Dr Leif Breum
Vejlegardsvej 3
DK-2840 Holte
Denmark
Tel +45-44439160
Fax +45-39681048
Leibrdk@post3.Tele.DK

Dr Richard Breurkes
Novo Nordisk Pharma NV
Riverside Business Park
Boulevard International 55/6
B-1070 Brussels
Belgium
Tel +32-2-5660590
Fax +32-2-5203292

Dr Sonia Brichard
29, Rue de la Cité
B-6800 Libramont
Belgium
Tel +32-21-7645530
Fax +32-2-7645532

Dr Kerstin E Brismar
Department of
Endocrinology & Diabetology
Karolinska Hospital
S-171 76 Stockholm
Sweden
Tel +46-8-51772845
Fax +46-8-51773096

Dr Tom Brismar
Department of Clinical
Neurophysiology
Karolinska Hospital
S-171 76 Stockholm
Sweden
Tel +46-8-51772030
Fax +46-8-339953
tom.brismar@neuro.ks.se

Dr Maria M Britto
Rua Ceará 832
Apto 704 – Pituba
Salvador – Bahia 41830–451
Brazil
Tel +55-71-3593347
Fax +55-71-3594748
margot@ufba.br

Dr Galina Brizgalova
Ukrainian Research Institute
of Endocrine Diseases
Pharmacotherapy
Artyoma 10
310002 Kharkov
Ukraine (CIS)
Tel +380-572-476140
Fax +380-572-475121

Mr Christophe Broca
20 Rue Ecole de Droit
F-34000 Montpellier
France
Tel +33-4-67542541
Fax +33-4-67548610
Broca@zeus.sc.univ-montp1.fr

Dr Enrico Brocco
Via Don Masetto, 17
I-35010 Pionca di Vigonza (PD)
Italy
Tel +39-49-8005434

Dr Birgitte Brock
Department of Endocrinology
and Metabolism
Aarhus Amtssygehus
Tage-Hansensgade 2
DK-8000 Aarhus C
Denmark
Tel + 45-89 49 76 73
Fax + 45-89 49 76 49

Dr Dietrich Brocks
Hoechst AG
PGE Stoffwechsel
D-65926 Frankfurt am Main
Germany
Tel + 49-69-3 05 69 45
Fax + 49-69-31 14 54

Dr Agata Bronisz
Dept of Endocrinology and
Clinical Diabetology,
Uni School of Medical Science
ul. Ujejskiego 75
PL-85 168 Bydgoszcz
Poland
Tel + 48-52-71 16 00
Fax + 48-52-75 29 82

Dr Wilhelmus Bronsveld
Van Foreestlaan 10
NL-1851 AK Heiloo
The Netherlands
Tel + 31-72-15 63 56

Dr Andrew P Brooks
Royal Hampshire County
Hospital
Romsey Road
Winchester, Hampshire SO22 5DG
United Kingdom
Tel + 44-19 62-86 35 35
Fax + 44-19 62-82 48 26

Prof Gabor Brooser
6 Edömer Str
H-1113 Budapest
Hungary
Tel + 36-1-1 20 28 64
Fax + 36-1-2 70 47 73

Dr Faina Brovina
Regional Endocrinological
City Hospital
7, Apart 8, Lenina Str
664 003 Irkutsk
Russia
Tel + 7-39 52-33 04 65

Dr Kirstine Brown Frandsen
Munkevej 23A
DK-3500 Vaerloese
Denmark
Tel + 45-44 47 44 41
Fax + 45-44 47 44 41
pbrownf@inet.uni-c.dk

Dr Michael Brownlee
Diabetes Research Centre
Albert Einstein College of
Medicine
1300 Morris Park Ave Forch 531
Bronx NY 10461
USA
Tel + 1-718-430 36 35
Fax + 1-718-430 85 70
Brownlee@aecom.yu.edu

Dr Ivan Brozek
Balbinova 9
CZ-400 01 Usti nad Labem
Czech Republic
Tel + 4 20-47-5 22 08 15
Fax + 4 20-47-5 22 08 15

Dr Ioana Maria Bruckner
Sect. 1
Str Barbu Delavrancea, 29
7000 Bucharest
Romania
Tel + 40-1-2 23 47 98
Fax + 40-1-2 23 47 98

Dr G Jan Bruining
Sophia Children's Hospital
Dr Molewaterplein 60
NL-3015 GJ Rotterdam
The Netherlands
Tel + 31-10-4 63 67 79
Fax + 31-10-4 63 68 11
bruining@alkg.azr.nl

Dr Caroline Brumsen
Reiger 21
NL-2381 KG Zoeterwoude
The Netherlands
Tel + 31-71-5 26 38 93
Fax + 31-71-5 26 68 57
c.brumsen@divisie2.medfac.
leidenuniv.nl

Dr Jean-Marcel Brun
Service de Diabétologie
Hôpital du Bocage Sud
BP 1542
F-21034 Dijon Cedex
France
Tel + 33-80 29 34 53
Fax + 33-80 29 35 19

Dr Thierry Brun
5124 Avenue Casgrain
Montréal H2T 1W7 (Québec)
Canada
Tel + 1-514-2 71 36 18
brunt@ere.umontreal.ca

Prof Bruno Bruni
Via Susa 60
I-10138 Torino
Italy
Tel + 39-11-4 47 71 27
Fax + 39-11-4 47 71 27

Ms Nathalie Bruni
INSERM U449
Faculté de Médecine
R.T.M. Laennec
Rue Guillaume Pradin
F-69372 Lyon Cedex 08
France
Tel + 33-4 78 77 86 29
Fax + 33-4 78 77 87 62

Dr Gernot Brunner
Med. Univ. Klinik Graz
Auenbruggerplatz 15
A-8036 Graz
Austria
Tel + 43-3 16-3 85 22 15
Fax + 43-3 16-3 85 30 62

Dr Alberto Bruno
Via Ferrante Aporti, 3
I-10131 Torino
Italy
Tel + 39-11-6 33 61 21
Fax + 39-11-6 63 47 51

Prof Waldemar Bruns
Blankenburger Str 5–8
D-07318 Saalfeld
Germany
Tel + 49-36 71-26 48
Fax + 49-36 71-26 48

Dr Helene Bryde Andersen
Mosesvinget 102
DK-2400 Copenhagen NV
Denmark
Tel + 45-38 81 28 81
Fax + 45-38 81 86 16

Dr Janet Bryson
Human Nutrition Unit
Department of Biochemistry
University of Sydney
Sydney, NSW 2006
Australia
Tel + 61-2-93 51 62 67
Fax + 61-2-93 51 60 22
J.Bryson@biochem.usyd.edu.au

Dr Adolfo Bucalossi
Via V Emanuele 105
I-50134 Firenze
Italy
Tel + 39-55-49 02 62
Fax + 39-55-4 37 72 90

Dr Fredrik F J W Buch
Stenhuggarvagen 10
S-161 37 Bromma
Sweden
Tel + 46-70-5 26 66 75
Fax + 46-8-26 66 75

Prof Keith D Buchanan
Department of Medicine
Mulhouse
Royal Victoria Hospital
Grosvenor Road
Belfast BT12 6BJ
United Kingdom
Tel + 44-12 32-89 46 15
Fax + 44-12 32-23 59 00
k.buchanan@qub.ac.uk

Dr Thomas Buchanan
University of Southern
California, School of Medicine
COH 6602
1200 N.State St
Los Angeles, CA 90033
USA
Tel + 1-213-2 26 46 32
Fax + 1-213-2 26 27 96
buchanan@hsc.usc.edu

Dr Rolf E Bucher
Büntstr 4
CH-5430 Wettingen
Switzerland
Tel + 41-56-4 26 39 32
Fax + 41-56-4 26 40 30

Mr Georg Büchler
Boehringer Mannheim GmbH
Abt. M-A
Sandhoferstr. 116
D-68305 Mannheim
Germany
Tel + 49-6 21-7 59 33 01
Fax + 49-6 21-7 59 46 27

Dr Robin Edwin Buckingham
SmithKline Beecham Pharma
New Frontiers Science
Park (North)
Third Avenue
Harlow, Essex CM19 5AW
United Kingdom
Tel + 44-12 79-62 70 58
Fax + 44-12 79-62 70 49
robin_e_buckingham@sbphrd.com

Dr Sorin G Buligescu
GH. Baritiu Nr. 36
7000 Bucharest
Romania
Tel + 40-1-3 12 36 74
Fax + 40-1-3 12 67 60

Dr Michael Bulman
Dept of Molecular Genetics
Institute of Clinical Science
Old Pathology Building, RD + E
Church Lane Entrance
Exeter
United Kingdom
Tel + 44-13 02-40 29 46
Fax + 44-13 02-40 29 03
mpbulman@exeter.ac.uk

Dr Christina Bünting-Tempea
Diabetes Forschungsinstitut
Auf'm Hennekamp 65
D-40225 Düsseldorf
Germany
Tel + 49-2 11-3 38 22 34

Mr Nenad Burazor
Momcilova Popovica 5/3
YU-18000 Nis
Yugoslavia (FRY)
Tel + 3 81-18-2 22 87
Fax + 3 81-18-2 22 87
burazorn@kalca.junis.ni.ac.yu

Dr Zorka Burazor
Momcilova Popovica 5/3
YU-18000 Nis
Yugoslavia (FRY)
Tel + 3 81-18-2 22 87
Fax + 3 81-18-2 22 87
burazorn@kalca.junis.ni.ac.yu

Dr Andrew C Burden
17 Westminster Road
Leicester LE5 5EH
United Kingdom
Tel + 44-1 16-2 58 44 38
Fax + 44-1 16-2 73 30 67
acfelixburden@btinternet.com

Dr Rosa Burgos Peláez
Riera Baste, 14 1°-1 a
E-08830 Sant Boi (Barcelona)
Spain
Tel + 34-93-6 52 09 45
Fax + 34-93-4 89 40 64
rburgos@galileo.ar.vhebron.es

Dr Manfred Burgstaller
Med.Universitätsklinik
Josef-Schneider Str 2
D-97080 Würzburg
Germany
Tel + 49-9 31-20 11
Fax + 49-9 31-20 13 101

Dr Volker Burkart
Diabetes Research Institute
Clinical Department
Auf'm Hennekamp 65
D-40225 Düsseldorf
Germany
Tel   + 49-2 11-3 38 26 41
Fax   + 49-2 11-3 38 26 06
burkart@dfi.uni-duesseldorf.de

Mr Chris Burns
Kings College London
(Biomedical Sciences Division)
Campden Hill Road
London W8 7AH
United Kingdom
Tel   + 44-1 71-3 33 45 42
Fax   + 44-1 71-3 33 40 08
c.burns@Kcl.ac.uk

Ms Laurence Burns
MediSense UK Limited
Unit 5
14/15 Eyston Way
Abingdon OX14 1TR
United Kingdom
Tel   + 44-1235-54 23 31
Fax   + 44-1235-54 21 19

Dr Anthony W Burrows
Huddersfield Royal Infirmary
Acre Street
Huddersfield HD3 3EA
United Kingdom
Tel   + 44-14 84-48 23 40

Ms Anna Karina Busch
Alhambravej 15.2 sal
DK-1826 Frederiksberg C
Denmark
Tel   + 45-31 22 03 49
Fax   + 45-44 43 80 00
akab@hagedorn.dk

Dr Karsten Buschard
Bartholin Institute
Kommunehospitalet
Oster Farimagsgade 5
DK-1399 Copenhagen K
Denmark
Tel   + 45-33 38 38 31
Fax   + 45-33 93 85 66

Prof Peter Butler
University Department
of Medicine
Western General Hospital
Crewe Road
Edinburgh EH4 2XU
United Kingdom
Tel   + 44-1 31-5 37 17 37
Fax   + 44-1 31-5 37 17 09
p.butler@ed.ac.uk

Dr Martin Buysschaert
University of Louvain
Unite Diabete et Nutrition
UCL 5474
Avenue Hippocrate 54
B-1200 Brussels
Belgium
Tel   + 32-2-7 64 54 75
Fax   + 32-2-7 64 54 18

Dr Ahmet S Büyükdevrim
Metehan sok Dogakent
B2 Blok D.4
2.Ulus
TR-80600 Istanbul
Turkey
Tel   + 90-2 12-28 16 62
Fax   + 90-2 12-2 24 48 92

Dr Raffaella Buzzetti
Institute Clinica Medica II
Policlinico Umberto I
Viale del Policlinico 155
I-00161 Roma
Italy
Tel   + 39-6-4 46 84 56
Fax   + 39-6-49 97 05 24

Ms Mary Byrne
Diabetes Centre
St Michael's Hospital
Dun Laoighaire
Co. Dublin
Ireland
Tel   + 353-1-2 80 69 01
Fax   + 353-1-2 80 84 82

Mr Enrique Caballero
Joslin Diabetes Center
Clinical Research Center
One Joslin Place
Boston, Massachusetts
USA
Tel   + 1-6 17-7 32 24 85
Fax   + 1-6 17-7 32 25 72
enrique_caballero@joslin.harvard.
edu

Dr José Cabezas-Cerrato
Montero Rios 25 6°-I
E-15706 Santiago de Compostela
Spain
Tel   + 34-81-54 00 68
Fax   + 34-81-57 01 02
me836jcc@usc.es

Dr Mario J Cachia
"Bonhill"
Triq L-Ispanjulett
Kappara SGN 02
Malta
Tel   + 356-38 63 00
emcachia@keyworld.net

Dr Laura Cacho
Acacias N° 37
E-33192 Pruvia – Asturias
Spain
Tel   + 34-8-5 26 52 88
acomasf@meditex.es

Dr Enrico Cagliero
Diabetes Center
Massachusetts General Hsopital
50 Staniford St, Suite 340
Boston MA 02114
USA
Tel   + 1-6 17-7 26 18 47
Fax   + 1-6 17-7 26 67 81
cagliero.enrico@mgh.harvard.edu

Dr Assumpta Caixas
Passeig Maragall No 23
Esc B 7° 1 a
E-08026 Barcelona
Spain
Tel   + 34-3-4 56 62 93
Fax   + 34-3-2 91 92 70
toni@ma1.upc.es

Dr Ricardo Calafiore
D.I.M.I.S.E.M.
University of Perugia
Via E. Dal Pozzo
I-06126 Perugia
Italy
Tel   + 39-75-5 78 36 82
Fax   + 39-75-5 73 08 55
islet@unipg.it

Dr Nigel A Calcutt
Dept of Pathology 0612
School of Medicine
University of California
San Diego
La Jolla, CA 92093–0612
USA
Tel   + 1-6 19-5 34 53 31
Fax   + 1-6 19-5 34 18 86
ncalcutt@ucsd.edu

Dr Rossana Caldara
Istituto Scientifico
San Raffaele
Via Olgettina 60
I-20132 Milano
Italy
Tel   + 39-2-26 43 23 23
Fax   + 39-2-26 43 37 90

Dr Consuelo G Calle
Dept de Bioquimica y Biologia
Molecular,Facultad de Medicina
Universidad Complutense
Ciudad Universitaria s/n
E-28040 Madrid
Spain
Tel   + 34-1-3 94 14 51
Fax   + 34-1-3 94 16 91
consuelo@eucmax.sim.ucm.es

Dr Alfonso L Calle-Pascual
Nuevo Baztan 2
E-28007 Madrid
Spain
Tel   + 34-1-5 52 15 85
Fax   + 34-1-3 30 31 08

Dr Donald P Cameron
Department of Diabetes
and Endocrinology
Princess Alexandra Hospital
Ipswich Road
Woolloongabba, Q4102
Australia
Tel   + 61-7-32 40 26 90
Fax   + 61-7-32 40 29 73
camerond@mailbox.uq.edu.au

Dr Norman E Cameron
Dept of Biomedical Sciences
Marischal College
Aberdeen University
Aberdeen AB9 1AS
United Kingdom
Tel   + 44-12 24-27 30 14
Fax   + 44-12 24-27 30 35
n.e.cameron@abdn.ac.uk

Dr Ian W Campbell
"Strathearn"
19 Victoria Road
Lundin Links
Fife KY8 6AZ
United Kingdom
Tel   + 44-13 33-32 05 33

Prof Lesley V Campbell
Diabetes Centre
St.Vincent's Hospital
372 Victoria Street
Sydney, NSW 2010
Australia
Tel   + 61-2-93 61 26 22
Fax   + 61-2-93 31 66 26
L.campbell@garvan.vasw.edu.au

Dr Joan Campbell-Tofte
Dept of Medical Chemistry,
Pharmacognosy, Royal Danish
School of Pharmacy
2 Universitetsparken
DK-2100 Copenhagen
Denmark
Tel   + 45-35 32 78 92
Fax   + 45-35 45 64 12

Dr Liliana Campea
Circonvallazione Nomentana 180
I-00162 Roma
Italy
Tel   + 39-6-86 32 42 71

Dr Jose-Enrique Campillo
Universidad de Extremadura
Facultad de Medicina
Departamento de Fisiologia
Avda de Elvas s/n
E-06071 Badajoz
Spain
Tel   + 34-24-28 94 38
Fax   + 34-24-28 94 28
jeca@unex.es

Mr Javier Campion
Dept de Bioquimica y Biologia
Molecular, Fac. Medicina UCM
Ciudad Universitaria s/n
E-28040 Madrid
Spain
Tel   + 34-1-3 94 14 51
Fax   + 34-1-3 94 16 91
consuelo@eucmax.sim.ucm.es

Dr Adelia Campostano
Via Marussig 31/20
I-16166 Genova
Italy
Tel   + 39-10-3 73 04 22

Dr Luis Henrique Canani
Rua Eça de Queiroz 466/305
90670–020 Porto Alegre RS
Brazil
Tel   + 55-51-3 32 13 28
Fax   + 55-51-3 32 13 28
canani@conex.com.br

Dr Eva Candrea
Piata Morii, Bl.4, Sc.A, ap.5
4400 Bistrita
Romania
Tel   + 40-1-21 22 48
Fax   + 40-63-23 14 04

Dr Felicia Canete Villalba
c/o Tacuary 1072
Asuncion
Paraguay

Dr Bertrand Canivet
Service de
Médecine – Diabétologie
Hôpital Pasteur
F-06002 Nice Cedex 1
France
Tel   + 33-4-92 03 80 79
Fax   + 33-4-92 03 84 85

Dr Juan F Cano-Perez
c/Ramon Turro 73–1° 1 a
E-08005 Barcelona
Spain

Dr Anna Cantagallo
Via Rosa Raimondi Garibaldi 42
I-00145 Roma
Italy
Tel   + 39-6-5 12 85 14

Dr Brunella Capaldo
Via A Mancini 46
I-80129 Napoli
Italy
Tel + 39-81-7 46 23 11
Fax + 39-81-5 46 61 52
brucapal@unina.it

Prof Fabio Capani
Piazza Mons Venturi 30
I-66100 Chieti
Italy
Tel + 39-85-4 25 26 92
Fax + 39-85-2 81 85
f.capani@dmsi.unich.it

Dr Kirsten Capito
Dept of Medical Biochemistry
& Genetics
The Panum Institute
Blegdamsvej 3
DK-2200 Copenhagen N
Denmark
Tel + 45-35 32 77 20
Fax + 45-35 32 77 01
capito@biokemi.imbg.ku.dk

Dr Sonia Caprio
Department of Pediatrics
Yale University Medical School
PO Box 208064
333 Cedar Street
New Haven, CT 06520–8064
USA
Tel + 1-2 03-7 85 46 48
Fax + 1-2 03-7 31 19 98
caprio@cdnas.med.yale.edu

Ms Nikica Car
VUK Vrhovac Institute
Dugi Dol 4 a
41000 Zagreb
Croatia
Tel + 3 85-1-2 33 14 80
Fax + 3 85-1-2 33 15 15

Dr Carlo Caravaggi
Via Trezzo D'Adda 4
I-20144 Milano
Italy
Tel + 39-2-4 23 49 89
Fax + 39-2-9 48 62 22
caravaggi@netsys.it

Prof Luigi Carbone
Piazza Amedeo N°8
I-80122 Napoli
Italy
Tel + 39-81-5 78 23 42
Fax + 39-81-5 78 23 42

Dr Luciano Carboni
Via Paruta, 4
I-09131 Cagliari
Italy
Tel + 39-70-49 80 87
Fax + 39-70-28 56 34
luciano@tin.it

Dr Giovanni Careddu
Servizio di Diabetologia
Ospedale Civile
C.Mazzini 96
I-16032 Camogli (GE)
Italy
Tel + 39-1 85-7 41 02
Fax + 39-1 85-7 41 02

Dr Fabrizio Carinci
Consorzio Mario Negrí Sud
Strada Nazionale 50
I-66030 S Maria Imbaro (CH)
Italy
Tel + 39-8 72-57 02 65
Fax + 39-8 72-57 82 40

Dr Sven M Carlsen
Porsmgra 28
N-7075 Trondheim
Norway
Tel + 47-73-99 80 42
Fax + 47-73-99 75 46
sven.carlsen@medisin.ntnu.no

Dr Anita Carlson
LUCD
Karolinska Hospital
S-171 76 Stockholm
Sweden
Tel + 46-8-51 77 50 91
Fax + 46-8-51 77 51 42
anitac@lucd.ks.se

Dr Martin Carlsson
N.P. Skölds väg 31
S-238 41 Oxie
Sweden
Tel + 46-40-54 94 92
Fax + 46-40-54 94 92
Martin.Carlsson@endo.mas.lu.se

Dr Per-Ola Carlsson
Dept of Medical Cell Biology
Biomedical Centre
PO Box 571
S-751 23 Uppsala
Sweden
Tel + 46-18-17 43 96
Fax + 46-18-55 64 01

Dr Jose F Caro
Lilly Research Laboratories
Lilly Corporate Center, 0540
Indianapolis, IN 46285
USA
Tel + 1-3 17-2 76 91 44
Fax + 1-3 17-2 76 95 74
Caro_Jose@Lilly.com

Dr Martine N Caron
Inserm U 402
CHU Saint-Antoine
27 rue Chaligny
F-75571 Paris Cedex 12
France
Tel + 33-40 01 14 84
Fax + 33-40 01 14 99

Prof Jean-Louis Carpentier
Départment de Morphologie
C.M.U.
1 rue Michel-Servet
CH-1211 Genève 4
Switzerland
Tel + 41-22-7 02 52 01
Fax + 41-22-7 02 52 60
Jean-Louis.Carpentier@medecine.
unige.ch

Dr Mario Carqueijeiro
Largo Aquilino Ribeiro 10–2 °E
P-2900 Setubal
Portugal
Tel + 3 51-65-57 24 42

Dr Richard David Carr
Novo Nordisk A/S
Novo Alle
DK-2880 Bagsvaerd
Denmark
Tel + 45-44 42 38 27
Fax + 45-44 42 74 88
rdc@novo.dk

Prof Antonio Carrascosa
Mayor de Garcia, 140
E-08012 Barcelona
Spain
Tel + 34-3-4 15 14 73

Dr Jose M Carrascosa Baeza
Dept Biologia Molecular
Facultad Ciencias
Universidad Autonoma
Cantoblanco
E-28049 Madrid
Spain
Tel + 34-1-3 97 84 73
Fax + 34-1-3 97 48 70
jmcarrascosa@mvax.cbm.uam.es

Dr Judith M Carreiro Pousada
Bahta Federal University
Medical School
Rua Barao de Loreto 18 – Graca
40150–270 Salvador-Bahia
Brazil
Tel + 55-71-2 47 29 46
Fax + 55-71-2 47 32 58
judith@ufba.br

Dr Gemma Carreras
Ferran Puig 79 3 ° 2 a
E-08023 Barcelona
Spain

Dr Francisco M F Carrilho
Rua Machado de Castro 114, 4 °E
P-3000 Coimbra
Portugal
Tel + 3 51-39-3 82 16

Dr Anne L Carrington
Institute for
Diabetes Discovery
23 Business Park Drive
Branford, Connecticut 06405
USA
Tel + 1-2 03-3 15 40 00
Fax + 1-2 03-3 15 40 02
anne.carrington@diabetesdisc.
com

Dr Ewart R Carson
Centre for Measurement and
Information in Medicine
City University
Northampton Square
London EC1V 0HB
United Kingdom
Tel + 44-1 71-4 77 83 70
Fax + 44-1 71-4 77 85 79
e.r.carson@city.ac.uk

Dr Quirico Carta
Strada Moncalieri 22
Revigliasco
I-10020 Moncalieri (TO)
Italy

Dr Maria G Cartechini
Piazza Gregorio XI
Localita San Paolo
I-62032 Camerino (MC)
Italy
Tel + 39-7 37-63 91
Fax + 39-7 37-63 93 33

Dr Bruce L A Carter
Novo Nordisk A/S
Novo Alle
DK-2880 Bagsvaerd
Denmark
Tel + 45-44 42 74 36
Fax + 45-44 42 14 40
brca@novo.dk

Dr Manuela R Carvalheiro
R. Capitao Luis Gonzaga 8–2 °Dt
P-3000 Coimbra
Portugal
Tel + 3 51-39-40 04 23
Fax + 3 51-39-2 58 79
carvalheiro@ip.pt

Dr Davide M da C Carvalho
Pr Mo Alde 76–3 ° ESQ
P-4465 S.Mamede Infesta
Portugal
Tel + 3 51-2-9 01 65 32
Fax + 3 51-2-5 51 19 32

Dr Roser Casamitjana
Hormonal Laboratory
Hospital Clinic
Villaroel, 170
E-08036 Barcelona
Spain
Tel + 34-3-2 27 54 00
Fax + 34-3-2 27 54 54

Dr Joseph Cassar
16 Queens Gardens, Ealing
London W5 1SF
United Kingdom
Tel + 44-1 81-5 65 53 90
Fax + 44-1 81-5 65 53 71

Dr Maria Cassone Faldetta
Lungoteuere Portuense 188
I-00153 Roma
Italy

Dr Luis Castano
Apartado 418
E-48080 Vizcaya Bilbao
Spain
Tel + 34-4-4850086 ext30 21
Fax + 34-4-4 85 09 18

Mrs Kristina Casteels
LEGENDO
Gasthuisberg
Herestraat 49
B-3000 Leuven
Belgium
Tel + 32-16-34 60 30
Fax + 32-16-34 60 35
Kristina_casteels@Med.Kuleuven.
ac.be

Dr Conxa Castell Abat
Teodora Lamadrid 5
E-08022 Barcelona
Spain
Tel + 34-3-2 27 29 00
Fax + 34-3-2 27 29 90
rtresser@dsss.scs.es

Dr Jacqueline Castro-Soares
Rua T-48 A N°197
Cond. Vale do Sol Apto 300
Goiania-Goias 74140–080
Brazil
Tel + 55-62-2 51 43 45
dibelo@nutecnet.com.br

Dr Carlo Catalano
Unità Operativa di
Nefrologia e Dialisi
Via Marconi, 19
I-35043 Monselice
Italy
Tel   +39-429-788421
Fax +39-429-788423

Dr Ian D Caterson
Human Nutrition Unit
Department of Biochemistry
University of Sydney
Sydney, NSW 2006
Australia
Tel   +61-2-93515010
Fax +61-2-93516022
I.Caterson@biochem.usyd.edu.au

Prof Gérard Cathelineau
Endocrinologie – Diabétologie
Hôpital Saint Louis
1 Avenue Claude Vellefaux
F-75475 Paris Cedex
France
Tel   +33-1-42499696
Fax +33-1-42494178

Dr Doina Catrinoiu
bloc PA6 b, sc.D, ap60
Ion Ratiu nr 1 b
Constanta
Romania
Tel   +40-41-612056

Dr Paolo Cavallo-Perin
Via Foscolo, 9
I-10126 Torino
Italy
Tel   +39-11-6630802
Fax +39-11-6634751

Dr David A Cavan
Royal Bournemouth Hospital
Castle Lane East
Bournemouth BH7 7DW
United Kingdom

Prof Peter R Cavanagh
Center for Locomotion Studies
The Pennsylvania State
University, Room 29
Recreation Building
University Park, PA 16802–5702
USA
Tel   +1-814-8630995
Fax +1-814-8634755
prc@psu.edu

Dr Francesco Caviezel
Via San Vittore 16
I-20123 Milano
Italy
Tel · +39-2-52774444
Fax +39-2-52774432

Dr Michael A Cawthorne
Clore Laboratory
Dept of Life Sciences
University of Buckingham
Hunter Street
Buckingham MK18 1EG
United Kingdom
Tel   +44-1280-820309
Fax +44-1280-820261
mac@buck.ac.uk

Prof Erol Cerasi
Department of Endocrinology
& Metabolism
Hadassah University Hospital
POB 12000
IL-91120 Jerusalem
Israel
Tel   +972-2-6776788
Fax +972-2-6420740
erol@md2.huji.ac.il

Dr Antonio Ceriello
Cattedra Medicina Interna
Universita di Udine
P.le S Maria d Misericordia
I-33100 Udine
Italy
Tel   +39-432-559813
Fax +39-432-42097

Dr Gerhard Cerny
Krankenhaus d Barmherzigern
Brüder
Interne Abt.
Esterhazy Str 26
A-7000 Eisenstadt
Austria
Tel   +43-2682-601

Dr Franco Cerutti
Corso Moncalieri 55
I-10131 Torino
Italy
Tel   +39-11-6603819
Fax +39-11-3135382

Dr Lorella Cesco
Via Don Michele Rua 25
I-10142 Torino
Italy
Tel   +39-11-4034877

Dr Valdo A Chabot
Rue Marterey 7
CH-1005 Lausanne
Switzerland
Tel   +41-21-3126101
Fax +41-21-3121189
vchabot@worldcom.ch

Dr Alfred Chachati
167 Rue Dewe
B-4000 Liège
Belgium
Tel   +32-4-2777809
Fax +32-4-2279969

Ms Lucy Chaillous
Service d'Endocrinologie
CHU Hotel Dieu
1 Place Alexis Ricondeau
F-44093 Nantes Cedex 1
France
Tel   +33-2-40687722
Fax +33-2-40687726

Dr Eftychia Chala
38 K.Demertzi Street
GR-10445 Athens
Greece

Dr John Chalmers
Wards 1/2
Ninewells Hospital
Dundee DD1 9SY
United Kingdom
Tel   +44-1382-660111
Fax +44-1382-632317
j.z.chalmers@dundee.ac.uk

Dr Susan L F Chan
Cellular Pharmacology Group
Dept of Biological Sciences
Keele University
Keele, Staffs ST5 5BG
United Kingdom
Tel   +44-1782-583686
Fax +44-1782-583516
s.l.f.chan@keele.ac.uk

Dr Ronald E Chance
Lilly Research Laboratories
Mail Drop 1543
Lilly Corporate Center
Indianapolis, IN 46285
USA
Tel   +1-317-2764233
Fax +1-317-2769159
Chance_Ronald_E@Lilly.com

Prof Hemraj B Chandalia
21, Landmark
Carmichael Road
Mumbai 400 026
India
Tel + 91–22–4928468
Fax + 91–22–4938322

Prof Francis Chanoine
48 Boulevard du Roi Albert
B-7500 Tournai
Belgium
Tel   +32-69-222073

Dr Jean-Pierre Chanoine
Novo Nordisk Pharma
Boulevard International 55/6
B-1070 Brussels
Belgium
Tel   +32-2-5560602
Fax +32-2-5560606
tpc@novo.dk

Prof Ernst A Chantelau
Diabetesambulanz MNR-Klinik
Heinrich Heine Universität
Postfach 10 10 07
D-40001 Düsseldorf
Germany
Tel   +49-211-8118454
Fax +49-211-8118772

Dr Jeannie Chapal
Laboratoire de Pharmacologie
Faculté de Médecine
Institut de Biologie
Boulevard Henri IV
F-34100 Montpellier Cedex
France
Tel   +33-67601163
Fax +33-67601182
chapel@zeus.sc.univ-montp1.fr

Dr Bernard Charbonnel
Clinique d'Endocrinologie
Hôtel Dieu
Place Alexis Ricordeau
F-44093 Nantes Cedex 1
France
Tel   +33-2-40083642
Fax +33-2-40083079
Bernard.Charbonnel@wanadoo.fr

Dr Christine Charon
4 Av de President F.M.Herrand
F-91385 Chilly Mazarin
France
Tel   +33-69791200
Fax +33-69099001

Dr Nishi Chaturvedi
University College London
Department of Epidemiology
and Public Health
1–19 Torrington Place
London WC1E 6BT
United Kingdom
Tel   +44-171-3911728
Fax +44-171-8130288
nish@public-health.ucl.ac.uk

Dr Pierre Chaumerliac
26 rue de Cheneaux
F-92330 Sceaux
France
Tel   +33-43503828

Dr Kim Chen
111 W.Pennsylvania Avenue #214
San Diego
USA
Tel   +1-619-6427181
Fax +1-619-5222212

Ms Hanane Cherif
Unité BANI/Labo CELL
Bâtiment Carndy
Place Croix du Sud 5
B-1348 Louvain-la-Neuve
Belgium
Tel   +32-10-473518
Fax +32-10-473515
cherif@bani.ucl.ac.be

Prof Alan D Cherrington
Vanderbilt University
School of Medicine
710 Medical Research Bldg-I
21 st & Garland Avenue
Nashville, TN 37232–0615
USA
Tel   +1-615-3227013
Fax +1-615-3430490
alan.cherrington@mcmail.
vanderbilt.edu

Dr Dan-Mircea Cheta
28, Alexandru Donici str
70238 Bucharest 2
Romania
Tel   +40-1-6118515

Dr Jean-Louis Chiasson
Research Center
Hotel-Dieu de
Montreal Hospital
3850 Saint-Urbain Str
Montréal, Québec H2W 1T8
Canada
Tel   +1-514-8432732
Fax +1-514-8432709
chiassoj@ere.umontreal.ca

Dr Ana Chico
Peru 273, 1° 3a
E-08025 Barcelona
Spain
Tel   +34-3-2919030
Fax +34-3-2919270

Dr David Chipps
Western Sydney Diabetes
and Endocrine Centre
18 Station St
Wentworthville, NSW 2145
Australia
Tel   +61-2-96364500
Fax +61-2-96362044

Dr Rudolf Chlup
IInd Dept of Medicine
University Hospital
CZ-775 20 Olomouc
Czech Republic
Tel   + 420-68-5 85 25 03
Fax + 420-68-5 85 25 03
ruchl@riscupol.cz

Dr M Chmielnicka-Pruszczynska
ul. Bracka 41/9
PL-91 709 Lodz
Poland

Ms Julia Choubnikova
PO Box 668
630 090 Novosibirsk
Russia
Tel   +7-3 83-20-35 10 01
Fax +7-3 83-20-35 10 01
eva@sibdiab.nsk.su

Ms Nasima Sultana Chowdhury
Research Division
BIRDEM
122 Kazi Nazrul Islam Avenue
Dhaka 1000
Bangladesh
Tel   + 880-2-8 637 00
Fax + 880-2-8 630 04
lali@citecheo.net

Dr Tahseen A Chowdhury
64 Christopher Road
Selly Oak, Birmingham B29 6QJ
United Kingdom
Tel   + 44-1 21-4 72 26 44
Fax + 44-1 21-4 72 26 44
t.a.chowdhury@bham.ac.uk

Dr Athanasios Chrisanthis
Nymphon 60
GR-34100 Posidonia, Chalkis
Greece
Tel   + 30-2 21-8 29 49

Ms Alexandra Chrisoulidou
St. Mary's Hospital
Unit of Metabolic Medicine
Mint Wing
Praed Street
London W2 1NY
United Kingdom
Tel   + 44-1 71-7 25 12 54
Fax + 44-1 71-7 25 60 37
a.chrisoulidou@ic.ac.uk

Dr Paris Christacopoulos
3 Hatziyianni Mexi Street
GR-11528 Athens
Greece
Tel   + 30-1-7 24 59 84
Fax + 30-1-6 91 02 63

Dr Cramer Christensen
Medical Department
Vejle Hospital
DK-7100 Vejle
Denmark
Tel   + 45-75 72 72 33

Dr Niels Juel Christensen
Department of Endocrinology
Herlev Hospital
University of Copenhagen
DK-2730 Herlev
Denmark
Tel   + 45-4 45 35 300 ext36 61
Fax + 45-4 53 53 00 32
nielsjue@post4.tele.dk

Dr Per Knud Christensen
Steno Diabetes Center
Niels Steensens Vej 2
DK-2820 Gentofte
Denmark
Tel   + 45-44 43 99 65
Fax + 45-44 43 82 32
pke@novo.dk

Dr Jens S Christiansen
Medical Department M
Aarhus Kommunehospital
Norrebrogade
DK-8000 Aarhus C
Denmark
Tel   + 45-89 49 20 13
Fax + 45-89 49 20 10
jse@afdm.aak.dk

Dr Michael R Christie
Department of Medicine
King's College School of
Medicine and Dentistry
Bessemer Road
London SE5 9PJ
United Kingdom
Tel   + 44-1 71-7 374 000 ext21 97
Fax + 44-1 71-3 463 313
m.christie@kcl.ac.uk

Dr Vladimir Christov
Novo Nordisk A/S
Baba Ilyitsa, Bl80A Fl.12
BG-1612 Sofia
Bulgaria
Tel   + 3 59-2-5 44 688
Fax + 3 59-2-9 54 04 07

Dr Choon-Hee Chung
Wonju College of Medicine
Dept of Internal Medicine
Yonsei University
162 Ilsan-Dong
Wonju, Kangwon-Do 220–701
Korea
Tel   + 82-3 71-7 41 05 09
Fax + 82-3 71-7 315 884
cchung@chollian.net

Dr Paolo Ciampalini
Via Achille Barilatti 61
I-00144 Roma
Italy
Tel   + 39-6-5 201 598
Fax + 39-6-5 201 598
p.ciampa@rdn.it

Dr Carlandrea Cicconetti
Via Acherusio 18
I-00199 Roma
Italy
Tel   + 39-6-86 20 75 70
Fax + 39-6-67 89 47 0

Dr Marta Ciechanowska
Polish-American Children's
Hospital CM UJ, Dept of Endo.,
of Children & Adolescent
Wielicka 265
PL-30 663 Krakow
Poland
Tel/Fax + 48-12-58 10 05

Dr Grazyna Cieslik
ul. Czepca 9 D
PL-30 094 Krakow
Poland
Tel   + 48-12-37 12 68
Fax + 48-12-37 12 68
ghciesli@cyf-kr.edu.pl

Dr Ivan V Claeys
A.Z. Sint-Lucas
Sint-Vincentiusplein 1
B-9000 Gent
Belgium
Tel   + 32-9-2 35 74 09
Fax + 32-9-2 235 283

Dr Anne Clark
Diabetes Research Laboratories
Radcliffe Infirmary
Woodstock Road
Oxford OX2 6HE
United Kingdom
Tel   + 44-18 65-22 45 20
Fax + 44-18 65-72 38 84
annec@drl.ox.ac.uk

Prof Charles M Clark
Regenstrief Institute
5th Floor
1001 West 10th Street
Indianapolis, IN 46202
USA
Tel   + 1-3 17-6 30 63 74
Fax + 1-3 17-6 30 66 11
clark_c@regenstrief.iupui.edu

Dr Simone Claudi-Böhm
Lichtensteinstr. 11
D-89075 Ulm/Donau
Germany
Tel   + 49-7 31-6 20 92
Fax + 49-7 31-6 20 92

Dr Jes T Clausen
Dept Cell Technology
Novo Nordisk A/S
Bldg 6B3.61
Novo Alle
DK-2880 Bagsvaerd
Denmark
Tel   + 45-44 42 23 19
Fax + 45-44 27 1 41
jtc@novo.dk

Dr Peter V Clausen
Medical Department P2131
Rigshospitalet
Blegdamsvej 9
DK-2100 Copenhagen O
Denmark
Tek + 45-35452537
Fax + 45-35 45 22 40

Dr Nina Clausen Sjöbom
NCS Läkarmottagning
St Eriksgatan 37A
S-112 34 Stockholm
Sweden
Tel   + 46-8-6 50 96 48
Fax + 46-8-6 50 96 48
nina.cs@ncslm.se

Dr Per G Clauson
Novo Nordisk A/S
Krogshoejvej 53A, 9E1.35
D-2800 Bagsvaerd
Denmark
Tel   + 45-44 27 25 8
Fax + 45-44 21 607
pcl@novo.dk

Dr Gert Clemens
Evangelisches Krankenhaus
Bad Godesberg
Medizinische Abteilung
Waldstrasse 73
D-53177 Bonn
Germany
Tel   + 49-2 28-38 31 58
Fax + 49-2 28-38 31 57

Dr Aldo Clementi
Via Maddalena Raineri 12
I-00151 Roma
Italy

Dr Nils Kurt Clemmensen
Godske Lindenovs Vej 87
DK-9210 Aalborg SO
Denmark
Tel   + 45-98 14 50 14
Fax + 45-98 12 02 53

Prof Claudio Cobelli
Dept Electronics & Informatics
University of Padova
Via Gradenigo 6A
I-35131 Padova
Italy
Tel   + 39-49-8 27 76 16
Fax + 39-49-8 27 76 99
cobelli@dei.unipd.it

Dr Gheorghe Cocioaba
Popa Sapca Nr7 Ap11
5300 Focsani
Romania
Tel   + 40-37-62 25 81

Dr John Cockcroft
Department of Medicine
and Therapeutics
Queen's Medical Centre
Nottingham NG7 2UH
United Kingdom
Tel   + 44-1 15-9 70 99 05
Fax + 44-1 15-9 42 22 32
john.cockcroft@nottingham.ac.uk

Dr Josef Cohen
59 Shedrot-Chen
IL-76469 Rehovot
Israel
Tel   + 972-8-94 68 29
Fax + 972-3-5 122 168

Prof Robert D Cohen
Medical Unit
The Royal London Hospital
Whitechapel Road
London E1 1BB
United Kingdom
Tel   + 44-1 71-3 777 110
Fax + 44-1 71-3 777 636
r.d.cohen@mds.qmw.ac.uk

Dr Miro Cokolic
Teaching Hospital Maribor
Department of Endocrinology
et Diabetology
Ljubljanska 5
2000 Maribor
Slovenia
Tel   + 3 86-62-31 72 21
Fax + 3 86-62-51 13 88

Dr Fabio Colabucci
Via A.Friggeri 19
I-00136 Rome
Italy
Tel   + 39-6-35 45 01 94
Fax + 39-6-35 45 01 94

Prof Stephen Colagiuri
Prince of Wales Hospital
Department of Endocrinology
High Street
Randwick, NSW 2031
Australia
Tel   + 61-2-93 82 48 13
Fax + 61-2-93 82 48 26
scolagiu@medeserv.com.au

Dr David Cole
Ashburton Hospital
PO Box 801
Elizabeth Street
Ashburton, Canterbury 8300
New Zealand
Tel   + 64-3-308 41 49
Fax   + 64-3-308 34 48
davidc@chhlth.govt.nz

Dr J Theo Collet
Lokhorstlaan 39
NL-3981 ZC Bunnik
The Netherlands
Tel   + 31-30-656 10 10
Fax   + 31-30-254 18 22

Dr Andrew Collier
The Ayr Hospital
Dalmellington Road
Ayr KA6 6DX
United Kingdom
Tel   + 44-12 92-61 05 55
Fax   + 44-12 92-28 89 52

Dr Greg Collier
School of Nutrition
& Public Health
Deakin University
Pigdons Road
Geelong, Victoria 3217
Australia
Tel   + 61-3-52 27 13 23
Fax   + 61-3-52 27 21 70
beacon@deakin.edu.au

Dr Louisa Colly
Hooglandsekerkgracht 11
NL-2312 HS Leiden
The Netherlands
Tel   + 31-71-512 50 66

Dr Giambattista Colucci
Medico Chirurgo
Spec in Diabetologia e
Malattie del Ricambio
Via G Govone 100
I-20155 Milano
Italy
Tel   + 39-2-31 24 18
Fax   + 39-2-31 24 18

Dr John A Colwell
Medical University of
South Carolina
E210K, CSB
171 Ashley Avenue
Charleston, SC 29425–2222
USA
Tel   + 1-803-792 91 40
Fax   + 1-803-792 16 31
colwelja@musc.edu

Dr Marco A Comaschi
Ospedale "La Colletta"
Dept of Internal Medicine
Via Del Giappone 3
I-16011 Arenzano (Genova)
Italy
Tel   + 39-10-913 41 59
Fax   + 39-10-913 41 22

Dr Hervé Combe
Medicine B
CHU Bretonneau
2 Bd Tonnelé
F-37044 Tours Cedex 01
France
Tel   + 33-2-47 47 38 06
Fax   + 33-2-47 47 38 04

Dr Abdurrahman Cömlekci
Camtepe Mah. Yildirim Sokak
Kiransal Sitesi,B-Blok,No 31–9
Narlidere
TR-35320 Izmir
Turkey
Tel   + 90-232-2 77 15 32
Fax   + 90-232-2 59 05 41
comleka@cs.med.dev.edu.tr

Dr Ignacio Conget
Endocrinology Unit
Hospital Clinic
Villarroel 170
E-08036 Barcelona
Spain
Tel   + 34-3-2 27 54 11
Fax   + 34-3-4 51 66 38
iconget@medicina.ub.es

Dr Vincent M Connolly
Diabetes Care Centre
Middlesbrough General Hospital
Ayresome Green Lane
Middlesbrough TS5 5AZ
United Kingdom
Tel   + 44-16 42-85 43 07
Fax   + 44-16 42-85 43 27

Dr Henry Connor
1 Vineyard Road
Hereford HR1 1TT
United Kingdom
Tel   + 44-14 32-26 59 44
Fax   + 44-14 32-26 59 44

Dr William J Conroy
718 South 7th Street #300
Springfield, IL 62703–2447
USA
Tel   + 1-2 17-5 22 89 18
bconroy@eosinc.com

Prof Agostino Consoli
Contrada Pretaro 23/U
I-66023 Francavilla al Mare
Italy
Tel   + 39-8 71-56 01 82
Fax   + 39-8 71-56 01 82

Dr Anne Cooke
Division of Immunology
Department of Pathology
University of Cambridge
Tennis Court Road
Cambridge CB2 1QP
United Kingdom
Tel   + 44-12 23-33 39 07
Fax   + 44-12 23-33 39 14
ac@mole.bio.cam.ac.uk

Dr Jean-Luc Coolens
Dept of Endocrinology and
Isotopes
Salvatorziekenhuis
Salvatorstraat 20
B-3500 Hasselt
Belgium
Tel   + 32-11-28 97 27
Fax   + 32-11-28 11 60 6
jelucool@tornado.be

Dr Gregory J Cooney
Garvan Institute
of Medical Research
384 Victoria St
Darlinghurst, NSW 2010
Australia
Tel   + 61-2-92 95 82 09
Fax   + 61-2-92 95 82 01
g.cooney@garvan.unsw.edu.au

Dr Mark E Cooper
Department of Medicine
Repatriation Hospital
Heidelberg, Victoria 3081
Australia
Tel   + 61-3-94 96 23 47
Fax   + 61-3-94 97 45 54
cooper@austin.unimelb.edu.au

Dr Michael J Cooper
Old Hall Cottage
High Hurstwood
Uckfield, East Sussex TN22 4AD
United Kingdom
Tel   + 44-1 71-4 62 26 65
Fax   + 44-1 71-6 37 36 44
m.cooper@diabetes.org.uk

Dr David V Coppini
Department of Diabetes
Poole Hospital
Longfleet Road
Poole, Dorset BH15 4LT
United Kingdom
Tel   + 44-12 02-66 55 11
Fax   + 44-12 02-44 20 69
d.coppini@umds.ac.uk

Prof Ahmet Corakci
GATA ve As.Tip Fak
Endokin ve Met. Bd
TR-0601 o Etlik, Ankara
Turkey
Tel   + 90-3 12-3 21 20 66
Fax   + 90-3 12-3 21 20 66

Dr Rosa Corcoy Pla
Servei d'Endocrinologia
Hospital de la Sant Pau
Avda S Antoni Ma Claret 167
E-08025 Barcelona
Spain
Tel   + 34-3-2 91 90 42
Fax   + 34-3-2 91 92 70
hsp.endocri@bon.servicom.es

Dr Renzo Cordera
Department of Endocrinology
& Metabolism
University of Genova
Viale Benedetto XV 6
I-16132 Genova
Italy
Tel   + 39-10-3 53 89 47
Fax   + 39-10-3 53 89 77
record @unige.it

Dr Luciano Corgiat-Mansin
C.Tassoni 12
I-10143 Torino
Italy
Tel   + 39-11-5 75 46 86
Fax   + 39-11-54 84 05

Dr Francesco Corica
Salita Villa Contino
Complesso Messina Due
Pal 8 Int 6
I-98124 Messina
Italy
Tel   + 39-90-2 93 69 97
Fax   + 39-90-2 93 51 62
coricaf@imeuniv.unime.it

Dr Andrea Corino
Via Napione 11 Bis
I-10124 Torino
Italy
Tel   + 39-11-8 17 21 37

Dr Barbara E Corkey
Diabetes & Metabolism Unit
Boston University
Medical Center
88 East Newton Street
Boston MA 02118
USA
Tel   + 1-617-6 38 70 91
Fax   + 1-617-6 38 70 35
bcorkey@med-med1.bu.edu

Dr Roger J M Corrall
The Royal Infirmary
Bristol BS2 8HW
United Kingdom
Tel   + 44-1 17-9 28 27 68
Fax   + 44-1 17-9 28 27 68

Prof Giuseppe Corsini
Via Nazario Sauro 38
I-56123 Pisa
Italy
Tel   + 39-3 35-6 18 67 99

Dr Maria Luisa Cortesao Pinto
R.Vale a Jesus 6–1 °Dto
P-1200 Lisboa
Portugal
Tel   + 351-1-3 96 50 78
Fax   + 351-1-3 96 50 78
pomar@mail.telepac.pt

Dr Carlo Coscelli
Piazza Corridoni 11
I-43100 Parma
Italy
Tel   + 39-521-99 12 40
Fax   + 39-521-29 32 96

Dr Angels Costa
c/ Salvador Esprill N°72
St Vicene de Castellet
Spain
vilardell@medicina.ub.es

Dr Patrizia Cotroneo
Istituto Clinica Medica
Largo A Gemellis
Via Buccari N°3
I-00195 Roma
Italy
Tel   + 39-6-39 73 83 85
Fax   + 39-6-3 05 00 52

Dr Mary A Cotter
Dept of Biomedical Sciences
Marischal College
University of Aberdeen
Broad Street
Aberdeen AB9 1AS
United Kingdom
Tel   + 44-12 24-27 30 15
Fax   + 44-12 24-27 30 35
m.cotter@abdu.ac.uk

Dr Jennifer Couper
Department of Endocrinology
Women's & Children's Hospital
72 King William Road
Adelaide 5006
Australia
Tel   + 61-8-2 04 72 66
Fax   + 61-8-2 04 70 31
jcouper@medicine.adelaide.edu.au

Dr Magali Coustols-Valat
34 rue de Metz
F-31000 Toulouse
France
Tel   + 33-5 61 25 83 64
Fax   + 33-5 62 26 57 07

Ms Laura Couto RN
Servico de Endocrinologia,
Diabetes e Metabolismo
Hospitais da Universidade
de Coimbra
P-3049 Coimbra Codex
Portugal
Tel + 351-39-400432
Fax + 351-39-25879

Dr Etienne Couturier
Hopital Universitaire
St. Pierre
Départment de Médecine Interne
Rue Haute 322
B-1000 Brussels
Belgium
Tel + 32-2-5353665

Dr Iain C P Cranston
1 c Sydenham Avenue
London SE26 6UL
United Kingdom
Tel + 44-171-9289292 ext2280
Fax + 44-171-9284458
i.cranston@umds.ac.uk

Dr Francine M Crausaz
Spéc. FMH Médecine Interne
Av de Rumine 35
CH-1005 Lausanne
Switzerland
Tel + 41-21-3237830
Fax + 41-21-3238017

Dr Fernando J Cravo Rodrigues
Urb Quinta S.Domingos
Lote 1–6°A
P-3000 Coimbra
Portugal
Tel + 351-39-33979

Dr Robert H Creech
5651 First Blvd Ste 610
Hermitage, TN
USA
Tel + 1-615-8719606
Fax + 1-615-8720433
rhcreech@aol.com

Ms Deirdre Cregan RN
19 Rialto Drive, Rialto
Dublin 8
Ireland
Tel + 353-1-4539124
Fax + 353-1-8307362

Prof Gaetano Crepaldi
Institute of Internal Medicine
University of Padua
Via Giustiniani 2
I-35128 Padova
Italy
Tel + 39-49-8212150
Fax + 39-49-8212151

Dr Gabriele-Ileana Creteanu
Bd. George Enescu Nr 12
Bloc Belvedere scara C Apt 14
5800 Suceava
Romania
Tel + 40-30-214001
Fax + 40-30-522539
mgm@starnets.ro

Prof Werner Creutzfeldt
Honorary Member of the EASD
Med. Universitätsklinik
Robert-Koch-Str 40
D-37075 Göttingen
Germany
Tel + 49-551-22171
Fax + 49-551-398943

Ms Francine Crijns
Dept of Internal Medicine
University Hospital Maastricht
PO Box 5800
NL-6202 AZ Maastricht
The Netherlands
Tel + 31-43-3877019
Fax + 31-43-3875006
f.crijns@farmaco.unimaas.nl

Dr Antonino G Crino
Largo Temistocce Solera 7
I-00199 Roma
Italy
Tel + 39-6-86200071
Fax + 39-6-68592101

Dr Julieta Cristescu
Spitl jud Baia Mare
Bd Unirii 12 A/29
4800 Baia Mare
Romania

Ms Suzana Crnadak
Lekarna Kozul
Dugi Dol 4 a
10000 Zagreb
Croatia
Tel + 385-1-2332018

Dr Zelika Crncevic-Orlic
Kresimirova 42
Rijeka 51 000
Croatia

Dr Paul V M Cromme
PO Box 183
NL-7390 AD Twello
The Netherlands
Tel + 31-5712-71303
Fax + 31-5712-76855

Prof Philip E Cryer
Washington University
School of Medicine
Campus Box 8127
660 South Euclid Avenue
St Louis, MO 63110
USA
Tel + 1-314-3627617
Fax + 1-314-3627989
pcryer@imgate.wustl.edu

Dr Domenico Cucinotta
Via Placida 18
I-98100 Messina
Italy
Tel + 39-90-2212390
Fax + 39-90-2935162
cucinotd@imeuniv.unime.it

Dr Carole A Cull
UK Prospective Diabetes Study
Diabetes Research Labs
Radcliffe Infirmary
Woodstock Road
Oxford OX2 6HE
United Kingdom
Tel + 44-1865-248418
Fax + 44-1865-723884
carole@drl.ox.ac.uk

Dr Michael Cummings
21 Leafy Lane
Hamshire PO15 7ZL
United Kingdom
Tel + 44-1489-880944

Dr Jose G Cunha-Vaz
Servico de Oftalmologia
Hospitais da Universidade
de Coimbra
P-3030 Coimbra
Portugal
Tel + 351-39-701182
Fax + 351-39-26665

Dr James M Cunningham
Dept of Pharmacy
University of Brighton
Cockcroft Building
Moulsecoomb
Brighton BN2 4GJ
United Kingdom
Tel + 44-1273-642051
Fax + 44-1273-679933
J.M.Cunningham@brighton.ac.uk

Dr Samuel W Cushman
EDMNS/DB/NIDDK/NIH
Bldg 10, Rm 5N1O2
10 Center Dr MSC 1420
Bethesda, MD 20892–1420
USA
Tel + 1-301-4965953
Fax + 1-301-4020432
sam_cushman@nih.gov

Dr Katarzyna Cypryk
Aleksandrowska 104 m 54
PL-91 224 Lodz
Poland
Tel + 48-42-527784

Dr Anna Czech
Slodowiec 9, apt. 52
PL-01 708 Warsaw
Poland
Tel + 48-22-116752
Fax + 48-22-116752

Dr Bela Czegledi
Tessedik S 9/B
H-6500 Baja
Hungary
Tel + 36-6-30584106

Prof Stanislaw Czekalski
Department of Nephrology
University Schhol of Medicine
Przybyszewskiego 49
PL-60 355 Poznan
Poland
Tel + 48-61-8621961

Dr Elzbieta Czerniawska
Skladowa 26 28 m 16
PL-91 127 Lodz
Poland

Prof Paul Czernichow
Service d'Endocrinologie
et Diabétologie Pédiatriques
Hôpital Robert Debré
48 Boulevard Serurier
F-75019 Paris
France
Tel + 33-1-40032360
Fax + 33-1-40032429

Dr Leszek Czupryniak
ul. A. Fredry 31
PL-95-020 Andrespol
Poland
Tel + 48-42-787196
Fax + 48-42-782129
leonidas@iname.com

Prof Artur Czyzyk
ul. Koszykowa 14 app.4
PL-00-564 Warsaw
Poland
Tel + 48-22-6218862
Fax + 48-22-6597563

Dr Edna C Da Conceicao Pereira
Associacao Protectora dos
Diabeticos de Portugal
Rua do Salitre 118–120
P-1250 Lisboa
Portugal
Tel + 351-1-3816100
Fax + 351-1-3859371

Dr Manuel C Da Silva Neves
Avenida Dr.Domingos
Goncalves SA 430, 6 ESQ. SUL
P-4435 Rio Tinto
Portugal
Tel + 351-2-4807491
Fax + 351-1-4355312

Dr Dana Dabelea
University of Medicine
Gheorghe Lazar Nr 23, ap 2
1900 Timisoara
Romania
Tel + 40-56-147942
Fax + 40-56-147942
ddabelea@phx.niddk.nih.gov

Ms Nathalie Dachicourt
Lab de Physiologie de la
Nutrition – CNRS URA 0307
Université Paris VII
2 Place Jessieu-Tour 33 1 er ét
F-75251 Paris Cedex 05
France
Tel + 33-1-44275490
Fax + 33-1-44277891

Dr Frederic Dadoun
2 Rue du Castellet
F-13007 Marseille
France
Tel + 33-91968723
Fax + 33-91968878

Dr Peter Daggett
Staffordshire General Hospital
Weston Road
Stafford, Staffs
United Kingdom
Tel + 44-1785-257731
Fax + 44-1785-230773

Dr Niels F Dagnaes-Hansen
Dept of Medical Microbiology
& Immunology, Dept Clincial
Exp. Research, Uni of Aarhus
Bartholin Building
DK-8000 Aarhus C
Denmark
Tel + 45-89421774
Fax + 45-86191277
mikrfdh@svfcd.aau.dk

Dr Knut Dahl-Jorgensen
Pediatric Department
Aker University Hospital
N-0514 Oslo
Norway
Tel + 47-22 89 40 00
Fax + 47-22 89 42 04
knutdj@ioks.uio.no

Dr Gunnel Dahlberg Dalin
Segelvägen 47
S-263 52 Höganäs
Sweden
Tel + 46-42-33 16 85
Fax + 46-42-33 16 85

Dr Kathrine Dahler-Eriksen
Hvedevangen 8
DK-7120 Vejle
Denmark
Tel + 45-75727244 ext6065
Fax + 45-75 82 18 14

Dr Gisela Dahlquist
Dept of Pediatrics
Umea University Hospital
S-901 85 Umea
Sweden
Tel + 46-90-7 85 38 76
Fax + 46-90-12 37 28
gisela.dahlquist@pediatri.umu.sc

Dr Lilia Dakovska-Dekova
Clinical Center of
Endocrinology and Gerontology
Block 57-A
14 "Acad Metodi Popov" Str
BG-1113 Sofia
Bulgaria
Tel + 359-2-72 27 69
Fax + 359-2-87 41 45

Dr Galina Dakovska
"Dragalewska" Str 8–14, E,110
BG-1407 Sofia
Bulgaria

Dr Elisabetta Dall'Aglio
Viale Milazzo 15
I-43100 Parma
Italy
Tel + 39-5 21-25 90 71
Fax + 39-5 21-98 07 47

Ms Irene Damberg RN
Health Care Center
Redbergsvägen 6
S-416 65 Göteborg
Sweden
Tel + 46-31-37 77 00
Fax + 46-31-84 13 46

Dr Mette B Damholt
Amerikavej 20 A BT
DK-1756 Copenhagen V
Denmark
Tel + 45-31 21 11 59
mdamholt@post3.tele.dk

Dr Peter Damm
Diabetes Center
Dept Obstet. & Gynaecol.
Rigshospital
Blegdamsvej 9
DK-2100 Copenhagen
Denmark
Tel + 45-35 45 44 46
Fax + 45-35 45 42 85

Dr Philippe Damoiseaux
Centre Hospitalies Dinantais
23, rue des Chevreuils
B-5500 Dinant
Belgium
Tel + 32-82-22 54 22

Dr Peter Damsbo
Novo Nordisk A/S
BLD. 9E1
Krogshoegvej 53A
DK-2880 Bagsvaerd
Denmark
Tel + 45-44 42 28 05
Fax + 45-44 42 16 07
pd@novo.dk

Dr Else M Damsgaard
Kattegatvej 17
DK-7000 Fredericia
Denmark
Tel + 45-75 91 25 26

Dr Jamie Dananberg
Eli Lilly & Company
Lilly Corporate Center
Drop Code 0814
Indianapolis, IN 46285
USA
Tel + 1-317-2 76 68 08
Fax + 1-317-2 77 12 34
dananberg_jamie@lilly.com

Prof Juozas S Danilevichius
Endocrinology Clinic of
Kaunas Medical Academy
Eivieniu 2
LTU-3007 Kaunas
Lithuania
Tel + 3 70-7-79 75 82

Dr Thomas Danne
Zentrum für Kinder u. Jugend-
Medizin, Virchow Klinikum
Humboldt University Berlin
Augustenburger Platz 1
D-13353 Berlin
Germany
Tel + 49-30-45 06 61 37
Fax + 49-30-45 06 69 18
tdanne@ukrv.de

Dr Vitas Dargis
Amputee Rehabilitation
Hospital
Partizanu Str 17
LTU-3042 Kaunas
Lithuania
Tel + 7-37 07-77 17 47
Fax + 7-37 07-77 82 94

Dr Christopher Dark
Dako Diagnostics Ltd
Denmark House
Angel Drove, Ely
Cambridgeshire CB7 4ET
United Kingdom
Tel + 44-13 53-66 99 11
Fax + 44-13 53-66 89 89

Dr Jean-Claude Daubresse
Department Internal Medecine
Endocrinology and Diabetes
CHU de Charleroi
92 Boulevard P. Janson
B-6000 Charleroi
Belgium
Tel + 32-71-23 28 76
Fax + 32-71-23 29 34

Dr Alberto Davalli
Istituto Scientifico
San Raffaele
Via Olgettina 60
I-20132 Milano
Italy
Tel + 39-2-26 43 29 03
Fax + 39-2-26 41 37 74

Dr John K Davidson
1075 Lullwater Road, N.E.
Atlanta, Georgia 30307–1243
USA
Tel + 1-4 04-3 73 26 49
Fax + 1-4 04-3 73 12 13
jkdavid@emony.edu

Dr Neil Davidson
Department of Medicine
Armed Forces Hospital
PO Box 5190
Salmiya 22062
Kuwait
Tel + 9 65-5 61 92 32
Fax + 9 65-5 51 92 32

Mr David Keith Davies
Britannia Pharmaceuticals Ltd
41 Brighton Road
Redhill, Surrey RH1 6YS
United Kingdom
Tel + 44-1737-77 37 41
Tel + 44-1737-76 26 72
dkd@compuserve.com

Ms Melanie J Davies
Cheney House
4 Chapel Lane
Gaddesby
Leicester LE7 4WB
United Kingdom
Tel + 44-16 64-84 03 39
Fax + 44-16 64-84 03 39

Dr Peter Davies
65 Blenheim Road
Moseley, Birmingham B13 9TZ
United Kingdom
Tel + 44-121-4 49 51 80
Fax + 44-121-7 53 26 34

Prof Timothy Davis
Uni of Western Australia
Department of Medicine
Fremantle Hospital
PO Box 480
Fremantle 6160
Australia
Tel + 61-8-94 31 32 29
Fax + 61-8-94 31 29 77
tdavis@cyllene.uwa.edu.au

Dr Peter Davoren
Gold Coast Hospital
108 Nerang Str
Southport 4215
Australia
Tel + 61-7-55 71 86 49
Fax + 61-7-55 71 82 90
DavorenP@scrha.health.qld.gov.au

Dr Caroline Day
Dept of Pharmaceutical and
Biological Sciences
Aston University
Aston Triangle
Birmingham B4 7ET
United Kingdom
Tel + 44-121-3 59 36 11
Fax + 44-121-3 59 07 33

Dr John L Day
Ipswich Diabetes Centre
Ipswich Hospital
Heath Road
Ipswich IP4 5PD
United Kingdom
Tel + 44-1473-71 83 28
Fax + 44-1473-72 13 56

Dr Mercedes de Bergua Llop
Prat de la Riba 80, Pral 3
E-25004 Lleida
Spain
Tel + 34-73-23 00 06

Dr Salvatore De Cosmo
Via Vista Franco 6
I-71100 Foggia
Italy
Tel + 39-8 82-41 06 20
Fax + 39-8 82-45 16 37

Dr Maximilian De Courten
International Diabetes Inst.
260 Kooyong Road
Caulfield, Victoria 3162
Australia
Tel + 61-3-92 58 50 50
Fax + 61-3-92 58 50 90
maxdc@vaxc.cc.monash.edu.au

Dr M Eugenio De Feo
Via D. Fontana 93
I-80128 Napoli
Italy
Tel + 39-81-5 46 27 82
Fax + 39-81-5 46 27 82

Dr Niels de Fine Olivarius
Central Research Unit
of General Practice
Panum Instituttet
Blegdamsvej 3
DK-2200 Copenhagen N
Denmark
Tel + 45-35 37 31 00
Fax + 45-35 37 12 82
niels.olivarius@gpract.ku.dk

Dr Lamberto A De Giorgio
Via Pietro Cuppari 34
I-56124 Pisa
Italy
Tel + 39-50-57 03 02
Fax + 39-1 87-53 34 33

Ms Claudia De Haan
Academic Hospital Maastricht
Dept of Internal Medicine
PO Box 5800
P. Debylaan 25
NL-6202 AZ Maastricht
The Netherlands
Tel + 31-43-3 87 70 19
Fax + 31-43-3 87 50 06

Dr René De Hertogh
Physiology of Reproduction
UCL 5330
Avenue E. Mounier 53
B-1200 Brussels
Belgium
Tel + 32-2-7 64 54 27
Fax + 32-2-7 64 53 96
dehertogh@obst.ucl.ac.be

Dr Nicolas De Kalbermatten
4 rue de la Porte Neuve
CH-1950 Sion
Switzerland
Tel + 41-27-3 22 01 71
Fax + 41-27-3 22 07 74
dekalbermatten_n@scopus.ch

Dr Hermenegildo De La Calle
c/Los Almendros 27
Urb El Tejar
E-28220 Majadahonda, Madrid
Spain
Tel + 34-1-6 38 73 45
Fax + 34-1-3 36 90 16

Dr Colette De Leeuw-Delvigne
Rucaplein 155
B-2610 Antwerp
Belgium
Tel + 32-3-2 39 54 45

Dr Ivo De Leeuw
155 Rucaplein
B-2610 Antwerp
Belgium
Tel + 32-3-8 20 25 73
Fax + 32-3-8 20 25 74
ihleeuw@uia.ua.ac.be

Prof Alberto de Leiva
Department of Endocrinology
Hospital de la Santa Cruz
y San Pablo, UAB
Avenida San Anto Claret 167
E-08025 Barcelona
Spain
Tel + 34-3-2 91 90 42
Fax + 34-3-2 91 92 70

Dr Doris de Marco
Endokrinologie / Diabetologie
Inselspital
Universitätsklinik
CH-3010 Bern
Switzerland
Tel + 41-31-6 32 21 11
Fax + 41-31-6 32 84 14

Dr Giancarlo De Mattia
Fondazione A. Cesalpino
Istituto I Clinica Medica
Policlinico Umberto I
Viale del Policlinico 155
I-00161 Roma
Italy
Tel + 39-6-4 94 06 78
Fax + 39-6-4 94 06 78
demattia@axrma.uniroma1.it

Dr Paul H E M de Meijer
Laan van Oud Poelgeest 32
NL-2341 NL Oegstgeest
The Netherlands
Tel + 31-71-5 17 17 81

Dr Pierre De Meyts
Hagedorn Research Institute
Niels Steensens Vej 6
DK-2820 Gentofte
Denmark
Tel + 45-44 43 91 67
Fax + 45-44 43 80 00
pdm@hagedorn.dk

Dr Alberto De Micheli
Viale Quartara 39 i/1
I-16148 Genova
Italy
Tel + 39-10-3 77 82 33
Fax + 39-10-5 55 44 35
demichel@mbox.ulisse.it

Dr Pedro De Pablos Velasco
c/ Luis Doreste
Silva, n°56, 7°, 2°
E-35004 L.Palmas Gran Canaria
Spain
Tel + 34-28-24 12 35
Fax + 34-28-44 10 69
usu07@invest.hpino.rcanaria.es

Dr Angelo De Pascale
Endocrine and Metabolic Dept
Cattedra di Malattie del
Ricambio
Viala Benedetto XV, 6
I-16132 Genova
Italy
Tel + 39-10-3 53 89 06
Fax + 39-10-3 53 89 77

Dr Frank De Schepper
Novo Nordisk A/S
Riverside Business Park
Boulevard International 55/6
B-1070 Brussels
Belgium
Tel + 32-2-5 56 05 92
Fax + 32-2-5 20 32 92

Ms Andrea De Silva
School of Nutrition
and Public Health
Deakin University
Pigdons Road
Geelong, Victoria 3217
Australia
Tel + 61-52-27 13 23
Fax + 61-52-27 21 70
beacon@deakin.edu.au

Dr Jeroen J J de Sonnaville
Academic Hospital
Vrije Universiteit
PO Box 7057
NL-1007 MB Amsterdam
The Netherlands
Tel + 31-20-4 44 05 33
Fax + 31-20-4 44 05 02
endocr@azvu.nl

Dr Philippe de Timary
Unité d'Endocrinologie et
Métabolisme UCL 55–30
Avenue Hippocrate 55
B-1200 Brussels
Belgium
Tel + 32-2-7 64 55 35
Fax + 32-2-7 64 55 32
Detimary@ucl.ac.be

Dr Harold W De Valk
Utrecht University Hospital
Dept Internal Medicine GO2.228
Heidelberglaan 100
NL-3584 CX Utrecht
The Netherlands
Tel + 31-30-2 50 73 99
Fax + 31-30-2 51 83 28
h.w.devalk@digd.azu.nl

Dr Paul De Vos
J. Schorerstraat 55
NL-9745 DD Groningen
The Netherlands
Tel + 31-50-5 77 21 08
Fax + 31-50-3 63 27 96
p.de.vos@med.rug.nl

Dr Melvin Dea
Dept of Physiology & Biophysic
USC School of Medicine
1333 San Pablo Str, MMR 612
Los Angeles, CA 90033
USA
Tel + 1-2 13-3 42 19 38
Fax + 1-2 13-3 42 19 18
dea@hsc.usc.edu

Dr Carolyn Fiona Deacon
Department of Medical
Physiology, Panum Institute
University of Copenhagen
Blegdamsvej 3
DK-2200 Copenhagen N
Denmark
Tel + 45-35 32 75 39
Fax + 45-35 32 75 37
deacon@mfi.ku.dk

Dr John D Dean
Royal Bolton Hospital
Minerva Road, Farnworth
Bolton BL4 0JR
United Kingdom
Tel + 44-12 04-39 05 31
Fax + 44-12 04-39 05 44

Ms Katelijn Decochez
Int. Medicine
AZ VUB
Laarbeeklaan 101
B-1090 Brussels
Belgium
Tel + 32-2-4 77 78 78
Fax + 32-2-4 77 78 65

Dr Paul Decraene
4, Kard Mercier Plein
B-2800 Mechelen
Belgium
Tel + 32-15-41 15 53
Fax + 32-15-43 22 23

Dr Chaicharn Deerochanawong
698–702 New Road,Sumpuntha-
wong
Bangkok 10100
Thailand
Tel + 66-2-2 22 66 77
Fax + 66-2-2 24 48 75

Dr Edith Defant-Thuswaldner
Dechantshofen 273
A-5700 Zell am See
Austria
Tel + 43-65 42-7 45 94
Fax + 43-65 83-7 38 84

Prof Ralph A DeFronzo
Diabetes Division
University of Texas
Health Science Center
7703 Floyd Curl Drive
San Antonio, TX 78284
USA
Tel + 1-2 10-5 67 66 91
Fax + 1-2 10-5 67 65 54

Dr Anders Dejgaard
Novo Nordisk A/S
Kroghojsvej 53
DK-2880 Bagsvaerd
Denmark
Tel + 45-44 44 88 88
Fax + 45-44 42 12 13
ade@novo.dk

Dr Jacqueline Dekker
Institute for Research in
Extramural Medicine
Vrije Universiteit Amsterdam
van der Boechoeststraat 7
NL-1081 BT Amsterdam
The Netherlands
Tel + 31-20-4 44 81 73
Fax + 31-20-4 44 81 81
jm.dekker.emgo@med.vu.nl

Dr Stefano Del Prato
Cattedra di Malattie del Met,
Medicina Clinica, Sperimentale
Uni Degli Studi di Padova
Via Giustiniani, 2
I-35128 Padova
Italy
Tel + 39-48-8 21 30 60
Fax + 39-48-8 21 30 62
delprato@www.neol.it

Dr Flemming Dela
Dept of Medical Physiology
The Panum Institute
University of Copenhagen
Blegdamsvej 3
DK-2200 Copenhagen N
Denmark
Tel + 45-35 32 74 25
Fax + 45-35 32 74 20
f.dela@mfi.ku.dk

Dr Carol A Delaney
c/o Heathfield Farm
Bradford Road
Binkenshaw
West Yorkshire B011 2LZ
United Kingdom

Dr Daniel G Delfino
Juncal 2141 Pta Baja "A"
1425 Buenos Aires
Argentina
Tel + 54-1-8 25 06 17
Fax + 54-1-8 21 46 91

Dr Maurizio Della Marchina
Via Pascoli 117
I-47037 Rimini
Italy
Tel + 39-5 41-38 16 88
Fax + 39-5 41-38 16 88

Dr Andrew G Demaine
Department of Medicine
Davy Building, Faculty of Sci.
University of Plymouth
Drake Circus
Plymouth PL4 8AA
United Kingdom
Tel + 44-17 52-23 29 65
Fax + 44-17 52-23 29 25

Dr Carla Demeterco
8150 Regents Road # 203
San Diego, California 92122
USA
Tel + 1-6 19-6 38 99 14
Fax + 1-6 19-5 58 34 95
cdemeter@ucsd.edu

Dr Demetris Demetriou
64 Ayias Filaxeos
Aristodemou Bldg.
CY-3025 Limassol
Cyprus

Dr Tatiana Demidova
Chassovaja 20
123 315 Moscow
Russia
Tel +8-95-1523541
Fax +8-95-1521982

Dr Maurizio Denaro
Amylin Pharmaceuticals Inc.
9373 Towne Centre Drive
San Diego, CA 92121
USA
Tel +1-619-6427108
Fax +1-619-5522212
mdenaro@amylin.com

Ms Elisabeth Denis-Thissen RN
Academisch Ziekenhuis
Maastricht
Postbus 5800
NL-6202 AZ Maastricht
The Netherlands
Tel +31-43-3874086

Dr Natalija Denisova
Kaunas Silainiai
Outpatient Clinic
Baltu 7
LTU-Kaunas
Lithuania
Tel +370-7-234464

Dr Valentina Denissenko
Health Care Committee of
Voronezh Regional
Administration
5 Nikitskaya Str
394024 Voronezh
Russia

Dr Carola Deparade
75 Avenue des Garigues
F-84210 St. Didier
France
Tel +33-4-90661009
Fax +33-4-90661009

Dr Mina Desai
Dept of Clinical Biochemistry
University of Cambridge
Addenbrooke's Hospital
Hills Road
Cambridge CB2 2QR
United Kingdom
Tel +44-1223-336783
Fax +44-1223-330598
mhd@mole.bio.cam.ac.uk

Dr Gernot Desoye
Univ-Frauenklinik
LUH Graz-KF Universität
Auenbruggerplatz 14
A-8036 Graz
Austria
Tel +43-316-3852476
Fax +43-316-3852477
gernot.desoye@kfunigraz.ac.at

Prof James G Devlin
26, Clontarf Road, Contarf
Dublin 3
Ireland
Tel +353-1-8339466
Fax +353-1-8376672

Prof Umberto Di Mario
Universitá "La Sapienza"-Roma
c/o fondazione DEM
Largo Marchiafava 1
I-00161 Roma
Italy
Tel +39-6-4463605
Fax +39-6-4469190
demfound@mbox.vol.it

Ms Maria A di Matteo
School of Biological Sciences
University of Sussex
Biology Building
Falmer
Brighton BN1 9QG
United Kingdom
Tel +44-1273-678404
Fax +44-1273-678433
baphl@sussex.ac.uk

Prof Emmanuel J Diamgiologulos
Internal Medicine-Angiology
4th Dept Internal Medicine
"Evangelismos" Hospital
37 Ipsilantou
GR-10676 Athens
Greece
Tel +30-1-7258862
Fax +30-1-7258862

Dr Jaime Diaz
Montenegro 1024
Santiago 11
Chile
Tel +56-2-2776123
Fax +56-2-2351938

Dr Triantafillos Didangelos
Hero Polytechneioy 19
Palama Karditsa
GR-43200 Thessaly
Greece
Tel +30-444-22320

Dr Peter Diem
Diabetes Section
University of Bern
Inselspital
CH-3010 Bern
Switzerland
Tel +41-31-6324070
Fax +41-31-6328414
pdi@insel.unibe.ch

Prof Peter Dieterle
Chefarzt der 3. Med. Abteilung
Krankenhaus
München-Neuperlach
Oskar-Maria-Graf-Ring 51
D-81737 München
Germany
Tel +49-89-6794400
Fax +49-89-6794401

Dr Elke Dietrich
46, rue Wurth-Paquet
L-4350 Esch sur Alzette
Luxemburg

Dr Angelika Dietz
Praxis Dr Dietz
Tappenstr. 1
D-38640 Goslar
Germany
Tel +49-5321-43003

Dr Richard DiMarchi
Lilly Research Laboratories
Lilly Corporate Center-DC0434
Indianapolis, IN 46285
USA
Tel +1-317-2765624
Fax +1-317-2777979
DiMarchi_Richard_@Lilly.com

Dr George Dimitriadis
103–105 Aegeou Pelagous Street
GR-15342 Agia Paraskevi
Greece
Tel +30-1-6391996
Fax +30-1-6391996

Mr Cedomir Dimitrovski
Clinic of Endocrinology
Faculty of Medicine
Vodnjanska 17
91000 Skopje
Macedonia, FYR of
Tel +389-91-134016
Fax +389-91-134016

Dr Nikolaos Dimitsicoglou
General Hospital of Serres
Filikis Eterias Str 1a
GR-621 21 Serres
Greece
Tel +30-321-22758

Dr Bo Dinesen
Steno Diabetes Center
Niels Steensens Vej 2
DK-2820 Gentofte
Denmark
Tel +45-44439401
Fax +45-44438234
bdi@novo.dk

Dr Sean Dinneen
2124 Parkwood Hills Drive NE
Rochester, MN 55906
USA
Tel +1-507-2842617
Fax +1-507-2845745
dinneen.sean@mayo.edu

Disetronic Medical Systems AG
Dr Martin Geisler
Brunnmattstrasse 6
CH-3400 Burgdorf
Switzerland
Tel +41-34-4271293
Fax +41-34-4271133

Ms Julia Dittler
Diabetes Research Institute
Kölner Platz 1
D-80804 Munich
Germany
Tel +49-89-30793111
Fax +49-89-3081733
Baby.Diab@lrz.uni-muenchen.de

Dr Predrag B Djordjevic
Institute for Endocrinology,
Diabetes & Metabolic Diseases
Dr Subotica 13
YU-11000 Belgrade
Yugoslavia (FRY)
Tel +381-11-684177
Fax +381-11-685357

Dr Stora Djumaeva
Novo Nordisk R/O Uzbekistan
Junus Radjabi 62/35
700031 Tashkent
Uzbekistan (C.I.S.)
Tel +7-3712-394665
Fax +7-3712-406541
sud@novo.dk

Dr M Stig Djurhuus
Svanereden 2
DK-5270 Odense N
Denmark
Tel +45-66183828

Dr Liliane Doare
LIPHA, Centre de Recherche
Chilly-Mazarin
4 rue de President
François Mitterrand
F-91384 Chilly-Mazarin Cedex
France
Tel +33-1-69791200
Fax +33-1-69099001

Dr Dobri Dobrev
"Predel" Nr 5
BG- Sofia
Bulgaria
Tel +359-2-545818

Prof Kevin Docherty
Dept of Molecullar & Cell Biol
University of Abderdeen
Institute of Medical Sciences
Foresterhill
Aberdeen AB25 2ZD
United Kingdom
Tel +44-1224-273069
Fax +44-1224-273144
k.docherty@aberdeen.ac.uk

Dr Manfred Dolderer
Obere Zeiselbergstr 27
D-73525 Schwabisch Gmünd
Germany
Tel +49-7171-926460
Fax +49-7171-9264626

Dr Jan Dooren
De Linie 2
NL-2905 AX Capelle a/d Ijssel
The Netherlands
Tel +31-10-4501147
Fax +31-10-4501147

Prof Harry Dorchy
Hopital Universitaire des
Enfants Reine Fabiola
Clinique de Diabetologie
Avenue J.J. Crocq, 15
B-1020 Bruxelles
Belgium
Tel +32-2-4773175
Fax +32-2-4773156
hdorchy@resulb.ulb.ac.be

Dr Alessandro Doria
Section on Epidemiology
and Genetics
Joslin Diabetes Center
One Joslin Place
Boston, MA 02215
USA
Tel +1-617-7322406
Fax +1-617-7322589
adoria@joslin.harvard.edu

Dr Janice Dorman
Rangos Research Centre
Diabetes Research Centre
Room 5106
3460 Fifth Avenue
Pittsburgh PA 15213
USA
Tel   + 1-412-6925169
Fax + 1-412-6928329
jsd@vms.pitt.edu

Dr Anne Dornhorst
20 Vine Road
London SW13 0NE
United Kingdom
Tel   + 44-181-8782381
Fax + 44-181-8789256
anneritter@easynet.co.uk

Prof Sherif Adly Doss
PO Box 50
Maadi
11431 Cairo
Egypt
Tel   + 20-2-3510230
Fax + 20-2-3510906
dossloza@link.com.eg

Dr Eleanor Dow
33 Kilmany Road, Wormit
Newport-on-Tay, Fife DD6 8PG
United Kingdom
Tel   + 44-1382-542192
Fax + 44-1382-645333
e.dow@ninewells.dundee.ac.uk

Dr Nicoletta Dozio
Via Frisia 49
I-22055 Merate (Lecco)
Italy
Tel   + 39-599599

Dr Maria Draganescu
Luminii 4, Bloc 30 E, Ap.7
Ploiesti
Romania
Tel   + 40-44-112165

Dr Radosav Dragojevic
Military Medical Academy
Endocrinology Department
Crnotravska 17
YU-11000 Belgrade
Yugoslavia (FRY)
Tel   + 381-11-661122
Fax + 381-11-662288

Dr Constanta Dragomirescu
Str Drumea Radulescu Nr 23
75126 Bucharest
Romania
Tel   + 40-1-6759451
Fax + 40-1-2107806

Dr Boris Draznin
Department of Veterans Affairs
Medical Center (III H)
1055 Clermont Street
Denver, CO 80220
USA
Tel   + 1-303-3998020 ext31 43
Fax + 1-303-3775686
bdraznin@sembilan.uchsc.edu

Dr Kirsten A Drejer
Novo Nordisk A/S
Building 6A1.001
Novo Alle
DK-2880 Bagsvaerd
Denmark
Tel   + 45-44422297
Fax + 45-44444565
kdr@novo.dk

Dr Madeleine L Drent
Reigerskamp 385
NL-3607 HX Maarssen
The Netherlands

Dr Gisela Drews
Eberhard-Karls-Universität
Tübingen
Pharmazeutisches Institut
Auf der Morgenstelle 8
D-72076 Tübingen
Germany
Tel   + 49-7071-297559
Fax + 49-7071-292476

Dr Heinz Drexel
c/o VIVIT-Institut
am Landeskrankenhaus Feldkirch
Carinagasse 47
A-6807 Feldkirch
Austria
Tel   + 43-5522-2601
Fax + 43-5522-2609

Prof Hemmo A Drexhage
Department of Immunology
Erasmus University Rotterdam
and Uni Hospital Rotterdam
Dr. Molewaterplein 50
NL-3015 GE Rotterdam
The Netherlands
Tel   + 31-10-4088093
Fax + 31-10-4367601
drexhage@immu.fgg.eur.nl

Prof Manfred Dreyer
Ottersbekallee 11
D-20225 Hamburg
Germany
Tel   + 49-40-4668237
Fax + 49-40-4668339

Dr Milka Drezgic
Institute for Endocrinology,
Diabetes and Metabolic Disease
Dr Subotica 13
YU-11000 Beograd
Yugoslavia (FRY)
Tel   + 381-11-685922
Fax + 381-11-685357

Prof Herbert Drost
Ev.Krankenhaus "Bethesda"
Ludwig Weber Strasse 15
D-41061 Mönchengladbach
Germany
Tel   + 49-2161-9812150
Fax + 49-2161-9812436

Prof Pierre Drouin
17 Rue de Gerbeviller
F-54000 Nancy
France
Tel   + 33-3-83656528
Fax + 33-3-83656600
cic@chu-nancy.fr

Dr Paul L Drury
Auckland Diabetes Centre
48 Greys Avenue
Auckland 1001
New Zealand
Tel   + 64-9-3798305
Fax + 64-9-3582613
pauld@xtra.co.nz

Dr Ema Drvodelic-Sunic
OB Svarca
Interni Odjel
Centar za Dijabetes
Svarca
47000 Karlovac
Croatia
Tel   + 385-47-331299

Dr Alain Duchateau
Blvd Joseph II, 36
B-6000 Charleroi
Belgium
Tel   + 32-71-327559
Fax + 32-71-327559

Dr Ludmila K Dudnikova
8–2-84 Shebashevsky proesd
125 319 Moscow
Russia
Tel   + 7-095-5746220
Fax + 7-095-2549805

Dr Jean-Pierre Dufrane
Avenue E. Van Becelaere, 52
B-1170 Brussels
Belgium
Tel   + 32-2-6723669
Fax + 32-2-3404245

Dr Jacques Duhault
Institut de Recherches Servier
Centre de Recherches
de Suresnes
11 rue des Moulineaux
F-92150 Suresnes
France
Tel   + 33-41182508
Fax + 33-41182740

Dr Iain Dukes
Glaxo Welcome Research Inst.
Research Triangle Park
5 Moore Drive
NC 27709
USA
Tel   + 1-919-4836455
Fax + 1-919-4835691
dukesi@glaxo.com

Dr Robin P F Dullaart
University Hospital Groningen
Division of Endocrinology
PO Box 30.001
NL-9700 RB Groningen
The Netherlands
Tel   + 31-50-3616161
Fax + 31-50-3619308
e.maris-smit@int.azg.nl

Dr Janja Dumicic
Trg Kralja Tomislava 2
Varazdin 42 000
Croatia
Tel   + 385-42-44342

Dr C P Dumitrescu
59A, Paris Str, et 1
71249 Bucharest 1
Romania
Tel   + 40-0-6795908

Dr Isabelle Dumont
CHU A Vésale
Hôpital Erasme / U.L.B.
36, rue du Melon
B-1190 Brussels
Belgium
Tel   + 32-2-3443970
Fax + 32-2-3443970
isa.dum.@clubinnet.be

Dr Diana Dunaeyva
Regional Hospital
Endocrinological Department
69 Kievskaya Str
Simpheropol
Ukraine (CIS)

Dr Annemarie Dunger
Institute of Diabetes
"Gerhardt Katsch"
Greifswalder Str 11 a
D-17495 Karlsburg
Germany
Tel   + 49-38355-68255
Fax + 49-38355-68250
dunger@gryps1.rz.uni-greifswald.
de

Dr David B Dunger
Level 4
Department of Paediatrics
John Radcliffe Hospital 2
Headington
Oxford OX3 9DU
United Kingdom
Tel   + 44-1865-221487
Fax + 44-1865-220479
david.dunger@paediatrics.ox.
ac.uk

Dr Attila Dunky
Wilhelminenspital Stadt Wien
5. Med Abt mit Rheumatologie
Stoffwechselerkrankungen
16, Montleartstr 37
A-1171 Wien
Austria
Tel   + 43-1-491502361
Fax + 43-1-491502594

Dr Fidelma Dunne
Dept of Diabetic Medicine
University Hospital
Selly Oak
Raddlebarn Road
Birmingham B29 6JD
United Kingdom
Tel   + 44-121-6271627
Fax + 44-121-6278292

Dr Mark J Dunne
Biomedical Science Department
Sheffield University
Western Bank
Sheffield S10 2TN
United Kingdom
Tel   + 44-114-2224636
Fax + 44-114-2765413
m.j.dunne@sheffield.ac.uk

Dr Beth E Dunning
Novartis Pharmaceuticals
Bldg 404, Room 246
59 Route 10
E.Hanover, NJ 07936
USA
Tel   + 1-973-5037454
Fax + 1-973-5036097
Beth.Dunning@Novartis.pharma.
com

Prof Jacques Duprey
11 rue d'Assas
F-75006 Paris
France
Tel + 33-1-45 48 22 67

Dr Ivana Durinovic Bello
Institut für Diabetesforschung
Akademisches Lehrkrankenhaus
München-Schwabing
Kölner Platz 1
D-80804 München
Germany
Tel + 49-89-30 79 31 11
Fax + 49-89-3 08 17 33
baby.diab@lrz.uni.muenchen.de

Dr Paul Durrington
Department of Medicine
Manchester Royal Infirmary
Oxford Road
Manchester M13 9WL
United Kingdom
Tel + 44-1 61-2 76 42 26
Fax + 44-1 61-2 74 48 33

Dr Etienne Duvivier
Rue du Clerc 36
B-6230 Viesville
Belgium
Tel + 32-71-37 69 79
Fax + 32-71-27 82 58

Dr Ludmila Dvorakova
Dept of Epidemiology
2nd Medical School
Charles University
V úvalu 84
CZ-150 18 Praha 5 Motol
Czech Republic
Tel + 42-2-53 85 03

Dr Dushan Dvornik
174 Moore Street
Princeton, NJ 08540
USA
Tel + 1-609-9 24 29 46
Fax + 1-609-9 24 29 46

Dr I Nengah Dwi Sutanegara
JL Pulau Serangan 12
Denpasar-Bali
Indonesia
Tel + 62-361-22 56 15
Fax + 62-361-23 95 86

Dr Marzena Dworacka
Dept of Pharmacology
University of Medical Sciences
Fredry 10
PL-61 701 Poznan
Poland
Tel + 48-61-521161 ext2 04
Fax + 48-61-52 04 55

Dr Thomas Dyrberg
Novo Nordisk A/S
Novo Alle
DK-2880 Bagsvaerd
Denmark
Tel + 45-44 44 88 88
Fax + 45-44 42 16 07
tdy@novo.dk

Ms Pamela Dyson
Diabetes Research Labs
Radcliffe Infirmary
Woodstock Road
Oxford OX2 6HE
United Kingdom
Tel + 44-18 65-22 49 90
Fax + 44-18 65-31 19 86

Prof Hanna Dziatkowiak
Polish-American Children's
Hospital Dept of Endocrinology
of Children & Adolescents
265 Wielicka
PL-30 663 Krakow
Poland
Tel + 48-12-6 58 12 77
Fax + 48-12-6 58 10 05

Dr Monica D'Adamo
Via Fezzan 19
I-00199 Roma
Italy
Tel + 39-6-86 211889
Fax + 39-6-49 97 05 25

Prof Andrea W D'Agostino
Via Aurelia Levante 87/10
I-16035 Rapallo GE
Italy
Tel + 39-1 85-5 82 87
Fax + 39-1 85-5 82 87

Dr Ralph D'Agostino
Dept of Public Health Sciences
Biostatistics
Medical Center Boulevard
Winston-Salem
North Carolina 27157–1063
USA
Tel + 1-910-7 16 94 10
Fax + 1-910-7 16 54 25
ralphd@elvis.bgsm.wfu.edu

Dr Francois D'Heygere
St Niklaas Ziekenhuis
Houtmarkt 33
B-8500 Kortrijk
Belgium
Tel + 32-56-24 25 90

Dr Dirk D'Hooge
Lipha S.A.
Brusselsesteenweg 288
B-3090 Overijse
Belgium
Tel + 32-2-6 86 08 66
Fax + 32-2-6 86 08 50

Dr Eva Ebbehoj
Medical Department M
Aarhus Kommunehospital
Noerrebrogade
DK-8000 Aarhus C
Denmark
Tel + 45-89 49 20 19
Fax + 45-89 49 20 10
ee@afdm.aau.dk

Dr Pertti Ebeling
Seilirinne 2B
FIN-02180 Espoo
Finland
Tel + 358-9-4 71 55 91
Fax + 358-9-4 71 40 58
pertti.ebeling@fimnet.fi

Dr Hans-Herbert Echterhoff
Ravensberger Str. 10 a
D-33602 Bielefeld
Germany
Tel +49-5 21-14 14 29
Fax +49-5 21-13 76 88

Dr Soren Echwald
Steno Diabetes Center
& Hagedorn Research Center
Niels Steensens Vej 6
DK-2820 Gentofte
Denmark
Tel + 45-44 43 91 79
Fax + 45-44 43 80 00

Dr Stefan Eckardt
Novo Nordisk Pharma GmbH
Bruckner str. 1
D-55127 Mainz
Germany
Tel + 49-61 31-9 03160
Fax + 49-61 31-90 32 58
seck@novo.dk

Dr Jürgen Eckel
Diabetes Research Institute
Auf'm Hennekamp 65
D-40225 Düsseldorf
Germany
Tel + 49-211-3 38 25 61
Fax + 49-211-3 38 25 61
eckel@uni-duesseldorf.de

Dr Bodil Eckert
Med. Klin. Sekt f. Diabetologi
University Hospital Lund
S-221 85 Lund
Sweden
Tel + 46-46-17 10 00
Fax + 46-46-2 11 09 08

Dr Hans Edenwall
Dept of Paediatrics
Central Hospital
S-371 85 Karlskrona
Sweden
Tel + 46-4 55-8 90 00
Fax + 46-4 55-8 11 74
hans.edenwall@ltlekinge.se

Dr Michael Edwin Edmonds
Diabetic Dept
Kings College Hospital
Denmark Hill
London SE5 9RS
United Kingdom
Tel + 44-1 71-3 26 32 41
Fax + 44-1 71-3 26 34 07

Ms Sylvia Edwards RN
6, Blinting Street
Dunkirk
Nottingham NG7 2LD
United Kingdom
Tel + 44-1 15-9 24 96 62

Dr Suad Efendic
Dept of Molecular Med.
The Endocrine & Diabetes Unit
Karolinska Institute
Karolinska Hospital
S-171 76 Stockholm
Sweden
Tel + 46-8-51 77 43 65
Fax + 46-8-51 77 30 96
suad.efendic@molmed.ki.se

Prof Andrei Efimov
V.P. Komissarenko Institute of
Endocrinology and Metabolism
Acad. Med. Sci. Ukraine
Vyshgorodskaya Str 69
254114 Kiev
Ukraine (CIS)
Tel + 7-44-4 32 85 55
Fax + 7-44-4 30 37 18

Dr Shimon Efrat
Dept of Molecular Pharmacology
A.Einstein College of Medicine
1300 Morris Park Ave., C605
Bronx NY 10461
USA
Tel + 1-718-4 30 35 39
Fax + 1-718-4 30 89 72
efrat@aecom.yu.edu

Dr George Eftaxias
2 Eth.Antistasis Sq
GR-47100 Arta
Greece
Tel + 30-681-2 24 55
Fax + 30-681-2 24 55

Dr Ilias Efthymiou
93, Vas. Olgas Str
GR-54643 Thessaloniki
Greece
Tel + 30-31-85 74 08
Fax + 30-31-23 93 13

Dr Thomas P Egger
Schottenhof
Freyung 6
A-1010 Vienna
Austria
Tel + 43-1-2 88 023150
Fax + 43-1-2 88 023181

Dr Wolfgang Eglmeier
Novo Nordisk Pharma GmbH
Klinische Forschung
Bruckner str. 1
D-55127 Mainz
Germany
Tel + 49-61 31-9 03103
Fax + 49-61 31-90 32 76
weg@novo.dk

Mr Klaus Ehrlich
Novo Nordisk Pharma GmbH
Bruckner str. 1
D-55127 Mainz
Germany
Tel + 49-61 31-9 03120
Fax + 49-61 31-9 03140
kehr@novo.dk

Ms Nicole Eibl
Neustiftg 85//24
A-1070 Vienna
Austria

Prof George S Eisenbarth
The Barbara Davis Center
Uni of Colorado Health Science
Center, Box B140
4200 E 9th Avenue
Denver, Colorado 80262
USA
Tel + 1-3 03-3 15 48 91
Fax + 1-3 03-3 15 48 92
george.eisenbarth@uchsc.edu

Dr Robert Eiter
Krankenhaus Schwaz
Swarovsli Str 1–3
A-6130 Schwaz
Austria

Dr Decio L Eizirik
Dept of Metabolism & Endocrin.
Vrije Universiteit Brussels
Laarbeeklaan 103
B-1090 Brussels
Belgium
Tel + 32-2-4 77 45 51
Fax + 32-2-4 77 45 45
deizirik@mebo.vub.ac.be

Dr Enrique Eizyk
Dept of Internal Medicine
Ängelholm Hospital
S-262 81 Ängelholm
Sweden
Tel   + 46-431-81000
Fax + 46-431-81249

Ms Karin Ekberg
Dept of Clinical Physiology
Karolinska Hospital
S-171 76 Stockholm
Sweden
Tel   + 46-851773778
Fax + 46-8329022
kekberg@klinfys.ks.se

Dr Jean-Marie Ekoé
Research Centre
Epidemiology Research Unit
Hôpital Hotel-Dieu
3850 Rue St. Urbain
Montréal, Québec H2W 1T8
Canada
Tel   + 1-514-8432700 ext4449
Fax + 1-514-8432715

Dr Agneta Ekstrand
Sepänkatu 9A12
FIN-00150 Helsinki
Finland
Tel   + 358-9-4718205
Fax + 358-9-4718400
agneta.ekstrand@huch.fi

Dr Ahmed F El-Aggan
17 El-Mathaf El-Zirai Street
12311 Agouza, Cairo
Egypt
Tel   + 20-2-3488240
Fax + 20-2-2821624

Dr Ahmed El-Ashkar
PO Box 17424
Riyadh 11484
Saudi Arabia
Tel   + 96-614-010333
Fax + 96-614-010364

Prof Ezzeddin El-Denshary
Dept of Pharmocology
Fac. of Pharmacy
Cairo University
Kasr El-Aini
Cairo 11562
Egypt
Tel   + 20-2-3458856
Fax + 20-2-3624105

Dr Hassan El Ghomari
13 rue Ezzohour Appt N°8
20000 01 Casablanca
Morocco
Tel   + 212-2-278118
Fax + 212-2-208166

Dr Abdelaziz Elamin
Department of Child Health
College of Medicine
Sultan Quboos University
Box: 35 ALKhod
123 Muscat
Oman
Fax + 968-513419

Dr Murtada Elbagir
Department of Internal
Medicine
University Hospital
S-751 85 Uppsala
Sweden
Tel   + 46-18664349
Fax + 46-18510133

Eli Lilly
Mr Robert Porter
Lilly Research Laboratories
Regional Medical Center
Diabetes Care & Endocrinology
Saalburgstraße 157
D-61350 Bad Homburg
Germany
Tel   + 44-6172-96460
Fax + 49-6172-964699

Dr Björn Eliasson
Lundberg Laboratory for
Diabetes Research
Sahlgrenska University
Sahlgrenska Hospital
S-413 45 Göteborg
Sweden
Tel   + 46-31-604243
Fax + 46-31-825330
bjorn.eliasson@medicine.gu.se

Dr Lena Eliasson
Department of Physiology
and Neuroscience
Sölvegatan 19
S-223 62 Lund
Sweden
Tel   + 46-46-2220635
Fax + 46-46-2227763
lena.eliasson@mphy.lu.se

Dr Robert S Elkeles
Unit for Metabolic Medicine
St Mary's Hospital
Praed Street
London W2 1NY
United Kingdom
Tel   + 44-171-7256037
Fax + 44-171-7256037

Dr Sian Ellard
Molecular Genetics Lab, Dept
of Pathology, Royal Devon &
Exeter NHS Healthcare Trust
Barrack Road
Exeter
United Kingdom
Tel   + 44-1392-402910
s.ellard@exeter.ac.uk

Dr Jose R Elorza Olabegoya
Seccion de Endocrino
Hospital de Basurto
Avda. Montevideo 18
E-48013 Bilbao
Spain
Tel   + 34-4-4418700 ext6632
Fax + 34-4-4425804

Dr Jan Willem F Elte
Dept of Internal Medicine
St Franciscus Gasthuis
Kleiweg 500
NL-3045 PM Rotterdam
The Netherlands
Tel   + 31-10-4616094
Fax + 31-10-4612692

Ms Lammy D Elving
Uniceflaan 24
NL-6525 JM Nijmegen
The Netherlands
Tel   + 31-24-3614782
Fax + 31-24-3541734
L.Elving@aig.azn

Dr Markus-Dominik Enderle
F.-C.-Baurstr 6
D-72076 Tübingen
Germany
Tel   + 49-7071-292711
Fax + 49-7071-294121

Ms Annemarie Engbers
Hoechst Marion Roussel B.V.
Bijenvlucht 30
NL-3871 JJ Hoevelaken
The Netherlands
Tel   + 31-3-32533158
Fax + 31-3-32533165

Dr Karin Engelmann-Kempe
Sachsenstr. 40a
D-69469 Weinheim
Germany
Tel   + 49-06201-57991

Dr Willem Engels
Dept of Internal Medicine
Cardiovasc. Research Institute
Maastricht University
PO Box 616
NL-6200 MD Maastricht
The Netherlands
Tel   + 31-43-3881644
Fax + 31-43-3670916
w.engels@intmed.unimaas.nl

Dr Ronald L Engerman
Dept of Ophthalmology
& Visual Sciences
University of Wisconsin
1300 University Ave, Room 6663
Madison, WI 53706–1532
USA
Tel   + 1-608-2628964
Fax + 1-608-2620479

Dr Peter Engfeldt
Section of Family Medicine
Novum
S-141 57 Huddinge
Sweden
Tel   + 46-8-6088705
Fax + 46-8-7114448
peter.engfeldt@cnsf.ki.se

Ms Margareta Engkvist
Dept of Medical Cell Biology
Uppsala University
P O Box 571
S-751 23 Uppsala
Sweden
Tel   + 46-18-4714395
Fax + 46-18-556401
Margareta.Engkvist@medcellbiol.uu.se

Dr Lars H K Engström
Bruksgatan 26
S-856 31 Sundsvall
Sweden
Tel   + 46-60-181000
Fax + 46-60-181799

Dr Gordon Ennis
121 High Street
Glen Iris, Victoria 3146
Australia
Tel   + 61-3-94198559
Fax + 61-3-94160790

Dr Michael B Enser
DFAS
Bristol University
Churchill Building
Langford
Bristol BS18 7DY
United Kingdom
Tel   + 44-117-9289212
Fax + 44-117-9289324

Dr Metka Epsek-Lenart
General Hospital
Internal Department
Gosposuetska Cesta 3
2380 Slovenj Grade C
Slovenia
Tel   + 386-602-41031
Fax + 386-61-1320288

Dr Susanne Equiluz-Bruck
Untere Viaduktgasse 41/16
A-1030 Vienna
Austria
Tel   + 43-222-7156485
Fax + 43-222-7156485

Dr A Tomris Erbas
Konutkent-1, B-1 Blok No:39
TR-06530 Ankara
Turkey
Tel   + 90-312-2401401
belkis@rorqual.cc.metu.edu.tr

Prof Gürbüz Erdogan
Mesrutiyet Cad. 29/3
TR-06420 Yenisehir Ankara
Turkey
Tel   + 90-312-4183882
Fax + 90-312-4183882

Dr Jan Eriksson
Department of Medicine
Norrland University Hospital
S-901 85 Umea
Sweden
Tel   + 46-90-7851853
Fax + 46-90-137633
jan.eriksson@medicin.umu.se

Dr Johan G Eriksson
National Public Health Inst.
Department of Epidemiology
and Health Promotion
Mannerheimintie 166
FIN-00300 Helsinki
Finland
Tel   + 358-9-4744603
Fax + 358-9-4744338
Johan.Eriksson@ktl.fi

Prof Ulf J Eriksson
Dept of Medical Cell Biology
Biomedicum
PO Box 571
S-751 23 Uppsala
Sweden
Tel   + 46-18-4714129
Fax + 46-18-550720
ulf.eriksson@medcellbiol.uu.se

Prof D Willem Erkelens
Dept of Internal Medicine
University Hospital
Post Box 85500
NL-3508 GA Utrecht
The Netherlands
Tel +31-30-2507397
Fax +31-30-2505425
z.homsma@digd.azu.nl

Dr Kriton Erotokritou
Avensia Court 3
1 st Floor, Flat 101
Larnaca
Cyprus
Tel +357-4-655962
Fax +357-4-623628

Dr Ronald J Erotsieck
St. Joseph Hoppital
Dept of Internal Medicine
De Run 4600
NL-5504 DB Veldhoven
The Netherlands
Tel +31-40-2588236
Fax +31-40-2588246

Dr Zeynep Ersanli
Ataköy 9–10 Kisim
D16/B Daire 12
TR- Istanbul
Turkey
Tel +90-1-5593071

Dr Halil Önder Ersöz
Kalfacesme Sok.Validebag Sites
Blok 16, Daire 9, Kosuyolu
TR-81020 Üsküdar – Istanbul
Turkey
Tel +90-216-3267303

Prof Fernando Escobar-Jimenez
Avda. Andalucia, 14
E-18198 Huetor Vega – Granada
Spain
Tel +34-58-500094
Fax +34-58-225597
escpbar@goliat.ugr.es

Dr Ole Eshoj
Klovervaenget 24B,1.tv,
DK-5000 Odense C
Denmark
Tel +45-65413170
Fax +45-65919653
eshoj@imbmed.ou.dk

Dr Peter C Eskildsen
Medical Department
Köge University Hospital
Lykkebaekvej 1
DK-4600 Köge
Denmark
Tel +45-56631010ext4210
Fax +45-56631552

Dr Enric Esmatjes
C/o Montnegre 2–6 Esc B 3°3a
E-08029 Barcelona
Spain
Tel +34-3-3218259

Prof Bruno Estour
Service d'Endocrinologie-
Diabetes
Hôpital Bellevue
F-42055 St. Etienne Cedex
France
Tel +33-4-77427727
Fax +33-4-77420493

Mrs Leena Etu-Seppälä
Finnish Diabetes Center
Kirjonlementie 15
FIN-33680 Tampere
Finland
Tel +358-3-2860220
Fax +358-3-3600462
leena.etuseppala@diabetes.fi

Prof Pedro Eurico-Lisboa
Avenida Marginal 3672
Casa De S. Jose
P-2775 Parede
Portugal

Dr Mark Evans
Flat 5
52 Anson Road, Tufnell Park
London N7 0AA
United Kingdom
Tel +44-171-6096976
Fax +44-171-3463313
mark.evans@kcl.ac.uk

Dr David J Ewing
Scottish Office Department
of Health
St. Andrews House
Edinburgh EH1 3DG
United Kingdom
Tel +44-131-2442275
Fax +44-131-2442069

Dr Fiona M E Ewing
11 Plewlands Gardens
Edinburgh EH10 5JS
United Kingdom
Tel +44-131-5362074
Fax +44-131-5362075
FIONA.EWING@ed.ac.uk

Dr Jens Faber
Dept of Endocrinology E
Frederiksberg Hospital
DK-2000 Frederiksberg
Denmark
Tel +45-38347711
Fax +45-38347755
e-fh@cybernet.dk

Dr Martin Faehling
Thomas-Dehler-Weg 15
D-89075 Ulm
Germany
Tel +49-731-5024431
Fax +49-731-5024442

Dr Sven-Eric Fagerberg
Dept of Internal Medicine
Örebro Medical Centre Hospital
S-701 85 Örebro
Sweden
Tel +46-19-151000
Fax +46-19-107927

Dr Ana Maria Fagulha
Rua Do Brasil, 307–6° Esq
P-3030 Coimbra
Portugal
Tel +351-39-718926

Dr Stefan Fajans
University Hospitals
Box 0354
3920 Taubman Center
Ann Arbor, MI 48109–0354
USA
Tel +1-313-9365504
Fax +1-313-9369240

Dr Emanuela Faloia
Clinica di Endocrinologia
Univ degli Studi di Ancona
Ospedale Regionale
I-60020 Ancona
Italy
Tel +39-71-887061
Fax +39-71-887300
clendo@popcsi.unian.it

Dr Alberto Falorni
Dipart. di Medicina Interna
e Scienze Endocrine e
Metaboliche
Via E. Dal Pozzo
I-06126 Perugia
Italy
Tel +39-75-5783588
Fax +39-75-5730855
falorni@dimisem.med.unipg.it

Prof Simon Fankhauser
Dullikerstr 22
CH-4656 Starrkirch-Wil b Olten
Switzerland
Tel +41-62-2954161

Dr Klara Farkas
Gervay utca 29
H-1147 Budapest
Hungary
Tel +36-1-2607619
Fax +36-1-2607619

Farmigea SpA
Via Carmignani 2
I-56127 Pisa
Italy
Tel +39-50-544000
Fax +39-50-544304

Dr Stefano Farrace
Largo Giovanni Chiarini 18
I-00154 Roma
Italy
Tel +39-6-5744125
Fax +39-6-5744125

Dr Md Omar Faruque
Research Division
BIRDEM
Department of Nutrition
122 Kazi Nazrul Islam Avenue
Dhaka 1000
Bangladesh
Tel +880-2-867130
Fax +880-2-863004
lali@citecho.net

Dr Peter Fasching
PH Baumgarten
Department Internal Medicine 3
Huetteldorferstr 188
A-1140 Vienna
Austria
Tel +43-1-91034313
Fax +43-1-91034397

Mr Kostas Fatsios
Grigoriou Lampraki 2
GR-46100 Igoumenitsa
Greece
Tel +30-665-23470

Dr Bruno Fattor
Via Penegal N°14/b/9
I-39100 Bolzano
Italy
Tel +39-471-262324

Dr Eduardo Faure Nogueras
Hospital Clinico Universitario
Avda Gomez Laguna 15 6 d
E-50009 Zaragoza
Spain
Tel +34-76-359653

Dr Danila Fava
Viale Tirreno 185
I-00141 Roma
Italy
Tel +39-6-88640769
Fax +39-6-4940678

Prof Domenico Fedele
Via Borlinetto 5/A
I-35136 Padova
Italy
Tel +39-49-8216265
Fax +39-49-8216266
fedeled@ux1.unipd.it

Prof Konrad Federlin
IIIrd Medical Clinic
University of Giessen
Rodthohl 6
D-35385 Giessen
Germany
Tel +49-641-9942838
Fax +49-641-9942759

Dr Hans-Christoph Fehmann
Zentrum Innere Medizin
Philipps-Universität Marburg
Baldingerstr
D-35033 Marburg
Germany
Tel +49-6421-282714
Fax +49-6421-288924

Dr Tibor Fekete
Bolintineanu 14
3400 Cluj-Napoca
Romania
Tel +40-64-140576

Prof Jean-Pierre Felber
Institut de Physiologie
Rue du Bugnon 7
CH-1005 Lausanne
Switzerland
Tel +41-21-6925503
Fax +41-21-6925595

Dr Eva Feldman
University of Michigan
Room 4414 Kresge III Box 0588
Dept of Neurology
200 Zina Pitcher Place
Ann Arbor, MI 48109–0588
USA
Tel +1-313-7637274
Fax +1-313-7637275
efeidman@umich.edu

Dr Horst Feldmeier
Ohlauer Str 51
D-80997 Munich
Germany
Tel +49-89-51602246
Fax +49-89-51604566

Dr Bo Feldt-Rasmussen
Dept of Nephrology & Endocrin
P 2132, Rigshospitalet
University of Copenhagen
Blegdamsvej 9
DK-2100 Copenhagen
Denmark
Tel +45-35452135
Fax +45-35452672

Ms Ana Felip Hosselbarth
Paseo San Gervasio 91
E-08022 Barcelona
Spain
Tel + 34-3-2 11 24 41

Dr Juan E Feliu
Departamento de Bioquimica
Facultad de Medicina
Universidad Autonoma de Madrid
Arzobispo Morcillo s/n
E-28029 Madrid
Spain
Tel + 34-1-3 97 54 59
Fax + 34-1-3 97 53 53
jefeliu@mvax.fmed.uam.es

Dr Wolfgang Felsing
Fliederweg 12
D-34246 Vellmar
Germany
Tel + 49-561-82 82 81

Dr Meike Femerling-Henke
Jungfernstieg 48
D-24340 Eckernförde
Germany
Tel + 49-43 51-63 31

Ms Karin Ferber
Institut für Diabetesforschung
Kölner Platz 1
D-80804 München
Germany
Tel + 49-89-30 79 31 14
Fax + 49-89-3 08 17 33
Karin.Ferber@lrz.uni-muenchen.de

Dr Hossain Shahid Ferdous
Jr.Consultant, Endocrinology
114, BIRDEM Hospital
122 Kazi Nazrul Islam Avenue
Dhaka 1000
Bangladesh
Tel + 880-2-86 66 41
Fax + 880-2-86 30 04
lali@citechco.net

Mr Andre Fernandes Reis
Rua Cincinato Braga 59–1 °B2
01333–011 Sao Baulo
Brazil
Tel + 55-11-8 85 29 05
Fax + 55-11-8 22 00 01

Dr Luiz Carlos Fernandes Reis
Rua Cincinato
Braga 59 1 °Cj B2
01333 011 Sao Paulo SP
Brazil
Tel + 55-11-8 22 15 57
Fax + 55-11-8 22 00 01

Dr Josefa Fernandez Alvarez
Hospital Clinic Barcelona
Endocrinology & Diabetes Unit
Villarroel 170
E-08036 Barcelona
Spain
Tel + 34-3-2 27 54 11
Fax + 34-3-4 51 55 38
Gomis@Medicine.ub.es

Dr Miguel Fernandez-Castaner
Pobla de Lillet 3–9 °-4 °
E-08028 Barcelona
Spain
Tel + 34-3-3 30 49 48
Fax + 34-3-2 63 00 58
10106 mfc@comb.es

Ms Susana Fernánadez Diez
LifeScan
(Johnson & Johnson S.A.)
Paseo de las Doce Estrellas
5–7 Campo de las Naciones
E-28042 Madrid
Spain
Tel + 34-1-7 22 84 51
Fax + 34-1-7 22 84 56

Dr Francisca Fernandez
Endocrinology Unit
Hospital Clinic
Villarroel 170
E-08036 Barcelona
Spain
Tel + 34-3-2 27 54 11
Fax + 34-3-2 27 54 54

Dr E Alexis Fernandez Marino
Camelias 107–1 °A
E-36211 Vigo
Spain

Dr Jose M Fernandez Real
c/Impressors Oliva, 10 1 °- 4 °
E-17001 Girona
Spain
Tel + 34-72-41 03 76
Fax + 34-72-21 27 54
hosptrueta@comgir.com

Dr Manuel Fernandez Vega
Hospital de Madrid
Colombia 61 4 B esc Izq.
E-28016 Madrid
Spain
Tel + 34-1-3 59 22 61

Dr Devaka J S Fernando
5A 2nd Lane
Ratmalana,
Sri Lanka
Tel + 94-1-69 92 67
Fax + 94-1-69 66 32

Prof Ricardo E Fernando
St Luke's Medical Center
Room 337 MAB
E. Rodriguez Avenue
Quezon City
Philippines
Tel + 63-2-7226161 loc336

Dr Eva Fernqvist-Forbes
Dept of Clinical Physiology
Karolinska Hospital
Box 60500
S-171 76 Stockholm
Sweden
Tel + 46-8-7 29 20 00
Fax + 46-8-8 32 90 22

Prof Ele Ferrannini
CNR
Inst of Clinical Physiology
Via Savi 8
I-56100 Pisa
Italy
Tel + 39-50-59 80 14
Fax + 39-50-55 32 35

Dr Carlos Ferre Cabrero
Fund.Iberoamericana de Diabetes
Avda. Reina Victoria 26 Bjos.
E-28003 Madrid
Spain
Tel + 34-1-5 93 09 51

Prof Enrico Ferrero
Via della Rocchetta No. 13
I-27100 Pavia
Italy
Tel + 39-1 42-92 51 96

Prof John B Ferriss
Department of Medicine
Cork University Hospital
Wilton
Cork
Ireland
Tel + 353-21-54 64 00
Fax + 353-21-34 37 22

Dr Francoise Fery
Department of Endocrinology
Hopital Erasme
Route de Lennick 808
B-1070 Brussels
Belgium
Tel + 32-2-5 55 34 07
Fax + 32-2-5 56 67 55

Dr Edith J M Feskens
Department of Epidemiology
National Institute of Public
Health & Enviro. Protection
PO Box 1
NL-3720 BA Bilthoven
The Netherlands
Tel + 31-30-2 74 34 18
Fax + 31-30-2 74 44 07
ejm.feskens@rium.nl

Dr Andreas Festa
I Med.Abteilung
KA Rudolfstiftung Hospital
Juchgasse 25
A-1030 Vienna
Austria
Tel + 43-1-7 11 653100
Fax + 43-1-7 11 652006
afesta@magnet.at

Dr Hüseyin C Ficicioglu
Caddebostan
Ogün Sok.No.20 D:7 Ugurlu Apt.
TR-81060 Istanbul
Turkey
Tel + 90-2 16-3 69 59 92
Fax + 90-2 12-5 86 15 95

Dr Daniel Figuerola Pino
Fundacio R.Carrasco
i Formiguera
Unitat de Diabetis
Dr Carulla 12 2 °
E-08017 Barcelona
Spain
Tel + 34-3-2 05 44 11
Fax + 34-3-2 80 29 67

Prof Mohamed A Fikry
Apt 62
2 Elsayed Abo Shady Str
Triumphc, Heliopolis, Cairo
Egypt

Dr Fanny Filandra
Skoufa 10
GR-10673 Kolonaki
Greece
Tel + 30-1-3 64 14 66
Fax + 30-1-3 60 80 22

Dr Karin Filipsson
Department of Medicine
Wallenberg Laboratory, 2 nd Fl
Malmö University Hospital
S-205 02 Malmö
Sweden
Tel + 46-40 33 72 12
Fax + 46-40 33 70 41
karin.filipsson@medforsk.mas.
lu.se

Prof S Edwin Fineberg
Indiana University School
of Medicine, M200 West Bldg
Wishard Hospital
1001 West 10th Street
Indianapolis, IN 46202
USA
Tel + 1-3 17-6 30 60 56
Fax + 1-3 17-6 30 70 66
efineber@mdep.iupui.edu

Mr Mark S Fineman
Amylin Pharmaceuticals, Inc
9373 Towne Centre Drive
San Diego, CA 92121
USA
Tel + 1-6 19-5 52 22 00
Fax + 1-6 19-5 52 22 12
mfineman@amylin.com

Ms Randi E Finstad RN
Med.Pol. N4
Sentralsykehuset i Akerhus
N-1474 Nordbyhagen
Norway
Tel + 47-67 92 89 30

Dr Paola Fioretto
Via Gustavo Modena n.20
I-35128 Padova
Italy
Tel + 39-49-8 21 21 48
Fax + 39-49-8 21 21 51
cesicnr@ux1.unipd.it

Dr Richard G Firth
7 Carlisle Terrace
Church Road
Malahide, Co. Dublin
Ireland
Tel + 353-1-8 38 44 44
Fax + 353-1-8 60 19 89

Dr Sabine Fischer
Neschwitzer Str 4
D-01324 Dresden
Germany
Tel + 49-3 51-4 58 37 01
Fax + 49-3 51-4 58 33 24

Prof Uwe Fischer
Gerhardt Katsch
Institute of Diabetes
11 a Greifswalder Strasse
D-17495 Karlsburg
Germany
Tel + 49-3 83 55-6 82 55
Fax + 49-3 83 55-6 82 50
diab@rz.uni-greifswald.de

Mr Reinhard Fischill
Germania Pharmazeutika GmbH
Schuselkagasse 8
A-1150 Vienna
Austria
Tel + 43-1-9 82 33 99
Fax + 43-1-9 82 33 99 24

Dr Barrie M Fisher
53 South Mains Road
Milngavie
Glasgow G62 6DE
United Kingdom
Tel + 44-141-9565915
Fax + 44-141-8871931
bfisher@enterprise.net

Dr Jeff Flack
Diabetes Centre
Bankstown-Lidcombe Hospital
Eldridge Road
Bankstown, NSW 2200
Australia
Tel + 61-2-9722 8350
Fax + 61-2-9722 8316
jeffflack@enternet.com.au

Prof Peter R Flatt
School of Biomedical Sciences
University of Ulster
Cromore Road
Coleraine BT52 1SA
United Kingdom
Tel + 44-1265-32 4419
Fax + 44-1265-32 4965
pr.flatt@ulst.ac.uk

Dr John G Fleischli
1515 West Walnut, #4
Jacksonville, IL
USA
Tel + 1-217-2431101
Fax + 1-217-2345003
fleischli@fgi.net

Ms Annie Flinsenberg RN
Ligthartstr 5
NL-5751 CJ Deurne
The Netherlands
Tel + 31-493-316493

Dr Malin Flodström
Dept of Medical Cell Biology
BMC
Husargatan 3
S-751 23 Uppsala
Sweden
Tel + 46-18-4714395
Fax + 46-18-556401
malin.flodstrom@medcellbiol.uu.se

Dr Lillian Flores
Casanova 155 1 er 2 da
E-08036 Barcelona
Spain
Tel + 34-3-2275400
Fax + 34-3-2275454

Prof John C Floyd
5560 MSRB II
Box 0678
1150 W. Medical Center Drive
Ann Arbor, MI 48109
USA
Tel + 1-313-7633056
Fax + 1-313-9366684

Dr Rudolf Flückiger
Harvard Medical School
Membrane Transport C1–609
240 Longwood Avenue
Boston, MA 02115
USA
Tel + 1-617-4321385
Fax + 1-617-4320933
fluckige@warren.med.harvard.edu

Dr Allan Flyvbjerg
Institute of Experimental
Clinical Research
Aarhus Kommunehospital
Norrebrogade 44
DK-8000 Aarhus
Denmark
Tel + 45-86543383
Fax + 45-86560087

Dr Marita Foerster
Boehringer Mannheim, PWA II
TM-R, Global Market Research
and Business Analysis
Sandhoferstr. 116
D-68305 Mannheim
Germany
Tel + 49-621-7591287
Fax + 49-621-7593463
marita.middeler@3mg.boehringer.
mannheim.com

Dr James E Foley
Novartis Pharmaceuticals
Corporation
Bldg 404 Rm 248
59 Route 10
East Hanover, NJ 07936
USA
Tel + 1-201-5038221
Fax + 1-201-5036097
James.Foley@pharma.Novartis.
com

Dr Ivar Folling
Section of Endocrinology
University Hospital
N-7006 Trondheim
Norway
Tel + 47-73998567
Fax + 47-73997546

Dr John I Forbes
36 Josiah Tongogara Avenue
Harare
Zimbabwe
Tel + 263-4-724726

Dr Isobel Ford
Dept Medicine & Therapeutics
University of Aberdeen
Polwarth Building
Foresterhill
Aberdeen AB25 2ZD
United Kingdom
Tel + 44-1224-681818
Fax + 44-1224-699884
i.ford@abdn.ac.uk

Dr Gabriele Forlani
Via A Murri 43
I-40137 Bologna
Italy
Tel + 39-51-344990

Dr Gun Forsander
Uddnäsvägen 26
S-791 46 Falun
Sweden
Tel + 46-23-32047
Fax + 46-23-86741

Mr Carol Forsblom
Helsinki University Hospital
Dept of Medicine
Division of Internal Medicine
Kasarmikatu 11–13
FIN-00130 Helsinki
Finland
Tel + 358-9-4718683
Fax + 358-9-4718688
carol.forsblom@pp.kolumbus.fi

Dr Thomas Forst
Kloberstr. 6
D-55252 Mainz
Germany
Tel + 49-6134-63481

Dr Pavel Fort
60 Argyle Road
Albertson, NY 11507
USA
Tel + 1-516-5624635
Fax + 1-516-5624029
fort@nshs.edu

Dr Nils E Foss
Buskerud Sentralsykehus
Med. Avd.
N-3004 Drammen
Norway
Tel + 47-32803000
Fax + 47-32803035

Dr Helen Foster
DAKO Diagnostics Ltd
Angel Drove
Ely, Cambridgeshire
United Kingdom
Tel + 44-1353-669911
Fax + 44-1353-668989
helenf@msn.com

Dr József Fövenyi
Péterfy Teaching Hospital
PO Box 76
H-1441 Budapest
Hungary
Tel + 36-1-4614734
Fax + 36-1-4614734
fovenyi@mail.elender.hu

Dr Wendy-Jane Foyle
Worldwide Regulatory Affairs
Glaxo Wellcome Research
and Development
Greenford Road
Greenford, Middlesex
United Kingdom
Tel + 44-181-9662248
Fax + 44-181-9664352
WJF43481@GGR.CO.UK

Dr Fallucca Francesco
Cattedra di Diabetologia
II Clinica Medica
Universita "La Sapienza"
Via Noheniana 314
I-00141 Rome
Italy
Tel + 39-6-8605616
Fax + 39-6-49970524
fallucca@iol.it

Prof Mario Francesconi
Rehab. Zentrum für Diabetes
A-2534 Alland
Austria
Tel + 43-2258-2630
Fax + 43-2258-2630160

Ms Merete Frandsen
Steno Diabetes Center
Niels Steensens Vej 2
DK-2820 Gentofte
Denmark
Tel + 45-44439417
Fax + 45-44438234
mfr@novo.dk

Dr Matthias Frank
Klinik Bergfried
Zum Fuchsturm 20
D-07318 Saalfeld
Germany
Tel + 49-3671-593612
Fax + 49-3671593614

Dr Anton A M Franken
Wilhelmina Hospital
Europaweg Zuid 1
NL-9400 RA Assen
The Netherlands
Tel + 31-592-325208

Dr Sebastiano Franscella
Casella Postale 11
CH-6984 Pura
Switzerland
Tel + 41-91-531745
Fax + 41-91-531746

Dr Anja I Franssila-Kallunki
Kuikkarinne 2A
FIN-00200 Helsinki
Finland
Tel + 358-0-6924231
Fax + 358-0-4713396

Dr David M Fraser
Queen Margaret Hospital
Whitefield Road
Dunfermline
Fife KY12 0SU
United Kingdom
Tel + 44-1383-627059
Fax + 44-1383-624156

Dr Robert Fraser
Dept of Obstetrics & Gynaec.
Clinical Sciences Centre
Northern General Hospital
Herries Road
Sheffield S3 7RE
United Kingdom
Tel + 44-114-2715962
Fax + 44-114-2617584
r.b.fraser@sheffield.ac.uk

Dr Pietro Fratino
Via Rismondo 4
I-27100 Pavia
Italy
Tel + 39-382-303689
Fax + 39-382-576821

Mr Timothy Frayling
63 Priory Road
Exeter
United Kingdom
Tel + 44-1392-402910
Fax + 44-1392-402903
T.M.Frayling@exeter.ac.uk

Dr Alexandre Fredenrich
Servide d'Encrinologie
Hôpital de L'Archet 1
BP 3079
F-06202 Nice Cedex 3
France
Tel + 33-492035519
Fax + 33-492035425
106066.516@compuserve.com

Ms Linda Fredrickson RN
MiniMed Inc
12744 San Fernando Road
Sylmar, CA 91342
USA
Tel + 1-818-3625958
Fax + 1-818-3640968
LFRED@ix.netcom.com

Dr Julio Freijanes Parada
Endocrinologia
Hospital de Valdecilla S.N.
Mendenez Pelayo 115 1°
E-39006 Santander
Spain
Tel   + 34-42-202520
Fax + 34-42-341367

Prof Pierre Freychet
132 Avenue de Brancolar
F-06100 Nice
France
Tel   + 33-4-93811593
Fax + 33-4-93815432

Dr Ernst-Joachim Freyse
Institute of Diabetes
"Gerhardt Katsch"
Greifswalder Strasse 11 a
D-17495 Karlsburg
Germany
Fax + 49-38355-68250
diabl@lrz.uni-greifswald.de

Dr Anders Frid
Dept of Medicine
University Hospital of Lund
S-221 85 Lund
Sweden
Tel   + 46-46-171000
Fax + 46-46-2110908

Dr Rogério Friedman
Vasco da Gama 596 Ap 302
90420–110 Porto Alegre, RS
Brazil
Tel   + 55-51-3328475
Fax + 55-51-3116375

Dr Brian M Frier
100 Morningside Drive
Edinburgh EH10 5NT
United Kingdom
Tel   + 44-131-5362070
Fax + 44-131-5362075

Dr Andreas Fritsche
Eichenweg 7
D-72076 Tübingen
Germany
Tel   + 49-7071-68363
Fax + 49-7071-68363

Dr Lucia Frittitta
Via G. Bertoni 5
I-Tremestieri Etneo (Catania)
Italy
Tel   + 39-95-326290
Fax + 39-95-7158072
endo.Uni.ci@mail.tau.it

Dr Sven Fröberg
Ersta Hospital
M.T. Center
Box 4622
S-116 91 Stockholm
Sweden
Tel   + 46-8-7146100
Fax + 46-8-7146680

Prof Ernst Rudolf Froesch
Berglistrasse 11
CH-8703 Erlenbach
Switzerland
Tel   + 41-1-9153592
Fax + 41-1-2553625
ndosam@usz.unizh.ch

Dr Philippe Froguel
Institut Pasteur Lille
Unite CNRS EP 10
1 rue du Prof.Calmette BP 245
F-59019 Lille Cedex
France
Tel   + 33-3-20877954
Fax + 33-3-20877229
Froguel@xenope.univ-lille2.fr

Dr Simona Frontoni
Via G.A. Sartorio, 147
I-00147 Roma
Italy

Dr Dietmar Frost
Spitzkrautweg 15
D-70599 Stuttgart
Germany
Tel   + 49-711-2532602
Fax + 49-711-2532173

Dr Henryk Fuchs
Badurskiego 88/8
PL-71 85 Szczecin
Poland
Tel   + 48-91-534408
Fax + 48-91-541916

Dr Martin Füchtenbusch
Diabetes Research Institute
Kölner Platz 1
D-80804 München
Germany
Tel   + 49-89-30793111

Dr Jannie Fuhlendorff
Novo Nordisk
9S3.21
Novo Alle
DK-2880 Bagsvaerd
Denmark
Tel   + 45-44426287
Fax + 45-44421844
jfu@novo.dk

Dr Hitomi Fujii
Kyuei Mansion 3B
1–14–3 Arai, Nakano-ku
Tokyo
Japan
Tel   + 81-3-33886095

Prof Masatoshi Fukuda
2–33–1, Arai, Nakano-Ku
Tokyo
Japan
Tel   + 81-3-33850467
Fax + 81-3-33856694

Dr John H Fuller
Dept of Epidemiology and
Public Health
University College London
1–19 Torrington Place
London WC1E 6BT
United Kingdom
Tel   + 44-171-3911729
Fax + 44-171-8130288
Eurodiab@public-health.ucl.ac.uk

Dr David Funda
Inst of Microbiology, Div. of
Immunol and Gnotobiol. Academy
of Sciences of the Czech Rep.
Videnská 1083
CZ-142 20 Prague 4
Czech Republic
Tel   + 42-2-4752368
Fax + 42-2-4721143
funda@biomed.cas.cz

Dr Klaus Funke
Apfelweg 16
D-14469 Potsdam
Germany
Tel   + 49-331-500932
Fax + 49-331-500932

Dr Brian L Furman
Department of Physiology
and Pharmacology
University of Strathclyde
204 George Street
Glasgow G1 1XW
United Kingdom
Tel   + 44-141-5482678
Fax + 44-141-5522562
b.l.furman@strath.ac.uk

Dr Clemens Fürnsinn
Department of Medicine III
Division of Endocrinology
& Metabolism
Währinger Gürtel 18–20
A-1090 Vienna
Austria
Tel   + 43-1-404004325
Fax + 43-1-404007790
clemens.fuernsinn@akh-wien.ac.at

Mr Jörg Furrer
Hohenbühlstr 3
CH-8032 Zürich
Switzerland
Tel   + 41-1-2529939
Fax + 41-1-2554567

Dr Noboru Furukawa
Dept of Metabolic Medicine
Kumamoto University
School of Medicine
1–1-1 Honjo
Kumamoto 860
Japan
Tel   + 81-96-3735169
Fax + 81-96-3668397

Mr Patrizio Fusetti
Via G Galilei, 8/10
I-20027 Rescaldina (MI)
Italy
Tel   + 39-331-464305

Prof Rolf D Fussgänger
Siedlerweg 7
D-89134 Blaustein
Germany
Tel   + 49-7304-2747

Dr Zsolt Gaal
Department of
Internal Medicine IV
Sóstói u. 62
H-4400 Nyiregyháza
Hungary
Tel   + 36-42-403266
Fax + 36-42-402009
gaaldiab@elender.hu

Ms Catharina Gafvels
LUCD
Diabetes Educational
Training Centre
Karolinska Hospital
S-171 76 Stockholm
Sweden
Tel   + 46-8-51774409
Fax + 46-8-51775142
caga@iucd.ks.se

Prof Juan J Gagliardino
CENEXA
School of Medicine
Calles 60 y 120
1900 La Plata
Argentina
Tel   + 54-21-836303
Fax + 54-21-222081
gagliardino@isis.unip.edu.ar

Dr Nezli Gaham
3 rue Colonel Chaltin
B-1180 Brussels
Belgium
Tel   + 32-2-3749437
Fax + 32-2-3758906
gaham_kontges@club.innet.be

Prof T Gain
Med Klinik I, Endokrinologie,
Angiologie, Pulmon. Kranken-
haus der Barmherziger Brüder
Prüfeninger Str. 86
D-93049 Regensburg
Germany
Tel   + 49-941-3692001
Fax + 49-941-3692005

Dr Aliya Azadovna Gaisina
Institute of Physiology
Sharif-Zade 2
Baku 370100
Azerbaijan (C.I.S.)

Mr Branko Gajsek
Novo Nordisk A/S
Branch Office in Slovenia
Dunajska 7
1000 Ljubljana
Slovenia
Tel   + 386-61-1320323
Fax + 386-61-1320288

Dr Joep Galama
University Hospital Nijmegen
Dept of Medical Microbiology
P.O. Box 9101
NL-6500 HB Nijmegen
The Netherlands
Tel   + 31-24-3614442
Fax + 31-24-3540216
J.Galama@mmb.azn.nl

Dr Edwin A M Gale
Diabetes and Metabolism
Medical School Unit
Southmead Hospital
Southmead Road
Bristol BS10 5NB
United Kingdom
Tel   + 44-117-9595337
Fax + 44-117-9595336
Edwin.Gale@bristol.ac.uk

Dr David Gall
Laboratoire de Pharmacodynamie
Et de Thérapeutique (CP617)
Univ. Libre de Bruxelles
Route de Lennik 808 Bat. GE
B-1070 Brussels
Belgium
Tel   + 32-2-5556154
Fax + 32-2-5556370
dgall@ulb.ac.be

Dr Mari-Anne Gall
Diabetes Care
Strategic Marketing
Novo Nordisk A/S
Krogshoejvej 31
DK-2880 Bagsvaerd
Denmark
Tel +45-44 42 67 31
Fax +45-44 44 21 31
mga@novo.dk

Prof John A Galloway
121 Greenfield Court
Naples, Florida 34110–4405
USA
Tel +1-941-592 93 78
Fax +1-941-597 93 79
gallo1611@aol.com

Dr Johann B Gallwitz
1. Medizinische Klinik
Schittenhelmstr 12
D-24105 Kiel
Germany
Tel +49-431-597 13 93
Fax +49-431-597 13 02

Dr Gagik Galstyan
National Research Centre for
Endocrinology, Russian Academy
of Medical Sciences
Dm. Ulyanova 11
117 036 Moscow
Russia
Tel +7-095-126 66 37
Fax +7-095-310 70 00

Dr David Galton
St Bartholomew's Hospital
Dept of Metabolism & Genetics
West Smithfield
London EC1A 7BE
United Kingdom
Tel +44-171-982 60 18
Fax +44-171-982 60 64
d.j.galton@mds.qmw.ac.uk

Dr Valeria Galuppi
Via Mazzini, 125
I-40137 Bologna
Italy
Tel +39-51-39 83 71

Dr Silvia Gamba
Via Cimarosa 79
I-10154 Torino
Italy
Tel +39-11-23 18 80

Dr Sergio Gambardella
Universita Roma Tor Vergata
Via Pineta Sacchetti 506
I- Roma
Italy·

Dr Anders E Gamstedt
Dept of Internal Medicine
Örebro Medical Center Hospital
S-701 85 Örebro
Sweden
Tel +46-19-15 10 00
Fax +46-19-10 79 27
anders.gamstedt@ovebroll.se

Dr Mary Gannon
Director
Metabolic Research Laboratory
V.A. Medical Center
One Veterans Drive
Minneapolis, MN 55417
USA
Tel +1-612-725 2000 ext28 95
Fax +1-612-7 25 22 73
ganno004@maroon.tc.umn.edu

Dr Milka Ganova-Iolovska
Pl. Narodno Sabranie 12
BG-1000 Sofia
Bulgaria
Tel +359-2-80 28 91
Fax +359-2-80 16 18

Prof Rüdiger Ganss
Inga Bjornsonsvei 117
N-0969 Oslo 9
Norway
Tel +47-2-22 10 63 13
Fax +47-2-67 90 21 25

Dr Manfred Ganz
Boehringer Mannheim GmbH
Strategy and
Business Development
Sandhoferstr. 116
D-68305 Mannheim
Germany
Tel +49-621-7 59 42 66
Fax +49-621-7 59 65 24

Ms Maria-Jose Garcia-Barrado
Departamento de Fisiologia y
Farmacologia
Universidad de Salamanca
Av Campo Charro s/n
E-37007 Salamanca
Spain
Tel +34-923-294540 ext18 72
Fax +34-923-29 45 91
Barrado@gugu.usal.es

Dr Beatriz Garcia Cuartero
5070 De Vinuelas
Sierra Albarracin, 9
E-28760 Tres Cantos – Madrid
Spain
Tel +34-1-8 04 03 71

Dr Manuel Garcia de los Rios
Avda Vitacura 5560 Apt 152
Santiago
Chile
Tel +56-2-2 18 35 53
Fax +56-2-2 18 35 53

Dr José Manuel Garcia López
Urbanización O Carme
vivienda N°4
c/Rueiro de Figueirinas 2
E- Santiago de Compostela
Spain
Tel +34-981-57 50 86

Dr Maria C Garcia Martin
Departamento de Bioquimica
Facultad de Medicina UCM
Civdad Universitaria s/n
E-28040 Madrid
Spain
Tel +34-1-3 94 16 86
Fax +34-1-3 94 16 91

Mr Juan Garcia-Martinez
Fundacion Jimenez Diaz
Dpto. Metabolismo, Nutricion y
Hormonas
Avda. Reyes Católicos, 2
E-28040 Madrid
Spain
Tel +34-1-5 44 02 47
Fax +34-1-5 44 02 47
ivalverde@uni.fjd.es

Dr Luis Garcia Pascual
c/ Gruliasco, 9
E-08210 Barbera del Vallès
Spain
Tel +34-3-7 29 06 11

Dr Julian Garcia Torres
C/- Antonio Cumella No 27–3 °D
E-28030 Madrid
Spain
Tel +34-91-33 49 80 00
Fax +34-91-33 49 82 0

Dr Luis M Gardete Correia
Associacao Protectora
Dos Diabeticos de Portugal
Rua do Salitre, 118–120
P-1250 Lisboa
Portugal
Tel +351-1-38 16 1 00
Fax +351-1-38 59 3 71

Dr Robert J Gardiner
Room C6–129
Division of Endocrinology
Montreal General Hospital
1650 Cedar Avenue
Montréal, Québec H3G IA4
Canada
Tel +1-514-934 80 00
Fax +1-514-934 83 61
rgardine@is.mgh.mcgill.ca

Dr Daniela Gasperikova
Institute of Experimental
Endocrinology, Diabetes and
Nutrition Research Group
Vlárska 3
SK-833 06 Bratislava
Slovakia
Tel +421-7-37 26 87
Fax +421-7-37 26 87
ueeniwar@savba.savba.sk

Dr Wendy Gatling
Poole Hospital NHS Trust
Department of Diabetes
Longfleet Road
Poole, Dorset BH15 2JB
United Kingdom
Tel +44-1202-44 80 60
Fax +44-1202-44 20 69

Dr Sotirios Gatzios
22 Stratigou Kallari Street
GR-15452 Palaio Psyhiko
Greece
Tel +30-1-6 72 44 00
Fax +30-1-6 74 71 12

Dr Dominique Gauguier
The Wellcome Trust Centre for
Human Genetics
Windmill Road, Headington
Oxford OX3 7BN
United Kingdom
Tel +44-1865-74 00 35
Fax +44-1865-74 21 87
dominique.gauguier@well.ox.ac.uk

Dr Jean-Francois Gautier
Hôpital Saint-Louis
Diabétologie Endocrinologie
Nutrition
1 Avenue Claude Vellefaux
F-75010 Paris
France
Tel +33-1-42 49 44 26
Fax +33-1-42 49 41 78

Dr Mihaela I Gavanescu
Egalitatii Nr 38B
0300 Pitesti
Romania
Tel +40-48-21 13 34
Fax +40-1-3 12 67 60

Dr Melya Gaydaychuk
Regional Hospital
Endocrinological Department
3 Mendeleeva Str
Cherkassy
Ukraine (CIS)

Dr Helmy R Gayed
Borg Roxy, Heliopolis
3 Maahad Ishtraky
11341 Cairo
Egypt
Tel +20-2-4 53 65 57
Fax +20-2-4 53 47 70

Dr Jurjen Gazendam
Martini Hospital (L.V.S.)
PO Box 30033
NL-9700 RM Groningen
The Netherlands
Tel +31-50-5 24 66 66
Fax +31-50-5 24 66 76

Dr Sonia Gaztambide
Dr. Luis Bilbao Libano 9–5 °F
E-48940 Leioa (Vizcaya)
Spain
Tel +34-4-4850086 ext22 76
Fax +34-4-8 50 09 18

Dr Klaus Gebhardt
Bielefelder Strasse 12
D-40468 Düsseldorf
Germany
Tel +49-211-4 17 73 00
Fax +49-211-4 17 73 17

Dr Samuel Gebre-Medhin
Dept of Medical Biochemistry
Göteborg University
Medicinareg. 9
S-413 90 Göteborg
Sweden
Tel +46-31 7 73 32 69
Fax +46-31 41 61 08
samuel.gebre-medhin@medkem.
gu.se

Dr Bronislava Gedulin
Amylin Pharmaceuticals Inc
9373 Towne Centre Drive
San Diego, CA 92121–3027
USA
Tel +1-619-6 42 71 34
Fax +1-619-5 52 22 12
bgedulin@amylin.com

Dr P Geelhoed Duijvestijn
Kon Marinelaan 31
NL-2251 BA Voorschoken
The Netherlands
Tel +31-71-5 61 55 75
nel.geelhoed@tref.nl.

Dr Vincent Geenen
Liège University
Medical School, Institute
of Parhology
CHU-B23, Molecular Medicine
B-4000 Liège-Sart Tilman
Belgium
Tel + 32-43-66 25 50
Fax + 32-41-66 29 77
vgeenen@ulg.ac.be

Mr Rolf A Geerdink
Diabetes Vereniging Nederland
Postbus 933
NL-3800 AX Amersfoort
The Netherlands
Tel + 31-33-63 05 66
Fax + 31-33-63 09 30

Dr Claudius A Geldermans
Vijverweg 29
NL-2061 GT Bloemandaal
The Netherlands
Tel + 31-23-5 25 48 59
Fax + 31-23-5 26 71 76

Dr Susan Gelding
13 Buckingham Avenue
London N20 9BU
United Kingdom
Tel + 44-171-3 77 74 18
Fax + 44-171-3 77 76 36
s.v.gelding@nds.qnul.ac.uk.

Dr Klaus Gempel
Institute for Clinical
Chemistry & Diabetes Research
Krankenhaus Schwabing
Kölner Platz 1
D-80804 München
Germany
Tel + 49-89-30 68 33 82
Fax + 49-89-30 68 39 11
diabetes@lrz.uni-muenchen.de

Dr Stefano Genovese
Istituto Clinico Humanitas
Dept of Internal Medicine
Diabetes Unit
Via Manzoni, 56
I-20089 Rozzano – Milano
Italy
Tel + 39-2-82 24 45 14
Fax + 39-2-82 24 45 90
stefano.genovese@humanitas.it

Dr Luigi Gentile
Corso Dante 249
I-14100 Asti
Italy
Tel + 39-1 41-21 84 11
Fax + 39-1 41-21 84 11
L.Gentile@dinacom.shiny.it

Prof Sandro Gentile
Department of Geriatrics
and Metabolic Disease
Via Nicolardi 67
I-80131 Napoli
Italy
Tel + 39-81-7 43 48 20
Fax + 39-81-5 66 67 07

**Dr Konstantinos Georgakopou-
los**
Ethnikis Antistasis 1
GR-22100 Tripolis
Greece
Tel + 30-71-22 44 31
Fax + 30-71-22 44 31

Dr Emad George
60 Hallam Road, Mapperley
Nottingham NG5 4DA
United Kingdom
Tel + 44-1 15-9 85 70 06

Dr Simeonidis George
Hospital "Agios Demetrios"
Alexandrou Svolou 34
GR-54622 Thessaloniki
Greece

Dr Stefan-Adrian Georgescu
Reuter Weg 80
D-60323 Frankfurt am Main
Germany
Tel + 49-69-55 96 85
Fax + 49-6032-70 79 59

Dr George L Georgiades
PO Box 155
CY-6301 Larnaca
Cyprus
Tel + 357-4-65 66 22
Fax + 357-4-65 67 80

Dr Jacques J C Gerard
Centre Medical de l'Aulnaye
396, Rue du Sart Tilman
B-4031 Angleur
Belgium
Tel + 32-4-3 67 64 63
Fax + 32-4-3 66 17 71

Dr Pietro Gerber
Clinica Al Parco
Via Massagno 36
CH-6900 Lugano
Switzerland
Tel + 41-91-9 103 170
Fax + 41-91-9 103 175

Prof Klaus-Dieter Gerbitz
Institute für Klinische Chemie
u. Diabetes Forschung
Städt. Krankenhaus Schwabing
Kölner Platz 1
D-80804 München
Germany
Tel + 49-89-30 68 26 70
Fax + 49-89-30 68 39 11
diabetes@lrz.uni-muenchen.de

Dr Peter Gerhardsson
Novo Nordisk Pharma AB
PO Box 50587
Murmansgatan 126
S-202 15 Malmö
Sweden
Tel + 46-40-38 89 00
Fax + 46-40-18 72 49
pge@novo.dk

Dr John E Gerich
12 Lime Rock Lane
Rochester NY 14610
USA
Tel + 1-7 16-3 87 97 03
Fax + 1-7 16-3 87 97 03

Dr László Gerö
1 st Department of Medicine
Semmelweis University
Koranyi S.u. 2/a
H-1083 Budapest
Hungary
Tel + 36-1-2 100 278
Fax + 36-1-2 100 279
gero@bell.sote.hu

Dr Bogdan Gerovski
Clinic of Endocrinology
Faculty of Medicine
Vodnjanska 17
91000 Skopje
Macedonia, FYR of
Tel + 389-91-13 40 16
Fax + 389-91-13 40 16

Dr Jeanet Gerritsen
Vrije Universiteit
Dept of Medical Physics and
Informatics
De Boelelaan 1118
NL-1081 HV Amsterdam
The Netherlands
Tel + 31-20-4 44 01 69
Fax + 31-20-4 44 41 47
j.gerritsen.mfi@med.vu.nl

Dr Michel Gerson
Endocrinologie
Hôpital Jaques Monod
Boîte Postale 24
F-76083 Le Havre Cedex
France
Tel + 33-2-32 73 31 20
Fax + 33-2-35 43 29 93

Dr Örjan Gertow
Medicinkliniken
Vrinnevisjukhuset
S-601 82 Norköping
Sweden
Tel + 46-11-14 88 41

Dr Tamara Ghenes
Erou C.M. Hasan BL2 ScB Ap15
5500 Bacau
Romania
Tel + 40-1-3 123 674
Fax + 40-1-3 126 760

Dr Alberto Ghidoni
Via Brioschi 33
I-20136 Milano
Italy
Tel + 39-2-8 37 33 69

Dr Gheorge Ghise
Spiti J d Sibiu
Z. Boiu No. 24
2400 Sibiu
Romania
Tel + 40-1-3 123 674
Fax + 40-1-3 126 760

Dr Adria Giacca
University of Toronto
Medical Sciences Building
Dept of Physiology, Room 3363
1 King's College Circle
Toronto, Ontario M5S 1A8
Canada
Tel + 1-4 16-9 78 01 67
Fax + 1-4 16-9 78 49 40
adria.giacca@utoronto.ca

Dr Andrea Giaccari
Via G.A. Sartorio, 147
I-00147 Roma
Italy

Dr Dimitrios Giamalis
55 Sofokleous Street
GR-15126 Maroussi, Athens
Greece
Tel + 30-1-8 06 26 80
Fax + 30-1-8 051 767

Dr Ottavio Giampietro
Spedali Rivnite S.Chiara
Istituto di Clinica Medica 2 a
Via Roma 67
I-56100 Pisa
Italy
Tel + 39-50-59 20 13
Fax + 39-50-55 34 14

Dr Stefano Giannini
Via Antella 101
I-50011 Antella (Florence)
Italy
Tel + 39-55-62 17 30
Fax + 39-55-4 37 72 90

Dr E Giannoulaki-Nikolaou
210 Korinthou Street
GR-26221 Patras
Greece
Tel + 30-61-27 16 63

Dr Robert Gibbins
Diabetes Research Unit
Academic Centre
Llandough Hospital
Penlan Road
Penarth CF64 2XX
United Kingdom
Tel + 44-12 22-71 69 25
Fax + 44-12 22-35 01 47
gibbinsrl@cf.ac.uk

Dr Geoff Gill
7A Cholmondeley Road
West Kirby, Wirral
Merseyside L48 7HB
United Kingdom
Tel + 44-151-5 29 47 49
Fax + 44-151-5 29 46 88

Dr Patrick Gilon
Unite d'Endocrinologie et
De Métabolisme
ENDO – UCL 55.30
Avenue Hippocrate 55
B-1200 Brussels
Belgium
Tel + 32-2-7 64 55 35
Fax + 32-2-7 64 55 32

Dr Henri Gin
Service de
Nutrition Diabetologie
Hôpital Haut Leveque
F-33604 Pessac
France
Tel + 33-56 55 50 78
Fax + 33-56 55 50 79

Dr Barry Ginsberg
Becton Dickinson & Company
1 Becton Drive
Franklin Lakes, NJ 07417–1880
USA
Tel + 1-201-8 47 70 55
Fax + 1-201-8 47 48 65
barry.ginsberg@bdhq.bd.com

Dr Carlo Giorda
Strada Valsalice 52
I-10131 Torino
Italy
Tel + 39-11-6 60 23 47
Fax + 39-11-94 29 32 68
giorda@chierinet.it

Dr Carla Giordano
Laboratoy of Immunology
Clinica Medica
University
Via del Bersagliere N.6
I-90143 Palermo
Italy
Tel   + 39-91-6552110
Fax + 39-91-6552109
agalluz@mbox.unipa.it

Dr Dino Giorgi-Pierfranceschi
Via Ferdinando di Borbone 60
I-29100 Piacenza
Italy
Tel   + 39-523-5044 46
Fax + 39-523-302386

Dr Francesco Giorgino
Istituto di Clinica Medica
Endocrinologia E Malattie
Metaboliche
Viale Papa Pio XII, 60
I-70124 Bari
Italy
Tel   + 39-80-5478689
Fax + 39-80-5478783
giorginf@mbox.vol.it

Prof Riccardo Giorgino
Endocrinologia
Universita di Bari
Via Pio XII N.60
I-70124 Bari
Italy
Tel   + 39-80-5478786
Fax + 39-80-5478783
e066rg03@area.ba.cnr.it

Dr Helen Giotaki
Lampridou 47–49
GR-45 332 Ioannina
Greece
Tel + 30-651-37806
Fax + 30-651-3780

Dr Jean R Girard
Endocrinologie Moliculaire
CNRS
9 rue Jules Hetzel
F-92190 Meudon-Bellevue
France
Tel   + 33-1-45075850
Fax + 33-1-45075805
girard@cnrs.bellevue.fr

Dr Marie-Hélène Giroix
Lab Physiopathologie de
la Nutrition CNRS UA 307
Université Paris 7, Tour 33–43
2 Place Jussieu, 1. étage
F-75251 Paris Cedex 05
France
Tel .+ 33-1-44275490
Fax + 33-1-44277891
giroix@paris7.jussieu.fr

Dr John Girtzis
G.M. Ioakim 6
GR-68100 Alexandroupolis
Greece
Tel + 30-551-26695

Dr Vlasta Gjura Kaloper
Dolenjska Cesta 443
1291 Skofljica
Slovenia
Tel + 386-61-666344
Fax + 386-61-666344

Dr Benjamin Glaser
Department of Endocrinology
and Metabolism
Hadassah University Hospital
P.O.Box 12 000
IL-Jerusalem
Israel
Tel + 972-2-776599
Fax + 972-2-437940
beng@cc.huji.ac.il

Glaxo Wellcome Plc
Ms Sarah Thomas
Product Strategy Manager
G1 / Metabolic
Stockley Park West
Uxbridge, Middlesex UB11 1BU
United Kingdom
Tel + 44-181-9908393
Fax + 44-181-9908144
sw3357@glaxowellcome.co.uk

Dr Lea Glazar
Boehringer Ingelheim Pharma
Podruznica Ljubljana
Masera Spasiceva 10
1000 Ljubljana
Slovenia
Tel + 386-61-372861
Fax + 386-61-1684006

Prof Helga I K Gleichmann
Diabetes Forschungsinstitut
Auf'm Hennekamp 65
D-40225 Düsseldorf
Germany
Tel + 49-211-33821
Fax + 49-211-342080

Dr Salome Glotny
40/31 Abashidze Str
Tblisi
Georgia
Tel + 995-32-223042
Fax + 995-32-995568

Dr Angelo Gnudi
Endocrinologia – OORR
Via Gramsci 14
I-43100 Parma
Italy
Tel + 39-521-290778
Fax + 39-521-982943

Dr Luigi Gnudi
Department of Endocrinology,
Diabetes & Metabolic Medicine
UMDS Guy's Hospital
5th Floor Thomas Guy House
London SE1 9RT
United Kingdom
Tel + 44-171-9552833
Fax + 44-171-9552985
l.gnudi@umds.ac.uk

Dr Susanne Göbel
Schlägelstr 42
D-46045 Oberhausen
Germany

Dr Carlos Godinho
Rua Frei Joao de Faro 71-A
P-8000 Faro
Portugal
Tel + 351-89-20677
Fax + 351-89-27283
godinho@grupo.gfe.pt

Dr Frederick C Goetz
University of Minnesota
Hospital & Clinic
Box 101
Minneapolis, MN 55455
USA
Tel   + 1-612-6268861
Fax + 1-612-6240315
goetz@epivax.epi.umn.edu

Dr Dilek Gogas Yavuz
Caferaga Mah
Sakizgulu Sok. No: 1–3 D:15
Kadiköy
TR-81030 Istanbul
Turkey
Tel + 90-216-3365339
Fax + 90-216-3250323
dgogas@marun.edu.tr

Dr Dorothy Gohdes
795 River Park Drive
Memphis, Tenn. 38103
USA

Dr Ionacio Goicolea
Urtxu-Garbe Ridea N°6
E-48150 Loiu-Vizaya
Spain
Tel + 34-94-4710570
Fax + 34-94-4850918

Dr Ann Gold
6/5 Gillsland Road
Edinburgh EH10 5BW
United Kingdom
Tel + 44-131-2296028

Dr Jose Goldman
Henry Ford Hospital
Division of Endocrinology
and Metabolism
2799 West Grand Boulevard
Detroit, MI 48202
USA
Tel + 1-313-8762137
Fax + 1-313-5568343

Dr Vesna Goldoni
Centar za Diabetes KB
"Sestre Milosrdnice"
Vinogradska 29
10000 Zagreb
Croatia
Tel + 385-1-3787692
Fax + 385-1-3772453

Dr Robert A Goldstein
Juvenile Diabetes Foundation
International
120 Wall Street
New York, NY 1005–4001
USA
Tel + 1-212-4797523
Fax + 1-212-7859595
gold@jdfcure.com

Dr Eurico-Manuel Gomes
Hopital de Faro
Nucleo de Diabetologia
Rua Leao Penedo
P-8000 Faro
Portugal
Tel + 351-89-803411

Dr Marilia B Gomes
Ests Barra 1006 bl 3/502
Rio de Janeiro CEP 22648/900
Brazil
Tel + 55-21-2842788
Fax + 55-21-2842788

Dr Maria L V Gomes
Parque Residencial Do Cidral
Rua Miguel Torga,Lote 3–6 °D + °
P-3030 Coimbra
Portugal
Tel   + 351-39-402143
Fax + 351-39-25879

Dr Fulgencio Gomez
Div d'Endocrinologie et du
Métabolisme
Département de Médicine
Interne, C.H.U.V.
CH-1011 Lausanne
Switzerland
Tel   + 41-21-3140596
Fax + 41-21-3140597
fulgencio.gomez@chuv.hospvd.ch

Dr Ramon Gomis de Barbara
Endocrinology & Diabetes Unit
Hospital Clinic
Villarroel 170
E-08036 Barcelona
Spain
Tel   + 34-3-2275411
Fax + 34-3-4516638
gomis@medicina.ub.es

Dr José M González Clemente
Hospitalet (Barcelona)
Prat de la Riba, 137, 4–4
E- Barcelona
Spain
Tel   + 34-3-3373949

Dr Yolanda Gonzalez Gomez
Departmento de Investigacion
Preclinica
Laboratorios Synthelabo
Avenida de la Industria N°31
E-28108 Alcobendas, Madrid
Spain
Tel + 34-1-6572513
Fax + 34-1-6572477

Ms Britt Goodall
Holger Danskes Vej 89
DK-2000 Frederiksberg
Denmark
Tel + 45-38344242
Fax + 45-38341123

Dr Natalia I Gorbenko
Ukrainian Scientific Research
Institute of Endocrine
Diseases Pharmacotherapy
Artyoma, 10
310002 Kharkov
Ukraine (CIS)
Tel + 380-572-476140
Fax + 380-572-475121

Dr Klara Görög
Novo Nordisk A/S
Hungarian Information
and Services Office
Felsözöldmáli ut 35
H-1025 Budapest
Hungary
Tel + 36-1-3259161
Fax + 36-1-3259169

Dr Ugur Görpe
Akar Apt Daire 3
Abdi Ipekci cad no 34 Macka
TR-80200 Istanbul
Turkey
Tel + 90-212-5299947
Fax + 90-212-5306891

Ms Maryanna Gorshunskaya
Ukrainian Scientific Research
Institute of Endocrine
Diseases Pharmacotherapy
Artyoma 10
310002 Kharkov
Ukraine (CIS)

Dr Anna Gorska
Medical University
Perla 9 m. 12
PL-94 209 Kodz
Poland

Dr Maria Gorska
Regional Hospital Bialystok
Swietojanska 19 m19
PL-Bialystok
Poland
Tel + 48-85-42 16 21

Dr Frans K Gorus
Dept of Metabolism
and Endocrinology
Vrije Universiteit Brussel
Laarbeeklaan 103
B-1090 Brussels
Belgium
Tel + 32-2-4 77 45 41
Fax + 32-2-4 77 45 45

Dr Dragan Gostiljac
Zdravstveni Centar Cacak
Ulica Dragise Misovica 25
YU-32 000 Cacak
Yugoslavia (FRY)
Tel + 381-32-2 14 70
Fax + 381-32-2 14 36

Mr Anupam Goswami
Research Officer
Research Division, BIRDEM
122, Kazi Nazrul Islam Avenue
Dhaka 1000
Bangladesh
Tel + 880-2-86 71 30
Fax + 880-2-86 30 04

Dr Isabelle Got
14 Boulevard de Scarpone
F-54000 Nancy
France
Tel + 33-3-83 65 64 49
Fax + 33-3-83 65 66 00

Dr Carsten Gotfredsen
Novo Nordisk A/S
Novo Alle
DK-2880 Bagsvaerd
Denmark
Tel + 45-44 42 22 73
Fax + 45-44 42 62 20
cgo@novo.dk

Dr Hiroyuki Goto
Koriyama-cho 2026–11
Suzuka,Mie 510–02
Japan
Tel + 81-592-32 11 11
Fax + 81-592-31 52 23

Prof Yoshio Goto
Kamisugi 4-6-12, Aoba-ku
Sendai 980
Japan
Tel + 81-22-22 13 71 4
Fax + 81-22-2 59 69 63

Dr Yasuo Goto
Chibune Hospital
2–2-45 TsukudaNishiyodogawa-ku
Osaka City 555
Japan
Tel + 81-6-4 71 95 41
Fax + 81-6-4 74 00 69

Mr Alan Gottlieb
Suite 250
Amylin Pharmaceuticals
9373 Towne Centre Drive
San Diego, CA 92121–3027
USA
Tel + 1-6 19-5 52 22 00
Fax + 1-6 19-6 25 09 15
agottlieb@amylin.com

Dr Stephen C L Gough
Birmingham Heartlands Hospital
Bordesley Green East
Birmingham
United Kingdom
Tel + 44-1 21-7666611 ext58 24
Fax + 44-1 21-6 85 55 36

Dr Barry J Gould
School of Biological Sciences
University of Surrey
Guildford
Surrey GU2 5XH
United Kingdom
Tel + 44-1483-30 08 00
Fax + 44-1483-57 69 78
b.gould@surrey.ac.uk

Dr Marion Graal
University Hospital Maastricht
Dept of Internal Medicine
PO Box 5800
NL-6202 AZ Maastricht
The Netherlands
Tel + 31-43-87 65 43
Fax + 31-43-87 50 06

Dr Alan L Graber
2558 TVC
Vanderbilt Uni
Medical Center
Nashville, TN 37232-5281
USA
Tel +1-6 15-3 43 59 45
Fax +1-6 15-3 43 49 53
alan.graber@vanderbilt.edu

Dr Ute D Gräber
Schillerstraße 6
D-67655 Kaiserslautern
Germany
Tel + 49-631-6 87 72
Fax + 49-631-9 24 08

Dr Salvatore Graci
Viale Mario Rapisardi 278
I-95100 Catania
Italy
Tel + 39-95 35 66 19

Prof A Graczykowska-
Kaczorowska
L. Rydygier Uni. School of Med
Sciences, Dept. Endoc. & Diab.
ul.Ujejskiego 75
PL-85 168 Bydgoszcz
Poland
Tel + 48-52-75 29 82
Fax + 48-52-75 29 82

Dr Bo Graende
Slantvagen 4
S-451 73 Uddevalla
Sweden
Tel + 46-5 22-7 35 59

Dr Peter L Grafinger
Holzheimerstraße 95
A-4060 Leonding
Austria
Tel + 43-7 32-79 39 30
Fax + 43-7 32-78 06 61 35

Dr Claudia Gragnoli
1641 E 56 th Street
Chicago IL 60637
USA
Tel + 1-7 73-7 02 91 18
Fax + 1-7 73-7 02 92 37
cgragno3@midway.uchicago.edu

Prof Giorgio Gragnoli
University of Siena
Via Montanini 132
I-53100 Siena
Italy
Tel + 39-5 77-4 20 04
Fax + 39-5 77-58 61 86

Dr Wolfgang F Graier
Department of Medical
Biochemistry
University of Graz
Harrachgasse 21/III
A-8010 Graz
Austria
Tel + 43-3 16-3 80 75 60
Fax + 43-3 16-3 80 96 15
wolfgang.graier@kfunigraz.ac.at

Dr Eva Grapengiesser
Dept of Medical Cell Biology
Biomedicum
Box 571
S-751 23 Uppsala
Sweden
Tel + 46-18-17 44 85
Fax + 46-18-17 40 59

Mr Giorgio Grassi
Via Devalle 81
I-10024 Moncalieri (TO)
Italy
Tel + 39-11-6 61 23 72
grassi.g@inrete.it

Dr Mariana Graur
Splai Bahlui No 24 Bl C Sc C
6600 Iasi
Romania
Tel + 40-1-3 12 36 74
Fax + 40-1-3 12 67 60

Dr Ian P Gray
Dept of Chemical Pathology
Medical School
University of Witwatersrand
7, York Road
Parktown 2193
South Africa
Tel + 27-11-6 47 20 21
Fax + 27-11-6 47 25 21

Dr Vlasta Grba
O.B.Ogulin
Centar za Diabetes
Bolnicka 38
47300 Ogulin
Croatia
Tel + 3 85-47-52 21 11

Dr Milutin Grbic
Clinic Bezanijskakosa
Bezanijska Kosa B.B.
YU-11080 Zemutt
Yugoslavia (FRY)
Tel + 3 81-11-60 13 22
Fax + 3 81-11-60 65 20

Dr Anders Green
Aarhus University
Department of Epidemiology
and Social Medicine
Hoegh-Guldbergs Gade 10
DK-8000 Arhus C
Denmark
Tel + 45-89 42 30 97
Fax + 45-89 42 31 63

Dr Irene C Green
Biochemistry Laboratory
School of Biological Sciences
University of Sussex
Falmer
Brighton BN1 9QG
United Kingdom
Tel + 44-12 73-67 84 04
Fax + 44-12 73-67 84 33
i.c.green@sussex.ac.uk

Dr Timothy Moore Greenaway
Department of Diabetes
& Endocrine Services
Royal Hobart Hospital
GPO Box 623
Hobart Tasmania 7001
Australia
Tel + 61-3-62 22 87 32
Fax + 61-3-61 31 01 54
greenaway@dchs.tas.gov.au

Dr Douglas A Greene
University of Michigan
Medical Center
3920 Taubmann Center, Box 0354
1500 E. Medical Center Drive
Ann Arbor, MI 48109–0354
USA
Tel + 1-3 13-9 36 55 05
Fax + 1-3 13-9 36 92 40
dgreene@umich.edu

Dr Richard Henry Greenwood
Consultant Physician
Norfolk & Norwich Hospital
Brunswick Road
Norwich, Norfolk NR1 3SR
United Kingdom
Tel + 44-16 03-28 67 69
Fax + 44-16 03-28 73 20

Dr Gunnar Gregersen
Department of Medicine
Central Sygehuset
DK-6700 Esbjerg
Denmark
Tel + 45-79 18 22 05
Fax + 45-79 18 20 39
gugr@post3.tele.dk

Dr Soren Gregersen
Department of Endocrinology
and Metabolism
Aarhus Hospital
Tage Hansensgade 2
DK-8000 Aarhus C
Denmark
Tel + 45-89497575 ext76 46
Fax + 45-89 49 76 59
soren.gregersen@aas.arhusamt.dk

Dr Franco Gregorio
L.B.Alberti N.2
I-06122 Perugia
Italy
Tel + 39-75-5723025
Fax + 39-732-7072 15

Dr Robert Gregory
Diabetes Care
Leicester General Hospital
Gwendolen Road
Leicester LE5 4PW
United Kingdom
Tel + 44-116-2588017
Fax + 44-116-2733067

Dr Arnold Greitemeier
Lortzingstr 3
D-45886 Gelsenkirchen
Germany

Mr Ingvild Grendstad
Novo Nordisk Pharma AS
Hauger Skolevei 16
N-1351 Rud
Norway
Tel + 47-6717 8516
Fax + 47-67130911

Dr Anasuya Grenfell
Jeffrey Kelson Diabetic Centre
Central Middlesex Hospital
Acton Lane
London NW10 7NS
United Kingdom
Tel + 44-181-4532401
Fax + 44-181-4532415

Dr Fiona Gribble
University Laboratory
of Physiology
Parks Road
Oxford OX1 3PT
United Kingdom
Tel + 44-1865-272456
Fax + 44-1865-272469
fiona.gribble@physiol.ox.ac.uk

Prof F Arnold Gries
Zonserstr 3
D-41468 Neuss
Germany
Tel + 49-211-3382223
Fax + 49-211-342080

Dr Florin Grigorescu
IURC – Molecular Endocrinology
75 Rue de la Cardonille
F-34093 Montpellier Cedex
France
Tel + 33-4-67415924
Fax + 33-4-67542731

Dr Paula Grigorescu-Sido
Clinica Pediatrie I
"Axente Iancu"
Motilor Nr 68 CP 494 Of.Cluj I
Cluj
Romania
Tel + 40-64-192446
Fax + 40-64-192446

Dr Valdemar Grill
Dept Internal Medicine
Section Endocrinology
University Hospital Trondheim
N-7006 Trondheim
Norway
Tel + 47-73998042
Fax + 47-73997546
valdemar.grill@medisine.ntnu.no

Dr Jean-Jacques Grimm
2, rue du Moulin
CH-2740 Moutier
Switzerland
Tel + 41-32-4935908
Fax + 41-32-4936234
jjgm@bluewin.ch

Dr Thomas Grimmsmann
Maschmühlenweg 5
D-37073 Göttingen
Germany
tgrimmsmann@med.
uni-goetingen.de

Mr Jesper L Gromada
Islet Cell Physiology
Symbion Science Park
Novo Nordisk A/S
Fruebjergvej 3
DK-2100 Copenhagen
Denmark
Tel + 45-39179759
Fax + 45-39179762
JLG@novo.dk

Dr Carola Grönhagen-Riska
Helsinki University, Central
Hospital, Dept of Medicine
Division of Nephrology
Kasarmikatu 11–13
FIN-00130 Helsinki
Finland
Tel + 358-9-4718200
Fax + 358-9-4718406
carola.gronhagen-riska@huch.fi

Prof Leif C Groop
Department of Endocrinology
University of Lund
University Hospital MAS
S-205 02 Malmö
Sweden
Tel + 46-40-332303
Fax + 46-40-337023
Leif.Groop@endo.mas.lu.se

Dr Per-Henrik Groop
Laajasalonkaari 14 A
FIN-00840 Helsinki
Finland
Tel + 358-0-6980968
Fax + 358-0-6980229

Dr Laurent Gros
Passatje Ajuntament 9A
Pisa 4, Puerta 1
E-08290 Cerdanyola del Valles
Spain
Tel + 34-3-6916845
Fax + 34-3-5812006
ivbgf@hlves.uab.es

Dr Annie Gross
Service de Diabétologie, et
Endocrinologie
CHU Robert Debré
Rue Alexis Carrel
F-51092 Reims Cedex
France
Tel + 33-26787155
Fax + 33-26783102

Dr David Gross
Department of Endocrinology
and Metabolism
Hadassah University Hospital
POB 12000
IL-91120 Jerusalem
Israel
Tel + 972-2-6777648
Fax + 972-2-6437940
gross@vms.huji.ac.il

Dr Jorge Gross
Rua Carlos de Carvalho n.51
90630 040 Porto Alegre, RS
Brazil
Tel + 55-51-3112154
Fax + 55-51-3116375
gross@hotnet.net

Dr Patrice Gross
APMN
26 Bd Lacordaire BP 359
F-59056 Roubaix Cedex 1
France
Tel + 33-20993040
Fax + 33-20993005

Dr René Gross
Laboratoire de Pharmacologie
Institut de Biologie
Faculté de Médecine
Boulevard Henri IV
F-34060 Montpellier Cedex 1
France
Tel + 33-467542541
Fax + 33-467601182

Dr Andrea Grosz
"Peterfy" Teaching Hospital
"B" Department, POB 76
Peterfy Sandor 4–8-14
H-1441 Budapest
Hungary
Tel + 36-1-3225208
Fax + 36-1-3225208
fovenyi@mail.elender.hu

Dr Otto Gruber
Törökbálinti ut 38/b
H-1112 Budapest
Hungary
Tel + 36-1-2464785
Fax + 36-1-3610499

Dr Mirko Grujic
Clinical Center University of
Sarajevo, Clinic of Diabetes
and Endocrinology
Bolnicka 25
71000 Sarajevo
Bosnia – Herzegovina
Tel + 387-71-666620
Fax + 386-61-1320288

Prof George Grunberger
Center for Molecular Medicine
and Genetics
3216 Scott Hall
540 E.Canfield Avenue
Detroit, MI 48201
USA
Tel + 1-313-9937385
Fax + 1-313-5775218
grunberger@oncgate.roc.wayne.
edu

Prof Dieter Grüneklee
Chefarzt der Medizinischen
Klinik
Johannisstift
Reumontstrasse 28
D-33102 Paderborn
Germany
Tel + 49-5251-401210
Fax + 49-5251-401302

Dr Monika Grüßer
Rambouxstr. 132d
D-50737 Köln
Germany
Tel + 49-221-4005102
Fax + 49-221-4005106
mgruesser@kbv.de

Prof Wladyslaw Grzeszczak
Department Internal Medicine
Spokojna 12
PL-43 170 Laziska Górne
Poland
Tel + 48-3-1712511
Fax + 48-3-1714617

Dr Michal Grzybowski
Novo Nordisk
Lucka 11
PL-00 842 Warsaw
Poland
Tel + 48-22-6563171
Fax + 48-22-6563131
MGrz@novo.dk

Dr Uwe Gudat
Louisenstr. 139
D-61348 Bad Homburg v.d.H.
Germany

Dr M Liliana Guerreiro
Rua Jorge Afonso No 5–1° D
P-1600 Lisboa
Portugal
Tel + 351-1-7978895

Dr Pierre-Jean Guillausseau
16 rue de Passy
F-75016 Paris
France
Tel + 33-1-49956382
Fax + 33-1-40506372

Dr Etienne Guillot
Synthélabo Recherche
10 rue des Canières
F-Rueil Malmaison
France
Tel + 33-1-41391382
Fax + 33-1-41391305

Dr Joan J Guinovart
Departament de Bioquimica
Facultat Quimica
Marti i Franques 1
E-08028 Barcelona
Spain
Tel + 34-3-4021206
Fax + 34-3-4021219
guino@sun.bq.ub.es

Dr Serdar Güler
Ulucanlar Caddesi No. 68/5
TR-06590 Cebeci, Ankara
Turkey
Tel + 90-312-3625378
sguler@hitit.ato.org.tr

Dr Jean-Michel Guliana
Service d'Endocrinologie
Diabétologie
Hôpital Saint Antoine
F-75571 Paris Cedex 12
France
Tel + 33-1-49282406
Fax + 33-1-49282069

Prof Mehmet Ali Gündogan
Erdem Kent Kooperatif
Evleri Funda sokak N°6
TR- Cayyolu, Ankara
Turkey
Tel + 90-312-4256859
Fax + 90-312-4909432

Dr A Sadi Gündogdu
Kalamis Fener Cad.
Dizdar Ap N°53/7
TR-81030 Istanbul
Turkey
Tel + 90-216-3369378
Fax + 90-212-5307440

Dr Rolf Gunnarsson
Pharmacia & Upjohn
Metabolic Diseases 20/5
Lindhagensgatan 133
S-112 87 Stockholm
Sweden
Tel + 46-8-6958595
Fax + 46-8-6954075
Rolf.Gunnarsson@eu.pnu.com

Prof Otfried Gunther
Sarrasani-Straße 5(0404)
D-01097 Dresden
Germany
Tel + 49-351-8041683

Mr Matthias Gurniak
Diabetes Research Institute
Clinical Department
Auf'm Hennekamp 65
D-40225 Düsseldorf
Germany
Tel + 49-211-3382279
Fax + 49-211-3382662

Mr Arnold H Gustafsson
Novo Nordisk Pharma AB
Box 505 87
S-202 15 Malmö
Sweden
Tel + 46-40-388900
Fax + 46-40-187249

Dr Jan Gustafsson
Dept Paediatrics
University Children's Hospital
S-751 85 Uppsala
Sweden
Tel + 46-18-663000
Fax + 46-18-665853
jan.gustafsson@pediatrik.uu.se

Prof Diana Guthrie
University of Kansas
School of Medicine
1010 N. Kansas
Wichita KS 67214
USA
Tel + 1-316-2612631
Fax + 1-316-2162689
dguthrie@kumc.edu

Prof Alisa Gutman
Department of Clinical
Biochemistry
Hadassah University Hospital
PO Box 12000
IL-91120 Jerusalem
Israel
Tel + 972-2-776841
Fax + 972-2-435778

Dr Ewa M Gutniak
Läkerhuset
Indalsbacken 17
S-162 68 Vällingby
Sweden
Tel + 46-8-6877740
Fax + 46-8-873820

Dr Mark Gutniak
Hässelby Strandv. 26
S-165 65 Hässelby
Sweden
Tel + 46-8-382342
Fax + 46-8-380660
mark.gutniak@mailbox.swipnet.se

Dr Andras Gyimesi
Pandy Kalman Hospital
Semmelweis 1
H-5701 Gyula
Hungary
Tel + 36-66-361833
Fax + 36-66-463044

Prof Erik Gylfe
Dept of Medical Cell Biology
University of Uppsala
Biomedicum Box 571
S-751 23 Uppsala
Sweden
Tel + 46-18-4714428
Fax + 46-18-4714059
erik.gylfe@medcellbiol.uu.se

Dr Eva Haak
Medical Department I
University Hospital Frankfurt
Theodor-Stern-Kai 7
D-60590 Frankfurt am Main
Germany
Tel + 49-69-63015396
Fax + 49-69-63016405

Dr Thomas Haak
Klinikum JW Goethe Universität
Diabetes Schulungszentrum
Medizinische Klinik I
Theodor-Stern-Kai 7
D-60590 Frankfurt am Main
Germany
Tel + 49-69-63017167
Fax + 49-69-63017169

Dr Eliina K Haapa
Pyökkitie 12 b1
FIN-01360 Vantaa
Finland
Tel + 358-9-835915
Fax + 358-9-835915

Dr Hannu V Haapamäki
Löytynkatu 5E
FIN-15900 Lahti
Finland
Tel + 358-918-7534866

Dr Marie-Joelle Haardt
Hôtel Dieu
Service de Diabétologie
1 Place du Parvis Notre-Dame
F-75181 Paris Cedex 04
France
Tel + 33-1-42348378
Fax + 33-1-43541564

Prof David R Hadden
Sir George E Clark
Metabolic Unit
Royal Victoria Hospital
Belfast BT12 6BA
United Kingdom
Tel + 44-1232-894798
Fax + 44-1232-310111

Dr Dimitrios Hadjidakis
7 Agamemnonos Str, Halandri
GR-15231 Athens
Greece
Tel + 30-1-6723706
Fax + 30-1-6756133

Ms Vicky Hadjivassiliou
(PG/PH), Biology Building,
School of Biological Sciences
University of Sussex
Falmer
Brighton BN1 9QG
United Kingdom
Tel + 44-1273-678404
Fax + 44-1273-678433
v.hadjivassiliou@sussex.ac.uk

Prof Sherif Hafez
Novo Nordisk a/s
Scientific & Representative
Office, World Trade Center
Office Tower, 8th Floor
1191 Corniche El Nil – Cairo
Egypt
Tel + 20-2-773665
Fax + 20-2-773894

Dr Steven M Haffner
University of Texas
Health Science Center
Div of Clinical Epidemiology
7703 Floyd Curl Drive
San Antonio, TX 78284–7873
USA
Tel + 1-210-5674737
Fax + 1-210-5676955
haffner@uthscsa.edu

Dr Eva M Hagström-Toft
Skaldevägen 87
S-167 73 Bromma
Sweden
Tel + 46-8-58580000
Fax + 46-8-58582407
eva.toft@mailbox.swipnet.se

Prof Hans Jürgen Hahn
Nepziner Weg 14m
D-17495 Karlsburg
Germany
Tel + 49-38355-374
Fax + 49-38355-65558

Dr Nuri Haksever
GATA
Haydarpasa Training Hospital
Camlica Building
Dept of Endocrinology
TR- Kadiköy, Istanbul
Turkey
Tel + 90-216-3277957
Fax + 90-216-3277957

Dr Georges Halaby
Université Saint-Joseph
Hôtel-Dieu
B.P.16–6239
Rue Adib Ishac
16 6239 Beirut
Lebanon
Tel + 961-1-398894
mjhalaby@dm.net.lb.

Prof Philippe A Halban
Lab Recherche Louis Jeantet
Centre Médical Universitaire
1 Rue Michel-Servet
CH-1211 Genève 4
Switzerland
Tel + 41-22-7025536
Fax + 41-22-7025528
philippe.halban@medecine.
unige.ch

Dr Peter J Hale
Stepping Hill Hospital
Poplar Grove
Stockport SK2 7JE
United Kingdom
Tel + 44-161-4195095

Prof Charles N Hales
Dept of Clinical Biochemistry
University of Cambridge
Addenbrooke's Hospital
Hills Road
Cambridge CB2 2QR
United Kingdom
Tel + 44-1223-336787
Fax + 44-1223-330598
cnh1000@cam.ac.uk

Dr Didier J M Halimi
Servier International
22 rue Garnier
F-92200 Neuilly S/Seine
France
Tel + 33-1-46416421
Fax + 33-1-46417295

Prof Serge Halimi
Diabetologia Department
C.H.U. de Grenoble
6°A 2° tranche
BP 217 X
F-38043 Grenoble Cedex
France
Tel + 33-4-76765836
Fax + 33-4-76768865

Dr Maria Haildin
Pediatric Institute
Uppsala University
Children's Hospital
S-751 85 Uppsala
Sweden
Tel + 46-18-665818
Fax + 46-18-665853

Ms Ingebritt Hallgren
Biomedicum
Dept of Medical Cell Biology
Box 571
S-751 23 Uppsala
Sweden
Tel + 46-18-4717395
Fax + 46-18-556401

Dr Peter Hallgren
Dept of Internal Medicine
Falu Lasarett
S-791 82 Falun
Sweden
Tel + 46-23-8 20 00
Fax + 46-23-8 67 73
diabdoc@algonet.se

Dr Tiit Halling
Novo Nordisk Estonia
Paldiski Mnt 68
EE-0006 Tallinn
Estonia
Tel + 37-2-5 03 92 41
Fax + 37-2-6 56 64 40

Mrs Helen Halls
Hoechst Marion Roussel
Broadwater Park, Denham
Uxbridge, Middlesex UB9 5HP
United Kingdom
Tel + 44-18 95-83 78 18
Fax + 44-18 95-83 78 30
halls@msmdni.hoechst.com

Dr Ildiko-Stefania Halmagyi
Vinatorilor N°25
Gheorghe
Romania

Prof Tamás Halmos
Orszagos "Koranyi"
Pulmonologia Intezet
Belosztaly
Piheno ut.1
H-1529 Budapest
Hungary
Tel + 36-1-2 00 28 79
Fax + 36-1-2 00 28 79

Dr Katarina Halova
Nemocnica F.D. Roosevelta
Klinika pre deti a Dorast
Nam L. Svobodu 1
SK-975 17 Banska Bystrica
Slovakia
Tel + 42-1 88-71 34 05
Fax + 42-1 88-73 48 13

Ms Sari Hämäläinen
The Minerva Foundation
Institute for Medical Research
Tukholmankatu 2,
FIN-00250 Helsinki
Finland
Tel + 358-0-4 77 10 05
Fax + 358-0-4 77 10 25
skhamala@helsinki.fi

Dr Andreas Hamann
Medizinische Klinik
Universitäts-Krankenhaus
Eppendorf
Martinistr 52
D-20246 Hamburg
Germany
Tel + 49-40-47 17 29 44
Fax + 49-40-47 17 68 20
ahamann@uke.uni-hamburg.de

Dr Alaa Hamed Mohamed
25 Mekka St Mohandessin
Mekka – Giza
Egypt
Tel + 20-2-3 49 58 70

Dr Marianthe Hamilton-Wessler
3830 Griffith View Drive
Los Angeles, CA 90039–1717
USA
Tel + 1-2 13-3 42 19 39
Fax + 1-2 13-3 42 19 18
mham@syntax.wsc.usc.edu

Dr Richard F Hamman
Dept of Prev Med and Biometric
Uni of Colorado Health
Science Center, Box C-245
4200 East 9 th Avenue
Denver, CO 80262
USA
Tel + 1-3 03-2 70 68 63
Fax + 1-3 03-2 70 31 83
richard.hamman@uchsc.edu

Dr Thomas Hammarskiöld
Diabetesmott
Länssjukhuset
S-391 85 Kalmar
Sweden
Tel + 46-4 80-8 10 00
Fax + 46-4 80-8 19 98

Dr Hans-Peter Hammes
III Med Dept.
Zentrum für Innere Medizin
Justus-Liebig-Universität
Rodthohl 6
D-35392 Giessen
Germany
Tel + 49-6 41-9 94 28 26
Fax + 49-6 41-9 94 27 59
hans-peter.hammes@innere.med.
uni.giessen.de

Dr Anders Hamsten
King Gustaf V Research Inst
Karolinska Hospital
S-171 76 Stockholm
Sweden
Tel + 46-8-51 77 32 01
Fax + 46-8-31 12 98
gerd@instmed.ks.se

Dr Toshiaki Hanafusa
2 nd Dept of Internal Medicine
Osaka University Medical
School
2-2 Yamadaoka
Suita, Osaka 565
Japan
Tel + 81-6-8 79 37 32
Fax + 81-6-8 79 37 39
hanafusa@imed2.med.osaka-u.ac.
jp

Dr Ragnar Hanas
Dept of Pediatrics
Uddevalla Hospital
S-451 80 Uddevalla
Sweden
Tel + 46-5 22-9 20 00
Fax + 46-5 22-9 31 49
ragnar.hanas@bll.se

Prof Nicolae Hancu
72 Motilor Str, Ap. 4
3400 Cluj Napoca
Romania
Tel + 40-64-1 99 193
Fax + 40-64-19 44 55

Dr Aase Handberg
Dept of Physiology
Panum Institute
Blegdamsvej 3
DK-2200 Copenhagen N
Denmark
Tel + 45-35 32 75 62
Fax + 45-35 32 75 26
a.handberg@mfi.ku.dk

Prof Markolf Hanefeld
Institut und Poliklinik
für Klinische
Stoffwechselkrankheiten
Fetscherstr 74
D-01307 Dresden
Germany
Tel + 49-3 51-4 58 33 10
Fax + 49-3 51-4 58 43 42

Dr Wolfgang Hanel
Adalbert Stifter Str. 53
D-71638 Ludwigsburg
Germany
Tel + 49-71 41-28 07 77

Dr Rochelle Hanley
Glaxo Wellcome Inc
Five Moore Drive
Research Triangle Park
North Carolina 27709
USA
Tel + 1-9 19-4 83 59 03
Fax + 1-9 19-4 83 71 03
rh22198@glaxo.com

Dr Fahmy Hanna
45 Donald Street
Cardiff CF2 4TJ
United Kingdom
Tel + 44-12 22-21 06 20
Fax + 44-12 22-74 45 81

Mr J M Abdul Hannan
Research Division
BIRDEM
Department of Pharmacology
122 Kazi Nazrul Islam Avenue
Dhaka 1000
Bangladesh
Tel + 8 80-2-8 63 700
Fax + 8 80-2-8 63 004
lali@citechco.net

Dr Irene Hannet
Becton Dickinson France
Belgian Branch
Denderstraat 24
B-9320 Erembodegem
Belgium
Tel + 32-53-72 04 60
Fax + 32-53-72 04 57

Dr Barbara C Hansen
Obesity and Diabetes
Research Center, University
of Maryland School of Medicine
10 South Pine Street #600
Baltimore, MD 21201
USA
Tel + 1-4 10-7 06 31 68
Fax + 1-7 03-3 56 41 43
bchansen@aol.com

Ms Birgitte Vilsboll Hansen
Steno Diabetes Center
Niels Steensens Vej 2
DK-2820 Gentofte
Denmark
Tel + 45-44 43 99 70
Fax + 45-44 43 81 60
bvh@novo.dk

Dr Henrik Post Hansen
Steno Diabetes Center
Niels Steensens Vej 2
DK-2820 Gentofte
Denmark
Tel + 45-44 43 99 52
Fax + 45-44 43 81 60

Dr John B Hansen
Novo Nordisk A/S
Novo Nordisk Park
DK-2760 Malov
Denmark
Tel + 45-44 43 48 57
Fax + 45-44 43 45 47
jbha@novo.dk

Dr Lars Hansen
Steno Diabetes Center
& Hagedorn Research Institute
Niels Steensens Vej 6
DK-2820 Gentofte
Denmark
Tel + 45-44 43 91 79
Fax + 45-44 43 80 00

Mr Sven Hansen
Hermedico A/S
Halmtorvet 29
DK-1505 Copenhagen V
Denmark
Tel + 45-33 25 69 69
Fax + 45-33 25 69 02
sven@hermedico.dk

Dr Torben Hansen
Steno Diabetes Center
Niels Steensens Vej 2
DK-2820 Gentofte
Denmark
Tel + 45-44 43 99 66
Fax + 45-39 68 10 48
toha@novo.dk

Prof Kristian F Hanssen
Department of Endocrinology
Aker University Hospital
N-0514 Oslo
Norway
Tel + 47-22 89 48 87
Fax + 47-22 89 40 08
Kristian.Hanssen@loks.uio.no

Dr Anders Hansson
Dept Molecular Medicine L1:02
The Endocrine & Diabetes Unit
Karolinska Institutet
S-171 76 Stockholm
Sweden
Tel + 46-8-7 29 21 57
Fax + 46-8-30 34 58
anders.hansson@molmed.ui.se

Dr Sirajul Haque
2/1402 Eastern Tower
20, New Eskaton Road
Dhaka
Bangladesh
Tel + 8 80-2-8 66 641
Fax + 8 80-2-8 63 004
lali@citechco.net

Dr Lars Ivar Hardell
Department of Pediatrics
County Hospital
S-391 85 Kalmar
Sweden
Tel + 46-48-8 10 00
Fax + 46-48-44 82 95

Dr Ralf F Hardenberg
Med.Klin.II
Henrietten Stiftung
Schwemann Str 17
D-30559 Hannover
Germany
Tel   + 49-5111-2893350
Fax + 49-5111-2893001

Dr Philip Hardin
250, 10230–142 ST
Edmonton, Alberta TSN 3Y6
Canada
Tel   + 1-403-4521999
Fax + 1-403-4516384

Dr Philip Harding
333 South Terrace
Adelaide, SA 5000
Australia
Tel   + 61-8-82328011
Fax + 61-8-82323505
pharding@gist.net.au

Dr Jiri Hardlund
Novo Nordisk Pharma AB
PO Box 50587
Murmansgatan 126
S-202 15 Malmö
Sweden
Tel   + 46-40388900
Fax + 46-40187249
jhh@novo.dk

Dr Kevin J Hardy
Dept of Medicine
York House
Whiston Hospital
Warrington Road, Prescot
Merseyside L35 5DR
United Kingdom
Tel   + 44-151-4301912
Fax + 44-151-4301900

Dr John W Hare
Joslin Diabetes Center
One Joslin Place
Boston MA 02215
USA
Tel   + 1-617-7322666
Fax + 1-617-7322562
john_hare@joslin.harvard.edu

Prof Hans-Ulrich Häring
Med.Klinik u. Poliklinik der
Eberhard-Karls-Uni Tübingen
Abt. Innere Medizin IV
Otfried-Müller-Str. 10
D-72076 Tübingen
Germany
Tel   + 49-7071-2982735
Fax + 49-7071-292784

Dr Ilana Harman-Boehm
Dept of Internal Medicine C
Soroka Medical Center
IL-54101 Beer Sheva
Israel
Tel   + 972-7-6400583
Fax + 972-7-6403531
ilanahb@bgumail.bgu.ac.il

Mr Frank Harnischberg
PO Box 161
CH-1095 Lutry
Switzerland
Tel   + 41-21-8018285
Fax + 41-21-8018287
fhbe@directnovo.dk

Dr Karl Harno
Peljas Hospital
Sairaalak 1
FIN-01400 Vantaa
Finland
Tel   + 358-9-857571
Fax + 358-9-85757937

Mr James Harper
7100 Hall Road
Zionsville, IN 46077
USA
Tel   + 1-317-2766223
Fax + 1-317-2773154
Harper_James_A@Lilly.Com

Ms Dorthe Harpoth RN
Administrationen
Kjellerup Sygehus
DK-8620 Kjellerup
Denmark
Fax + 45-89707170

Dr Tracey E Harris
Dept of Physiology
King's College London
Campden Hill Road
London
United Kingdom
Tel   + 44-171-3334542
Fax + 44-171-3334008
Tracey.Harris@kcl.ac.uk

Ms Moria Harrison
Postgraduate Pigeon Holes
Biology Building
University of Sussex
Falmer
Brighton BN1 9QG
United Kingdom
Tel   + 44-1273-606755
moriah@central.sussex.ac.uk

Dr Andrew D B Harrower
Department of Medicine
Monklands Hospital
Monks Court Avenue
Airdrie ML6 OJS
United Kingdom
Tel   + 44-1236-748748
Fax + 44-1236-760015

Dr Svend G Hartling
Medical Department
Sygehuset Oresund, Horsholm
Usserod Kongevej 102
DK-2970 Horsholm
Denmark
Tel   + 45-48292751
Fax + 45-48292767

Dr Heinz Hartmann
Med Universitätsklinik
Robert-Koch-Str 40
D-37075 Göttingen
Germany
Tel   + 49-551-3963310
Fax + 49-551-3985596

Dr Petra Hartmann
Haydnweg 3
D-38471 Rühen
Germany
Tel   + 49-5367-981955
05367981955–0001@t-online.de

Dr John N Harvey
Renal and Diabetes Centre
Maelor Hospital
Croesnewydd Road
Wrexham, Clwyd LL13 7TD
United Kingdom
Tel   + 44-1978-727107
Fax + 44-1978-727134

Dr Jürgen Hasbach
Kreiskrankenhaus Waldbröl
Innere Abt./Gastroenterologie
Dr. Goldenbogen-Str.
Postfach 3451
D-51534 Waldbröl
Germany
Tel   + 49-2291-821430 ext1301
Fax + 49-2291-821600

Dr Helmut Hasche
Ludwigstr 10
D-97688 Bad Kissingen
Germany
Tel   + 49-971-2780
Fax + 49-971-65272

Dr Yasmeen Hashim
Diabetes Research Laboratory
Radcliffe Infirmary
Woodstock Road
Oxford OX2 6HE
United Kingdom
Tel   + 44-1865-224425
Fax + 44-1865-723884
yasmeen@drl.ox.ac.uk

Mr Andreas Haslinger
Medizinische Klinik, Klinikum
Innenstadt der LMU-München
Abteilung Prof.R.Landgraf
Ziemssenstr. 1
D-80336 München
Germany
Tel   + 49-89-51602363
Fax + 49-89-51605355
andreas.haslinger@fbs.
uni-muenchen.de

Dr Md Zahid Hassan
Research Division
BIRDEM
122 Kazi Nazrul Islam Avenue
Dhaka 1000
Bangladesh
Tel   + 880-2-867130
Fax + 880-2-863004
lali@citechco.net

Prof Arnold Hasselblatt
Department of Pharmacology
University of Göttingen
Robert-Koch-Str 40
D-37075 Göttingen
Germany
Tel   + 49-551-395301
Fax + 49-551-399652

Prof Christoph Hasslacher
St. Josefskrankenhaus
Heidelberg
Akademisches Lehrkrankenhaus
Landhausstraße 25
D-69115 Heidelberg
Germany
Tel   + 49-6221-526880
Fax + 49-6221-526892

Dr Patrick Hassler
1 Quai au Sable
F-67000 Strasbourg
France
Tel   + 33-3-88063108
Fax + 33-3-88063116
patrickhassler@sdv.fr

Dr Hüsrev Hatemi
Manolyali Sok 19
TR-80620 Levent, Istanbul
Turkey
Tel   + 90-212-2702435
Fax + 90-212-5307440

Dr Andrew Hattersley
Dept of Diabetes Research
Postgraduate Medical School
Barrack Road
Exeter EX5 2AX
United Kingdom
Tel   + 44-1392-403082
Fax + 44-1392-403027
A.T.Hattersley@exeter.ac.uk

Dr Erifili Hatziagelaki
2nd Dept of Internal Medicine
Evangelismos Hospital
7 Lykourgou Street
GR-16675 Athens
Greece
Tel   + 30-1-9614316
Fax + 30-1-7257574

Dr Antony Hatziioannides
17 Maniakiou Street
GR-15343 AG.Paraskevi, Athens
Greece
Tel   + 30-1-6003508

Dr Ole Hauch
Novo Nordisk A/S
Niels Steensens Vej 1
DK-2820 Gentofte
Denmark
Tel   + 45-44448888
Fax + 45-44438301
olh@novo.dk

Dr Jean Pierre Haulot
Service de Medecine
Diabetologie-Gastroenterologie
Hôpital de Tulle
Place Maschat
F- Tulle
France
Tel   + 33-5-55298045
Fax + 33-5-55298090

Prof Ekke Haupt
Saale-Klinik der BfA
Pfaffstr. 10
D-97688 Bad Kissingen
Germany
Tel   + 49-971-851160
Fax + 49-971-851287

Dr Markus Häusermann
Ulrich Röschstrasse 8
CH-9500 Wil SG
Switzerland
Tel   + 41-71-9113827
Fax + 41-71-9113827
markus.haeusermann@gd.
gswi-ktsg.ch

Dr Peter J Havel
Dept. of Nutrition
University of California
Davis, CA 95616
USA
Tel +1-916-7526553
Fax +1-916-7521297
pjhavel@ucdavis.edu

Dr Svend Havelund
Novo Nordisk A/S 6B
Diabetes Research
Novo Alle
DK-2880 Bagsvaerd
Denmark
Tel +45-44422025
Fax +45-44494250
svh@novo.dk

Prof Federico Hawkins-Carranza
Julio Rey Pastor 6–1° Izda
E-28007 Madrid
Spain
Tel +34-1-5013563
Fax +34-1-3908051

Dr Gillian C Hawthorne
Hartlepool General Hospital
Holdforth Road
Hartlepool TS24 9AH
United Kingdom
Tel +44-1429-266654

Dr Tetsuo Hayakawa
205 Rustrous-Izumino
Izumino-machi
Kanazawa city
Japan
Tel +81-762-456521

Dr Randal Hayes
7 Alexandra Park
Holywood, Co Down BT18 9ET
United Kingdom
Tel +44-1232-424648
Fax +44-1232-263875

Dr Morey W Haymond
Children's Nutrition
Research Center
1100 Bates Street
Houston TX 77030–2600
USA
Tel +1-713-7986776
Fax +1-713-7987119
mhaymond@bcm.tmc.edu

Prof Jorge A Hazoury Bahles
Paseo del Yaque, Urb. Los Rios
PO Box 1600
Santo Domingo
Dominican Republic
Tel +1-809-5679251
Fax +1-809-5663550

Dr Wolfgang Hecker
Olga Hospital
Dept of Pediatrics
Bismarckstr. 8
D-70176 Stuttgart
Germany
Tel +49-711-9922570
Fax +49-711-9922577

Dr Erzsebet Hegedüs
Biorex R.& D. Company
PO Box 348
Szabadsagpuszta
H-8201 Veszprem
Hungary
Tel +36-88-421629
Fax +36-87-482846
h9509koz@ella.hu

Dr Marjatta Heikkilä
Orion Corporation Orion Pharma
PO Box 65
FIN-02101 Espoo
Finland
Tel +358-9-4293596
Fax +358-9-4292020

Dr Markus M Heimesaat
c/o Mrs M-Th.Blumenberg
Mohnweg 1A
D-50999 Köln
Germany
Tel +49-172-9513819

Prof Robert J Heine
Department of Endocrinology
Free University Hospital
PO Box 7057
NL-1007 MB Amsterdam
The Netherlands
Tel +31-20-4440533
Fax +31-20-4440502

Dr Lutz Heinemann
Abt Stoffwechsel u Ernährung
Heinrich Heine Universität
Postfach 10 10 07
D-40001 Düsseldorf
Germany
Tel +49-211-8118771
Fax +49-211-8118772
Lutz.Heinemann@uni-duesseldorf.de

Dr Jiri Heinrich
Novo Nordisk A/S
Blanicka 28
CZ-120 00 Prague 2
Czech Republic
Tel +42-2-22252846
Fax +42-2-22254370

Prof Eberhard Heinze
Universitätkinderklinik
Prittwitzstrasse 43
D-89075 Ulm
Germany
Tel +49-731-5027715
Fax +49-731-5026714

Dr Tim Heise
Klinik für Stoffwechsel-
krankheiten und Ernährung
Heinrich-Heine-Universität
Mooren Str 5
D-40225 Düsseldorf
Germany
Tel +49-211-8118771
Fax +49-211-8118772
Tim.Heise@uni-duesseldorf.de

Dr Francis Heller
Dept of Internal Medicine
Hopital de Jolimont
B-7100 Haine St. Paul
Belgium
Tel +32-64-233167
Fax +32-64-233842

Dr Simon R Heller
Diabetes Centre
Northern General Hospital
Herries Road
Sheffield S5 7AU
United Kingdom
Tel +44-114-2715132
Fax +44-114-2560285
s.heller@sheffield.ac.uk

Prof Claes Hellerström
Department of
Medical Cell Biology
Biomedicum
PO Box 571
S-751 23 Uppsala
Sweden
Tel +46-18-4714329
Fax +46-18-556648
claes.hellerstrom@medcellbiol.uu.se

Prof Bo Hellman
Dept of Medical Cell Biology
Biomedicum
Box 571
S-751 23 Uppsala
Sweden
Tel +46-18-174424
Fax +46-18-174059
bo.hellman@medcellbiol.uu.se

HEMOCUE AB
Att: Ms Lotta Ljungberg
Box 1204
S-262 23 Ängelholm
Sweden
Tel +46-431-58200
Fax +46-431-83035
rcb@hemocue.se

Dr Patrick G Henley
North Shore Hospital
Ward 10
Shakespeare Road
Milford, Auckland
New Zealand
Tel +64-9-4861491
Fax +64-9-4861491

Dr Guido Hennig
Wiedenhofstr. 46
D-47798 Krefeld
Germany
Tel +49-2151-884269
Fax +49-2151-887703
guido.hennig.gh@bayer-ag.de

Dr Ragnar Henningsson
Skanegatan 1
S-216 11 Malmö
Sweden
Tel +46-46-2227586
Fax +46-46-2224429
RagnarHenningsson@farm.lu.se

Dr Jean-Claude Henquin
Unite D'Endocrinologie
et Metabolisme UCL 55.30
Avenue Hippocrate 55
B-1200 Brussels
Belgium
Tel +32-2-7645529
Fax +32-2-7645532

Prof Helmut R Henrichs
Diabetes Zentrum
Christliches Krankenhaus
Danziger Str
D-49610 Quakenbrück
Germany
Tel +49-5431-152830
Fax +49-5431-152833

Dr Marianne Henricsson
Ögonkliniken
Lasarettet
S-251 87 Helsingborg
Sweden
Tel +46-42-102550
Fax +46-42-102583
marianne.henricsson@nus.itskane.se

Dr E Henriksen
Department of Physiology
University of Arizona
Gittings Building 93#
Tucson AZ 85721–0093
USA
Tel +1-520-6214104
Fax +1-520-6218170
ejhenrik@u.arizona.edu

Dr Jan E Henriksen
Odense University Hospital
Dept of Endocrinology, M
KlOvervaenget 6
DK-5000 Odense C
Denmark
Tel +45-65411811
Fax +45-65919653
je.henriksen@winsloew.ou.dk

Prof Jan Erik Henriksson
Department of Physiology
and Pharmacology
Karolinska Institute
PO Box 5626
S-114 86 Stockholm
Sweden
Tel +46-8-161450
Fax +46-8-161468
Jan.Henriksson@fyfa.ki.se

Dr Robert R Henry
VA San Diego Healthcare System
3350 La Jolla Village Dr. 111G
San Diego, CA 92161
USA
Tel +1-619-5340343
Fax +1-619-6426242
rrhenry@vapop.ucsd.edu

Dr R Welby Henry
Level 6, Tower Block
Belfast City Hospital
Lisburn Road
Belfast BT9 7AB
United Kingdom
Tel +44-1232-263815
Fax +44-1232-263973

Prof Johannes Hensen
Medizinische Klinik I
Krankenhausstr. 12
D-91054 Erlangen
Germany
Tel +49-9131-859228
Fax +49-9131-853320
johanneshensen@med1.med.uni-erlangen.de

40

Prof K Dietrich Hepp
3rd Med. Dept and Diabetes
Centre, Krankenhaus
München-Bogenhausen
Englschalkingerstr. 77
D-81925 München
Germany
Tel +49-89-927021 10
Fax +49-89-92702116

Prof Liselotte Herberg
Diabetes Forschungsinstitut an
der Heinrich-Heine-Universität
Auf'm Hennekamp 65
D-40225 Düsseldorf
Germany
Tel +49-211-3382649
Fax +49-211-3382803

Prof A Herchuelz
Laboratoire de Pharmacologie
(CP 617) Faculté de Médecine
Univ Libre de Bruxelles
Route de Lennik 808
Batiment G.E.
B-1070 Brussels
Belgium
Tel +32-2-5556202
Fax +32-2-5556370
herchu@ulb.ac.be

Dr Leif S Hermann
c/o Meda Sverige AB
PO Box 138
S-401 22 Göteborg
Sweden
Tel +46-31-7012800
Fax +46-31-7012900

Dr Robert Hermann
Department of Paediatrics
Univ Medical School of Pécs
József A St 7
H-Pécs
Hungary
Tel +36-72-310144ext6189
Fax +36-72-314937
hermannr@apacs.pote.hu

Dr Kjeld Hermansen
Department of
Endocrinology and Metabolism
Aarhus Amtssygehus
Tage-Hansensgade 2
DK-8000 Aarhus C
Denmark
Tel +45-89497650
Fax +45-89497659
khermans@inet.uni-c.dk

Dr Ad Hermus
Nieuweweg 17
NL-5438 AB Gassel
The Netherlands
Tel +31-8860-74550

Dr Edina Hernandez
Bajcsy Zsilinszky Hospital
III Medical Department
Maglodi u. 89–91
H-1106 Budapest
Hungary
Tel +36-1-2600933
Fax +36-1-2607619

Dr Antonio Hernandez Mijares
Hospital Universitario Dr.Peset
S.Endocrinologia
Avda. Gaspar Aguilar, 90
E-46017 Valencia
Spain
Tel +34-6-3987603
Fax +34-6-3987603
mijares@san.gva.es

Dr Cristina Hernandez Pascual
Lope de Vega 290 8° 3a
E-08018 Barcelona
Spain
Tel +34-3-3089291

Dr Rodolfo E Hernandez
CENEXA
Facultad de Ciencias Medicas
Universidad Nacional de la Plata
Calles 60 y 120
1900 La Plata
Argentina
Tel +54-21-836303
Fax +54-21-222081
rehernan@isis.unlp.edu.ar

Dr Lucrecia Herranz
Ferrocarril N°22
E-28045 Madrid
Spain
Tel +34-1-4685043

Prof Emilio Herrera
Universidad San Pablo-CEU
Facultad de CC. Experimentales
y Técnicas
Ctra. Boadilla del Monte,km5.3
E-28668 Boadilla (Madrid)
Spain
Tel +34-1-3510550
Fax +34-1-3510496
e.herra@offcampus.es

Prof J L Herrera-Pombo
Montesa 31–7°-C
E-28006 Madrid
Spain
Tel +34-1-5447036
Fax +34-1-5431071

Dr Avraham T Herskovits
3, Steinhardt Str
IL-22443 Nahariya
Israel
Tel +972-4-9929566
Fax +972-4-9929566

Dr Reinhard Herterich
Kinderklinik St.Marien
Grillparzerstr 9
D-84036 Landshut
Germany
Tel +49-871-8520
Fax +49-871-21230

Dr Jürgen Herwig
Universitätskinderklinik
der Johann Wolfgang Goethe Uni
Theodor-Stern-Kai 7
D-60596 Frankfurt am Main
Germany
Tel +49-69-63016473
Fax +49-69-63015229

Dr Bernard Hess
Department of Medicine
University Hospital
Freiburgstrasse
CH-3010 Berne
Switzerland
Tel +41-31-6322111
Fax +41-31-6329646
Bernhard.Hess@Insel.Ch

Dr H Robert Hess
An den Weiden 19
D-65428 Rüsselsheim
Germany
Tel +49-69-3053376
Fax +49-69-30513883

Dr Klaus Heun
Dülkener Str 56
D-41747 Viersen
Germany
Tel +49-2162-32077
Fax +49-2162-18749

Dr Astrid Heyer
Wilhelmstr 4
D-64354 Reinheim
Germany
Tel +49-6162-912629
Fax +49-6162-912629
knut.eckhardt@t-online.de

Dr Dene A Hicks
24 Wattle Avenue
Hove, South Australia 5048
Australia

Dr Hideki Hidaka
Third Dept of Medicine
Shiga Univ of Medical Science
Seta-Tsukinowa-cho
Ohtsu, Shiga 520–21
Japan
Tel +81-775-482222
Fax +81-775-433858
hidaka@belle.shiga-med.ac.jp

Dr Tibor Hidvégi
Petz Aladar County Hospital
Dept of Metabolism & Diabetes
POB 92
H-9002 Györ
Hungary
Tel +36-96-418244ext1725
Fax +36-96-412545

Dr Sylvie Hieronimus
11 Av. Caravadossi
F-06000 Nice
France
Tel +33-4-92035519
Fax +33-4-92035425

Dr Per Hildebrandt
Dept of Cardiology and
Endocrinology
Frederiksberg Hospital
Nordre Fasanvej 57
DK-2000 Frederiksberg
Denmark
Tel +45-38347711
Fax +45-38347755
perhilde@cybernet.dk

Dr Hannele Hilden
Third Dept of Medicine
University of Helsinki
Haartmaninkatu 4
FIN-00290 Helsinki
Finland
Tel +358-0-4714430
Fax +358-0-4714012

Mr Joachim Hildenbrand
Pharmazeutisches Institut
Pharmakologie für Natur-
wissenschaftler
Auf der Morgenstelle 8
D-72076 Tübingen
Germany
Tel +49-7071-2978799
Fax +49-7071-292476
joachim.hildenbrand@
uni-tuebingen.de

Dr Dominique Hillaire-Buys
Faculté de Médecine
Lab Pharmacologie
Institut de Biologie
Boulevard Henri IV
F-34060 Montpellier Cedex
France
Tel +33-67542541
Fax +33-67601182

Dr Gerhard Hillerup
Novo Nordisk Farmaka Danmark
Lottenborgvej 24
DK-2800 Lyngby
Denmark
Tel +45-45880800
Fax +45-45883200

Dr Rowan M Hillson
Chalfont St Peter
15 Denham Lane, Gerrards Cross
Bucks SL9 0ER
United Kingdom
Tel +44-1895-279265

Dr Jannik Hilsted
Dept of Endocrinology 157
Hvidovre Hospital
DK-2650 Hvidovre
Denmark
Tel +45-363222911

Dr Hajime Himei
Okayama Red Cross
General Hospital
65–1, Aoe
Okayama 700
Japan
Tel +81-86-2228811
Fax +81-86-2228841
hhimei@po.rweb.or.jp

Dr Shinsuke Hiramatsu
Dept of Molecular Medicine
Endocrine & Diabetes Unit
Karolinska Hospital
L6:B01
S-171 76 Stockholm
Sweden
Tel +46-8-57775728
Fax +46-8-51773658
shinsuke@enk.ks.se

Dr Hiroshi Hirose
Health Care Center
Keio University
35 Shinanomachi, Shinjuku-ku
Tokyo 160
Japan
Tel + 81-3-33 53 12 11
Fax + 81-3-33 58 56 38

Dr Axel Hirsch
Krankenhaus Bethanien
Martinistr 44–46
D-20251 Hamburg
Germany
Tel + 49-40-4 66 82 95
Fax + 49-40-4 66 83 00
Axel_Hirsch@compuserve.com

Dr Sabine Hirschberger
Oskar-Hubl-Str 5
D-55270 Ober-Olm
Germany
Tel + 49-6136-99 77 33
Fax + 49-6136-99 77 34

Dr Boaz Hirshberg
62 Shimoni Str.
IL-92630 Jerusalem
Israel
Tel + 972-2-6 52 45 15
Fax + 972-2-41 28 23

Prof Graham A Hitman
Medical Unit
The Royal London Hospital
Whitechapel
London E1 1BB
United Kingdom
Tel + 44-171-3 77 71 11
Fax + 44-171-3 77 76 36
g.a.hitman@mds.qmw.ac.uk

Dr Low-Tone Ho
Veterans General Hospital
Dept of Med Research &
Education
Shipai Rd, Sec 2, #201
Taipei 11217
Taiwan
Tel + 886-2-8 75 74 34
Fax + 886-2-8 75 74 35
ltho@vghtpe.gov.tw

Dr Daniela Hocevar
Pliva d.d.
Marketing & Sales
Pharmaceuticals
Ulica Grada Vukovara 49
10000 Zagreb
Croatia
Tel + 385-1-6 12 07 84
Fax + 385-1-6 11 18 35

Dr Ghislaine Hochberg-Parer
9 rue Eugène Gibez
F-75015 Paris
France
Tel + 33-1-48 56 01 67
Fax + 33-1-48 42 05 62

Dr Dirk Hochlenert
Siegfriedstr. 7
D-50678 Köln
Germany
Tel + 49-221-9 34 94 60
Fax + 49-221-9 34 94 61

Dr Elliott B Hochman
3106 Swan Place
Los Angeles, CA 90026
USA
Tel + 1-213-6 61 13 52

Dr Peter Hochstrasser
Wurzenweid 34
CH-8053 Zürich
Switzerland
Tel + 41-1-3 81 11 70
Fax + 41-1-3 82 27 08

Dr Thomas Derek R Hockaday
The Mulberries
Main Street, East Hanney
Wantage, Oxon OX12 0JF
United Kingdom
Tel + 44-1235-86 82 31
Fax + 44-1235-86 82 31

Dr Moshe Hod
Perinatal Division
Dept of Obstetrics and
Gynecology
Beilinson Medical Center
IL-49100 Petah-Tiqva
Israel
Tel + 972-3-9 37 74 00
Fax + 972-3-9 37 76 56

Hoechst Marion Roussel
Attn: Mr John A Graham
Route 202–206, M214
PO Box 6800
Bridgewater, NJ 08807
USA
Tel + 1-908-2 31 38 68
Fax + 1-908-2 31 58 39
graham@lsqhw.hcc.com

Dr Thomas Hoeg-Jensen
Novo Nordisk 6B S. 58
Insulin Research
Novo Alle
DK-2880 Bagsvaerd
Denmark
Tel + 45-44 42 13 01
Fax + 45-44 44 42 50
tshj@novo.dk

Dr Joost B L Hoekstra
Socrateslaan 11
NL-3707 GK Zeist
The Netherlands
Tel + 31-30-6 92 31 29
Fax + 31-30-2 56 66 06

Dr Margarethe Hoenig
University of Georgia
Department of Physiology
College of Veterinary Medicine
Athens, GA 30602
USA
Tel + 1-706-5 42 58 69
Fax + 1-706-5 42 30 15
margarethe@aol.com

Prof Joseph J Hoet
93 Bierbeekstraat
B-3360 Korbeek-Lo
Belgium
Tel + 32-16-46 10 04
Fax + 32-16-46 39 27
hoet@bani.ucl.ac.be

Ms Annegret Hof
Stephanstr. 3
D-34131 Kassel
Germany
Tel + 49-561-3 08 62 30
Fax + 49-561-3 08 63 78

Dr Brigitta Hofebauer-Mews
Prosper Hospital
Dialysepraxis
Mühlenstr 27
D-45659 Recklinghausen
Germany
Tel + 49-2361-541
Fax + 49-2361-1 49 92

Dr Thomas Hohman
Wyeth-Ayerst Research Inc.
Experimental Therapeutics
CN 8000
Princeton,NewJersey 08543–8000
USA
Tel + 1-908-2 74 44 52
Fax + 1-908-2 74 40 04
HohmanT@war.wyeth.com

Dr Julie C Holder
Dept of Vascular Biology
Smithkline Beecham, NFSP(N)
The Pinnacles
Cold Harbour Road
Harlow, Essex CM19 5AD
United Kingdom
Tel + 44-1279-62 70 13
Fax + 44-1279-62 70 49
julie_holder-1@sbphrd.com@inet

Dr Kathleen Holemans
U.Z. Gasthuisberg
Department of Obstetrics
and Gynecology
Herestraat 49
B-3000 Leuven
Belgium
Tel + 32-16-34 61 92
Fax + 32-16-34 42 05

Dr Reinhard Holl
University Children's Hospital
Prittwitzstr. 43
D-89070 Ulm
Germany
Tel + 49-731-5 02 77 90
Fax + 49-731-5 02 77 89
reinhard.holl@medizin.uni-ulm.de

Dr Frederik Holleman
Bergweg 166
NL-3707 AJ Zeist
The Netherlands
Tel + 31-30-2 56 65 66
Fax + 31-30-2 56 66 06
fhollema@worldonline.nl

Dr Albert Holler
Krankenhaus der Barmherzigen
Brüder – Interne Abteilung
Marschallgase 12
A-8020 Graz
Austria
Tel + 43-316-9 06 70
Fax + 43-316-9 06 75 98

Mr Claus Holler
3rd Medical Department
City Hospital Lainz
Wolkersbergenstr 1
A-1130 Vienna
Austria
Tel + 43-1-801 10 23 53
Fax + 43-1-801 10 23 46

Dr Rury R Holman
Diabetes Research Laboratory
Radcliffe Infirmary
Woodstock Road
Oxford OX2 6HE
United Kingdom
Tel + 44-1865-22 42 71
Fax + 44-1865-72 38 26
rury.holman@drl.ox.ac.uk

Dr S N Holmegaard
Department of Medicine
Thisted Hospital
Hojtoftevej
DK-7700 Thisted
Denmark
Tel + 45-97 92 44 00
Fax + 45-97 92 69 61
medthy@post6.tele.dk

Dr Mark Holness
Department of Biochemistry
Basic Medical Sciences
Queen Mary & Westfield College
Mile End Road
London
United Kingdom
Tel + 44-171-9755555 ext4918
Fax + 44-181-9 81 88 36
m.j.holness@qmw.ac.uk

Dr Andreas Holst
Novo Nordisk
Farmaka Danmark A/S
Lottenborgvej 24
DK-2800 Lynghy
Denmark
Tel + 45-45 88 08 00
Fax + 45-45 88 32 00

Dr Jens J Holst
Dept of Medical Physiology
University of Copenhagen
The Panum Institute
Blegdamsvej 3
DK-2200 Copenhagen N
Denmark
Tel + 45-35 32 75 18
Fax + 45-35 32 75 37
holst@mfi.ku.dk

Ms Maria Holstad
Department of Cell Biology
Uppsala University
Box 571
S-751 23 Uppsala
Sweden
Tel + 46-13-17 44 40
Fax + 46-18-55 64 01
Maria.Holstad@medcellbiol.uu.se

Prof Philip D Home
Department of Medicine
Framlington Place
Newcastle upon Tyne NE2 4HH
United Kingdom
Tel + 44-191-2 22 70 19
Fax + 44-191-2 22 07 23
philip.home@ncl.ac.uk

Dr Eva E Hommel
Steno Diabetes Center
Niels Steensens Vej 2
DK-2820 Gentofte
Denmark
Tel + 45-44 43 93 79
Fax + 45-39 65 72 80

Dr Marcus Hompesch
Salmstr 72
D-41472 Neuss
Germany
Tel + 49-21 31-98 05 15
Fax + 49-21 31-98 05 16
marcus.hompesch@
uni-duesseldorf.de

Dr Regula Honegger
Abt Endokrinologie und
Diabetologie
Universitätsspital Zürich
Rämistr 100
CH-8091 Zürich
Switzerland
Tel + 41-1-2 55 29 18
Fax + 41-1-2 55 44 47
ndohor@usz.unizh.ch

Dr Sung-Kwan Hong
Asan Medical Centre
Division of Endocrinology &
Metabolism, Dept of Medicine
388–1, Poongnap-Dong
Songpa-Ku, Seoul 138–040
Korea
Tel + 82-2-2 24 32 45
Fax + 82-2-2 24 69 62
skhong@amc.ulsan.ac.kr

Dr Klaas Hoogenberg
Middelhorsterweg 34
NL-9751 TG Haren (GN)
The Netherlands
Tel + 31-50-25 65 23
Fax + 31-50-36 19 308
k.hoogenberg@int.azg.nl

Dr Roel P Hoogma
Rendiermos 17
NL-2914 SE Nieuwerkerk / Yssel
The Netherlands
Tel + 31-1 80-32 10 03
Fax + 31-1 82-56 65 15

Mr Peter Horn
Hessenbank 14
D-44225 Dortmund
Germany
Tel + 49-234-3 07 47 87
Fax + 49-234-3 02 64 03
Peter.A.Horn@rz.
ruhr-uni-bochum.de

Dr Maria Horvath
Third Department of Medicine
Semmelweis Medical University
Eötvös u 12
H-1121 Budapest
Hungary
Tel + 36-1-32 49 55
Fax + 36-1-75 45 33

Dr Fumiko Hoshino
1041 Omama Machi Yamadagun
376–01 Gumma
Japan
Tel + 81-2-77-72 14 88
Fax + 81-2-77-73 14 65

Dr John P Hosker
19 Sunderland Str, Tickhill
Doncaster DN11 9PT
United Kingdom
Tel + 44-13 02-75 11 32
JohnHosker@compuserve.com

Dr Udo Hoss
Institut für
Diabetes-Technologie
Helmholtzstr. 20
D-89081 Ulm
Germany
Tel + 49-7 31-5 92 63
Fax + 49-7 31-5 92 64
udo.hoss@medizin.uni-ulm.de

Dr Therese Hossdorf
Parkstr. 8
D-56566 Neuwied
Germany

Dr Ole Hother-Nielsen
Medical Department M
Odense University Hospital
SDR Boulevard 29
DK-5000 Odense C
Denmark
Tel + 45-65 41 18 11
Fax + 45-65 91 96 53

Dr Nigishi Hotta
3rd Dept of Internal Medicine
Nagoya University
School of Medicine
65 Tsuruma-cho, Showa-ku
Nagoya 466
Japan
Tel + 81-52-7 44 21 81
Fax + 81-52-7 44 22 13
nhotta@tsuru.med.nagoya-u.ac.jp

Dr Antje Hottgenroth
Weilstr 4G
D-61267 Neu-Anspach
Germany
Tel + 49-60 81-96 20 30
Fax + 49-60 81-96 20 32

Dr Philip Hougaard
Novo Nordisk A/S
Building 9ES
Novo Alle
DK-2880 Bagsvaerd
Denmark
Tel + 45-44 42 35 95
Fax + 45-44 42 10 65
pho@novo.dk

Dr Roman Hovorka
MIM Centre
City University
Northampton Square
London EC1V 0HB
United Kingdom
Tel + 44-1 71-4 77 83 48
Fax + 44-1 71-4 77 85 79
r.hovorka@city.ac.uk

Dr Neville J Howard
The Diabetes Centre, The New
Children's Hospital, Royal
Alexandra Hosp. for Children
Crn Hawkesbury Rd & Hainsworth
Westmead, NSW 2145
Australia
Tel + 61-2-98 45 31 71
Fax + 61-2-98 45 31 70
Neville@mail.kids.usgd.edu.au

Prof Simon L Howell
Biomedical Science Division
King's College London
Campden Hill Road
London W8 7AH
United Kingdom
Tel + 44-1 71-3 33 42 03
Fax + 44-1 71-3 33 40 08
s.howell@kcl.ac.uk

Dr Harry C S Howlett
Red Leys
123 Chestnut Lane, Amersham
Buckinghamshire HP6 6DZ
United Kingdom
Tel + 44-18 95-45 22 31
Fax + 44-18 95-45 22 86

Dr Kinga Howorka
Inst. Biomedical Engineering
AKH Leitstelle 4L
Währinger Gürtel 18–2
A-1090 Vienna
Austria
Tel + 43-1-4 04 003 981
Fax + 43-1-4 04 003 988
k.howorka@bmtp.akh-wien.ac.at

Dr Astradur B Hreidarsson
Medical Department
and Diabetic Clinic
Landspitalinn National
University Hospital
101 Reykjavik
Iceland
Tel + 354-5 60 10 00
Fax + 354-5 60 12 87
astradur@rsp.is

Dr Zorislav Hrisafovic
Clinical Center University of
Sarajevo, Clinic of Diabetes
and Endocrinology
Bolnicka 25
71000 Sarajevo
Bosnia – Herzegovina
Tel + 3 87-71-66 66 20
Fax + 3 86-6 11 32 02 88

Dr Gerard Hubermont
Clinique de Libramont
Avenue D'Houffalize
B-6800 Libramont
Belgium
Tel + 32-61-23 87 41
Fax + 32-61-22 59 50

Dr Achim Hübinger
Diabetes Forschungsinstitut
Auf'm Hennekamp 65
D-40225 Düsseldorf
Germany
Tel + 49-2 11-3 38 21
Fax + 49-2 11-34 20 80

Dr Jaap Huisman
Medical Spectrum Twente
Dept of Internal Medicine
Ariensplein 1
NL-7513 ER Enschede
The Netherlands
Tel + 31-53-4 87 24 31
Fax + 31-53-4 54 10 87

Dr S Hulst
Franz Lehárlaan 65
NL-2102 GJ Heemstede
The Netherlands
Tel + 31-23-5 29 42 07
Fax + 31-23-5 29 42 07

Dr Michael Hummel
Karl-Mathes-Str. 2
D-82008 Unterhaching
Germany
Tel + 49-89-66 53 94 02
Fax + 49-89-3 08 17 33

Dr David Humphriss
The Medical Diagnostic Unit
Scarborough Hospital
Woodlands Drive
Scarborough, North Yorkshire
United Kingdom
Tel + 44-17 23-34 20 36
David@dbhumphriss.demon.co.uk

Dr Chien-Te Hung
7 th Floor
38–5 Tien-Moo East Road
Taipei
Taiwan
Tel + 8 86-2-8 38 91 85
teychien@ms2.hinet.net

Dr John A Hunt
Diabetes and Endocrinology
Suite 101
1940 Lonsdale Avenue
North Vancouver, BC V7M 2K2
Canada
Tel + 1-6 04-9 80 22 19
Fax + 1-6 04-9 80 90 55
al a47882@bc.sympatico.ca

Ms Mari-Anne Huotari
Transplantation Laboratory
University of Helsinki
PO Box 21
Haartmaninkatu 3
FIN-00014 Helsinki
Finland
Tel + 3 58-9-19 12 65 96
Fax + 3 58-9-2 41 12 27
Mari.Huotari@Helsinki.fi

Dr Michael Hüpen
Karl-Arzet-Weg 7
D-79540 Lörrach
Germany
Tel + 49-76 21-1 28 77
Fax + 49-76 21-17 12 72

Ms Christine Huppertz
Beth Isreal Deaconess
Medical Center
Research North, Room 343
99 Brookline Avenue
Boston, MA 02215
USA
Tel + 1-6 17-6 67 35 81
Fax + 1-6 17-6 67 29 27
chuppert@bidmc.harvard.edu

Dr Alan S Hutchison
Biochemistry Department
Southern General Hospital
NHS Trust
1345 Govan Road
Glasgow G51 4TF
United Kingdom
Tel + 44-1 41-2 01 11 00
Fax + 44-1 41-2 01 16 98

Dr Lilli Hütter
Clinic "St Georg"
Bombergallee Nr. 8
D-31812 Bad Pyrmont
Germany
Tel + 49-52 81-60 30

Prof John C Hutton
Barbara Davis Center for
Childhood Diabetes, Univ of
Colorado Health Science Center
4200 East 9th Avenue, Box B140
Denver, CO 80262
USA
Tel + 1-303-3158197
Fax + 1-303-3154892
john.hutton@uchsc.edu

Dr Tuula P Huupponen
Mutkakatu 69
FIN-33500 Tampere
Finland
Tel + 358-931-2550909

Dr Frank Huvers
G.Walravenstraat 85
NL-6227 TA Maastricht
The Netherlands
Tel + 31-43-3670606
Fax + 31-24-3541734
F.Huvers@aigazn.nl

Dr Stephen L Hyer
51 The Drive
Wallington, Surrey SM6 9ND
United Kingdom
Tel + 44-181-6475491
Fax + 44-181-6471076
100713.1152@compuserve.com

Dr Heikki A Hyöty
University of Tampere
Medical School
PO Box 607
FIN-33101 Tampere
Finland
Tel + 358-3-2157237
Fax + 358-3-2156170
heikki.hyoty@utu.fi

Dr Silvia Iancu
Pavlov 43–45 Bl C ap 18
Cluj-Napoca
Romania
Tel + 40-64-194473

Dr Mario Iavicoli
c/o Novo Nordisk SpA
Via Elio Vittorini 129
I-00144 Roma
Italy
Tel + 39-6-500881
Fax + 39-6-5021650

Dr Jose Ibarra Rueda
c/Mar Oceana, 10
E-28230 Madrid, Las Rozas
Spain
Tel + 34-1-6376434

Dr Ali Ibraguimov
ap. 6
4, Microrayon Jabiyev Str 18A
Baku 370 102
Azerbaijan (C.I.S.)
Tel + 99-412-685637
Fax + 99-412-988130

Prof M S Ibrahim El Sayed
Novo Nordis A/S
Seientific & Representative
Office, World Trade Center
Office Tower, 8th Floor
1191 Corniche El Nil – Cairo
Egypt
Tel + 20-2-7773665
Fax + 20-2-7773894

Dr Ilham Ibrahimov
Institute of Physiology
Academy of Sciences
Sharif-zade str. 2
Baku 320100
Azerbaijan (C.I.S.)
Tel + 99-412-231079

Dr Andrea Icks
Diabetes Forschungsinstitut
Abteilung Biometrie
und Epidemiologie
Auf'm Hennekamp 65
D-40225 Düsseldorf
Germany
Tel + 49-211-3382354
Fax + 49-211-3382677
icks@dfi.uni-duesseldorf.de

Dr Barbara Idzior-Walus
Dept of Metabolic Diseases
Collegium Medicum
Jagielloman University
Kopernika 15
PL-31 501 Krakow
Poland
Tel + 48-12-213794
Fax + 48-12-219786

Dr Pedro Iglesias Lozano
Maria Sevilla Diago, 9 3° Dcha
E-28022 Madrid
Spain
Tel + 34-91-3067091
Fax + 34-1-21442235

Dr Vladimir Ignatkov
All-Russian
Diabetes Association
Dm Ulyanova str. 11
117 036 Moscow
Russia
Tel + 7-095-1263625
Fax + 7-095-3107000

Dr Masahiko Ikeda
First Dept of Medicine
Osaka University School of Med
Yamadaoka 2–2
Suita-City, Osaka-prefecture
Japan
Tel + 81-6-8793633
Fax + 81-6-8793639
pancreas@lmedone.med.osaka-u.
ac.jp

Dr Yoshio Ikeda
2–13–1-1002
Sendagi, Bunkyo-ku
Tokyo 113
Japan
Tel + 81-3-38220553
Fax + 81-3-54722584

Dr Pirjo Ilanne-Parikka
Diabetes Center
Kirjoniementie 15
FIN-33680 Tampere
Finland
Tel + 358-3-2860301
Fax + 358-3-2860422
pirjo.ilanneparikka@diabetes.fi

Dr Ilias Iliadis
Mitseon 1
GR-54631 Thessaloniki
Greece
Tel + 30-31-231532
Fax + 30-31-909234

Prof Hasan Ilkova
Kasaneler Sok 29/31
Firat Apt. Daire 27, ABlok
Erenkoy
TR-Istanbul
Turkey
Tel + 90-212-5299947
Fax + 90-212-2485523
ilkova@trboun.bitnet

Prof Sazi Imamoglu
Kukurtlu mh Oulu Cad
Gulbahar Tatbikat Apt.D14
TR- Bursa
Turkey
Tel + 90-224-2362222
Fax + 90-224-4428031

Dr Mayumi Imatake
2–21–11
Rokkakubashi
Kanagawa-ku
Yokohama-shi
Kanagawa-ken
Japan
Tel + 81-45-4816180
Fax + 81-45-4139398
mayumio-nhn@umin.u-tokyo.ac.jp

Dr Yukimi Imazato
4–1 Yumegaoka
Oita city
Japan
Tel + 81-975-585140

Ms Tone Indergard RN
Diab. Polikl.
Ulleval University Hospital
N-0407 Oslo
Norway
Tel + 47-22119332
Fax + 47-22119181

Dr Edgar Ingold
Dept TM-D, International
Marketing Therpeutics
Diabetes Area
Sandhoferstr. 116
D-68298 Mannheim
Germany
Tel + 49-621-7593786
Fax + 49-621-7594969

Dr George Ioannidis
33 Nikiforidi Str
GR-16231 Athens
Greece
Tel + 30-1-7642206

Dr Yiannis Ioannou
70, Ayias Phylaxeos Str
3025 Limassol
Cyprus
Tel + 357-5-360111
Fax + 357-5-360111

Dr C Ionescu-Tirgoviste
Institute of Nutrition and
Metabolic Diseases
"N.Paulescu"
Ion Movila Str 5–7
79811 Bucharest 2
Romania
Tel + 40-1-2106460
Fax + 40-1-2102295

Dr Ali Ipbüker
Nisantas Valikonagi Cad 157/3
TR-Istanbul
Turkey
Tel + 90-212-2402701
Fax + 90-212-2485523

Mrs Stiliani Iraklianou
Akropoleos 29
GR-17234 Dafni, Athens
Greece
Tel + 30-1-9027820

Prof Karl Irsigler
3. Medizinische Abteilung im
Krankenhaus Wien-Lainz
Wolkerbergenstr 1
A-1130 Vienna
Austria
Tel + 43-1-80110ext2351
Fax + 43-1-8042420
irk@3me.khl.magwien.gv.at

Dr Abdildaev B Ischenbaevich
Kyrgyz Republican Diabetes
Association
Vostok 5–13/2.10
Bishkek
Kirgizstan

Dr Miwa Ishibashi
First Department of
Internal Medicine
Nagasaki University
1–7–1 Sakamoto
Nagasaki
Japan
Tel + 81-958-497260
Fax + 81-958-497270
nagataki@net.negasaki-u.ac.jp

Dr Hitoshi Ishida
Dept of Metabolism & Clinical
Nutrition, Kyoto University
School of Medicine
54 Shogoin Kawahara-cho
Kyoto 606, Sakyo-ku
Japan
Tel + 81-75-7513561
Fax + 81-75-7716601
ishida@metab.kuhup.kyoto-u.ac.jp

Dr Masayuki Ishigame
3rd Department of Medicine
Hirosaki University
School of Medicine
5 Zaifucho
Hirosaki 036
Japan
Tel + 81-172-395062
Fax + 81-172-370624

Dr Masataka Ishii
Medical Check-Up Centre
Hakodate Chuo Hospital
Hon-cho 33–2
Hakodate 040
Japan
Tel + 81-138-521231
Fax + 81-138-564641

Dr Tatsuo Ishizuka
3rd Dept of Internal Medicine
Gifu University School of
Medicine
Tsukasamachi 40
Gifu
Japan
Tel + 81-58-2672328
Fax + 81-58-2672956
Ishizuka@cc.gifu-u.ac.jp

Dr Md Shahidul Islam
Department of
Molecular Medicine
Karolinska Institute
Ynglingag 26, 1 tr
S-113 47 Stockholm
Sweden
Tel +46-8-51 77 47 27
Fax +46-8-31 89 47
shahid@enk.ks.se

Dr Sho Isogai
1–5-25 Nishi-shiba Kanazawa-ku
Yokohama 236
Japan
Tel +81-45-7 84 13 93
Fax +81-3-37 63 85 42

Dr Basil George Issa
c/o Department of Medicine
University Hospital of Wales
Heath Park
Cardiff CF4 4XN
United Kingdom
Tel +44-12 22-74 29 86
Fax +44-12 22-74 46 71
issa@cf.ac.uk

Dr Yasufumi Ito
4 th Dept of Internal Medicine
Daiyukai Daiichi Hospital
1–6-12 Hagoromo
Ichinomiya City, Aichi 491
Japan
Tel +81-5 86-72 12 11
Fax +81-5 86-26 20 40

Dr Tudor M Iures
11 Ion Campineanu
78665 Bucharest
Romania
Tel +40-1-3 12 36 74
Fax +40-1-3 12 67 60

Ms Ante Ivandic
O.B. Osijek
Clinical Hospital
J.Huttlera 4
31000 Osijek
Croatia
Tel +385-31-10 11 01
Fax +385-31-10 13 11

Dr János Ivanyi
"Pándy Kálmán" County Hospital
Semmelweisstr 1
H-5701 Gyula
Hungary
Tel +36-66-361833 ext1 04
Fax +36-66-46 30 44
hos-panda@bekes.hungary.net

Dr Sten A Ivarsson
Department of Pediatrics
University Hospital MAS
S-205 02 Malmö
Sweden
Tel +46-40-33 10 00
Fax +46-40-33 62 26

Ms Lisbeth Ivinger RN
Hamngat.6
S-263 39 Höganäs
Sweden
Tel +46-42-33 01 37

Dr Zdzislawa Iwanicka
Kwiska 49/7
PL-54 210 Wroclaw
Poland

Dr Naoko Iwasaki
Diabetes Center
Tokyo Women's Medical College
8–1 Kawada-cho
Shinjuku-ku, Tokyo 162
Japan
Tel +81-3-33538111 ext2 70 11
Fax +81-3-33 58 19 41

Dr James G L Jackson
Honorary Member of the EASD
Highview
Horsell Rise
Horsell, Woking
Surrey GU21 4AZ
United Kingdom
Tel +44-14 83-76 42 56

Dr Rodwin A Jackson
35 Crooked Usage
London N3 3EU
United Kingdom
Tel +44-1 81-3 46 03 79
Fax +44-1 81-3 46 03 79

Dr S Jacob
Bannstraße 9/B
D-76456 Kuppenheim
Germany
Tel +49-72 22-4 91 77
Fax +49-72 22-4 91 77

Ms Jose Jacobs RN
Molenstraat 34 a
NL-5126 DB Gilze
The Netherlands
Tel +31-1 61-45 34 42
Fax +31-1 61-45 14 42

Dr Eric Jacot
FMH Médecine Interne
2 rue de l'Hôpital
CH-2000 Neuchâtel
Switzerland
Tel +41-38-25 97 95
Fax +41-38-24 49 96
e.jacot@com.mcnet.ch

Mr Stephane Jacquemet
Division of Education for
Chronical Diseases
Geneva University Hospital
24, Micheli-du-Crest
CH-1211 Genève 14
Switzerland
Tel +41-22-3 72 97 18
Fax +41-22-3 72 97 10
jacquemet-stephane@diagenes.
hcuge.ch

Dr Clemens Jaeger
Fohnbachstraße 46
D-35435 Wettenberg-Krofdorf
Germany
Tel +49-6 41-82 7 02

Dr Agnes Jager
Graafschapstraat 9 I
NL-1079 PD Amsterdam
The Netherlands
Tel +31-20-4 44 81 82
Fax +31-20-4 44 81 81

Mr Jan W Jager
Boehringer Mannheim Nederland
Markerkant 13–10
NL-1314 AN Almere
The Netherlands
Tel +31-36-5 39 49 11
Fax +31-36-5 39 42 31
bmn1_diabetes@
boehringer-mannheim.com

Mr Jörgen Jakobsson
Novo Nordisk Pharma AB
Box 505 87
S-202 15 Malmö
Sweden
Tel +46-40 38 89 00
Fax +46-40 18 72 49
jjss@novo.dk

Ms Ülle Jakovlev
Katleri 11–36
EE-0039 Tallinn
Estonia
Tel +37-2-6 33 81 32

Dr Klára Jakubíková
Roosevelt Hospital
Námestie L. Svobodu c. 1
975 17 Banská Bystrica
Slovakia
Tel +4 21-88-71 35 18

Mr Kalervo Jalasvaara
Kuutamok 6 C 68
FIN-02210 Espoo
Finland
Tel +358-90-3 48 25 00
Fax +358-90-34 82 53 01

Dr Richard James
Clinical Diabetes Unit, Div.
of Endocrinology & Diabetology
University Hospital
24 rue Micheli-du-Crest
CH-1211 Genève 14
Switzerland
Tel +41-22-3 72 93 04
Fax +41-22-3 72 93 09
Richard.James@hcuge.ch

Dr Bernard J M Jandrain
16 Rue Gustave Robert
B-4540 Amay
Belgium
Tel +32-85-31 10 87
Fax +32-4-3 41 12 35

Dr Jonathan Janes
Eli Lilly & Co. Ltd.
Dextra Court
Chapel Hill
Basingstoke RG21 5SY
United Kingdom
Tel +44-12 56-31 53 77
Fax +44-12 56-31 51 08
jj@lilly.com

Dr Peter Janetschek
Tageslinik München Nord
Innere Medizin, Abt Endokrin.
& Gastroenterologie
Ingolstädterstr. 166
D-80939 München
Germany
Tel +49-89-3 11 30 38
Fax +49-89-3 16 35 55

Dr Danilo Janjic
25 rue des Gares
CH-1201 Genève
Switzerland
Tel +41-7 33 80 57
Fax +44-7 33 80 57

Prof Hans U Janka
Zentralkrankenhaus Bremen-Nord
II Med.Klinik.
Hammersbecker Str 228
D-28755 Bremen
Germany
Tel +49-4 21-66 06 13 01
Fax +49-4 21-66 06 16 79

Dr Karmen Jansa
General Hospital Jesenice
Titova 112
4270 Jesenice
Slovenia
Tel +3 86-64 80 26 72
Fax +3 86-6 11 32 02 88

Dr J A M Janssen
Nieuwstraat 132
NL-3011 GM Rotterdam
The Netherlands
Tel +31-1 72-44 94 94
Fax +31-1 72-42 47 29
dlho@novo.dk

Dr Maureen Janssen
Dept of Endocrinology
VU University Hospital
PO Box 7057
NL-1007 MB Amsterdam
The Netherlands
Tel +31-20-4 44 05 43
Fax +31-20-4 44 03 02
mmj@dds.nl

Dr Marc-Jan Janssen
Harstelborg 37C
NL-6228 CK Maastricht
The Netherlands
Tel +31-43-3 87 70 19
Fax +31-43-3 87 50 06
mj.janssen@intmed@rulimburg.nl

Dr Sven Janssen
Blauwe Hof 43–38
NL-6602 ZV Wijchen
The Netherlands

Dr Susan Janssen
Dept of Medicine, Div Endocrin
University Hospital Nymegen
Gert Grooteplein zuld 8
NL-5600 HB Nymegen
The Netherlands
Tel +31-24-3 65 27 27
sjanssen@sci.kun.nl

Dr Per-Anders Jansson
Lundberg Laboratory
for Diabetes Research
Sahlgrenska
University Hospital
S-413 45 Göteborg
Sweden
Tel +46-31-60 16 24
Fax +46-31-82 53 30
per-anders.jansson@medicine.
gu.se

Mr Peik C Jansson
Novo Nordisk Farma Oy
Pihatorma 1A
FIN-02240 Espoo
Finland
Tel +358-9-3 48 25 00
Fax +358-9-34 82 53 01
peij@novo.dk

Dr Antonino Jara Albarran
Ibiza, 56
E-28009 Madrid
Spain
Tel +34-1-5 74 64 25
Fax +34-1-5 86 80 18

Dr Alminas Jarasunas
Keimynu 10
LTU-Kaunas
Lithuania

Dr Przemyskawa Jarosz-Chobot
Department of Children's
Endocrinology
Silesian School of Medicine
Medykow 16
PL-40 752 Katowice
Poland
Tel + 48-32-2 02 37 62
Fax + 48-32-2 02 37 64
przemka@hotmail.com

Dr Kimberly Javor
Global Health Economics
Research
Lilly Corporate Center
DC 2646
Indianapolis, IN 46285
USA
Tel + 1-3 17-2 77 82 20
Fax + 1-3 17-2 77 16 97
Javor_Kimberly_A@Lilly.com

Dr Fatema Jawad
Room 6, 7th Floor, Rimpa Plaza
M.A. Jinnah Road
Karachi
Pakistan
Tel + 92-21-7 72 06 98
Fax + 92-21-2 41 80 49
zubeida@seemi.khi.sdnpk.undp.
org

Prof Bernard Jeanrenaud
Lab de Recherches Métaboliques
64 avenue de la Roseraie
CH-1211 Genève 4
Switzerland
Tel + 41-22-3 82 38 20
Fax + 41-22-3 47 59 79
touabi@cmu.unige.ch

Dr Michael Jecht
Kantstr 85
D-10627 Berlin
Germany
Tel + 49-30-32 70 12 20
Fax + 49-30-36 50 12 19
h0843@rz.hu-berlin.de

Dr Peter M Jehle
University of Ulm
Internal Medicine II
Division of Nephrology
Robert Koch Str.8
D-89081 Ulm
Germany
Tel + 49-731-43 42
Fax + 49-731-59 3 54
peter.jehle@medizin.uni-ulm.de

Dr David Jenkins
The Diabetic Centre
Worcester Royal Infirmary
Newtown Road
Worcester WR5 1HN
United Kingdom
Tel + 44-19 05-76 06 75
Fax + 44-19 05-76 79 77

Dr Paul E Jennings
The York District Hospital
Wigginton Road
York Y03 7HE
United Kingdom
Tel + 44-19 04-45 37 51
Fax + 44-19 04-45 31 45

Ms Berit R Jensen RN
Steno Diabetes Center
Niels Steensens Vej 2
DK-2820 Gentofte
Denmark
Tel + 45-44 43 99 70
Fax + 45-44 43 81 60
bruj@novo.dk

Mr Egon Jensen
Medicinsk Afdeling
Grenaa Centralsykehus
DK-8500 Grenaa
Denmark
Tel + 45-89 58 58 40
Fax + 45-89 58 58 49

Dr Per Jensen
Dept of Clinical Microbiology
Panum Institute 24.1.9
Blegdamsvej 3
DK-2200 Copenhagen
Denmark
Tel + 45-35 32 78 90
Fax + 45-35 45 64 12
pej@biobase.dk

Dr Steen Jensen
Novo Nordisk A/S
Building 6B155
Novo Alle
DK-2880 Bagsvaerd
Denmark
Tel + 45-44 42 35 71
Fax + 45-44 44 40 75
stje@novo.dk

Dr Trond G Jenssen
National Hospital of Norway
Medical Department B
Division of Nephrology
N-0027 Oslo
Norway
Tel + 47-77 62 60 00
Fax + 47-77 62 68 63

Mr Per B Jeppesen
Aarhus University Hospital
Aarhus Amtssygehus
Department of Endocrinology
Tage-Hansens-Gade 2
DK-8000 Aarhus C
Denmark
Tel + 45-89 49 76 46
Fax + 45-89 49 76 49

Dr György Jermendy
Maglodu ut 89–91
H-1106 Budapest
Hungary
Tel + 36-1-2 60 76 19
Fax + 36-1-2 60 76 19

Dr Peter Jerntorp
Dept of Emergency Medicine
University Hospital
S-205 02 Malmö
Sweden
Tel + 46-40-33 36 82
Fax + 46-40-33 70 99

Dr Norbert Jersch
Auf dem Leimen 9
D-67269 Grünstadt
Germany
Tel + 49-63 59-91 91 91
Fax + 49-63 59-91 91 89

Dr George Jerums
Endocrine Unit
Austin Campus
ARMC
Heidelberg, Victoria 3084
Australia
Tel + 61-3-4 96 54 89
Fax + 61-3-4 96 33 65
barbara@austin.unimelb.edu.au

Prof Jak Jervell
Bygdo Alle 25 A
N-0262 Oslo 2
Norway
Tel + 47-22 86 83 06
Fax + 47-22 44 48 95

Dr Jorge T Jimenez-Gonzalez
Barrio Herrera
c/o Dr.B.Caballero 885
1845 Asuncion
Paraguay
Tel + 595-21-67 34 93
Fax + 595-21-44 80 36
jimzac@infonet.com.py

Dr Hideaki Jinnouchi
Jinnouchi Hospital
2–3, 6-chome, Kuhonji
Kumamoto 862
Japan
Tel + 81-96-3 6 30 0 11
Fax + 81-96-3 64 26 54
jinh@fsinet.or.jp

Dr Alexandra Jirkovska
Novo Nordisk
Blanicka 28
CZ-120 00 Prague 2
Czech Republic
Tel + 420-2-22 25 28 46
Fax + 420-2-22 25 43 70

Ms B G H Jöbses-Penders RN
Academisch Ziekenhuis
Maastricht
Postbus 5800
NL-6202 AZ Maastricht
The Netherlands
Tel + 31-43-3 87 40 86

Dr Anne Joerns
Hannover Medical School
Department of Anatomy 4110
Konst.Gutschow Str 8
D-30623 Hannover
Germany
Tel + 49-5 11-5 32 28 74
Fax + 49-5 11-5 32 28 89

Dr Jesper Johannesen
Steno Diabetes Center
Niels Steensens Vej 2
DK-2820 Gentofte
Denmark
Tel + 45-44 43 93 74
Fax + 45-44 43 82 33
jesj@novo.dk

Dr Bo-Lennart Johansson
Karolinska Hospital
Dept of Clinical Physiology
S-171 76 Stockholm
Sweden
Tel + 46-8-7 29 50 35
Fax + 46-8-3 29 0 22

Ms Unn-Britt Johansson RN
Health Care Research
Danderyd Hospital
S-182 88 Danderyd
Sweden
Tel + 46-8-6 55 69 11
Fax + 46-8-7 55 04 27

Dr Garry John
Dept of Clinical Biochemistry
The Royal London Trust
Whitechapel
London E1 1BB
United Kingdom
Tel + 44-171-3 77 70 11
Fax + 44-171-3 77 77 77

Ms Nerys E John
School of Biological Sciences
University of Sussex
Falmer
Brighton
United Kingdom
Tel + 44-12 73-67 84 04
Fax + 44-12 73-67 84 33
n.e.john@sussex.ac.uk

Dr Andrew B Johnson
27 Henleaze Gardens
Bristol BS9 4HH
United Kingdom
Tel + 44-1 17-9 59 52 83
Fax + 44-1 17-9 59 52 89

Mrs Wendy Johnson
Hoechst Marion Roussel
Broadwater Park, Denham
Uxbridge, Middlesex UB9 3HP
United Kingdom
Tel + 44-18 95-83 78 40
Fax + 44-18 95-83 78 30

Dr Colin L Johnston
19 Moreton Avenue
Harpenden AL5 2EU
United Kingdom
Tel + 44-15 82-46 26 75

Prof Desmond G Johnston
Unit of Metabolic Medicine
St Mary's Hospital
Medical School
Norfolk Place
London W2 1PG
United Kingdom
Tel + 44-171-8 86 12 09
Fax + 44-171-8 86 17 90
d.johnston@ic.ac.uk

Dr Jean-Christophe Jonas
Joslin Diabetes Center
Room 540
One Joslin Place
Boston, MA 02215
USA
Tel + 1-617-7 32 25 80
Fax + 1-617-7 32 26 50
JonasJ@joslab.harvard.edu

Dr Ib Jonassen
Novo Nordisk A/S
6B2.56 Ba
Novo Alle
DK-2880 Bagsvaerd
Denmark
Tel + 45-44 42 64 94
Fax + 45-44 44 42 56
ibjo@novo.dk

Dr Geir Joner
Aker Diabetes Research Center
Aker University Hospital
N-0514 Oslo 5
Norway
Tel   +47-22894201
Fax +47-22894204
geir.joner@ioks.uio.no

Dr David B Jones
Dept of Medicine
Arrowepark Hospital
Wirral Hospital NHS Trust
Upton
Wirral LA9 5PE
United Kingdom
Tel   +44-151-6785111
Fax +44-151-3428637
davidbjones@msn.co

Ms Heather Jones RN
43 Borras Park Road
Wrexham LL12 7TF
United Kingdom
Tel   +44-1978-352337
Fax +44-1978-727134

Dr Peter M Jones
Physiology Group
Biomedical Sciences Division
King's College London
Campden Hill Road, Kensington
London W8 7AH
United Kingdom
Tel   +44-171-3334484
Fax +44-171-3334008
peter.jones@kcl.ac.uk

Dr Richard H Jones
5 Brookland Rise
London NW11 6DN
United Kingdom
Tel   +44-1634-400484
Fax +44-1634-400484
rhj89@umds.ac.uk

Dr Richard H V Jones
University College London
Medical School
Dept of Molecular Pathology
Cleveland Str, Windeyer Bldg
London W1P 6DB
United Kingdom
Tel   +44-171-6368333 ext3373
Fax +44-171-3809497
r.h.v.jones@ucl.ac.uk

Dr Stephen Jones
Broadbeck Leazes Villas
Burnopfield
Newcastle upon Tyne
United Kingdom
Tel   +44-1207-271441
Fax +44-191-2220723
scjones@ncl.au.uk

Dr Susan E Jones
138 Bewick Park
Wallsend
Tyne and Wear NE28 9RY
United Kingdom
Tel   +44-191-2950425
Fax +44-191-2220723

Dr Sharon L Jones
7 Chater Drive, Walmley
Sutton Coldfield
United Kingdom
Tel   +44-121-5074104
Fax +44-121-5074591

Ms Astrid Jonsson
Steno Diabetes Center
NSA 246
Niels Steensensvej 2
DK-2820 Gentofte
Denmark
Fax +45-44439383
Fax +45-44438232

Dr Anders Jönsson
Dept of Internal Medicine
County Hospital
S-551 85 Jönköping
Sweden
Tel   +46-36-322041
Fax +46-36-322048

Dr Philippe Jopart
Clos des Noisetiers 2
B-7100 La Louvière Besonrieux
Belgium
Tel   +32-64-559284

Dr Rolf Jorde
Medisinsk Avdeling
Regionsykehuset
Postboks 3
N-9038 Tromsö
Norway
Tel   +47-77626000
Fax +47-77626863

Ms Alice Jorgensen RN
Diabetes School
Medical Department M
Odense University Hospital
SDR Boulevard 29
DK-5000 Odense C
Denmark
Tel   +45-65411624
Fax +45-65919653

Dr Lars N Jorgensen
MAS Building #17–03/05
10 Shenton Way
Singapore 079117
Singapore
Tel   +65-2214900
Fax +65-2223335
lnj@novo.dk

Dr Miroljub Jovanovic
KBC Interna Klinika
Svetozara Markovica 69
YU-34000 Kragujevac
Yugoslavia (FRY)

Dr Lois Jovanovic-Pederson
Sansum Medical
Research Foundation
2219 Bath Street
Santa Barbara, CA 93105
USA
Tel   +1-805-6827640 ext227
Fax +1-805-6823332
lois@sansumres.com

Dr Ljiljana Jovic-Paskvalin
Dom Zdravja
Krejimirova 52a
51000 Rijeka
Croatia
Tel   +385-51-333333
Fax +385-51-337405

Dr Jyuhn-Huarng Juang
Division of Endocrinology
and Metabolism
Chang Gung Memorial Hospital
5 Fu-Shin Street, Kweishan
Taoyuan
Taiwan
Tel   +886-3-3281200 ext2176
Fax +886-3-3288257
jjuang@cguaplo.cgu.edu.tw

Dr Edward Jude
M7 Records
Department of Medicine
Manchester Royal Infirmary
Oxford Road
Manchester M13 9WL
United Kingdom
Tel   +44-161-2761234
Fax +44-161-2764740

Dr Bente Juhl
Libravej 10
DK-8270 Hojbjerg
Denmark
Tel   +45-86142260

Dr Henning Juhl
Department of Medicine
Centralsygehuset
Ingemannsvej
DK-4200 Slagelse
Denmark
Tel   +45-58521900
Fax +45-58527864
juhl@get2net.dk

Dr Ulrich Julius
Universitätsklinikum C.G.Carus
Institut u. Poliklinik für
Klin. Stoffwechselforschung
Fetscherstr 74
D-01307 Dresden
Germany
Tel   +49-351-4582306
Fax +49-351-4585306
julius@rcs.urz.tu-dresden.de

Prof Eckart Jungmann
Ringstrasse 82
D-33378 Rheda-Wiedenbrück
Germany
Tel   +49-5242-42883
Fax +49-5242-591356

Dr Ona Jurkauskiene
Vilnius Antakalnis
Outpatient Clinic
Erfurto 46–11
LTU-Vilnius
Lithuania
Tel   +370-2-749786
Fax +370-2-749160

Dr Damjan Justinek
The Hospital of Topolsica
Trnava 10 A
3 303 Gomilsko
Slovenia
Tel   +386-63-726395
Fax +386-63-726395
Damjan.Justinek@guest.arnes.si

Dr Leena Marjatia Juurinen
Makikuja 3
FIN-11100 Riihimäki
Finland
Tel   +358-19-721658

Dr Elbert Kaan
Solvay Pharma Germany
Hans-Böckler Allee 20
D-30173 Hannover
Germany
Tel   +49-511-8573014
Fax +49-511-8572205

Dr Ingeborg A Kaatee
Dutch Diabetic Association
Postbox 933
NL-3800 AX Amersfoort
The Netherlands
Tel   +31-33-4630566
Fax +31-33-4630930

Dr Natalya Kabatsi
V.P. Komissarenko Institute
of Endocrinology & Metabolism
Acad. Med. Science of Ukraine
Vyshgorodskaya Str 69
254114 Kiev 114
Ukraine (CIS)
Tel   +7-044-4328966
Fax +7-044-4303718

Prof Sidi Abdelkrim Kadiri
67 Avenue John Kennedy
Rabat
Morocco
Tel   +212-7-754251
Fax +212-7-674419

Dr Peter F Kador
National Eye Institute
National Institute of Health
Bldg 10, Room 10B11
9000 Rockville Pike
Bethesda, MD 20892–1850
USA
Tel   +1-301-4966993
Fax +1-301-4022399
kador@mge1.nei.nih.gov

Prof Magda Kadrnka-Lovrencic
Clinic of Pediatrics
Clinical Hospital
"Sestre Milosrdnice"
Vinogradska 29
41000 Zagreb
Croatia
Tel   +385-1-3768284
Fax +385-1-172453

Mr Thomas Kaestenbauer
III Medical Department
for Metabolic Diseases
KH Lainz
Wolkersbergenstraße 1
A-1130 Vienna
Austria
Tel   +43-1-801102352
Fax +43-1-8042420
kat@3me.khl.magwien.gv.at

Ms Eveline Kager
Augastr 14
A-7011 Siegendorf
Austria
Tel   +43-2687-8312
Fax +43-2687-8312

Dr Dorothy M Kahkonen
Endocrinology and
Metabolism Clinic
Henry Ford Hospital
2799 W Grand Boulevard
Detroit, MI 48202
USA
Tel   +1-313-8762141
Fax +1-313-5568343

Dr Barbara Kahn
Diabetes Unit
Beth Israel Deaconess Medical
Center, Research North
99 Brookline Avenue
Boston MA 02215
USA
Tel + 1-617-6675422
Fax + 1-617-6672927
bkahn@bidmc.harvard.edu

Dr Richard Kahn
American Diabetes Association
1660 Duke Street
Alexandria, VA 22314
USA
Tel + 1-703-2992065
Fax + 1-703-8367439
rkahn@diabetes.org

Dr Steven Kahn
VA Puget Sound Health Care
System, Div. of Endocrinology
and Metabolism (151)
1660 South Columbian Way
Seattle, WA 98108
USA
Tel + 1-206-7642138
Fax + 1-206-7642164
skahn@u.washington.edu

Dr Pamela Kaisaki
54 Greenridges, Headington
Oxford 0X3 8PL
United Kingdom
Tel + 44-1865-740036
pkaisaki@well.ox.ac.uk

Dr Nurit Kaiser
Department of Endocrinology
and Metabolism
Hadassah University Hospital
PO Box 12000
IL-91120 Jerusalem
Israel
Tel + 972-2-6776786
Fax + 972-2-6437940
kaiser@mdz.huji.ac.il

Dr Masafumi Kakei
1st Dept of Internal Medicine
Faculty of Medicine
Kagoshima University
8–35–1 Sakuragaoka
Kagoshima 890
Japan
Tel + 81-99-2955318
Fax + 81-99-2658447
makakei@med4.kufm.
kagoshima-u.ac.jp

Dr Nick Kaklas
14, Kapodistriou Str
GR-42100 Trikala
Greece
Tel + 30-431-75222
Fax + 30-431-75112

Dr Kohei Kaku
Development Division
Novo Nordisk Pharma Ltd
Sumitomo Bank Ningyocho Bldg
5–7 Nihonbashi Odenmache
Tokyo, 103 Chuo-ku
Japan
Tel + 81-3-32498483
Fax + 81-3-32496256
kka@novo.dk

Dr Lada Kalashnikova
P.O.Box 149
630 098 Novosibirsk
Russia
Tel + 7-383-2453448
Fax + 7-383-2453448
evs@sibdiab.nsk.su

Dr Johan Kalen
Medical Clinic
Hospital of Helsingborg
S-251 87 Helsingborg
Sweden
Tel + 46-42-101661
Fax + 46-42-101689

Dr Irina Kalits
Pikk Str 64
EE-2400 Tartu
Estonia
Tel + 372-7-436361
Fax + 372-7-436361

Dr Jaroslav Kalivoda
Amurska 851/3
CZ-100 00 Praha 10
Czech Republic

Dr W John Kalk
Department of Medicine
Medical School
7 York Road, Parktown
Johannesburg 2193
South Africa
Tel + 27-11-4883808
Fax + 27-11-6438777
014WJK@CHIRON.WITS.AC.ZA

Dr Boris A Kallmann
Augustinerstr 7
D-97070 Würzburg
Germany
Tel + 49-931-15345
Fax + 49-931-15345

Dr Themistoklis Kaltsas
Panagia Hospital
21 Chalkeon Str.
GR-54631 Thessaloniki
Greece
Tel + 30-31-214765
Fax + 30-31-269813

Dr Nuri Kamel
A.Ü.Tip Fakültesi
Ibni Sina Hastanesi
10.kat D-Blok Sihhiye
TR- Ankara
Turkey
Tel + 90-312-3103333 ext2100
Fax + 90-312-3105350

Dr Zdravko Kamenov
Clinic of Endocrinology
Alexandrov Hospital
Georgi Sofitski Str 1
BG-1431 Sofia
Bulgaria

Dr Petya Kamenova Petkova
22, Korten Ste
BG-1233 Sofia
Bulgaria
Tel + 359-2-313813
Fax + 359-2-8741 45

Dr Mikiko Kamijo
Department of Neurology
Hirosaki University School
of Medicine
5 Zaifu-cho
Hirosaki, Aomori 036
Japan
Tel + 81-172-335111
Fax + 81-172-346205

Dr Olle Kämpe
Dept of Internal Medicine
University Hospital
S-751 85 Uppsala
Sweden
Tel + 46-18-662979
Fax + 46-18-525795
olle.kampe@medicin.uu.se

Dr Yasunori Kanazawa
Omiya Medical Center
Jichi Medical School
Amanuma-Cho 1–847
Omiya City 330
Japan
Tel + 81-48-6472111
Fax + 81-48-6485177

Dr Nicolas Kandalaft
Endocrinologue
3030, boul. Le Carrefour
Bureau 305,
Laval, H7T 2P5
Canada
Tel + 1-514-6868708
Fax + 1-514-6861887

Dr Steven Kang
199 Ecclesall Rd Sth,Ecclesall
Sheffield S11 9PN
United Kingdom
Tel + 44-1142-363485

Dr Tero Kangas
Valinkauhantie 7
FIN-01640 Vantaa
Finland
Tel + 358-9-31060666
Fax + 358-9-31060630

Dr Yoram Kanter
Rambam Medical Center
Diabetes & Metabolism
PO Box 9602
IL-31096 Haifa
Israel
Tel + 972-4-8542486
Fax + 972-4-8542150
y_kanter@rambam.health.gov.il

Dr Ilkka M Kantola
Inkerinkatu 7
FIN-20750 Turku
Finland
Tel + 358-2-2611611
Fax + 358-2-2612030
ilkkakantola@tyks.fi

Dr Alok Kanungo
Fast Diagnostic Centre
Chandi Road
Cuttack 753001 Orissa
India
Tel + 91-671-601731
Fax + 91-671-602155

Dr Efthymios Kapantais
25 ns Martiou 79
GR-15235 Vrilissia, Athens
Greece
Tel + 30-1-6009471
Fax + 30-1-7770073

Dr Hannes Kappeler
FMH Innere Medizin
spez.Endokrinologie
Tösstalstr. 78
CH-8400 Winterthur
Switzerland
Tel + 41-52-2320840
Fax + 41-52-2335546

Dr Z Sehnaz Karadeniz
Insirah sok. No 37
TR-80810 Bebek, Istanbul
Turkey
Tel + 90-212-2573167
Fax + 90-212-2870778
karadeniz@mail2.escortnet.com

Dr István Karádi
3rd Dept of Medicine
Semmelweis Medical University
Eötvös ut 12
H-1121 Budapest
Hungary
Tel + 36-11-754533
Fax + 36-11-557183
karist@bkt.soto.hu

Dr Katica Karadzic
Medical Center – Sabotica
12 Vorska 3
YU-24000 Subotica
Yugoslavia (FRY)
Tel + 381-24-24130
Fax + 381-24-25055

Dr Kostas D Karaiskos
71 Giannitson Str ZC
GR-11363 Athens
Greece
Tel + 30-1-8233752

Dr Konstantinos S Karaiskos
21 Eslin Street
GR-35100 Lamia
Greece
Tel + 30-231-22496
Fax + 30-231-36713

Dr Basil Karamanos
Ypsilantou 41
GR-10676 Athens
Greece
Tel + 30-1-7775605
Fax + 30-1-7706871

Dr Elias Karamé
Sorgenfrigata 23
N-0365 Oslo
Norway
Tel + 47-22693135
Fax + 961-1-200673

Dr Dimitrios Karamitsos
25 Agelaki Street
GR-54621 Thessaloniki
Greece
Tel + 30-31-279883
karamits@med.auth.gr

Dr Avraham Karasik
Institute of Endocrinology
Chaim Sheba Medical Center
IL-52621 Tel-Hashomer
Israel
Tel + 972-3-5302802
Fax + 972-3-5302803

Dr Katerina Kardari
1 Kyriakoy Xenoy Street
GR-Zakynthos
Greece
Tel + 30-69544674

Dr Christina Karefilaki
M.Ysyxakh N°6
GR-73132 Canea, Crete
Greece
Tel + 30-821-2 8610
Fax + 30-821-5 7312
jpitsikalis@cha.forthnet.gr

Dr Areti Karfi-Liakopoyloy
Kriezi 50 Polidroso
GR-Athens
Greece

Dr Wolfram Karges
Abt. Innere Medizin I
Medizinische
Universitätsklinik Ulm
Robert Koch Straße
D-89081 Ulm
Germany
Tel + 49-731-5 02 47 32
Fax + 49-731-5 02 43 02

Dr Allan E Karlsen
Steno Diabetes Center
Niels Steensens Vej 2
DK-2820 Gentofte
Denmark
Tel + 45-44 43 93 89
Fax + 45-44 43 82 32

Prof Anders Karlsson
Dept of Internal Medicine
University Hospital
S-751 85 Uppsala
Sweden
Tel + 46-18-66 49 26
Fax + 46-18-50 01 75
anders.karlsson@medicin.uu.se

Ms Elly Karlsson RN
Medicinmottagningen
Länssjukhuset
S-301 85 Halmstad
Sweden
Tel + 46-35-13 10 00
Fax + 46-35-13 15 46

Dr Sven Karlsson
Dept Medicine
Wallenberglab, Plan 2
Malmö General Hospital
S-205 02 Malmö
Sweden
Tel + 46-40-33 23 90
Fax + 46-40-33 70 41
Sven.Karlsson@medforsk.
mas.lu.se

Dr Brita E Karlström
Department of Geriatrics
Clinical Nutrition Research
Unit, Uppsala University
PO Box 609
S-751 25 Uppsala
Sweden
Tel + 46-18-17 79 84
Fax + 46-18-17 79 76
Brita.Karlstrom@geriatrik.uu.se

Prof Eddy Karnieli
Institute of Endocrinology,
Diabetes & Metabolism
Rambam Medical Centre
PO Box 9602
IL-31096 Haifa
Israel
Tel + 972-4-8 54 27 06
Fax + 972-4-8 54 27 46
eddy@rambam.health.gov.il

Prof Moshe Karp
53 Arlozorov Street
IL-62646 Tel-Aviv
Israel
Tel + 972-3-5 23 48 64
Fax + 972-3-5 24 22 79
karp@ccsg.tau.ac.il

Ms Eeva Karvanen
Tikantie 12 C 11
FIN-21530 Paimio
Finland
Tel + 3 58-94 00-41 03 06

Dr Krum Kasabov
Novo Nordisk A/S
Baba Ilyitsa BL80A, Fl.12
BG-1612 Sofia
Bulgaria
Tel + 3 59-2-54 46 88
Fax + 3 59-2-9 54 04 07

Dr Ulugbek Kasimov
Institute of Endocrinology
Department of Diabetology
Abdullaev Str 56
700143 Tashkent
Uzbekistan (C.I.S.)
Tel + 7-37 12-1 62 26 39
Fax + 7-37 12-1 62 26 39

Dr Joseph Kasios
74 Digenis Akritas
CY-1061 Nicosia
Cyprus
Tel + 3 57-2-46 68 41
Fax + 3 57-2-36 31 76

Dr Teresa Kasperska-Czyzyk
ul. Koszykowa 14, app. 4
PL-00 564 Warsaw
Poland
Tel + 48-22-6 21 88 62
Fax + 48-22-45 14 68

Prof Elvira Kassatkina
Russian Medical Academy of
Postgraduate Education
Chasovaya Str 20
125 315 Moscow
Russia
Tel + 7-0 95-1 52 25 55
Fax + 7-0 95-1 52 19 82

Dr Sándor Kassay-Farkas
St Borbála Hospital
Dózsa Györgu u 77
H-2800 Tatabánya
Hungary
Tel + 36-34-31 11 88

Dr Akira Kasuga
Department of
Internal Medicine
Tokyo Denvyoku Hospital
Shinanomachi 9–2, Shinjuku-ku
Tokyo 160–0061
Japan
Tel + 81-3-33 41 71 21
Fax + 81-3-33 41 97 87
TO779686@pmail.tepco.co.jp

Dr Masato Kasuga
Kobe University School of
Medicine, The Second Dept
of Internal Medicine
7–5-2 Kusunoki-cho, Chuo-ku
Kobe 650
Japan
Tel + 81-78-3417451(ext5520)
Fax + 81-78-3 82 20 80

Dr Shuichi Katoh
3rd Dept of Internal Medicine
Jikei University School of
Medicine
Nakao 1458–4
Urawa-Shi, Saitama-Ken 336
Japan
Tel + 81-48-8 73 11 18
Fax + 81-48-8 75 05 11

Dr Thomas Katsaros
Endocrinology & Diabetes
Athens General Hospital
154 Mesogeion Street
GR- Holargos, Athens
Greece
Tel + 30-1-7 79 60 43

Prof Nicholas Katsilambros
Doryleou 5 street
GR-11521 Athens
Greece
Tel + 30-1-7 77 11 97
Fax + 30-1-7 79 18 39

Dr Kenji Katsuno
Kissei Pharmaceutical Co.Ltd.
Discovery Research Lab III,
R & D
4365–1 Kashiwabara, Hotaka
Minamiazumi,Nagano-Pref 399–83
Japan
Tel + 81-2 63-82 88 20
Fax + 81-2 63-82 88 26

Dr Laszlo Kautzky
Varosmajor 3/A
H-1122 Budapest
Hungary
Tel + 36-1-5 52 9 54
Fax + 36-1-2 00 28 79

Dr Koichi Kawai
Tsukuba Diabetes Center
Kawai Clinic
Higashi-Hiratsuka 715–1
Tsukuba, Ibaraki-ken 305
Japan
Tel + 81-2 98-54 18 81
Fax + 81-2 98-54 18 83

Mr Yuichi Kawano
2-2 Yonbankoshi, Hiroshima
Matsushige, Hano
Tokushima 771-02
Japan
Tel +81-8 86-84 23 36
Fax + 81-8 86-84 05 53
Kawanoyu@otsukakj.co.jp

Dr Shoji Kawazu
2–17–5 Negishi, Urawa
Saitama 336
Japan
Tel + 81-48-8 64 67 11
Fax + 81-48-8 64 67 11
skawa@os.yim.ot.jp

Dr Inci Kayin
Novo Nordisk Turkey
Yapi Kredi Plaza
Buyukdere Cad.B.Blok K9
TR-80620 Levent-Istanbul
Turkey
Tel + 90-2 12-2 82 46 05

Dr Kyriakos Kazakos
40 Dimitriou Gounary Str
GR-54622 Thessaloniki
Greece
Tel + 30-31-22 79 68
Fax + 30-31-22 79 68

Dr Ludmila Kazdova
Institute for Clinical &
Experimental Medicine
Dept of Metabolic Research
Videnska 800, pav.A1
CZ-140 00 Prague 4
Czech Republic
Tel + 4 20-2-61 08 34 90
Fax + 4 20-2-61 08 34 90
lukz@medicon.cz

Dr Moloele T Kedijang
PO Box 783155
Sandton 2146 Johannesburg
South Africa
Tel + 27-11-8 04 41 13
Fax + 27-11-8 04 41 45

Prof Harry Keen
Unit for Metabolic Medicine
Floor 5, Thomas Guy House
Guy's Hospital UMDS
St Thomas Street
London SE1 9RT
United Kingdom
Tel + 44-1 71-9 55 41 36
Fax + 44-1 71-9 55 29 85
106114.1022@compuserve.com

Dr Nickolas Kefalogiannis
42 Anogion
GR-71304 Iraklion Crete
Greece
Tel + 30-81-25 38 39
Fax + 30-81-25 38 39

Prof Ulrich Keller
Div Endocrinology, Diabetes
and Clinical Nutrition
University Hospital
Petersgraben 4
CH-4031 Basel
Switzerland
Tel + 41-61-2 65 50 78
Fax + 41-61-2 65 51 00
keller@ubaclu.unibas.ch

Dr Darren Kelly
1 Commerford Place
Chirnside Park, Victoria
Australia
Tel + 61-3-97 27 45 07
Fax + 61-3-93 44 58 18
d.kelly@physiology.unimelb.edu.au

Dr M Ann Kelly
Department of Medicine
Clinical Research Block
Queen Elizabeth Hospital
Edgbaston
Birmingham B15 2TH
United Kingdom
Tel + 44-1 21-4721311 ext3801
Fax + 44-1 21-4 14 76 10
M.A.KELLY@bham.ac.uk

Dr William F Kelly
Gill House
Greta Street
Saltburn by the Sea
Cleveland TS12 ILS
United Kingdom
Tel + 44-12 87-62 41 92
Fax + 44-12 87-62 41 92

Prof Friedrich W Kemmer
Klinikum Ernst von Bergmann
Abt. Nephrologie
und Endokrinologie
Charlottenstr 72
D-14467 Potsdam
Germany
Tel +49-331-2412301
Fax +49-331-2940 66

Dr Hans-Peter Kempe
Sachsenstr. 40a
D-69469 Weinheim
Germany
Tel +49-6201-57991

Dr Margrit Kemper
Marienhospital
II Med. Ableilung
Pastor-Janssen-Str 8–38
D-46483 Wesel
Germany
Tel +49-281-1040
Fax +49-281-104 11 48

Dr Peter Kempler
I Department of Medicine
Semmelweis University
Koranyi S u 2/a
H-1083 Budapest
Hungary
Tel +36-1-2100278
Fax +36-1-2100279

Dr David Kendall
Park Nicollet Clinic
International Diabetes Center
3800 Park Nicollet Blvd
St Louis, MN 55410
USA
Tel +1-612-9933622
Fax +1-612-9931967
kendall@lenti.med.umn.edu

Dr Aleksandra Kendereski
Institute for Endocrinology,
Diabetes & Diseases
of Metabolism
Dr Subotica 13
YU-11000 Belgrade
Yugoslavia (FRY)
Tel +381-11-644650
Fax +381-11-685357

Dr Laurence Kennedy
Division of Endocrinology
Box 100226 JHMHC
University of Florida
Gainesville, FL 32610–0226
USA
Tel +1-352-8462230
Fax +1-352-8462231
kennedyl@medicine.ufl.edu

Dr Rosemary Jeanne Keogh
Department of Biochemistry
University of Cambridge
Tennis Court Road
Cambridge
United Kingdom
Tel +44-1223-333607
Fax +44-1223-333345
rjk22@mole.bio.com.ac.uk

Dr Patrick Keohane
Lilly Research Centre Ltd
Erl Wood Manor
Windlesham
Surrey GU20 6PH
United Kingdom

Dr Olga I Kepaptzoglou
Kerkiras 20
GR-14672 Nea Erithrea – Athens
Greece
Tel +30-1-6231188
Fax +30-1-6859057

Dr Aristides Kerasotis
134–138 Akti Themistokleous St
GR-18539 Piraeus
Greece
Tel +30-1-4537315

Dr Zsuzsa Kerenyi
2nd Dept of Medicine
Diabetes Unit
Szent Imre Hospital
Tétényi ut 12–16
H-1115 Budapest
Hungary
Tel +36-1-2033444
Fax +36-1-2091293

Dr Jaanus Kerge
Magdaleena Hospital
Parnu Str 104
EE-0013 Tallinn
Estonia
Tel +372-2-556041
Fax +372-2-550106

Dr Micheline Kergoat
LIPHA, Centre de Recherche
Chilly-Mazarin
4 rue du President
François Mitterrand
F-91385 Chilly-Mazarin Cedex
France
Tel +33-1-69791200
Fax +33-1-69099001
michelinekergoatc@adial.
oleane-com

Dr Anna Kernell
Dept of Paediatrics
University Hospital
S-581 83 Linköping
Sweden
anna.kernell@linkoping.mail.telia.
com

Prof Wolfgang W Kerner
Greifswalder Str 11A
D-17495 Karlsburg
Germany
Tel +49-38355-701397
Fax +49-38355-701582
wkerner@rz.uni-greifswald.de

Dr Julie Kerr-Conte
Lab de Culture Cellulaire
Faculté de Médicine
1, Place de Verdun
F-59037 Lille Cedex
France
Tel +33-20626964
Fax +33-20444758
kerr-conte@pop.univ-lille2.fr

Dr David Kerr
Royal Bournemouth Hospital
Castle Lane East
Bournemouth BH7 7DW
United Kingdom
Tel +44-1202-704603
Fax +44-1202-704623

Dr Gorazd Kerum
Medizinische
Universitätsklinik
Diabetes Ambulanz
Hugstetterstr 55
D-79106 Freiburg
Germany
Tel +49-761-2703221
Fax +49-761-2703656

Dr Jean-Marie Ketelslegers
Unite de Diabetologie
et Nutrition
UCL-DIAB 54.74
Avenue Hippocrate 54
B-1200 Brussels
Belgium
Tel +32-2-7645474
Fax +32-2-7645418
ketelslegers@diab.ucl.ac.be

Dr Bart Keymeulen
AZ VUB D61
Internal Medicine
Laarbeeklaan 101
B-1090 Brussels
Belgium
Tel +32-2-4776111
Fax +32-2-4774545

Dr Yadh Khalfallah
Inserm U 449
Fac de Médecine
R. Laennec
8 rue G Paradin
F-69008 Lyon
France
Tel +33-4-78778713
Fax +33-4-78778762
khalfallah@cimac-res.univ-lyon1.fr

Dr Elena Khatchatrian
Chassovaja 20
123 315 Moscow
Russia
Tel +8-95-1521971
Fax +8-95-1521982

Dr Alexander Kholodov
99/1 Masherov Avenue 171
Minsk
Belarus (C.I.S.)
Tel +375-172-506628
Fax +375-172-102949

Prof Anastas I Khomazjuk
Institute of
Endocrinology & Metabolism
Vyshgorodska 69
254114 Kiev
Ukraine (CIS)
Tel +380-044-4310242
Fax +380-044-4303718
dccie@olinet.isf.ua

Prof Vladimir Khvorostinka
Danilevskaja Str 10, ap 62
310058 Kharkov
Ukraine (CIS)
Tel +380-572-430427

Dr Reinhard Kiehn
Sankyo Europe GmbH
Immermannstr 45A
D-40210 Düsseldorf
Germany
Tel +49-211-367880
Fax +49-211-362799
kiehn@sankyo-europe.de

Dr D Kielczewska-Mrozikiewicz
Dept of Ped Endocrinology
and Diabetology
Wiezowa 29
PL-61 111 Poznan
Poland
Tel +48-61-525470

Dr Rosemarie Kientsch-Engel
Boehringer Mannheim GmbH
Abteilung ST-E4
Bahnhofstr. 9–15
D-82327 Tutzing
Germany
Tel +49-8158-224534
Fax +49-8158-224034

Mr Matthias Kiess
Hoechst Marion Roussel
Herostr 7
CH-8048 Zürich
Switzerland
Tel +41-1-4342583
Fax +41-1-4342515

Dr Wieland Kiess
Children's Hospital
University of Leipzig
Oststr. 21–25
D-04317 Leipzig
Germany
Tel +49-341-9726000
Fax +49-341-9726009
kiw@server3.medizin.uni_leipzig.
de

Dr Galina Kijvatova
Krhsnodar Municipal
Diagnostics Association
6/2 Krasnykh Partizan
350012 Krasnodar
Russia
Tel +7-8612-503295
Fax +7-8612-506418

Dr Ryuichi Kikkawa
3rd Department of Medicine
Shiga University of Medical
Science
Seta, Otsu
Shiga 520–21
Japan
Tel +81-775-482222
Fax +81-775-433858
kikkawa@bellebsd.shiga-med.
ac.jp

Dr Masatoshi Kikuchi
Institute for Adult Diseases
Dept. Endoc. and Metabolism
1–9-14, Nishishinjuku
Shinjuku-ku
Tokyo 160
Japan
Tel +81-03-33432151
Fax +81-03-33446275
m-kikuchi@asahi-life.or.jp

Dr Bente Kilhovd
Aker Sykehus
Medisinsk Avdeling
N-0514 Oslo
Norway
Tel +47-22-894865
Fax +47-22-894008

Dr Esa T Kilkki
Kuusankoski District Hospital
Nupputie 10
FIN-45100 Kuovola
Finland
Tel + 358-51-311 94 47
esa.kilkki@pp.kolumbus.fi

Dr Lone Logstrup Kimer
Novo Nordisk A/S
Novo Alle 6B1.54
DK-2880 Bagsvaerd
Denmark
Tel + 45-44 42 35 69
Fax + 45-44 44 40 75
llk@novo.dk

Dr Renate Kimmerle
Klinik für Stoffwechselkrank-
heiten und Ernährung
Heinrich-Heine Universität
Moorenstr 5
D-40225 Düsseldorf
Germany
Tel + 49-211-8 11 87 71
Fax + 49-211-8 11 87 72

Dr Ida T Kinalska
Dept of Endocrinolgoy
Medical School Bialystok
24 a M Curie-Sklodowskiej
PL-15 276 Bialystok
Poland
Tel + 48-85-42 23 05
Fax + 48-85-42 23 05

Dr Hilary King
World Health Organization
Diabetes Programme
CH-1211 Genève 27
Switzerland
Tel + 41-22-7 91 34 72
Fax + 41-22-7 91 47 75
kingh@who.ch

Dr Linda King
Department of Biochemistry
University of Oxford
South Parks Road
Oxford 0X1 3PQ
United Kingdom
Tel + 44-18 65-27 57 33
Fax + 44-18 65-27 52 59
linda@bioch.ox.ac.uk

Dr Paromita King
12 Gorse Hill
Ravenshead
Nottingham NG15 9AF
United Kingdom
Tel + 44-1 15-9 69 11 69
Fax + 44-16 02-70 10 80

Ms Sara King
Juvenile Diabetes
Foundation International
19 th Floor
120 Wall Street
New York, NY 10005–4001
USA
Tel + 1-914-4 79 75 24
Fax + 1-914-7 85 95 95
sking@jdfcure.com

Dr Samuel M Kingston
St Joseph's Hospital
Clonmel
Co Tipperary
Ireland
Tel + 353-52-2 19 00
Fax + 353-52-2 39 75

Ms Grete Kirketerp RN
Diabetes School, Med Dept M
Odense University Hospital
Klovervaenget 4
DK-5000 Odense C
Denmark
Tel + 45-65 41 34 22
Fax + 45-65 91 96 53

Dr Eldad S Kisch
25 Shivtei Israel Str
IL-47252 Ramat Hasharon
Israel
Tel + 972-3-5 49 45 44
Fax + 972-3-5 49 45 44

Dr Rasa Kiseliuniene
Vilnius Antakalnis
Children Outpatient Clinic
Siltnamis 14–1
LTU-Vilnius
Lithuania
Tel + 370-2-4 57 602
Fax + 370-2-22 28 83

Dr Hideki Kishikawa
13–29 Kuwamizu-Honmachi
Kumamoto 860
Japan
Tel + 81-96-3 81 54 08
Fax + 81-96-3 66 83 97

Dr Michihiko Kishimoto
First Deptartment of Medicine
Osaka University
2–2, Yamadaoka
Suita City, Osaka 565
Japan
Tel + 81-6-8 79 36 33
Fax + 81-6-8 79 36 39
kishimoto@medone.med.osaka-u.
ac.jp

Mr Thomas B Kjeldsen
Novo Nordisk 6B1.90
Molecular Biology
Novo Alle
DK-2880 Bagsvaerd
Denmark
Tel + 45-44 42 30 22
Fax + 45-44 44 42 56

Dr Lise Lund Kjems
Diabetes Research, 2 nd Floor
Department of Medicine
Western General Hospital
Crewe Road
Edinburgh, EH4 2XG
United Kingdom
Tel + 44-1 31-5 37 24 72
Fax + 44-1 31-5 37 17 09
L.KJEMS@ed.ac.uk

Dr Stjepan Klancir
OB Zabok
Centar za Dijabetes
Gajeva 13
49210 Zabok
Croatia
Tel + 385-49-22 13 44

Ms Mia Klannemark
Wallenberg Laboratory
Department of Endocrinology
and Diabetes, Plan 3
MAS ingang 46
S-205 02 Malmö
Sweden
Tel + 46-40-33 60 23
Fax + 46-40-33 70 42
Mia.Klannemark@endo.mas.lu.se

Dr Wolf-Rüdiger Klare
Städt.Krankenhaus
Schwertstr.6
D-78315 Radolfzell
Germany
Tel + 49-77 32-5 56 60

Dr Gerhard F Klausmann
Am Katzenbuckel 9
D-63808 Halbach
Germany
Tel + 49-6021-3 42 70
Fax + 49-6021-34 27 20
MAGEK@Tonline.de

Dr Ludmila Klechtcheva
37 Prechistenka Str
119034 Moscow
Russia
Tel + 7-095-2 46 65 73
Fax + 7-095-2 45 33 76

Dr Harald H Klein
Klinik für Innere Medizin
Med Univerisät Lübeck
Ratzeburger Allee 160
D-23538 Lübeck
Germany
Tel + 49-451-5 00 64 07
Fax + 49-451-5 00 64 83
Klein@medinf.mu-luebeck.de

Dr Helmut Kleinwechter
Markt 11
D-24103 Kiel
Germany
Tel + 49-431-9 58 07

Dr Iwar Klimes
Diabetes & Nutrition Research
Group, Inst.Exp. Endocrinology
Slovak Academy of Sciences
Vlárska 3
SK-833 06 Bratislava
Slovakia
Tel + 421-7-37 26 87
Fax + 421-7-37 26 87
ueeniwar@savba.savba.sk

Ms Brigitte M Klinkenbijl
Novo Nordisk A/S
Status Center
Athinas Avenue
GR-16671 Vouliasmeni
Greece
Tel + 30-1-9 67 04 00
Fax + 30-1-9 67 09 50
BvdB@Novo.Dk

Dr Amira Klip
Division of Cell Biology
Hospital for Sick Children
555 University Avenue
Toronto, Ontario M5G 1X8
Canada
Tel + 1-416-8 13 63 92
Fax + 1-416-8 13 50 28
amira@resunix.ri.sickkids.on.ca

Dr Vassilios Klissiaris
Politechniou 24
GR-41334 Larissa
Greece
Tel + 30-41-61 02 93

Dr Nelly Kljuchkova
Sirius
4, Parijka konuna str
BG-9000 Varna
Bulgaria
Tel + 359-52-25 85 28
Fax + 359-52-25 85 28

Prof Günter Klöppel
Department of Pathology
University of Kiel
Michaelisstr. 11
D-24105 Kiel
Germany
Tel + 49-431-5 97 34 00
Fax + 49-431-5 97 34 62
gkloeppel@path.uni-kiel.de

Dr Ingrid Klöting
Dept Lab Anim. Science
Institute of Pathology
Greifswalder Str 11 a
D-17495 Karlsburg
Germany
Tel + 49-3 83 55-6 82 61
Fax + 49-3 83 55-6 81 11
kloeting@rz.uni-greifswald.de

Dr Josep Kmoch
Interni klinika UVN
U vojenské nemocnice 1200
CZ-169 02 Praha 6 – Stresovice
Czech Republic

Dr Mikael Knip
Medical School
University of Tampere
PO Box 607
FIN-33101 Tampere
Finland
Tel + 358-3-2 15 67 37
Fax + 358-3-2 15 61 64
LLmikn@uta.fi

Dr Werner Knisel
Reha-Klinik Kandertal
der LVA Baden
Kandertal 19
D-79429 Malsburg-Marzell
Germany
Tel + 49-76 26-90 23 00
Fax + 49-76 26-90 23 46

Dr Liliya Knishevitskaya
Regional Endocrinological
Hospital
14 Ilicha Str
Donetsk
Ukraine (CIS)

Knoll AG
z.H. Frau Lil-Marit Anderson
International Marketing
Services C
PO Box 210805
D-67008 Ludwigshafen
Germany
Tel + 49-6 21-5 89 19 93
Fax + 49-6 21-5 89 19 66
lil-marit.anderson@knoll-ag.de

Dr Lise Lotte Bjerre Knudsen
Novo Nordisk A/S
Novo Park, F95.14
DK-2760 Maaloev
Denmark
Tel + 45-44 43 47 88
Fax + 45-44 66 29 80
ibkn@novo.dk

Dr Björn Knutsen
Innherred Sykehus
N-7600 Levanger
Norway

Dr Naoyuki Kobayashi
Sagami Junkanki Clinic
4–21–15 Sohnan
Sagamihara 228
Japan
Tel + 81-4 27-46 22 11
Fax + 81-4 27-49 93 83

Prof Johannes Köbberling
Medizinische Klinik
Ferdinand-Sauerbruch-Klinikum
Arrenberger Strasse 20
D-42117 Wuppertal
Germany
Tel + 49-2 02-3 94 52 50
Fax + 49-2 02-3 94 54 53
koebberl@uni-duesseldorf.de

Dr Hellmut Koch
Medizinische Klinik 1
(Endokrinologie u. Diabetes)
Flurstr. 7–17, Haus 17II
D-90340 Nürnberg
Germany
Tel + 49-9 11-3 98 23 69
Fax + 49-9 11-3 98 31 67
kochh@t-online.de

Dr Mikhail Kochinine
Tchechov Street N°12, F.108
160009 Vologda
Russia
Tel + 8 17-2-23 27 40
Fax + 8 17-2-21 51 89

Dr Gordana Kocic
Department of Biochemistry
Med.Faculty Brace Taskovic 81
YU-18000 Nis (Srbia)
Yugoslavia (FRY)
Tel + 3 81-18-32 66 44
Fax + 3 81-18-33 96 00

Prof Radivoj Kocic
ul. Nikole Pasica 65/8
YU-18000 Nis
Yugoslavia (FRY)
Tel + 3 81-18-23 22 23
Fax + 3 81-18-33 96 00

Ms Marianne Kock
Novo Nordisk A/S
Building 9S
Krogshojvej 29
DK-2880 Bagsvaerd
Denmark
Tel + 45-44 42 38 07
Fax + 45-44 42 18 44

Ms Ingrid Kockum
Dept of Molecular Medicine
Clinical Genetics
Karolinska Hospital
S-171 76 Stockholm
Sweden
Tel + 46-8-7 29 21 83
Fax + 46-8-31 16 05
ingrid.kockum@molmed.ki.se

Dr Joy Koda
Amylin Pharmaceuticals Inc
9373 Towne Centre Drive
San Diego, CA 92121
USA
Tel + 1-619-6 42 71 14
Fax + 1-619-6 22 18 94
jkoda@amylin.com

Ms Biba Kodba R.N.
Teaching Hospital Maribor
Department of Endocrinology
and Diabetology
Ljubljanska 5
2000 Maribor
Slovenia
Tel + 3 86-62-31 72 21
Fax + 3 86-62-51 13 88

Dr Christoph Koenen
St Josefs Krankenhaus
Abteilung für Innere Medizin
Landhausstrasse 25
D-69115 Heidelberg
Germany
Tel + 49-62 21-52 60
Fax + 49-62 21-52 69 60
chkoenen@aol.com

Prof Dragomir Koev
Novo Nordisk A/S
Baba Ilyitsa, Bl80A Fl.12
BG-1612 Sofia
Bulgaria
Tel + 3 59-2-54 46 88
Fax + 3 59-2-9 54 04 07

Dr Lidia Koeva
Novo Nordisk A/S
Baba Ilyitsa, Bl80A. Fl.12
BG-1612 Sofia
Bulgaria
Tel + 3 59-2-54 46 88
Fax + 3 59-2-9 54 04 07

Dr Athanasios Kofinis
Stournara Street 53
GR-10432 Athens
Greece
Tel + 30-1-5 22 13 45

Dr Hans Kofod
Novo Nordisk A/S 6B3.99
Diabetes Discovery
Cell Biology
Novo Alle
DK-2880 Bagsvaerd
Denmark
Tel + 45-44 42 37 38
Fax + 45-44 42 74 99
hko@novo.dk

Dr Hideki Koh
Div of Atherosclerosis and Met
Dept of Internal Medicine
National Cadiovascular Ctr
5–7-1 Fujishiro-dai, Suita
Osaka 565
Japan
Tel + 81-6-8 33 50 12
Fax + 81-6-8 72 74 86

Dr Naoki Koh
The 3rd Department of Internal
Medicine, Nagoya University
School of Medicine
65 Tsuruma-cho Showa-ku
Nagoya
Japan
Tel + 81-52-7 44 21 88
Fax + 81-52-7 44 22 12

Dr Hilja Köhler
Lai 14–17
EE-2100 Rakvere
Estonia
Tel + 3 72-32-4 20 40

Dr Eva M Kohner
Strangways Terrace
32, Monckton Court
London W14 8NF
United Kingdom
Tel + 44-1 71-9 22 80 45
Fax + 44-1 71-6 02 30 64
e.kohner@umds.ac.uk

Dr Klaus D Kohnert
Institut für Diabetes der
Universität Greifswald
Greifswalder Str 11 a
D-17495 Karlsburg
Germany
Tel + 49-3 83 55-70 12 33
Fax + 49-3 83 55-70 15 58
diabetes@rz.uni-greifswald.de

Dr Tjardus R Koiter
Groningen University
Dept of Obstetrics/Gynecology
Po Box 30001
Hanzeplein 1
NL-9700 RB Groningen
The Netherlands
Tel + 31-50-3 61 36 25
Fax + 31-50-3 69 67 22

Dr Veikko A Koivisto
Department of Medicine
Helsinki University Hospital
Haartmaninkatu 4
FIN-00290 Helsinki
Finland
Tel + 3 58-0-4 71 26 93
Fax + 3 58-0-4 71 40 58
veikko.koivisto@hyks.mailnet.fi

Dr Slaven Kokic
KB Split
Spinoceva 1
21000 Split
Croatia
Tel + 3 85-21-51 50 55

Dr Efstratios Koklamis
5 Ploutarhou Street
GR-10675 Athens
Greece
Tel + 30-1-7 21 11 61

Dr Anna Kolarski
Hemofarm Vrsac
Regional Office Belgrade
Prote Leqteje 70/a
YU-11000 Belgrade
Yugoslavia (FRY)
Tel + 3 81-11-3 28 14 77
Fax + 3 81-11-3 28 22 39

Prof Hubert Kolb
Diabetes Forschungsinstitut
an der Universität Düsseldorf
Auf'm Hennekamp 65
D-40225 Düsseldorf
Germany
Tel + 49-2 11-3 38 26 43
Fax + 49-2 11-3 38 26 06
kolb@dfi.uni-duesseldorf.de

Dr Klaus Kolendorf
Falkoner Alle 15
DK-2000 Frederiksberg
Denmark
Tel + 45-38 10 70 81
Fax + 45-38 10 70 81

Dr Valeriy Kolibaba
Enodcrinological Hospital
146 Bolgarskaya ap 9
Beltsy
Moldavia

Dr Magnus E Kollind
Department of Medicine
Danderyd Hospital
S-182 88 Danderyd
Sweden
Tel + 46-8-6 55 50 00
Fax + 46-8-6 22 68 10

Dr Lydia E Kolonko
Boehringer Mannheim
Abt Strategisches Marketing
Sandhoferstr. 116
D-68305 Mannheim
Germany
Tel + 49-6 21-7 59 40 70
Fax + 49-6 21-7 59 46 07
lydia_kolonko@bmg.
boehringer-mannheim.con

Prof Maria Z Koltai
National Institute of
Cardiology
PO Box 9–88
Haller u.29
H-1450 Budapest
Hungary
Tel + 36-1-2 18 56 81
Fax + 36-1-2 15 72 77

Dr Orville Kolterman
Amylin Pharmaceuticals Inc
Suite 250
9373 Towne Centre Drive
San Diego, CA 92121
USA
Tel + 1-619-5 52 22 00
Fax + 1-619-5 52 89 84
okolterman@amylin.com

Dr Radko Komers
Dept of Preventive CardiologyI
Inst Clinical & Experimental
Medicine
Videnska 800
CZ-140 00 Praha 4
Czech Republic
Tel + 42-2-61 08 32 61
Fax + 42-2-4 72 19 82
radko@medicon.cz

Dr Karla Komersova
Department of Clinical
Pharmacology
Kdet Ikem
Videnska 800
CZ-140 00 Praha 4
Czech Republic
Tel + 42-2-61 08 32 25
Fax + 42-2-4 72 19 82

Dr Yaroslav Kondratiev
Institute of Diabetes
Endocrinology Research Center
Dm. Uljanov str 11
117 036 Moscow
Russia
Fax + 7-95-3 10 70 00

Ms Marie-France Kong
Diabetes Unit
University Hospital
Queen's Medical Centre
Nottingham NG7 2UH
United Kingdom
Tel + 44-1 15-9 70 99 82
Fax + 44-1 15-9 70 10 80

Dr Chantal S K Kong Yao Fah
Flat 6, Amo Residence
St Charles Hopsital
Exmoor Street
London W10 6DZ
United Kingdom
Tel + 44-171-7 25 61 20
Fax + 44-171-7 25 17 90
chantalkong@ic.ac.uk

Dr Johanna M M Koning
5 Bolton Place
Zastron Str
Bloemfontein
South Africa
Tel + 27-51-4 05 31 25
Fax + 27-51-4 48 12 84

Dr Robert J Konrad
LifeScan Inc.
1000 Gibraltar Drive
Milpitas,California 95035–6312
USA
Tel + 1-408-9 56 45 44
Fax + 1-408-9 42 56 00

Dr Chariklia Konstantaki
Iapetou 7,
GR-11364 Athens, Kipseli
Greece
Tel + 30-1-8 62 25 55

Dr Efthimios Konstantas
134 Polymeri Str
GR-38222 Volos
Greece
Tel + 30-421-2 75 31
Fax + 30-421-3 68 70

Dr Kornelia Konz
Nerotal la
D-65193 Wiesbaden
Germany

Dr Irmtraut Koop
IV Medizinische Klinik
Universitätsklinik Charité
Schumannstr 20/21
D-10117 Berlin
Germany
Tel + 49-30-28 02 81 25
Fax + 49-30-28 02 35 80

Dr Daniel Kopf
Klinik für Endokrinologie und
Stoffwechselkrankenheiten der
Otto-von-Guericke Uni
Leipziger Str 44
D-39120 Magdeburg
Germany
Tel + 49-391-6 71 32 61
Fax + 49-391-6 71 54 48
daniel.kopf@medizin.
uni-magdeburg.de

Dr Hans Peter Kopp
Mariahilferstrasse 113/39
A-1060 Vienna
Austria
Tel + 43-1-7 11 65 31 35
Fax + 43-1-7 11 65 20 06

Dr Kalinka Petrova Koprivarova
Pediatric University Hospital
11 D.Nestorov Str
BG-1606 Sofia
Bulgaria
Tel + 359-2-54 46 88
Fax + 359-2-9 54 04 07

Dr Judit Koranyi
County Hospital
POB 1313
H-2801 Tatbanya
Hungary
Tel + 36-34-1 10 33

Dr Laszlo I Koranyi
10 Herman Otto
H-1022 Budapest
Hungary
Tel + 36-88-42 16 29
Fax + 36-88-42 92 37
KoranyiL@rex.biorex.sednet.hu

Prof Rudolf Korec
Pokroku 4
SK-040 11 Kosice
Slovakia

Dr Marta Korecova
Velkomoravska 2
SK-911 01 Trencin
Slovakia

Dr Spiros Korkolis
30 Kifissias Avenue
GR-11526 Athens
Greece
Tel + 30-1-7 78 80 32
Fax + 30-1-7 78 78 07

Prof Eugeniusz Korman
Karol Marcinkowski Univ of Med
Sciences, Inst of Pediatrics
Dept Ped. Endocrin. & Diabetes
Szpitalna 27/33
PL-60 572 Poznan
Poland
Tel + 48-61-8 48 02 91
Fax + 48-61-8 48 02 91

Dr Eeva A-L Korpi-Hyövälti
Heikinraitti 1A
FIN-60200 Seinäjoki
Finland
Tel + 358-6-4 15 41 11
Fax + 358-6-4 15 42 91

Dr Mirko Korsic
KBC Rebro
Interni Odjel
Kispaticeva 12
10000 Zagreb
Croatia
Tel + 385-1-2 33 32 23
Fax + 385-1-2 33 31 80

Dr Anna Korzon-Burakowska
Department of Diabetology
Medical University Gdansk
Debinki Str 7
PL-80 211 Gdansk
Poland
Tel + 48-58-41 74 81
Fax + 48-58-41 74 81

Prof Theodor Koschinsky
Diabetes Forschungsinstitut
Auf'm Hennekamp 65
D-40225 Düsseldorf
Germany
Tel + 49-211-33 821
Fax + 49-211-3 38 26 03

Dr Mihael Koselj
Univ Medical Centre Ljubljana
Department of Endocrinology
and Diabetes
Zaloska 7
1000 Ljubljana
Slovenia
Tel + 386-61-1 31 72 24
Fax + 386-61-1 33 02 88

Dr George Kosteletos
Marasli 36
GR- Corfu
Greece
Tel + 30-6 61-3 22 39
Fax + 30-6 61-4 31 71

Dr Maria Kotschy
University School of
Medical Science
Department of Pathophysiology
M.Sktodowskiej Curie 29/43
PL-85088 Bydgoszcz
Poland
Tel + 48-52-41 36 71
Fax + 48-52-22 62 29

Dr Elvira Kotyt
PO Box 13
686 710 Anadyr
Russia
Tel + 7-3 83-2 35 10 01
Fax + 7-3 83-2 35 10 01
evs@sibdiab.nsk.su

Dr Maria Koukourikou
Egnatia 29 – Pilea
GR-55535 Thessaloniki
Greece
Tel + 30-31-30 29 78

Dr Georgios Kurtoglou
Eptanisu 42
Ampelokipi
GR-56121 Thessaloniki
Greece
Tel + 30-31-73 68 43

Dr Eleni Kousta
Dept of Metabolic Medicine
St. Mary's Hospital
Praed Str
London W2 1NY
United Kingdom
Tel + 44-171-7 25 12 54
Fax + 44-171-7 25 60 37
e.kousta@ic.ac.uk

Dr Jordana Kovacevska
Zdravstven dom Skopje
Poliklinika Jane Sandanski
ul. Krste Misirkov B-B
91000 Skopje
Macedonia, FYR of
Tel + 389-91-41 10 26

Dr Irina Kowalska
Dept of Endocrinology
M.C. Sklodowskiej 24 a
PL-15 276 Bialystok
Poland
Tel + 48-85-42 23 05
Fax + 48-85-42 23 05

Dr Anjaneyulu Kowluru
University of Wisconsin
H4/568 Clinical Science Center
600, Highland Avenue
Madison WI 53792–5148
USA
Tel + 1-608-256 19 07 84
Fax + 1-608-2 63 99 83
akowluru@facstaff.wisc.edu

Mr Yoshikatsu Koyama
41–51 Brighton Road
Redhill
Surrey RH1 6YS
United Kingdom
Tel + 44-1737-76 22 22
Fax + 44-1737-76 65 74

Dr Kees Kraaij
Eli Lilly Nederland B.V.
Krijtwal 17–23
NL-3432 ZT Nieuwegein
The Netherlands
Tel + 31-30-6 02 58 47
Fax + 31-30-6 02 58 42
kraaij_kees@lilly.com

Dr Edward W Kraegen
Garvan Institute
of Medical Research
St. Vincent's Hospital
384 Victoria Street
Darlinghurst, NSW 2010
Australia
Tel + 61-2-92 95 82 06
Fax + 61-2-92 95 82 01
e.kraegen@garvan.unsw.edu.au

Dr Boris Krahulec
II Dept of Internal Medicine
Comenius University School of
Medicine; Faculty Hospital
Mickiewiczova 13
SK-813 69 Bratislava
Slovakia
Tel + 421-7-32 40 31
Fax + 421-7-35 90 7 85

Dr Leo P Krall
Joslin Diabetes Center
One Joslin Place
Boston MA 02215
USA
Tel + 1-6 17-2 35 54 60
Fax + 1-6 17-7 32 25 74

Prof H M J Krans
Vlietpark 2
NL-2355 CT Hoogmade
The Netherlands
Tel + 31-71-5 26 30 77
Fax + 31-71-5 24 81 36
secretariat@rulff2.leidenuniv.nl

Dr Thure Krarup
Bispebjerg Parkalle 19
DK-2400 Copenhagen NV
Denmark
Tel + 45-31 81 31 75
Fax + 45-31 81 44 46

Dr Janusz Krassowski
Marszakkowska 55/73 m 41
PL-00 676 Warszawa
Poland
Tel + 48-22-34 31 31
Fax + 48-22-34 09 03

Dr Jana Krec-Sorli
Institut Golnik
Department 400
4204 Golnik
Slovenia
Tel + 3 86-64-4 61 22

Dr Lucie Krejsova
Chodská 9
CZ-360 20 Karlovy Vary
Czech Republic
Tel + 42-17-3 11 54 83

Dr Zdenka Krejsova
Chodska 9
CZ-360 20 Karlovy Uary
Czech Republic
Tel + 42-17-2 21 89

Dr Karel Kren
Novo Nordisk
Blanicka 28
CZ-120 00 Praha 2
Czech Republic
Tel + 4 20-2-22 25 28 46
Fax + 4 20-2-22 25 43 70

Dr Lidia Kretinina
Regional Clinical Hospital
of Tyumen
52 Odesskaya Str
625048 Tyumen
Russia

Dr Adam Jacek Kretowski
Dept of Endocrinology
Medical School of Bialystok
M.C. Sklodowska 24A
PL-15 276 Bialystok
Poland
Tel + 48-42 23 05
Fax + 48-42 23 05

Dr Alexander Kreze
Institute of Clinical
Endocrinology
SK-034 91 Lubochna
Slovakia
Tel + 4 21-8 48-9 12 73
Fax + 4 21-8 48-9 12 73

Dr Peter Krippeit-Drews
Pharmazeutisches Institut
Auf der Morgenstelle 8
D-72076 Tübingen
Germany
Tel + 49-70 71-2 97 24 69
Fax + 49-70 71-29 24 76
Gisela.Dresw@uni-tuebingen.de

Dr Claus Kristensen
Novo Nordisk
Novo Allé, 6B1.74
DK-2880 Bagsvaerd
Denmark
Tel + 45-44 42 35 72
Fax + 45-44 44 42 56
clak@Novo.dk

Dr J Smedegaard Kristensen
Novo Nordisk A/S
Bldg 9RS.25
Krogshoejvej 31
DK-2880 Bagsvaerd
Denmark
Tel + 45-44 42 26 20
Fax + 45-44 44 21 31
jsk@novo.dk

Dr Ole Peter Kristiansen
Steno Diabetes Centre
Niels Steensens Vej 2
DK-2820 Gentofte
Denmark
Tel + 45-44 43 99 44
Fax + 45-44 43 82 33
opk@novo.dk

Dr Mads Krogsgaard Thomsen
Novo Nordisk A/S
Health Care Discovery
Building 6B2.13
Novo Alle
DK-2880 Bagsvaerd
Denmark
Tel + 45-44 42 39 88
Fax + 45-44 42 12 42
mkt@novo.dk

Dr Andrzej Krolewski
Joslin Diabetes Center
One Joslin Place
Boston, MA 02215
USA
Tel + 1-6 17-7 32 26 68
Fax + 1-6 17-7 32 26 67
AKrolewski@Joslin.harvard.edu

Dr Anna Krook
Dept of Clinical Physiology
Karolinska Hospital
S-171 76 Stockholm
Sweden
Tel + 46-8-50 77 50 36
Fax + 46-8-32 90 22
akr@klinfys.ks.se

Dr Branka Krstevska
Clinic of Endocrinology
Faculty of Medicine
Vodnjanksa 17
91000 Skopje
Macedonia, FYR of
Tel + 3 89-91-13 40 16
Fax + 3 89-91-13 40 16

Dr Jürgen Krug
City Hospital Leipzig
Friesenstrasse 8
D-04177 Leipzig
Germany
Tel + 49-3 41-44 40
Fax + 49-3 41-4 42 74 69
dr.jkrug@aol.com

Dr Yolanta T Kruszynska
Dept of Endocrinology 111G
UCSD, VA Medical Center
3350 La Jolla Village Drive
La Jolla, California 92093
USA
Tel + 1-6 19-5 34 66 51
Fax + 1-6 19-5 34 66 53

Dr Yuri Krylov
Ministry of Health & Medical
Industry of Russian Federation
Krasikova Str 34
Moscow
Russia

Dr Georges Krzentowski
56, rue Edith Cavell
B-1180 Brussels
Belgium
Tel + 32-2-3 47 51 51
Fax + 32-2-3 44 50 67

Dr Ciril Krzisnik
University Department of
Paediatrics
Vrazov Trg 1
610 00 Ljubljana
Slovenia
Tel + 3 86-61-32 08 87
Fax + 3 86-61-31 02 46

Mrs Darja Krzisnik
University Medical Center
Department of Diabetes
Zaloska 7
1000 Ljubljana
Slovenia
Tel + 3 86-61-1 31 31 23
Fax + 3 86-61-1 32 02 88

Dr Alain Ktorza
Groupe Endocrinologie Met.,
LPPN – CNRS 307
Université Paris 7, Tour 23–33
1 er étage, 2 Place Jussieu
F-75251 Paris Cedex 05
France
Tel + 33-1-44 27 78 37
Fax + 33-1-44 27 78 36
ktorza@paris7.jussieu.fr

Dr Minoru Kubota
Onoharahigashi
26–15–706, 5 choume
Minou City, Osaka
Japan
Tel + 81-7 27-29 71 81

Dr Tamara Kuchmerovskaya
Palladin Institute of
Biochemistry
9 Leontovich Str
252030 Kiev
Ukraine (CIS)
Tel + 38-44-2 24 21 34
Fax + 38-44-2 29 63 65
kuch@biochem.kiev.ua

Mr Andreas Kühne
Sitio Carreira
P-9370 Prazeres
Portugal
Tel + 3 51-1 91-82 28 66
Fax + 3 51-1 91-82 28 66

Dr Hans-F Kuehnle
Boehringer Mannheim GmbH
TF-PD
Sandhoferstr. 116
D-68305 Mannheim
Germany
Tel + 49-6 21-7 59 26 02
Fax + 49-6 21-7 59 48 23

Dr Bernd Kuglin
Novo Nordisk A/S
Krogshoevjvej 31 Bldg.9RS. 07
DK-2880 Bagsvaerd
Denmark
Tel + 49-61 31-38 63 37
Fax + 49-61 31-38 31 01

Dr Claus Kühl
ZymoGenetics Inc
1201, Eastlake Avenue East
Seattle, Washington 98102
USA
Tel + 1-2 06-4 42 66 10
Fax + 1-2 06-4 42 66 94
kuhlc@zgi.com

Dr Eila Kujansuu
Lukonojank 4
FIN-33710 Tampere
Finland
Tel + 3 58-3-3 17 75 64
Fax + 3 58-3-3 16 42 21
eila.kujansuu@fimnet.fi

Dr Asterios Kukuvitis
14 Argonafton Street
GR-60100 Katerini
Greece
Tel + 30-3 51-7 39 13
Fax + 30-3 51-7 39 13

Dr Indira Kulenovic
Bolnicka 25
71000 Sarajevo
Bosnia – Herzegovina
Tel + 3 87-71-66 66 20
Fax + 3 86-61-1 33 82 94
CIET_S@ZAMIR-SA.ztn.apc.org

Mr Petri Kulmala
Department of Pediatrics
University of Oulu
Kajaanintie 50
FIN-90220 Oulu
Finland
Tel + 3 58-8-3 15 53 85
Fax + 3 58-8-3 15 55 59
pkulmala@cc.oulu.fi

Dr Ashok Kumar Das
No3 Shankardoss Street
Pondichery 605 001
India
Tel + 91-4 13-7 23 80
Fax + 91-4 13-7 20 67

Dr Sudhesh Kumar
Undergraduate Centre
Birmingham Heartlands Hospital
Bordesley Green East
Birmingham B9 5SS
United Kingdom
Tel + 44-1 21-7 66 66 11 ext48 00
Fax + 44-1 21-6 85 55 36

Dr Irina Kunavich
31/1 70 Pulikhov Str
Minsk
Belarus (C.I.S.)
Tel + 3 75-1 72-22 16 12
Fax + 3 75-1 72-22 16 53

Dr Ramaz B Kurashvili
Diabetes Center of Georgia
Georgian Diabetes Federation
5, Ljubljana str
380059 Tbilisi
Georgia
Tel + 9 95-32-52 79 16
Fax + 9 95-32-94 00 81

Prof Tayyar Kurbanov
Physiology Institute
Academy of Sciences of
Azerbaijan
Sharif-zade, 2
Baku 370100
Azerbaijan (C.I.S.)
Tel + 9 94-12-98 80 86
Fax + 9 94-12-98 95 33

Mr Teymur Kurbanov
Azerbaijan av. 26, apt.95
370000 Baku
Azerbaijan (C.I.S.)

Dr Gyulnara Kurbanova
Azerbaijan av. 26, apt.95
370000 Baku
Azerbaijan (C.I.S.)

Dr Peter Kurtzhals
Novo Nordisk A/S
Novo Alle
DK-2880 Bagsvaerd
Denmark
Tel + 45-44 42 61 04
Fax + 45-44 44 42 56
pkur@novo.dk

Dr Susanne Kurzemann
Jörgerstrasse 27/13
A-1170 Vienna
Austria
Tel + 43-1-4 04 00 43 74
Fax + 43-1-4 04 00 62 11

Dr Klaus Kusterer
Medizinische Klinik I
Klinikum der J.W.Goethe Uni
Theodor-Stern-Kai 7
D-60590 Frankfurt am Main
Germany
Tel + 49-69-63 01 56 19
Fax + 49-69-63 01 64 05

Dr Ernst Küstner
Lörzweilerstr. 12 a
D-55296 Gau-Bischofsheim
Germany
Tel + 49-61 35-13 58
Fax + 49-61 31-17 66 19

Dr Beate Kuttler
Universitätsapotheke
Institut für Pathophysiologie
Univ Greifswald, Med. Fakultät
Greifswaldstr. 11 a
D-17495 Karlsburg
Germany
Tel + 49-38 3 55-6 82 93
Fax + 49-38 3 55-6 81 11
diabetes@rz.uni-greifswald.de

Prof Takeshi Kuzuya
Shioya General Hospital
Tomita 77
Yaita, Tochigi-Ken 329–21
Japan
Tel + 81-2 87-44 11 55
Fax + 81-2 87-43 98 22

Dr Milan Kvapil
Novo Nordisk A/S
Blanicka 28
CZ-120 00 Prague 2
Czech Republic
Tel + 4 20-2-22 25 28 46
Fax + 4 20-2-22 25 43 70

Dr Nino Kvirkvelia
Immunology Department
Tbilisi State University
Chavchavhdze Av. 62–34
380062 Tbilisi
Georgia
Fax + 9 95-32-22 44 01
Fax + 9 95-32-29 47 86
root@vake79.postnet.ge

Dr Lyudmila Kvitkova
Kemerovo Medical Academy
22-A Voroshilov Str
650029 Kemerovo
Russia

Dr Kirsten O Kyvik
The Danish Twin Registry
ISH
Odense University
Winslowparken 15
DK-5000 Odense C
Denmark
Tel + 45-65 57 30 47
Fax + 45-65 90 65 31
kok@dou.dk

Dr Markku Laakso
Department of Medicine
Kuopio University Hospital
FIN-70210 Kuopio
Finland
Tel + 3 58-17-17 21 51
Fax + 3 58-17-17 39 93
markku.laakso@messi.uku.fi

Dr Florence Labrousse
Service de Diabétologie
Hôpital Rangueil
F-31054 Toulouse Cedex
France
Tel + 33-5-61 32 26 85
Fax + 33-5-61 32 22 70

Dr Javier Lafita Tejedor
Hospital de Navarra
Irunlarrea N°3
E-31008 Pamplona Navarra
Spain
Tel + 34-9 48-10 21 00

Dr Kaj Mikael Lahti
Eriksvagen 18A 6
FIN-66100 Malax
Finland
Tel + 3 58-6-3 65 15 25
Kaj.Lahti@Vaasa.Fi

Dr Ian Laing
Dept of Clinical Biochemistry
Manchester Royal Infirmary
Oxford Road
Manchester M13 9WL
United Kingdom
Tel + 44-1 61-2 76 63 18
Fax + 44-1 61-2 76 40 63

Ms Hanna-Maaria Lakka
Research Institute
of Public Health
University of Kuopio
PO Box 1627
FIN-70211 Kuopio
Finland
Tel + 3 58-71-16 29 53
Fax + 3 58-71-16 29 36
Hanna-Maaria.Lakka@uku.fi

Dr Elli Lakka Papadodima
Travlantoni 4, Zegrafou
GR-15773 Athens
Greece
Tel + 30-1-7 79 64 46
Fax + 30-1-7 78 61 25

Dr Alberto Lala
Via G.Tomasi di Lampedusa 33
I-00144 Roma
Italy
Tel + 39-6-3 65 01 72
Fax + 39-6-3 05 01 72
lala@utovrm.it

Dr Nebojsa Lalic
Institute for Endocrinology,
Diabetes & Metabolic Diseases
Dr Subotica 13
YU-11000 Belgrade
Yugoslavia (FRY)
Tel + 3 81-11-68 59 22
Fax + 3 81-11-68 53 57

Dr Gerard Lamberigts
Messem 5
B-8200 Brugge
Belgium
Tel + 32-50-31 54 73
Fax + 32-50-32 35 20

Mr Jan Lambert
In de Korenmolen 13
NL-1115 GN Duivendrecht
The Netherlands
Tel + 31-20-4 44 05 88
Fax + 31-20-4 44 05 02

Dr Lambros Lambropoulos
Cosma Balanou 29
GR-11636 Athens
Greece
Tel + 30-1-9 22 21 66

Ms Betty Lamothe
Unite 257 INSERM
Institut Cochin de Génétique
Moléculaire
24, Rue du Faubourg St Jacques
F-75014 Paris
France
Tel + 33-1-44 41 24 52
Fax + 33-1-44 41 24 62

Dr Eberhard F Lampeter
Diabetes Forschungsinstitut
Auf'm Hennekamp 65
D-40225 Düsseldorf
Germany
Tel + 49-2 11-33 8 21
Fax + 49-2 11-34 20 80

Dr Leonidas Lanaras
Nikiforou Ouranou-5
GR-35100 Lamia
Greece
Tel + 30-2 31-3 32 64
Fax + 30-2 31-3 01 17

Dr Bernard R Landau
Division Endocrinology
Case Western Reserve
University School of Medicine
10900 Euclid Avenue
Cleveland, Ohio 44106–4951
USA
Tel + 1-2 16-3 68 49 58
Fax + 1-2 16-3 68 49 27

Prof Rüdiger Landgraf
Diabeteszentrum
Klinikum Innenstadt
der Universität München
Ziemssenstrasse 1
D-80336 München
Germany
Tel + 49-89-51 60 22 00
Fax + 49-89-51 60 53 55
rlandgra@medinn.med.
uni-muenchen.de

Dr Mona Landin-Olsson
Clinics of Diabetes and
Endocrinology,Dept of Medicine
Lund University Hospital
S-221 85 Lund
Sweden
Tel + 46-46-17 10 00
Fax + 46-46-2 11 09 08
Mona.Landin-Olsson@med.lu.se

Dr Lena Landstedt-Hallin
Medicinkliniken
Danderyds Sjukhus
S-182 88 Danderyd
Sweden
Tel + 46-8-6 55 50 00
Fax + 46-8-6 22 68 10
Lena.Landstedt-Hallin@kids.ki.se

Dr Jochen Lang
Div Biochimie Clinique
Centre Medical Universitaire
1 rue Michel Servet
CH-1211 Genève 4
Switzerland
Tel + 41-22-7 02 55 56
Fax + 41-22-7 02 55 43
jochen.lang@medecine.hcuge.ch

Dr Lydia Langen
Novo Nordisk Pharma GmbH
Brucknerstr. 1
D-55127 Mainz
Germany
Tel + 49-61 31-90 31 37
Fax + 49-61 31-90 32 76
lyla@novo.dk

Dr Liselotte Langkjaer
Novo Nordisk A/S
6B2
Novo Allé
DK-2880 Bagsvaerd
Denmark
Tel + 45-44 42 64 56
Fax + 45-44 49 05 55
lil@novo.dk

Dr Mordechai Lapidot
PO Box 116
IL-45100 Hod-Hasharon
Israel
Tel + 9 72-9-7 40 70 88
Fax + 9 72-9-7 40 68 86

Dr Annunziata Lapolla
Istituto Medicina Interna
Cattedra di Malattie del Met.
Centro Antidiabetico
Via Vendramini N7
I-35128 Padova
Italy
Tel + 39-49-8 21 62 69
Fax + 39-49-8 21 62 66
fedele@ux1.unipd.it

Prof Richard G Larkins
Faculty of Medicine, Dentistry
and Health Sciences
University of Melbourne
Parkville, Victoria 3052
Australia
Tel + 61-3-93 44 54 90
Fax + 61-3-93 47 18 63
r.larkins@medicine.unimelb.edu.au

Dr Ingegerd F Larsen
Lovisenberg Hospital
Lovisenberg Gt 17
N-0456 Oslo 4
Norway
Tel + 47-22 35 80 00
Fax + 47-22 35 81 25

Dr Jens Larsen
Novo Nordisk A/S
Krogshoejvej 31
DK-2880 Bagsvaerd
Denmark
Tel + 45-44 42 61 34
Fax + 45-44 42 13 90
jenl@novo.dk

Dr Jens J Solgaard Larsen
Dept of Medical Physiology
The Panum Institute 12.4
Blegdamsvej 3B
DK-2200 Copenhagen
Denmark
Tel + 45-35 32 74 14
Fax + 45-35 32 74 20
j.j.larsen@mfi.dk

Dr Ulla D Larsen
Novo Nordisk A/S
Isotope Chemistry
Novo Nordisk Park
DK-2760 Maaloev
Denmark
Tel + 45-44 43 44 98
Fax + 45-44 43 43 66
udl@novo.dk

Dr Hillevi Larsson
Department of Medicine
Wallenberg Laboratory
Malmö University Hospital
S-205 02 Malmö
Sweden
Tel + 46-40-33 72 12
Fax + 46-40-33 70 41
Hillevi.Larsson@medforsk.
mas.lu.se

Dr Gerd Larsson-Nyrén
Department of Histology
and Cell Biology
University of Umea
S-901 87 Umea
Sweden
Tel + 46-90-7 86 51 13
Fax + 46-90-7 86 66 96
gerd.larsson-nyren@histocel.
umu.se

Mr Peter Larsson
Novo Nordisk Pharma AB
Box 505 87 (Murmansgatan 126)
S-202 15 Malmö
Sweden
Tel + 46-40-38 89 00
Fax + 46-40-18 72 49
petl@novo.dk

Dr Veronique Lassmann-Vague
CHU Timone
Bd Jean Moulin
F-13385 Marseille Cedex 5
France
Tel + 33-91 38 75 72
Fax + 33-91 38 65 99

Ms Nicki Latham
15 Swaine Hill Crescent,
Yeadon, Leeds LS19 7HE
United Kingdom
Tel + 44-1 13-2 50 79 19
Fax + 44-1 13-2 83 32 01
nlatham@lmu.ac.uk

Dr Panagiotis Lathouris
Ioanninon 7
GR-15121 Athens
Greece
Tel + 30-1-2 02 81 15
Fax + 30-1-2 02 81 15

Ms Paula Terhikki Latvala RN
Seinajoki's Central Hospital
Hanneksenrinne 7
FIN-60220 Seinajoki
Finland
Tel + 358-6-4 15 41 11
Fax + 358-6-4 15 42 91

Prof Heiner Laube
Zentrum für Innere Medizin
der Justus-Liebig-Universität
Rodthohl 6
D-35385 Giessen
Germany
Tel + 49-6 41-9 94 27 53
Fax + 49-6 41-9 94 27 59

Dr Oriana Laurenti
Fondazione Andrea Cesalpino
Istituto I Clinica Medica
Policlinico Umberto I
Via del Policlinica 161
I-00161 Roma
Italy
Tel + 39-6-4 94 06 78
Fax + 39-6-4 94 06 78

Dr Albert A Lauritano
Amylin Pharmaceuticals
9373 Towne Centre Drive
San Diego, CA 92121
USA
Tel + 1-6 19-5 52 22 00
Fax + 1-6 19-5 52 22 12

Prof Torsten Lauritzen
Department of General Practice
University of Aarhus
Hoegh-Guolbergs Gade 8,2.
DK-8000 Aarhus
Denmark
Tel + 45-89 42 31 06
Fax + 45-86 12 47 88
tlaalm.aau.dk

Dr Henning B Laursen
Medical Department
Kalundborg Sygehus
Norre Alle 27
DK-4400 Kalundborg
Denmark
Tel + 45-53 51 21 83
Fax + 45-53 51 71 04

Ms Corinne Lautier
IURC – Molecular and
Endocrinology Laboratory
75 rue de la Cardonille
F-34093 Montpellier
France
Tel + 33-4-67 41 59 22
Fax + 33-4-67 54 27 31

Dr Teresa Lavagnini
Roberto Ardigo' 16
I-35156 Padova
Italy
Tel + 39-49-8 21 30 61
Fax + 39-49-8 21 30 62

Ms Myriam Lavigne-Scheen RN
Division of Diabetes,
Nutrition & Metabolic Dis.
Department of Medicine
CHU Sart Tilman B 35
B-4000 Liège 1
Belgium
Tel + 32-4-3 66 72 37
Fax + 32-4-3 66 70 68
Andre.Scheen@chu.ulg.ac.be

Dr Ian Lawrence
36, Wright Lane
Grange Farm, Oadby
Leicestershire LE2 4TU
United Kingdom
Tel + 44-1 16-2 71 00 75
Fax + 44-1 16-2 52 32 73

Mrs Kathy A Lawrence
125 Burgundy Circle
Blue Bell, PA 19422
USA
Tel + 1-2 15-6 61 08 07
Fax + 1-2 15-6 61 16 97
lawrence_kathy-a@lilly.com

Dr Tatjana Lazar-Ivkovic
University Clinic Novi Sad
Hajduk Veljkova 1–3
YU-21000 Novisad
Yugoslavia (FRY)
Tel + 3 81-21-6 15 2 00

Dr Mário J C Lázaro
Rua Guine Bissau Lote L-3 °Dto
P-8000 Faro
Portugal
Tel + 3 51-89-86 44 43

Dr Jean-Pierre Le Floch
Clinique de Villecresnes
8 Boulevard Richerand
F-94440 Villecresnes
France
Tel + 33-1-45 95 45 45
Fax + 33-1-45 69 75 84

Dr Yannick Le Marchand-Brustel
INSERM U 145
Faculté de Médecine
Avenue de Valombrose
F-06107 Nice Cedex 2
France
Tel + 33-4-93 37 77 99
Fax + 33-4-93 81 54 32
lemarcha@unice.fr

Dr Jack J Leahy
University of Vermont College
of Medicine, Endocrinology,
Metabolism, Nutrition
Given C332
Burlington, VT 05405
USA
Tel + 1-8 02-6 56 25 30
Fax + 1-8 02-6 56 80 31
jleahy@zoo.uvm.edu

Dr Nikolaj B Lebedev
Novo Nordisk A/S
Moscow Office
Apart. 120
38 Lomonosovsky Prospect
117 330 Moscow
Russia
Tel + 7-0 95-9 56 11 32
Fax + 7-0 95-9 56 50 13

Dr Jan Lebl
Department of Paediatrics
3rd Faculty of Medicine
Charles University
Vinohradská 159
CZ-100 81 Praha 10
Czech Republic
Tel + 42-2-67 16 25 61
Fax + 42-2-74 93 90

Dr Andre Leblanc
Rue du Saint Sang 15 bis
B-5060 Sambreville
Belgium
Tel + 32-71-77 49 22

Dr Philippe M Lebrun
Free University of Brussels
Faculty of Medicine, C.P. 617
Lab of Pharmacology, BAT G/E
Route de Lennik 808
B-1070 Brussels
Belgium
Tel + 32-2-5 55 62 21
Fax + 32-2-5 55 63 56
plebrun@ulb.ac.be

Dr Monika Lechleitner
Univ Klinik für Innere Medizin
Anichstr 35
A-6020 Innsbruck
Austria
Tel + 43-5 12-5 04 32 55
Fax + 43-5 12-5 04 33 91

Dr Viviane Leclercq-Meyer
Faculté de Médecine
Campus Erasme CP 618
Universite Libre De Bruxelles
808 Route de Lennik
B-1070 Brussels
Belgium
Tel + 32-2-5 55 62 46
Fax + 32-2-5 55 62 39
vivmeyer@med.ulb.ac.be

Dr Janis Ledins
Tegnergatan 12
S-752 27 Uppsala
Sweden
Tel + 46-18-50 82 83

Dr Annette Lee
The Picower Institute
for Medical Research
350 Community Drive
Manhasset, New York 11030
USA
Tel + 1-5 16-3 65 42 00
Fax + 1-5 16-3 65 50 90
annette.lee@picower.edu

Mr Brian Lee
Dept of Vascular Medicine
Postgraduate Medical School
Barrack Road
Exeter
United Kingdom
Tel + 44-13 92-40 30 81
Fax + 44-13 92-40 30 27

Dr Ki-Up Lee
324–701 Jookong Apartment
Doonchon-dong
Kangdong-ku
Seoul 134 601
Korea
Tel + 82-2-2 24 32 43
Fax + 82-2-2 24 69 62

Dr Kwang Woo Lee
Dept of Internal Medicine
St Mary's Hospital
Catholic Medical College
62 Youido-Dong Yongdungpo-Gu
Seoul 150
Korea
Tel + 82-2-5 88 09 88
Fax + 82-2-5 88 14 31

Dr R Margaret Lee
Medical Affairs Group
Bayer Plc
Bayer House
Strawberry Hill
Newbury, Berkshire RG14 15A
United Kingdom
Tel + 44-1635-56 34 18
Fax + 44-1635-56 36 57

Prof Pierre J Lefèbvre
Dept de Médecine
Serv de Diabétologie,Nutrition
et Maladies Métabolique
Univ. du Sart Tilman B P 35
B-4000 Liège 1
Belgium
Tel + 32-4-3 66 72 38
Fax + 32-4-3 66 70 68

Dr Veronique Lefebvre
VUB, dienst MEBO/GF
Dept Metabolisme en
Endokrinologie
Laarbeeklaan 103
B-1090 Brussels
Belgium
Tel + 32-2-4 77 45 41
Fax + 32-2-4 77 45 45
vlefeb@mebo.vub.ac.be

Dr Lars Lehmann
Novo Nordisk A/S
Mearo Status Center
Athinas Avenue
GR-16671 Vouliagmeni, Athens
Greece
Tel + 30-1-9 67 04 00
Fax + 30-1-9 67 09 50
lleh@novo.dk

Dr Roger Lehmann
University Hospital Zürich
Division of Endocrinology
and Diabetes
Bergstrasse 159
CH-8032 Zürich
Switzerland
Tel + 41-1-2 55 34 30
Fax + 41-1-2 55 44 47
RogerLehmann@compuserve.com

Dr Christian Lehn Brand
Novo Nordisk A/S
6B1.62.2
Diabetes Pharmacology
Novo Allé
DK-2880 Bagsvaerd
Denmark
Tel + 45-44 42 25 17
Fax + 45-44 42 74 88
clbr@novo.dk

Dr Lajos Lehotkai
Peterfy Teaching Hopsital
"B" Department of Medicine
Peterfy Sandor u. 8–20
H-1441 Budapest
Hungary
Tel + 36-1-4 61 47 34
Fax + 36-1-4 61 47 34

Dr Juha M Lehtinen
Pallomäentie 10 D 15
FIN-00740 Helsinki
Finland
Tel + 3 58-9-7 78 23 96
Fax + 3 58-9-7 78 24 66
lehtlju@dlc.fi

Dr Barbara Leibiger
Karolinska Institutet, Dept of
Molecular Med. The Rolf Luft
Center for Diabetes Research
Karolinska Hospital L6B:01
S-171 76 Stockholm
Sweden
Tel + 46-8-51 77 57 25
Fax + 46-8-51 77 36 58
ingo@enk.ks.se

Dr Ingo Leibiger
Karolinska Institute, Dept of
Molecular Med. The Rolf Luft
Center for Diabetes Research
Karolinska Hospital L6B:01
S-17 176 Stockholm
Sweden
Tel + 46-8-51 77 57 25
Fax + 46-8-51 77 36 58
ingo@enk.ks.se

Dr Brendan Leighton
University of Oxford
Dept of Biochemistry
South Parks Road
Oxford OX1 3QU
United Kingdom
Tel + 44-12 65-27 53 37
Fax + 44-12 65-27 52 59
leighton@bloch.ox.ac.uk.

Dr Dieter Leihener
Hoechst Marion Roussel
Deutschland GmbH
Geschäftseinheit Diabetes
Königsteiner Str. 10
D-65812 Bad Soden/Ts
Germany
Tel + 49-69-3 05 26 38
Fax + 49-69-30 58 41 88
leihener@msmhpd.hoechst.com

Mr Aivars Lejnieks
Jelgavas Str 18–70
LV-2010 Jurmala
Latvia
Tel + 3 71-2-52 18 20
Fax + 3 71-7-82 11 54

Mr Nicolas Lembert
Rosettvägen 74
S-90441 Röbäck
Sweden
Tel + 46-90-2 24 89
nicolas.lembert@histocel.umu.se

Dr Herman H P J Lemkes
Leiden University Hospital
Dept of Endocrinology
Building 1, Cu-R
PO Box 9600
NL-2300 RC Leiden
The Netherlands
Tel + 31-71-5 26 26 46
Fax + 31-71-5 24 81 36

Dr Fritz Lendroth
Graf-Moltke Str 67
D-28211 Bremen
Germany
Tel + 49-4 21-34 11 98
Fax + 49-4 21-34 32 06

Dr Csaba Lengyel
1 st Dept of Medicine
Albert Szent-Györgyi Med. Uni
PO Box 469
Korányi Fasor 8–12
H-6701 Szeged
Hungary
Tel + 36-62-45 51 86
Fax + 36-62-45 51 85
lecs@in1 st.szote.u-szeged.hu

Dr Per E Lennerhagen
Stenbrottsvägen 1
S-141 42 Huddinge
Sweden
Tel + 46-8-6 16 31 02

Prof Sigurd Lenzen
Med. Hochschule Hannover
Inst. für Klinische Biochemie
D-30623 Hannover
Germany
Tel + 49-5 11-5 32 65 25
Fax + 49-5 11-5 32 35 84

Dr Jerzy Leowski
Dept of Internal Diseases
and Diabetology
Brodnowski Hospital
ul. Kondratowicza 8
PL-03 285 Warsaw
Poland
Tel + 48-22-11 67 52

Dr Giuseppe Lepore
Via Rillosi, 14
I-24128 Bergamo
Italy
Tel + 39-35-40 07 22
Fax + 39-35-40 15 62

Dr Eeva Leppävnori
Kalevanvainio 10E
FIN-02100 Espoo
Finland
Tel + 3 58-9-4 55 28 06
Fax + 3 58-9-31 06 73 13

Prof Lazar Lepsanovic
Med Faculty
Clinic for Endocrinology
Hajduk Veljkova 1–3
YU-21000 Novisad
Yugoslavia (FRY)
Tel + 3 18-21-61 52 00

Dr Ake Lernmark
6527 49 th Aveune NE
Seattle, WA 98115
USA
Tel + 1-2 06-5 43 53 16
Fax + 1-2 06-5 43 31 69
ake@U.Washington.edu

Dr Richard D G Leslie
Department of Diabetes
and Metabolism
St.Bartholomews Hospital
59 Bartholomew Close
London EC1A 7BE
United Kingdom
Tel + 44-1 71-6 01 74 50
Fax + 44-1 71-6 01 74 49
r.d.g.leslie@mds.amw.ac.uk

Dr Michel Letiexhe
Huta, 272
B-4910 La Reid
Belgium
Tel + 32-87-37 62 01
Fax + 32-4-3 66 25 44

Dr Paul Leurs
Oosterschelde Hospital
Dept of Internal Medicine
's-Gravenpolderseweg 114
NL-4462 RA Goes
The Netherlands
Tel + 31-1 13-23 44 86
Fax + 31-1 13-23 04 24
pbleurs@zeelandnet.nl

Dr Arye Lev-Ran
PO Box 39919
IL-61398 Tel-Aviv
Israel
Tel + 9 72-3-6 41 54 52
Fax + 9 72-3-6 41 54 52
lev_ran@artaxia.com

Prof Rachmiel Levine
Honorary Member of the
European Association for the
Study of Diabetes
2024 Canyon Road
Arcadia, CA
USA
Tel + 1-8 18-3 55 62 14
Fax + 1-8 18-3 01 84 89

Dr David M Levy
Flat 2
21 Cavendish Road
London NW6 7XT
United Kingdom
Tel + 44-1 81-4 59 70 90

Dr Jonathan C Levy
16 Portland Road
Summertown
Oxford OX2 7EY
United Kingdom
Tel + 44-18 65-51 55 76
Fax + 44-18 65-7 23 88 84
jclevy@vax.ox.ac.uk

Dr Claire Levy-Marchal
Service de Diabétologie
Hôpital Robert Debré
48 Boulevard Serurier
F-75019 Paris
France
Tel + 33-1-40 03 23 55
Fax + 33-1-40 03 24 29
clairelm@infobiogen.fr

Dr Philip Levy
Phoenix Endocrinology Clinic
Suite 614
1300 North 12 th Street
Phoenix, AZ 85006
USA
Tel + 1-6 02-2 52 36 99
Fax + 1-6 02-2 53 04 61

Dr Nicholas John Lewis-Barned
Gloucester Royal Hospital
Great Western Road
Gloucester GL1 3NN
United Kingdom
Tel +44-1452-528555
Fax +44-1452-394755
nick@elmbridge.demon.co.uk

Dr Haiyan Li
Endocrine / Diabetes Research
Wallenberg Laboratory, 3rd Fl.
Malmö University Hospital
S-205 02 Malmö
Sweden
Tel +46-40-332395
Fax +46-40-337042
Haiyan.Li@endo.mas.lu.se

Dr Radu Lichiardopol
Amiral Balescu 31
71296 Bucharest Sect.1
Romania
Tel +40-1-2311295

Prof Hermann Liebermeister
Schlesierweg 2 A
D-66538 Neunkirchen / Saar
Germany
Tel +49-6821-301181
Fax +49-6821-901680

Dr Andreas Liebl
Diabeteszentrum
Klinikum Bogenhausen
Englschalkingerstr. 77
D-81925 München
Germany
Tel +49-89-927025 01
Fax +49-89-927021 16

Dr Ernst A Lien
Institute of Pharmacology
AHH
N-5021 Bergen
Norway
Tel +47-55973093
Fax +47-55975814

Dr Bernd Liesenfeld
Guldeinstr. 40
D-80339 München
Germany
Tel +49-89-5023421
Fax +49-89-927026 59
ug142cq@sunmail.
lrz-muenchen.de

Dr Avner Lifshitz
Beilinson-Rabin Medical Center
Endocrinology Department
IL-49354 Petah Tikva
Israel
Tel +972-3-9377186
Fax +972-3-9211403
lifshipza@sharenet.co.il

Ms Christine Ligtenberg
Jacob Catslaan 36
NL-3705 BS Zeist
The Netherlands
Tel +31-30-2507378
Fax +31-30-2518328
pligtenb@digd.azu.nl

Dr Arthur A Like
Department of Pathology
University of Massachusetts
Medical School
55 Lake Avenue North
Worcester, MA 01655–0125
USA
Tel +1-508-8563240
Fax +1-508-8561700
Arthur.Like@Banyan.ummed.edu

Dr Jose Pedro Lima Reis
Avenida de Franca 251 3°Dto
P-4000 Porto
Portugal
Tel +351-2-8303353

Dr Jörg Limmer
c/o Alliance Pharmaceutical
3040 Science Park Road
San Diego, CA 92121
USA

Dr Boniface J Lin
Grad. Inst. Clin. Med.
National Taiwan
University Hospital
7 Chong Shang South Road
Taipei 100
Taiwan
Tel +886-2-3970800ext7071
Fax +886-2-3117877
bonnie@ha.mc.ntu.edu.tw

Dr Hong-Da Lin
Division of Endocrinology
Department of Medicine
Veterans General Hospital
Shih-Pai Road N°201 Section II
Taipei 11217
Taiwan
Tel +886-2-8757515
Fax +886-2-8745674
meta@vghtpe.gov.tw

Ms Jian-Man Lin
Department of
Medical Cell Biology
Box 571
S-751 23 Uppsala
Sweden
Tel +46-18-4714427
Fax +46-18-4714059
Jian-Man.Lin@medcellbiol.uu.se

Dr Bengt Lindblad
Department of Pediatrics
Mölndal Hospital
S-431 80 Mölndal
Sweden
Tel +46-31861000
Fax +46-31861855
bengt.lindblad@bll.se

Dr Maud Linde-Hansson
Novo Nordisk Pharma AB
Box 50587
Murmansgatan 126
S-202 15 Malmö
Sweden
Tel +46-40-388900
Fax +46-40-187249
mlih@novo.dk

Dr Fredrik Lindgren
Dept of Pediatrics
Sach's Childrens Hospital
PO Box 17912
S-118 95 Stockholm
Sweden
Tel +46-8-6164000
Fax +46-8-6164014
Fredrik.Lindgren@sos.ki.se

Dr Claudia Lindloh
Friedrich-Schiller-Universität
Erlanger Allee 101
D-07745 Jena
Germany

Dr Joachim Lindner
Medizinische Klinik
Flemmingstr 2
D-09116 Chemnitz
Germany
Tel +49-371-33333358
Fax +49-371-33333224

Dr Tom Lindner
Uni of Chicago, Howard Hughes
Med Inst, Dept of Biochemistry
Molecular Biology, G Bell Lab
5841 S.Maryland Avenue, MC1028
Chicago, IL 60637
USA
Tel +1-773-7029118
Fax +1-773-7029237
tlinder@midway.uchicago.edu

Dr Mark Lindsay
The Metabolic Unit
Western General Hospital
Crewe Road South
Edinburgh EH4 2XU
United Kingdom
Tel +44-131-5371751
Fax +44-131-5373071
mark.lindsay@ed.ac.uk

Dr L B Stefan Lindskog
Department of Medicine
Wallenberglab
Lund University
S-205 02 Malmö
Sweden
Tel +46-40336453
Fax +46-40337041
Stefan.Lindskog@varberg.mail.
telia.com

Dr Per S Lindström
Department of Histology
and Cell Biology
University of Umea
S-901 87 Umea
Sweden
Fax +46-90-7866696
per.lindstrom@histocel.umu.se

Dr Torbjörn Lindström
Dept of Medicine & Care
Internal Medicine
Faculty of Health Sciences
S-581 85 Linköping
Sweden
Tel +46-13-222000
Fax +46-13-222804
Torbjorn.Lindstrom@end.us.lio.se

Dr Thomas Lingenfelser
Dept für Gastroenterologie,
Stoffwechsel- und
Infektionskrankheiten
Klinikum Amberg
D-92224 Amberg
Germany
Tel +49-231-522874
Fax +49-9621-38202

Ms Lena Linke RN
Orion Diagnostica AB
Industrigatan 8B
S-619 33 Trosa
Sweden
Tel +46-156-53360
Fax +46-156-17355
info@orion-diagnostica.se

Dr Renata Linkeschova
Wildenbruchstr 22
D-40545 Düsseldorf
Germany

Dr Thomas Linn
III Med Klinik und Poliklinik
der Justus Liebig Universität
Am Rodthohl 6
D-35385 Giessen
Germany
Tel +49-641-7023701
Fax +49-641-9942759
thomas.linn@innere.med.
uni-giessen.de

Dr Per-Eric Lins
Dept of Internal Medicine
Danderyd Hospital
S-182 88 Danderyd
Sweden
Tel +46-8-6556856
Fax +46-8-6226810

Ms Sylvia Lion
106 av.J.B.Clément
F-92100 Boulogne Billancourt
France
Tel +33-1-47120949
Fax +33-1-41310482

Dr Vaskresenija Lipovac
Institute for Diabetes
"Vuk Vrhovac"
4 a, Dugi dol
10 000 Zagreb
Croatia
Tel +385-1-2332222
Fax +385-1-2331515

Dr Bernhard Lippmann-Grob
Turmstr 11
D-77736 Zell a.H.
Germany
Tel +49-7835-8785
Fax +49-7835-8758

Dr Hans Lithell
Dept of Geriatrics
University of Uppsala
PO Box 609
S-751 25 Uppsala
Sweden
Tel +46-18-177974
Fax +46-18-177976
Hans.Lithell@geriatrik.uu.se

Dr Folke Lithner
Dept of Medicine
University Hospital of Umea
S-901 85 Umea
Sweden
Tel   + 46-90-7 85 14 23
Fax   + 46-90-13 56 20
folke.lithner@medicin.umu.se

Dr Julie Llewelyn
Copperfields
14 Blackhills, Esher
Surrey KT10 9JW
United Kingdom
Tel   + 41-13 72-46 57 98
Fax   + 41-13 72-46 97 92

Dr Carles Llor
Paisos Catalans, 124, 5 e 2 a
E-43205 Reus
Spain
Tel   + 34-77-31 37 91
Fax   + 34-77-61 28 34

Dr Goncal Lloveras Valles
Diagonal 443-Gé-2°
E-08036 Barcelona
Spain
Tel   + 34-3-2 27 29 00
Fax   + 34-3-2 27 29 90
rtresser@dsss.scs.es

Dr Catherine Lloyd
18 Laurel Drive, Stockton
Rugby, Warwickshire CV23 8FB
United Kingdom
Tel   + 44-19 26-81 54 06
Fax   + 44-19 26-81 54 09
cathy@andysimm.demon.co.uk

Dr Janet Lloyd
Ward 7
Leighton Hospital
Middlewich Road
Crewe CW1 4QJ
United Kingdom
Tel   + 44-12 70-61 23 53

Dr Irene Lluch Verdu
Santi St. Ma Trinidad No. 5
D-46460 Valencia
Spain
Tel   + 34-6-1 21 03 65
Fax   + 34-6-1 21 03 65

Dr Ralf Lobmann
Raiffeisenstraße 22
D-39112 Magdeburg
Germany
Tel   + 49-391-6 71 32 70
Fax   + 49-391-6 71 54 48
ralf.lobmann@medizin.
uni-magdeburg.de

Dr Volker Lodwig
Boehringer Mannheim GmbH
Evaluation Patient Care
Office: DR-ES
Sandhoferstr. 116
D-68305 Mannheim
Germany
Tel   + 49-621-7 59 42 12
Fax   + 49-621-7 59 47 61
volker_lodwig@bmg.
boehringer-mannheim.com

Dr Johan Löfgren
Medical Department of Medicine
Central County Hospital
S-701 85 Örebro
Sweden
Tel   + 46-49-15 34 87
Fax   + 46-19-15 12 82
johan.lofgren@orebroll.se

Dr Mikhail Logatchev
Leninsky Prosp. 123–1-210
117513 Moscow
Russia
Tel   + 7-095-9 35 01 21
Fax   + 7-095-9 35 01 21

Dr Francesco Logoluso
Via Hahnemann 2
I-70126 Bari
Italy
Tel   + 39-80-5 46 12 43
Fax   + 39-80-5 46 12 43

Dr Tobias Lohmann
Steinstr 15
D-04275 Leipzig
Germany
Tel   + 49-341-9 71 33 21
Fax   + 49-341-9 71 32 19

Dr Theodoros Loizou
48 Griva Digheni Avenue
1080 Nicosia
Cyprus
Tel   + 357-2-4 57 411
Fax   + 357-2-47 69 59

Dr Eva Lojdova
Ruzova 60
CZ-779 00 Olomouc
Czech Republic

Ms Anna Maria Lombardi
Endocrine-Metabolic Laboratory
Istituto di Semeiotica Medica
Via Ospedale 105
I-35100 Padova
Italy
Tel   + 39-49-8 21 30 32
Fax   + 39-49-6 57 391

Dr Fredrik Lönnqvist
Center for Metabolism and
Endocrinology M61,Dpt Medicine
Karolinska Institute
Huddinge University Hospital
S-141 86 Huddinge
Sweden
Tel   + 46-8-7 46 10 00
Fax   + 46-8-7 11 76 84

Mr Peter Lönnroth
Department of Medicine
Sahlgren's Hospital
S-413 45 Götesborg
Sweden
Tel   + 46-31-60 17 73
Fax   + 46-31-82 21 52

Dr Dieter Look
Reha-Klinik
Hellbachtal der BfA
Sebastian-Kneipp-Straße 2
D-23879 Mölln
Germany
Tel   + 49-45 42-80 41 60
Fax   + 49-45 42-80 42 99

Dr José B Lopes de Faria
University of Campinas
Nephrology Unit – FCM
Barao Geraldo
13084–100 Campinas
Brazil
Tel   + 55-19-2 39 96 49
Fax   + 55-19-2 39 96 49
jblfaria@nutecnet.com.br

Dr M da P Freire Lopes Silva
R.Montepio 5B 1°
P-2500 Caldas Rainha
Portugal

Dr Mara Lorenzi
Schepens Eye
Research Institute
Harvard Medical School
20 Staniford Street
Boston MA 02114
USA
Tel   + 1-6 17-7423140 ext410
Fax   + 1-6 17-7 20 10 69
lorenzi@vision.eri.harvard.edu

Dr Francoise Lorenzini
39 rue Paul Bert
F-31400 Toulouse
France
Tel   + 33-61 80 15 05
Fax   + 33-61 12 03 66

Dr Renata Lorini
Via B. Sacco 2
I-27100 Pavia
Italy
Tel   + 39-382-2 48 32
Fax   + 39-382-52 79 76

Dr Norbert P Lotz
Herz- und Diabeteszentrum NRW
Universitätsklinik der Ruhr
Universität Bochum
Georgstraße 11
D-32545 Bad Oeynhansen
Germany
Tel   + 49-57.31-970
Fax   + 49-5731-972122
nlotz@mailman.hdz-nrw.
ruhr-uni-bochum.de

Prof Marie-M Loubatieres
Laboratoire de Pharmacologie
Institut de Biologie
Boulevard Henri IV
F-34060 Montpellier Cedex
France
Tel   + 33-4-67 54 25 41
Fax   + 33-4-67 60 11 82

Ms Anne Louheranta
Dept of Clinical Nutrition
University of Kuopio
PO Box 1627
FIN-70211 Kuopio
Finland
Tel   + 358-71-162775
Fax   + 358-71-162792
Anne.Louheranta@uku.fi

Dr Raisa Lounamaa
Ulvilantie 7A4
FIN-00350 Helsinki 35
Finland

Dr Chariclia Loupa
2 Sporadon Str, Halandri
GR-15231 Athens
Greece

Dr Monica Lövestam-Adrian
Svärdgränden 11
S-224 75 Lund
Sweden
Tel   + 46-18 88 10
Fax   + 46-18 88 10

Dr Mattias Loviscach
8202 Regents Road 304
San Diego, California 92122
USA
Tel   + 1-6 19-6 77 99 05
Fax   + 1-6 19-6 42 62 42
Mloviscach@vapop.ucsd.edu

Dr Anne Caroline Loweth
34 The Dingle, Haslington
Crewe, Cheshire CW1 5RY
United Kingdom
Tel   + 44-12 70-58 43 88
bia54@keele.ac.uk

Dr Clara Lowy
44A Rosemont Road
Acton
London W3 9LY
United Kingdom
Tel   + 44-171-9289292 ext3791
Fax   + 44-171-9 22 82 89

Ms Zhong Xian Lu
Deakin Institute
of Human Nutrition
Deakin University
336 Glenferrie Road
Malvern, Victoria 3144
Australia
Tel   + 61-3-92 44 51 35
Fax   + 61-3-92 44 53 38
luzx@deakin.edu.au

Ms Suzanne Lucas RN
British Diabetic Association
10 Queen Anne Street
London W1M 0BD
United Kingdom
Tel   + 44-171-4 62 26 37
Fax   + 44-171-6 37 36 44
dorcas@diabetes.org.uk

Dr Johnny Ludvigsson
Division of Pediatrics
Department of Health
and Environment
University Hospital
S-581 85 Linköping
Sweden
Tel   + 46-13-22 13 33
Fax   + 46-13-14 82 65
Johnny.Ludvigsson@ped.us.lio.se

Dr Bernard Ludvik
Klinik f.Innere Medizin III
Abt. f.Endokrinologie u.Stoff.
University of Vienna
Wahringergürtel 18–20
A-1090 Vienna
Austria
Tel   + 43-1-4 04 00 43 68
Fax   + 43-1-4 04 00 57 40

Dr Claudia Ludwig
AKH
Department of Internal
Medicine III
Währinger Gürtel 18–20
A-1090 Vienna
Austria
Tel   + 43-1-4 04 00 43 10
Fax   + 43-1-40 59 32 34

Prof Dieter Luft
Abt Innere Medizin IV
Medizinische Univ Klinik
Otfried-Müller-Str. 10
D-72076 Tübingen
Germany
Tel + 49-7071-2982728
Fax + 49-7071-2927 84

Prof Rolf Luft
Karolinsak Hospital
S-171 76 Stockholm
Sweden
Tel + 46-8-51774550
Fax + 46-8-51773096

Dr Roberta Lugari
Cattedra di Endocrinologia
Istituto di Clinica Medica
Via Gramsci 14
I-43100 Parma
Italy
Tel + 39-521-290778
Fax + 39-521-982943

Dr Paolo Luly
Department of Biology
University of Rome
"Tor Vergata"
Via della Ricerca Scientifica
I-00133 Roma
Italy
Tel + 39-6-72594368
Fax + 39-6-2023500
luly@tovvx1.cca.utovrm.it

Dr Per Lund
Ätoften 48
DK-2990 Nivaa
Denmark
Tel + 45-49141133
Fax + 45-49181142

Ms Siv Lundblad
Karlbergsvägen 27 A II
S-113 27 Stockholm
Sweden
Tel + 46-8-327729

Dr Anker G Lundemose
Novo Nordisk
Nove Alle 6A1.071
DK-2880 Bagsvaerd
Denmark
Tel + 45-44422957
Fax + 45-44421103
aglu@novo.dk

Dr Karsten Lundgren
Novo Nordisk A/S
Novo Alle
DK-2880 Bagsvaerd
Denmark
Tel + 45-44423447
Fax + 45-44490555
klu@novo.dk

Ms Berit Lundman RN
Department of
Advanced Nursing
Umea University
S-901 87 Umea
Sweden
Tel + 46-90-7858784
Fax + 46-90-7858772
Berit.Lundman@nurssci.umu.se

Prof Ingmar Lundquist
Dept of Pharmacology
University of Lund
Sölvegatan 10
S-223 62 Lund
Sweden
Tel + 46-46-107588
Fax + 46-46-104429

Dr Patrizia Luppi
343 Denniston Street, Apt 31
Pittsburgh, PA 15206
USA
Tel + 1-412-6926573
Fax + 1-412-6925809
luppip + @pitt.edu

Dr Ioana Lupsa
Institute of Public Health
Iulius Fucik nr. 23
1900 Timisoara
Romania
Tel + 40-56-198168
Fax + 40-56-192101
office@cmssc.sorostm.ro

Mr Miguel Angel Luque Lopez
Dpto Metabolismo, Nutricion
y Hormonas
Fundacion Jimenez Diaz
Avda Reyes Catolicos 2
E-28040 Madrid
Spain
Tel + 34-1-5440247
Fax + 34-1-5440247
ivalverde@uni.fjd.es

Dr Holger Luthman
Dept of Molecular Medicine
L602
Karolinska Hospital
S-171 76 Stockholm
Sweden
Tel + 46-8-7295715
Fax + 46-8-311605

Dr Annemarie Lütjens
Prinsengracht 83
NL-1015 DN Amsterdam
The Netherlands
Tel + 31-20-6244659
Fax + 31-20-6243239
anmariel@euronet.nl

Dr Stephen Luzio
Diabetes Research Unit
Llandough Hospital
Penlan Road
Penarth
United Kingdom
Tel + 44-1222-716921
Fax + 44-1222-350147
luzio@cf.ac.uk

Dr Anna Lyaifer
Endocrinology Department
Saratov Medical University
112 Bolshaya Kazachya St
410 071 Saratov
Russia
Tel + 7-8452-258291
anna@mediko.saratov.su

Dr Lene Lytzen
Novo Nordisk A/S
9Q1.23
Krogshoejvej 31
DK-2880 Bagsvaerd
Denmark
Tel + 45-44421218
Fax + 45-44421390
lyt@novo.dk

Dr Xue Yi Ma
Department of Endocrinology
Beijing 304 Hospital of PLA
51 Fu Cheng Road
Beijing 100037
China
Tel + 86-10-66843129
Fax + 86-10-68429998

Dr Johannes A Maassen
Dept of Medical Biochemistry
Sylvius Laboratory
Wassenaarseweg 72
NL-2333 AL Leiden
The Netherlands
Tel + 31-71-5276127
Fax + 31-71-5276125
maassen@rullf2.medfac.
leidenuniv.nl

Prof Ian A MacDonald
Dept Physiology & Pharmacology
Medical School
Queen's Medical Centre
Clifton Boulevard
Nottingham NG7 2UH
United Kingdom
Tel + 44-115-9709465
Fax + 44-115-9709259
ian.macdonald@nottingham.ac.uk

Dr Michael J MacDonald
University of Wisconsin
Medical Science Center
Room 3459
1300 University Avenue
Madison, WI 53706
USA
Tel + 1-608-2621195
Fax + 1-608-2629300
mjmacdon@facstaff.wisc.edu

Dr Fausto De Machicao
Bothmer Str. 1
D-80634 München
Germany
Tel + 49-89-167404

Dr Peter Mackay
Diabetes Pharmacology
Novo Nordisk
Building 6B 1.62
Novo Alle
DK-2880 Bagsvaerd
Denmark
Tel + 45-44422991
Fax + 45-44427488
pm@novo.dk

Ms Catherine MacKinnon RN
The Diabetes Centre
Northern General Hospital
Herries Road
Sheffield S5 TA0
United Kingdom
Tel + 44-114-2714445
Fax + 44-114-2560285

Dr Marek Macko
Poliklinika Sekcov
Jurkovicova 19
SK-080 01 Presov
Slovakia
Tel + 42-91-701743

Dr Andrew Macleod
Royal Shrewsbury Hospital
Mytton Oak Rd
Shrewsbury SY3 8XQ
United Kingdom
Tel + 44-1743-261000
Fax + 44-1743-261388

Dr Jean MacLeod
53 Airyhall Drive
Aberdeen AB15 7QQ
United Kingdom

Dr Kenneth M MacLeod
Department of Diabetes and
Vascular Medicine
Royal Devon & Exeter Hospital
Barrack Road
Exeter, Devon
United Kingdom
Tel + 44-1392-403089
Fax + 44-1392-403027

Dr Djuro Macut
Institute of Endocrinology
Diabetes and Diseases
of Metabolism
Dr Subotica 13
YU-11000 Beograd
Yugoslavia (FRY)
Tel + 381-11-685922
Fax + 381-11-685357
macut@EUnet.yu

Prof Laszlo Madacsy
Semmelweis Medical University
First Dept of Paediatrics
Bókay János 53
H-1083 Budapest
Hungary
Tel + 36-1-3138212
Fax + 36-1-3138212

Dr Sayed-Fazlollah Madani
Friedrich-Schiller
Universitäts-Klinik
KIM II
Erlanger Allee 101
D-07745 Jena
Germany
Tel + 49-3641-639104
Fax + 49-3641-446322
madani@polkim.med.uni-jena.de

Dr Zecharia Madar
School of Nutritional Sciences
The Hebrew University of
Jerusalem, Rehovot
PO Box 12
IL-76100 Rehovot
Israel
Tel + 972-8-9481323
Fax + 972-8-9363208
madar@agric.huji.ac.il

Dr Sten Madsbad
Adolphsvej 42
DK-2820 Gentofte
Denmark
Tel + 45-39653224
Fax + 45-39653224

Dr Ole D Madsen
Hagedorn Research Institute
Niels Steensens Vej 6
DK-2820 Gentofte
Denmark
Tel + 45-44439197
Fax + 45-44438000
odm@hagedorn.dk

Dr Peter Madsen
Novo Nordisk A/S
Novo Nordisk Park
DK-2760 Maaloev
Denmark
Tel + 45-44434894
Fax + 45-44663450
pem@novo.dk

Dr Pierre Maechler
Division de Biochimie Clinique
Centre Medical Universitaire
1 rue Michel-Servet
CH-1211 Genève 4
Switzerland
Tel   + 41-22-7 02 55 54
Fax   + 41-22-7 02 55 43
maechler@medecine.unige.ch

Dr Pierluigi Maestripieri
Viale della Technica 162
I-00144 Roma
Italy
Tel   + 39-6-5 29 45 02

Mr Derek Maetzold
Amylin Pharmaceuticals
9373 Towne Centre Drive
San Diego, CA 92121
USA
Tel   + 1-619-5 52 22 00
Fax   + 1-619-6 25 09 15
dmaetzold@amylin.com

Dr Lorenzo Maggi
Via Mariotto di Nardo 18
I-50143 Firenze
Italy
Tel   + 39-55-7 32 27 21

Dr Susana Maggiolo Dominguez
José Maria Montero 2794
11300 Montevideo
Uruguay
Tel   + 59-82-71 15 03
Fax   + 59-82-63 45 55
mserra@chasque.apc.org

Dr Tiina Magi
Hospital Rapla
Alu Tee 1
EE-500 Rapla
Estonia
Tel   + 372-48-5 51 33

Dr Kai Magnusson
Röntgenweg 5
D-40591 Düsseldorf
Germany
Tel   + 49-2 11-7 59 72 55

Dr Pierre C Maheux
Division of Endocrinology
and Metabolism
CUSE-Fleurimont
3001, 12th Avenue North
Sherbrooke J1H 5N4
Canada
Tel   + 1-8 19-5 64 52 41
Fax   + 1-8 19-5 64 52 92
p.maheux@courrier.usherb.ca

Dr Moghazy Aly Mahgoub
Novo Nordisk A/S
Scientific & Representative
Office, World Trade Center
Office Tower, 8 th Floor
1191 Corniche El Nil – Cairo
Egypt
Tel   + 20-2-7 73 66 5
Fax   + 20-2-7 73 89 4

Prof Volker Maier
Universität Ulm Klinikum
Robert-Koch-Strasse 8
D-89081 Ulm
Germany
Tel   + 49-7 31-5 02 43 30
Fax   + 49-7 31-5 02 45 96
volker.maier@medizin.uni-ulm.de

Dr Edoardo Mainini
Dinarda 28/B
I-21041 Albizzate (VA)
Italy
Tel   + 39-3 31-99 58 11

Dr Mario Maioli
Via Gioscari No. 11
I-07100 Sassari
Italy
Tel   + 39-79-22 82 40
Fax   + 39-79-22 82 40

Dr Alexander Maiorov
National Research Centre for
Endocrinology, Russian Academy
of Medical Sciences
Dm Ulyanova 11
117 036 Moscow
Russia
Tel   + 7-0 95-1 26 66 37
Fax   + 7-0 95-3 10 70 00

Dr Maximo Maislos
Soroka Medical Center
Department of Medicine B
P.O.Box 151
IL-84101 Beer Sheva
Israel
Tel   + 972-7-6 40 30 42
Fax   + 972-7-6 27 89 69
max@bgumail.bgu.ac.il

Dr Liliana Majkowska
Dept of Endocrinology and
Metabolic Diseases
Pomeranian Medical Academy
ul.Arkonska 4
PL-71 455 Szczecin
Poland
Tel   + 48-91-54 14 68
Fax   + 48-91-54 19 16

Dr Hideichi Makino
Dept of Laboratory Medicine
Ehime University School of
Medicine, Shitsukawa
Shigenobu-cho, Onsen-gun
Ehime 791–02
Japan
Tel   + 81-89-9 60 55 92
Fax   + 81-89-9 60 56 27
hidemak@m.chime-u.ac.jp

Dr Anton Makita
Mozartova c.8
917 08 Trnava
Slovakia
Tel   + 4 21-8 05-33 7 75

Dr Ilias Makrygiannis
1, Zakynthou & Kefalinias Str
GR-15125 Maroussi
Greece
Tel   + 30-1-6 80 68 94
Fax   + 30-1-6 13 73 29

Dr Francine Malaisse-Lagae
Lab. of Experimental Medicine
Brussels Free University
Erasmus Medical School, CP 618
808 Route de Lennik
B-1070 Brussels
Belgium
Tel   + 32-2-5 55 62 42
Fax   + 32-2-5 55 62 39

Prof Willy J Malaisse
Lab. of Experimental Medicine
Brussels Free University
Erasmus Medical School, CP 618
808 Route de Lennik
B-1070 Brussels
Belgium
Tel   + 32-2-5 55 62 37
Fax   + 32-2-5 55 62 39
malaisse@med.ulb.ac.be

Dr Aldo Maldonato
Inst. Clinica Medica 2
Policlinico Umberto I
I-00161 Roma
Italy
Tel   + 39-6-4 46 84 95
Fax   + 39-6-49 97 05 24
a.maldonato@iol.it

Dr Wojciech Malecki
Novo Nordisk S/A
Lucka 11
PL-00 842 Warsaw
Poland
Tel   + 48-22-6 56 31 71
Fax   + 48-22-6 56 31 31

Dr Rayaz A Malik
Department of Medicine
Manchester Royal Infirmary
Oxford Road
Manchester M13 9WL
United Kingdom
Tel   + 44-1 61-2 76 44 06
Fax   + 44-1 61-2 74 47 40
humza@fs1.cmht.nwest.nhs.uk

Dr Michel Malinsky
Service d'Endocrinologie
Hôpital Beauregard
21 rue des Frères
F-57100 Thionville
France
Tel   + 33-3 82 55 89 22
Fax   + 33-3 82 55 89 18

Dr Kimmo H Malminiemi
Santen Clinical Research
POB 33
Niittyhaankatu 20
FIN-33721 Tampere
Finland
Tel   + 3 58-3-2 84 84 43
Fax   + 3 58-3-3 18 19 00
Kimmo.Malminiemi@santen.fi

Dr Raija Malmström
HYKS
Meilahden Saimala
OS112 h35
Haartmaninkatu 4
FIN-00290 Helsinki
Finland
Tel   + 3 58-0-4 71 38 50
Fax   + 3 58-0-4 71 40 12
raija.malmstrom@helsinki.fi

Prof Jan Maly
Institute for Clinical and
Experimental Medicine
Videnská 800
CZ-140 00 Prague 4
Czech Republic
Tel   + 42-2-61 36 40 10
Fax   + 42-2-61 36 28 05

Prof Rafik Mamedhasanov
Azerbaijan
Medicine Universitet
Bakichanov 23
Baku 370022
Azerbaijan (C.I.S.)

Dr Demetrios Mamouris
Platia Pargis
Chrysostomou Smirnis 4
GR-45332 Ioannina
Greece
Tel   + 30-34-32 68 91

Dr Hideo Manaka
III Dept of Internal Medicine
Yamagata University
2–2-2 Iidanishi
Yamagata 990 23
Japan
Tel   + 81-2 36-28 53 16
Fax   + 81-2 36-28 53 18
hmanaka@med.id.yamagata-u.
ac.jp

Dr Thomas Mandrup-Poulsen
Steno Diabetes Center
Niels Steensens Vej 2
DK-2820 Gentofte
Denmark
Tel   + 45-44 43 91 01
Fax   + 45-44 43 82 32
tmpo@novo.dk

Dr Christos Manes
Melenikou 32 str
GR-54248 Thessaloniki
Greece
Tel   + 30-31-32 18 62
Fax   + 30-31-32 18 62

Dr Silvana Manfrini
Via Lago d'Orta 2
I-60019 Senigallia (AN)
Italy
Tel   + 39-71-6 04 97
Fax   + 39-71-7 90 94 04

Dr Ruggero Mangili
Divisione Medicina I
Istituto Scientifico
San Raffaele
Via Olgettina 60
I-20132 Milano
Italy
Tel   + 39-2-26 43 21 12
Fax   + 39-2-26 43 37 90
mangili@hsr.it

Dr Vassilios Manikas
Bayer Hellas S.A.
54A, Akakion St.
GR-15125 Maroussi
Greece
Tel   + 30-1-6 88 36 16
Fax   + 30-1-6 84 52 75

Dr Boris Mankovsky
Institue of Endocrinology
and Metabolism
Vyshgorodskaya Str 69
252114 Kiev
Ukraine (CIS)
Tel   + 3 80-44-2 16 96 38
Fax   + 3 80-44-2 16 96 38

Dr Susan E Manley
Diabetes Research Laboratories
Radcliffe Infirmary
Woodstock Road
Oxford OX2 6HE
United Kingdom
Tel +44-1865-224352
Fax +44-1865-223884
semanley@drl.ox.ac.uk

Prof Jim I Mann
Dept of Human Nutrition
University of Otago
PO Box 56
Dunedin
New Zealand
Tel +64-3-4797959
Fax +64-3-4797958
jim.mann@stonebow.otago.ac.nz

Dr Domenico Mannino
Reggio Campi Il Tronco 31A
I-89100 Reggio Calabria
Italy
Tel +39-965-811398
Fax +39-965-811398
mcbasile@netline.totobit.it

Dr Peter Mansell
Consultant Physician
Salisbury District Hospital
Salisbury, Wiltshire SP2 8BJ
United Kingdom
Tel +44-1722-336262 ext4229
Fax +44-1722-332606

Dr Michael Mansfield
29 West Park Road
Roundhay, Leeds LS8 2HA
United Kingdom
Tel +44-113-2661515
Medmwm@medphysics.leeds.ac.uk

Dr Andrea Manto
Via Augusto Aubry No. 1
I-00195 Roma
Italy
Tel +39-6-37517108
Fax +39-6-37526123
MD5042@MCLINK.IT

Dr Pilar Manzano Arroyo
Health Care Center
"Clinica Puerta de Hierro"
c/ San Martin de Porres, 14
E-28035 Madrid
Spain
Tel +34-1-3160338

Dr Alberto Maran
Cattedra di Malattie
del Ricambio
Via Giustiniani 2
I-35128 Padova
Italy
Tel +39-49-8212178
Fax +39-49-8754179
maran@mail.meol.it

Dr Juan P Maranes Pallardo
C/General Davila, 4–8 °B
E-28003 Madrid
Spain
Tel +34-1-5339045
Fax +34-1-5215494

Mr Paolo E Marchetto
Via Carducci 9/6
I-39100 Bolzano
Italy
Tel +39-471-972200
Fax +39-471-975777

Dr José Marco
Clinica Puerta de Hierro
Endocrinologia Experimental
San Martin de Porres 4
E-28035 Madrid
Spain
Tel +34-1-3162240 ext5463
Fax +34-1-3737667
jmarco@endoexp.cph.es

Dr Richard A Marechaud
Service de Medecine Interne
Endocrinologie
Maladies Metaboliques
CHU-Pavillon Camille Guerin
F-86021 Poitiers Cedex
France
Tel +33-5-49444380
Fax +33-5-49444006
r.marechaud@chu.univ-poitiers.fr

Dr Paolo Marenco
Via Alfieri 5
I-15011 Acqui Terme AL
Italy

Dr Demosthenes Margelis
Evdoxou 15
GR-11743 N.Kosmos, Athens
Greece
Tel +30-1-9233468

Dr Jean-Claude Marie
Lab. de Physiopathologie de
la Nutriton, CHRS URA 367
Uni Paris VII, Tour 33–43
2 Place Jussieu
F-75251 Paris Cedex 05
France
Tel +33-1-44276066
Fax +33-1-44275011

Dr Kostas Markou
6 Thiseos Str.
GR-26500 Patras
Greece
Tel +30-61-524166
Fax +30-61-225956
markou@mail.otenet.gr

Dr Boris Markov
O.B.Zadar
Interni Odjel
B.Pericica 5
23000 Zadar
Croatia
Tel +385-23-315677

Dr Tania Markovic
Garvan Institute of Medical
Research
384 Victoria Street
Darlinghurst NSW 2010
Australia
Tel +61-2-92958207
Fax +61-2-92958201

Prof Vincent Marks
Dean of Medicine
Eur. Institute of Health &
Medical Science
University of Surrey
Guildford, Surrey GU2 5RF
United Kingdom
Tel +44-1483-450326
Fax +44-1483-503106
V.Marks@surrey.ac.uk

Dr Jan Markussen
Novo Nordisk A/S
Novo Alle
DK-2880 Bagsvaerd
Denmark
Tel +45-44422067
Fax +45-44444256
ym@novo.dk

Dr Errol B Marliss
McGill Nutrition &
Food Science Centre
Royal Victoria Hospital
687 Pine Avenue West, Rm.H6.61
Montréal, Québec H3A 1A1
Canada
Tel +1-514-8431665
Fax +1-514-8431706
emarliss@rvhmed.lan.mcgill.ca

Dr Anna Marocco
Corso Francia 35
I-10138 Torino
Italy
Tel +39-11-4471778

Dr Claus Marquardt
Asklepios Diabetesklinik
Schillerpromenade 2–3
D-16540 Hohen Neuendorf
Germany
Tel +49-3303-2029

Dr Luis G de Pina S Marques
R. Dr.Bernardino Machado 101
P-4460 Senhora de Hora
Portugal
Tel +351-2-9518614
Fax +351-2-9518614

Dr Luis Marquez
Dpt Metabolismo Nutricion
y Hormonas
Fundacion Jimenez Diaz
Avda Reyes Catolicos 2
E-28040 Madrid
Spain
Tel +34-1-5440247
Fax +34-1-5440247
ivalverde@uni.fjd.es

Dr Michel Marre
37, rue Raphael Fumet
St Gemmes-sur-Loire
F-49130 Angers
France
Tel +33-241354499
Fax +33-241738230

Dr Bess Marshall
10356 Gold Dust Avenue
St Louis, MO 63131
USA
Tel +1-314-4546051
Fax +1-314-4546225
bmarshal@cellbio.wustl.edu

Dr Sally M Marshall
Dept of Medicine
The Medical School
Framlington Place
Newcastle upon Tyne NE2 4HH
United Kingdom
Tel +44-191-2227019
Fax +44-191-2220723
s.m.marshall@newcastle.ac.uk

Dr Sergio Martelli
Strada del Mondino 12/A
I-10090 Castiglione Tornese
Italy
Tel +39-11-9818174

Ms Birgit Marthinsen RN
Veidebakken 19
N-1671 Krakeroy
Norway
Tel +47-69393000
Fax +47-69393255

Dr Anu Maaria Martikainen
Dept of Pediatrics
University of Oulu
Kajaanintie 52
FIN-90220 Oulu
Finland
Tel +358-8-3155129
Fax +358-8-3155559
amartika@cc.oulu.fi

Dr Blaise C Martin
Service du Médecin Cantonal
22, av.de Beau-Séjour
C.P. 166
CH-1211 Genève 4
Switzerland
Tel +41-22-8399890
Fax +41-22-8399901
blaise.martin@hcuge.ch

Dr Francisco Martin Bermudo
Dept of Physiology
School of Medicine
University of Alicante
Aptdo 374, Campus de San Juan
E-03080 Alicante
Spain
Tel +34-6-5903400 ext2673
Fax +34-6-5903962
franz.martin@ua.es

Dr David V Martin
Bayer Plc
Diagnostic Marketing Division
Bayer House
Strawberry Hill
Newbury, Berks
United Kingdom
Tel +44-1635-566295
Fax +44-1635-566260

Dr Frank I R Martin
152 Lennox Street
Richmond, Victoria 3121
Australia
Tel +61-3-94286744
Fax +61-3-94284462

Dr Antonia Martin-Hidalgo
Urbanizacion El Encinar
de las Rozas
C/ El Encinar No. 129
E-28290 Las Matas Madrid
Spain
Tel +34-1-3368786
Fax +34-1-3369016
antonia.martin@hrc.es

Dr Stephan Martin
Diabetes Research Institute at
the Heinrich-Heine-University
Auf'm Hennekamp 65
D-40225 Düsseldorf
Germany
Tel +49-211-33821
Fax +49-211-3382603
stephan m @uni-duesseldorf.de

Dr Thomas Martin
Adalbert-Stifter-Str. 4
D-69221 Dossenheim
Germany
Tel +49-6221-869308

Dr Albert Martinand
8, rue Dr Chaussier
F-21000 Dijon Cedex
France
Tel +33-380501255
Fax +33-380305225

Dr Rafael M Lopez de Sancho
Gral. Aguilera, 17-2°
E-13001 Ciudad Real
Spain
Tel +34-926-222719

Dr Jacques Martini
Service d'Endocrinologie -
Diabétologie
CHU Rangueil
1 Avenue Jean Pouilhes
F-31054 Toulouse Cedex
France
Tel +33-61322685
Fax +33-61322270

Dr Anna Marton
Ist Department of Medicine
Semmelweis University
of Medicine
Koranyi Sandor 2/a
H-1083 Budapest
Hungary
Tel +36-1-2100278
Fax +36-1-2100279

Dr Vele Marulec
Medicinski Centar Prilep
Interno Oddelenie
5 Prilepska Brigada
97500 Prilep
Macedonia, FYR of
Tel +389-97-22430
Fax +389-98-22458

Dr Hiroshi Maruyama
Dept of Internal Medicine
Keio University
School of Medicine
35 Shinanomachi, Shinjuku-ku
Tokyo 160
Japan
Tel +81-3-33531211 ext2383
Fax +81-3-3359 27 45

Dr Taro Maruyama
Social Insurance
Saitama Chuo Hospital
4-9-3 Kitaurawa
Urawa, Saitama 336
Japan
Tel +81-48-8324951
Fax +81-48-8250322

Dr Shigeru Mashiko
4-25-5, Higashi-Nippori
Arakawa-ku
Tokyo
Japan
Tel +81-3-38065962
Fax +81-3-38011302
uguisuc@mail.medbank.or.jp

Dr Pellegrino Masiello
Istituto di Patologia Generale
Scuola Medica, Univ Pisa
Via Roma 55
I-56126 Pisa
Italy
Tel +39-50-560506
Fax +39-50-560496

Dr Algirdas Masiulionis
Vilnius Red Cross Hospital
Kreivosios Sk 8-3
LTU-Vilnius
Lithuania
Tel +370-2-796203
Fax +370-2-222883

Dr Eva T Maslowska-Wessel
Mannheimerweg 43
D-40229 Düsseldorf
Germany
Tel +49-211-773620
Fax +49-211-8118722
markus.wessel@t-online.de

Prof Juan Ramon Masoliver
94, Balmes
E-08008 Barcelona
Spain
Tel +34-3-2152188
Fax +34-3-2152188

Dr Alberto Matcovich
Via Tuscia N°43
I-00191 Roma
Italy
Tel +39-6-36306523
Fax +39-6-36306523

Dr Romeo Math
Medicinski centar Gevgelija
Interno oddelenie
914 80 Gevgelija
Macedonia, FYR of
Tel +389-93-89710
Fax +389-93-89693

Dr Hugh M Mather
23 Amherst Avenue
London W13 8NQ
United Kingdom
Tel +44-181-9977691

Dr Elisabeth R Mathiesen
Kanalbuen 3
DK-2860 Soborg
Denmark
Tel +45-44439965
Fax +45-44438232

Dr Chantal Mathieu
LEGENDO
U2 Gasthuisberg O&N
Herestraat 49
B-3000 Leuven
Belgium
Tel +32-16-346030
Fax +32-16-345934
chantal.mathieu@med.kulmren.
ac.be

Dr Svetlana Matjus
Hospital of Endocrinology
Pikk 64
EE-2400 Tartu
Estonia
Tel +372-7-436361
Fax +372-7-436361

Dr Kiyokazu Matoba
Dept of Internal Medicine
Kitasato University
School of Medicine
1-15-1 Kitasato
Sagamihara-shi, Kanagawa 228
Japan
Tel +81-427-788706
Fax +81-427-788706

Dr Ma Cristina Gomes Matos
José Honorato dos Santos st
No. 100, apt 601
Pato Alegre 90050-040
Brazil
Tel +55-51-2266396
Fax +55-51-2273061
MCMatos@nutecnet.com.BR.

Dr Franz M Matschinsky
Diabetes Research Center
University of Pennsylvania
501 Stemmler Hall
36th & Hamilton Walk
Philadelphia, PA 19104-6015
USA
Tel +1-215-8984365
Fax +1-215-8982178
matsch@mail.med.upenn.edu

Dr Masafumi Matsuda
Diabetes Div, Dept of Medicine
University of Texas
Health Science Center
7703 Floyd Curl Drive
San Antonio, TX 78284-7886
USA
Tel +1-210-5676691
Fax +1-210-5676554
matsuda@uthscsa.edu

Dr Takeshi Matsumura
Dept of Metabolic Medicine
Kumamoto University School
of Medicine
1-1-1 Honjo
Kumamoto 860
Japan
Tel +81-96-3735169
Fax +81-96-3668397

Dr Yasuhiko Matsuura
1-22-21 Ebisu, Shiruya-ku
Tokyo
Japan
Tel +81-3-34441791
Fax +81-3-34428384
matsuura-c@pa.alx.or.jp

Dr Dirk Mattelaer
Sint-Janstraat 7/10
B-8700 Tielt
Belgium
Tel +32-51-402458
Fax +32-51-425162

Dr Stephan Matthaei
University Hamburg
Dept of Medicine
Martinistr 52
D-20246 Hamburg
Germany
Tel +49-40-47173912
Fax +49-40-47176820

Dr David M Matthews
Kennington
23 Cleghorn Road
Lanark ML11 7QR
United Kingdom
Tel +44-1555-663059

Dr David R Matthews
Oxford Diabetes and
Endocrinology Centre
The Radcliffe Infirmary
Woodstock Road
Oxford OX2 6HE
United Kingdom
Tel +44-1869-224399
Fax +44-1869-228403
david.matthews@drl.ox.ac.uk

Dr Pier L Mattioli
19, Via Nevio
I-80122 Napoli
Italy
Tel +39-81-5752718
Fax +39-961-775373

Dr Martin B Mattock
Dept of Chemical Pathology
5th Floor, North Wing
St Thomas' Hospital
Lambeth Palace Road
London SE1 7EH
United Kingdom
Tel +44-171-9289292 ext3941
Fax +44-171-9284226
m.mattock@umds.ac.uk

Dr Arsenie Matusa
Republicii 96 Bloc F19A
Sc. B ap 30
8700 Constanta
Romania
Tel +40-1-3123674
Fax +40-1-3126760

Dr Pablo Matute Duarte
Clinica de Factores de Riesgo
Unidad de Docencia e Invest.,
Pza. del Polvorista 8, 3°A
Puerto de Santa Maria
E-11500 Cadiz
Spain
Tel +34-9-56858904

Prof S Michael Mauer
University of Minnesota
Pediatrics Department
Box 491 UMHC
420 Delaware Street SE
Minneapolis MN 55455
USA
Tel +1-612-6262780
Fax +1-612-6262791
mauer002@maroon.tc.umn.edu

Dr Simona Maule
Via Don Bertola 2
I-10081 Castellamonte (Torino)
Italy
Tel +39-11-6630688

Dr Didac Mauricio
Endocrine Unit
Consorci Hospitalari
Parc Tauli S/N
E-08208 Sabadell
Spain
Tel +34-3-7231010
Fax +34-3-7160646

Dr Gilberto Mauricio Leguizamo
Apartado Postal 2–911
C.P.44280 Guadalajara, Jalisco
Mexico
Tel +52-3-6161268

Mr Derek Mavius
PO Box 51268
Pakuranga, Auckland
New Zealand
Tel +64-9-5790653
Fax +64-9-5790654
dmav@novo.dk

Dr Konstantinos Mavroudis
30 Ergaton Typou
GR-16346 Ilioupolis, Athens
Greece
Tel +30-1-9922676
Fax +30-1-9966868

Dr D Jonathan Maw
Chasedale
53 Madeira Park
Tunbridge Wells, Kent TN2 5SY
United Kingdom
Tel +44-1892-534815

Dr Claudio May
Diabetesfachklinik
Hochstaden
Hochstr. 25
D-53474 Bad Neuenahr
Germany
Tel +49-2641-84135
Fax +49-2641-84162

Prof Carlo Mazzi
1 Galilei Street
I-21013 Gallarate (VA)
Italy
Fax +39-331-780168

Dr Dionadji Mbainguinam
B.P. 703
N'Djamena
Tchad
Tel +235-51-4242
Fax +235-52-1498

Dr Jean-Claude Mbanya
University of Yaounde
Dept of Internal Medicine
BP 8046
Yaounde 8
Cameroon
Tel +237-315235
Fax +237-315235
jean-claude.mbanya@iom.
comnet.cm

Dr David R McCance
1, The Spires, Church Road
Holywood, Co Down BT18 9DY
United Kingdom
Tel +44-1232-421725
Fax +44-1232-310111

Dr Vincent J McCann
Diabetic Clinic
Royal Perth Hospital
GPO Box 2213
Wellington Street
Perth, 6001
Australia
Tel +61-9-2242162
Fax +61-9-2243511

Dr Mary McCarthy
2 Lexden Gardens, Bellevue
Shrewsbury SY3 7NL
United Kingdom
Tel +44-1743-350786
Fax +44-1743-357400

Dr Mark I McCarthy
Unit of Metabolic Medicine
St. Mary's Hospital
Medical School
Norfolk Place
London W2 1PG
United Kingdom
Tel +44-171-7251235
Fax +44-171-7251790
m.mccarthy@ic.ac.uk

Mr Neville McClenaghan
School of Biomedical Sciences
University of Ulster
Cromore Road
Coleraine
United Kingdom
Tel +44-1265-324751
Fax +44-1265-324965
N.McClenaghan@ulst.ac.uk

Dr James G McCormack
Novo Nordisk
Bldg 6A1
Novo Alle
DK-2880 Bagsvaerd
Denmark
Tel +45-44427220
Fax +45-44426527
jgmc@novo.dk

Mr Rory J McCrimmon
5 Glenogle Place
Edinburgh EH3 5HP
United Kingdom
Tel +44-131-3431309
rory.j.mccrimmon@btinternet.com

Dr Alison McDermott
Dept of Surgical Sciences
School of Veterinary Medicine
University of Wisconsin
2015 Linden Drive West
Madison, WI 53705
USA
Tel +1-608-2633903
Fax +1-608-2637930
mcdermoa@svm.vetmed.wisc.edu

Dr John H McDonald
Eli Lilly & Co.
Lilly Corporate Center
Indianapolis, IN 46285
USA
Tel +1-317-2765063
Fax +1-317-2761417
McDonald_JOHN_H@Lilly.com

Dr John Denis McGarry
University of Texas
Southwestern Medical Center
at Dallas
5323 Harry Hines Boulevard
Dallas, TX 75235–9135
USA
Tel +1-214-6483484
Fax +1-214-6482843

Dr Kenneth C McHardy
12, Coull Gardens
Kingswells
Aberdeen AB15 8TQ
United Kingdom
Tel +44-1224-681818
Fax +44-1224-840712

Dr David McIntyre
Level 3
Mater Adult Hospital
Stanley Street
S.Brisbane, Queensland 4101
Australia
Tel +61-7-38408051
Fax +61-7-38408194
dmcintyr@mater.arg.au

Dr Malachi McKenna
St Michael's Hospital
Lr. George's Street
Dun Laoghaire
County Dublin
Ireland
Tel +353-1-2808521
Fax +353-1-2808482
mjmckenn@iol.ie

Prof T Joseph McKenna
Department of Endocrinology
St Vincent's Hospital
Elm Park
Dublin 4
Ireland
Tel +353-1-2094407
Fax +353-1-2094981

Dr Patricia A McKinney
Paediatric Epidemiology Group
University of Leeds
32 Hyde Terrace
Leeds LS2 9LN
United Kingdom
Tel +44-113-2334842
Fax +44-113-2334842
trisham@epid.leeds.ac.uk

Dr John Alexander McKnight
Metabolic Unit
Western General Hospital
Crewe Road
Edinburgh EH4 2XU
United Kingdom
Tel +44-131-5373072
Fax +44-131-5373071
jmk@srv0.med.ed.ac.uk

Ms Josephine Patricia Mc Nally
Diabetes Centre
St Michaels Hospital
Dun Laoire
Co. Dublin
Ireland
Tel +353-1-2806901
Fax +353-1-2808482

Dr Paul McNally
Brooke House
16, Church Street, Braunston
Oakham, Leic LE15 8QT
United Kingdom
Tel +44-1162-586182
Fax +44-1162-586992

Dr Catherine Mary McNamara
167A Wightman Road
London N8 0BB
United Kingdom

Dr Philip McTernan
Department of Medicine
Clinical Research Block
Queen Elizabeth Hospital
Edgbaston
Birmingham B15 2TH
United Kingdom
Tel +44-121-4147176
Fax +44-121-4147610
p.g.Mctern.20@Bham.co.uk

Dr Paolo Meda
Dept Morphologie CMU
University of Geneva
1 rue Michel Servet
CH-1211 Genève 4
Switzerland
Tel +41-22-7025210
Fax +41-22-7025260
paolo.meda@medecine.unige.ch

Dr Giorgio Medda
Via del Pozzetto 7
I-09126 Cagliari
Italy
Tel +39-70-372220

Dr José L Medina
Estrada Exterior Da Circunvala
Cao 13398
P-4450 Matosinhos
Portugal
Tel +351-2-322706
Fax +351-2-320699

Dr Martin Medved
Teaching Hospital Maribor
Beraniceva 26
620 00 Maribor
Slovenia

Dr Marko Medvescek
University Medical Centre
Dept of Endocrinology &
Metabolism
Zaloska 7
1000 Ljubljana
Slovenia
Tel +386-61-1330288
Fax +386-61-1330288

Dr Ana Megia
Via Augusta, 201 (Chalet)
E-43007 Tarragona
Spain
Tel +34-977-211052
jmld@fut.es

Prof Hellmut Mehnert
Drosselweg 16
D-82152 Krailling
Germany
Tel +49-89-8571249
Fax +49-89-8576488

Dr Matthias Meier
Diabetes Research Institute
and Third Medical Dept
City Hospital Schwabing
Kölner Platz 1
D-80804 München
Germany
Tel +49-89-30682610
Fax +49-89-3081733
diabetes@lrz.muenchen.de

Prof A Edo Meinders
Leiden University Medical Ctr
Department of General Internal
Medicine, Bldg 1, C1-R41
PO Box 9600
NL-2300 RC Leiden
The Netherlands
Tel +31-71-5262085
Fax +31-71-5248140

Dr Jutta Anne Meinhold
Dept of Metabolic Disease
and Nutrition
Heinrich-Heine-University
Moorenstr 5
D-40225 Düsseldorf
Germany
Tel + 49-211-811 87 13
Fax + 49-211-811 87 72

Prof Hans P Meissner
Thomasiusstr 1
D-10557 Berlin
Germany
Tel + 49-30-3 92 20 29
Fax + 49-30-3 91 70 19

Dr Clara G Mejia
Farmacéuticos Lakeside SA deCV
Huizaches No. 25
Col Rancho los colorines
14386 Mexico, D.F.
Mexico
Tel + 52-5-2 27 89 52
Fax + 52-5-2 27 89 98

Prof Arne Melander
NEPI
MFC, MAS
S-205 02 Malmö
Sweden
Tel + 46-40-33 19 71
Fax + 46-40-33 73 06
regina.ringkvist@nepi.a.se

Dr Olle Melander
Department of Endocrinology
and Diabetes
Wallenberg Laboratory P3
Malmö General Hospital
S-205 02 Malmö
Sweden
Tel + 46-40-33 60 23
Fax + 46-40-33 70 42
olle.melander@endo.mas.lu.se

Prof Franco Melani
Via Leonardo da Vinci 17
I-39100 Bolzano
Italy
Tel + 39-471-97 43 66
Fax + 39-471-26 10 43

Prof Pierluigi Melga
Univ. di Genova, Cattedra di
Malattie del Metabolismo, Dip
Scienze Endo. e Metaboliche
Viale Benedetto XV n. 6
I-16132 Genova
Italy
Tel + 39-10-3 53 89 27
Fax + 39-10-3 53 89 77

Dr Andreus Melidonis
Tzanio Hospital
Vizanitiou 90
GR-Gliphada Athens
Greece
Tel + 30-1-9 61 50 34

Dr Bjarne Mella
Ostfold Sentralsykehus
N-1601 Fredrikstad
Norway
Tel + 47-69 39 37 81
Fax + 47-69 39 32 55

Dr Achim C Mellinghoff
Theresienstr. 9
D-80333 München
Germany
Tel + 49-89-28 56 95
Fax + 49-89-28 56 95

Ms Lorna Mellor
3 Padulla Place, Castle Cove
Sydney, NSW 2069
Australia
Tel + 61-2-4 17 43 91
Fax + 61-2-4 17 63 31

Dr Ferdinando Melò
Via Servais 200/S/5
I-10146 Torino
Italy
Tel + 39-11-79 68 57
Fax + 39-11-79 68 57

Dr Claude Melon
Rue Grignard 17
B-6533 Biercee
Belgium
Tel + 32-71-59 17 49

Dr Inayatullah Memon
Karim Pathology Lab.
Near Jehan Plaza
131 Soldier Bazar, Saddar
Hyderabad, Sindh
Pakistan
Tel + 92-2 21-78 05 96

Dr Jose Mendola
CTRA. Santa Coloma No10 3–4
E-08913 Badalona (Barcelona)
Spain
Tel + 34-3-3 87 20 64
Fax + 34-3-2 27 54 54

Ms Ma Isabel Meneses Monteiro
Rua Oliveira
Martins 181-Hab 4.4.
P-4200 Porto
Portugal
Tel + 351-2-52 49 07
Fax + 351-2-2 00 69 62

Dr Casimiro Menezes
Hospital Portalegre
P-7300 Portalegre
Portugal
Tel + 351-45-33 02 19
Fax + 351-45-33 03 59

Dr Ulrich Menges
Stadtkrankenhaus Soest
Senator-Schwartz-Ring 8
D-59494 Soest
Germany
Tel + 49-29 21-68 11
Fax + 49-29 21-6 56 20

Dr Ruth Menzel
Gedser Ring 14
D-17493 Greigswald
Germany
Tel + 49-38 34-84 05 43
Fax + 49-38 34-84 05 43

Dr Stephan Menzel
The Wellcome Trust Centre
for Human Genetics
Windmill Road
Headington
Oxford 0X3 7BN
United Kingdom

Prof Guido Menzinger
Via Bormida 1
I-00198 Roma
Italy
Tel + 39-6-3 05 01 72
Fax + 39-6-3 05 01 72

Dr Dany Mercan
Lab Experimental Medicine
ULB Faculty of Medicine
Rue de Lennik 808
B-1180 Brussels
Belgium
Tel + 32-2-5 55 58 09
Fax + 32-2-5 55 62 39

Dr Ulvi Merendi
Keila Hospital
Pargi 30
EE-5053 Keila
Estonia
Tel + 372-2-74 40 18
Fax + 372-2-6 78 00 90

Dr Frank Merfort
St.Georg Str 6
D-41468 Neuss
Germany
Tel + 49-21 31-3 35 53

Dr Juan F Merino Torres
Poeta Llombart, 141–1,puerta 3
E-46520 Puerto de Sagunto
Spain
Tel + 34-6-2 68 28 79
Fax + 34-6-3 86 87 89

Dr Jordi Mesa-Manteca
Villarroel 253, 2–3
E-08036 Barcelona
Spain
Tel + 34-3-4 39 04 26
Fax + 34-3-4 28 01 76
jmesa@ar.uhebron.es

Dr Didier Mesangeau
LIPHA – Centre de Recherche
4 ave du Pres F. Mitterrand
F-91380 Chilly-Mazarin
France
Tel + 33-1-69 79 12 00
Fax + 33-1-69 09 90 01

Dr Metka Mesec-Staut
Zdravstveni Dom Koper
Dellavallijeva ul.3
6000 Koper
Slovenia

Dr Nikolaos Mesisklis
Andromakis 186
GR-Kallithea Athens
Greece
Tel + 30-1-9 58 83 30

Prof Hans-Jürgen Mest
Beiersdorf-Lilly GmbH
Dept of Pharmacology
Wiesingerweg 25
D-20253 Hamburg
Germany
Tel + 49-40-49 09 20 07
Fax + 49-40-49 09 32 02
mest_hans-juergen@lilly.com

Dr Jorge Mestman
Uni of Southern California
School of Med,Dept of Medicine
Ambulatory Health Ctr, Rm 121
1355 San Pablo Street
Los Angeles, California 90033
USA
Tel + 1-2 13-3 42 55 75
Fax + 1-2 13-3 42 55 89
mestman@hsc.usc.edu

Dr Zeljko Metelko
"Vul Vrhovac" University
Clinic for Diabetes, Endocrin.
and Metabolic Disease
Dugi Dol 4 a
10 000 Zagreb
Croatia
Tel + 385-1-2 33 14 80
Fax + 385-1-2 33 15 15

Dr Stewart A Metz
University of Wisconsin
H4/568 Clinical Science Center
600 Highland Avenue
Madison, WI 53792–5148
USA
Tel + 1-6 08-2 63 92 21
Fax + 1-6 08-2 63 99 83
sm1@medicine.wisc.edu

Dr Christoph Metzger
Jaegerstr 45
D-46286 Dorsten
Germany
Tel + 49-23 69-51 00
Fax + 49-2 09-7 00 33 38

Dr Christian Meyer
Service Médecine Interne -
Diabétologie
Centre Hospitalier Général
Rue du Haut Rocher
F-53000 Laval
France
Tel + 33-2 43 66 50 74
Fax + 33-2 43 66 50 43

Dr Carsten Meyerhoff
Rychartweg 32
D-89075 Ulm
Germany
Tel + 49-7 31-5 23 22
Fax + 49-7 31-5 92 64

Dr Nicholas Mezitis
239 Central Park West
New York, NY 10024
USA
Tel + 1-2 12-7 21 41 20
Fax + 1-2 12-7 69 24 19
mezitis@aol.com

Dr Tomasz Miazgowski
Dept of Endocrinology
& Metabolic Diseases
University School of Medicine
ul.Arkonska 4
PL-71 455 Szczecin
Poland
Tel + 48-91-54 14 68
Fax + 48-91-54 19 16

Dr Teresa Micalo
Mallorca 83 3°- 4 °B
E-08029 Barcelona
Spain
Tel + 34-3-3 21 15 01

Prof Dietrich Michaelis
Buchenstraße 28
D-18375 Ostseebad Prerow
Germany
Tel + 49-3823-3350
Fax + 49-3823-3350

Prof Dagmar Michalková
Dept of Pediatrics
DIA Center
Comenius University Hospital
Limbova 1
833 40 Bratislava
Slovakia
Tel + 421-7-371980
Fax + 421-7-376243

Dr Christoph Michel
Hoechst Marion Roussel
Gruppe Diabetes
Königsteiner Str 10
D-65812 Bad Soden
Germany
Tel + 49-69-30584220
Fax + 49-69-30584189

Prof Georges Michel
Centre Hospitalier Luxemburg
4 Rue Barblé
L-1210 Luxembourg
Luxemburg
Tel + 352-44113111
Fax + 352-4413 13
michel.georges@chl.lu

Mr Willy Michel
Disetronic Holding AG
Brunnmattstrasse 6
CH-3401 Burgdorf
Switzerland
Tel + 41-34-4271265
Fax + 41-34-4271155

Dr Robert P J Michels
Academic Medical Center
Dept of Internal Medicine F4
Meibergdreef 9
NL-1105 AZ Amsterdam
The Netherlands
Tel + 31-20-5662171
Fax + 31–20–6919658
R.P.Michels@AMC.UUA.NL

Ms Birgitte K Michelsen
Hagedorn Research Institute
Niels Steensens Vej 6
DK-2820 Gentofte
Denmark
Tel + 45-44439396
Fax + 45-44438000
BMic@HRL.DK

Dr Dragan Micic
Institute of Endocrinology
Diabetes & Diseases
of Metabolism
Dr Subotica 13
YU-11000 Belgrade
Yugoslavia (FRY)
Tel + 381-11-656527
Fax + 381-11-685357

Dr Edoardo Midena
Via Jesolo 38
I-30027 San Domà di Piave
Italy
Tel + 39-49-8212110
Fax + 39-49-8755168
oncomrs@ipdunidx.unipd.it

Dr Kristian Midthjell
Orrevegen 8
N-7650 Verdal
Norway
Tel + 47-74077144
Fax + 47-74077095
verdalfh@due.unit.no

Prof Rudolf Mies
Chefarzt der Inneren Abteilung
St Antonius-Krankenhaus
Schillerstrasse 23
D-50968 Köln
Germany
Tel + 49-221-37931531
Fax + 49-221-37931539

Dr Ilias Migdalis
17 Zefiron Street
GR-15342 Agia Parasuevi,
Athens
Greece
Tel + 30-1-6011748
Fax + 30-1-7237578

Dr Marcel H Mignot
Hoechst Marion Roussel B.V
Bijenvlucht 30
NL-3871 JJ Hoevelaken
The Netherlands
Tel + 31-33-2533120
Fax + 31-33-2533165

Dr Slovenka Mihajlovic
Novo Nordisk A/S
Representation Office Belgrade
Generala Zdanova 76/4 th Floor
YU-11000 Belgrade
Yugoslavia (FRY)
Tel + 381-11-683097
Fax + 381-11-658589

Dr Roman Mihaljevic
c/o Novo Nordisk
Pharma Gesellschaft mbH
Universitätsstraße 11
A-1010 Vienna
Austria
Tel + 43-1-4051501
Fax + 43-1-4083204

Dr Eishi Miki
3-4-2 Matsunami, Chuo-ku
Chiba 260
Japan
Tel + 81-43-2517581
Fax + 81-43-2221271
emiki@green.ocn.ne.jp

Dr Rudi Mikolic
Naselje Ljudske pravice 28
9000 Murska Sobota
Slovenia
Tel + 386-6932661
Fax + 386-6921007

Dr Abdel Haq Mikou
39 Bd Rahal El Meskini
2000 Casablanca
Morocco
Tel + 212-2-311630
Fax + 212-2-812223

Dr Ratko Miladinovic
Novo Nordisk A/S
Representation Office Belgrade
General Zdanova 76/4 th Floor
YU-11000 Belgrade
Yugoslavia (FRY)
Tel + 381-11-683097
Fax + 381-11-658589

Dr Tatjana Milenkovic
Clinic of Endocrinology
Faculty of Medicine
Vodnjanska 17
91000 Skopje
Macedonia, FYR of
Tel + 389-91-134016
Fax + 389-91-134016

Dr Stephen R Miles
Novo Nordisk A/S
Central & Eastern European Ctr
Landstraßer Hauptstr 26
A-1030 Vienna
Austria
Tel + 43-1-7129100
Fax + 43-1-7123109
srm@novo.dk

Dr Anastasios Milionis
Proedeou Drakaki 25
GR-17341 Agios Dimitrios
Greece
Tel + 30-841-9351587
Fax + 30-841-9351587

Dr John J Miller
Novo Nordisk Pharmaceuticals
22 Loyalty Road
North Rocks, NSW 2151
Australia
Tel + 61-2-96833600
Fax + 61-2-96833029
jomi@novo.dk

Dr Leona V Miller
Union Health Center
275 7 th Avenue
New York, NY 10001
USA
Tel + 1-212-9242510
Fax + 1-212-92425353

Dr Robyn Milne
Dept of Human Nutrition
University of Otago
PO Box 56
Dunedin
New Zealand
Tel + 64-3-4797954
Fax + 64-3-4797958
robyn.milne@stonebow.
otago.ac.nz

Dr Goro Mimura
2-6-78 Kuhonji
Kumamoto -shi
Japan
Tel + 81-96-3622011
Fax + 81-96-3632975

Dr Nikita A Minaev
App.553, House 23, Block 2
Nikulinskaya Street
Moscow
Russia
Tel + 7-095-2327141
Fax + 7-095-9564896

Prof Julian Mincu
Inst. of Diabetes, Nutrition
and Metabolic Disorders
Hospital "Dr.I.Cantacuzino"
I. Movila Nr7, Sect 2
70266 Bucharest
Romania
Tel +40-1-2106460
Fax +40-1-2102295

Dr Aurelia Minescu
Calea Calarasilor 46,
BL.C, SC.3, AP.74
6100 Braila
Romania
Tel + 40-39-637068

Dr Valeh Mirza-Zadeh
Talibli Str 3, Apt 27
Baku 370012
Azerbaijan (C.I.S.)
Tel + 994-12-329243
Fax + 994-12-985525

Dr Ivo Misura
O.B. Sibenik
Interni Odjel
Stjepana Radica 83
22000 Sibenik
Croatia
Tel + 385-59-22499
Fax + 385-59-32887

Dr Marcin Misztal
Rymwlda St 6/11
PL-20 607 Lublin
Poland
Tel + 48-81-552041

Dr Teresa Mitchell
7 Knockaulin
Leixlip, Co. Kildare
Ireland
Tel + 353-1-6245568
Fax + 353-1-6245568

Dr Gilles Mithieux
Unité INSERM U.449
Faculté R. Laennec
Rue G. Paradin
F-69372 Lyon Cedex 08
France
Tel + 33-4-78778788
Fax + 33-4-78778762
mithieux@cimac-res.univ-lyon1.fr

Dr Mirjana Mitkova
Bogomilska 40
96000 Ohrid
Macedonia, FYR of
Tel + 38-996-22440
Fax + 38-996-35675

Dr Asimina Mitrakou-Fanariotou
77 Mavromichali Street
GR-10680 Athens
Greece
Tel + 30-1-7291806
Fax + 30-1-7291806

Dr Steven Mittelman
Department of Physiology
and Biophysics
USC School of Medicine
1333 San Pablo Str, MMR 626
Los Angeles, CA
USA
Tel + 1-213-3421936
Fax + 1-213-3421918
mittelma@hsc.usc.edu

Dr Hellmut Mittenzwei
Pixisstrasse 10
D-81679 München
Germany
Tel + 49-89-989744
Fax + 49-89-98290860

Dr Yoshikazu Miura
Department of Hygiene
Dokkyo University
School of Medicine
880 Mibu
Tochigi 321–02
Japan
Tel + 81-282-87 21 32
Fax + 81-282-86 62 14
y-miura@dokkyomed.ac.jp

Dr Ichitomo Miwa
Dept of Pathobiochemistry
Faculty of Pharmacy
Meijo University
Yagotoyama 150
Tempaku-ku, Nagoya 468
Japan
Tel + 81-52-8321781 ext252
Fax + 81-52-8 34 87 80

Dr Takaichi Miyakawa
2–8-16 Akatsukicho
Hachioji City
192 Tokyo
Japan
Tel + 81-426-22 52 43
Fax + 81-426-25 29 23

Dr Masakazu Mizutani
Institute of Clinical Medicine
University of Tsukuba
1–1-1 Tennodai
Tsukuba-shi, Ibaraki-ken 305
Japan
Tel + 81-298-53 33 45
Fax + 81-298-53 30 19

Dr Ashot Mkrtoumian
Moscow Sechenov's Med Acad-
emy
Endocrinology Department
Hospital N° 67
2 Salyama Adilya Str
123448 Moscow
Russia

Dr Erik A R Moberg
Dept of Medicine M61
Huddinge Hospital
S-141 86 Huddinge
Sweden
Tel + 46-8-58 58 00 00
Fax + 46-8-58 58 24 07

Mr Tilo Moede
Karolinska Inst. Dept of
Molecular Med. The Rolf Luft
Center for Diabetes Research
Karolinska Hospital L6B:01
S-17 176 Stockholm
Sweden
Tel + 46-8-51 77 57 25
Fax + 46-8-51 77 36 58
Tilo@enk.ks.se

Dr Paul S Moffitt
Unit 15/4th Floor
Athcourt
28 Watt Street
Newcastle, NSW 2300
Australia
Tel + 61-49-29 47 06

Dr Tiberiu Viorel Mogos
BDVL Aviatorilor NR 64, et 2
7000 Bucharest
Romania
Tel + 40-1-6 79 25 98
Fax + 40-1-3 12 67 60

Dr Viswanathan Mohan
M.V. Diabetes Specialities
Centre (P) Ltd.
35 Conran Smith Road
Gopalapuram, Madras 600 086
India
Tel + 91-44-8 26 30 38
Fax + 91-44-8 25 89 35
drmohan@giasmd01.vsnl.net.in

Dr Viliam Mojto
III University Internal Clinic
Faculty of Medicine
Comenius University
Limbova 5
SK-833 05 Bratislava
Slovakia
Tel + 42-7-37 45 03
Fax + 42-7-37 37 08

Dr Marian Mokan
Jessenius Medical School
Comenius University
Dept of Internal Medicine I
Kollárova 2
SK-036 59 Martin
Slovakia
Tel + 421-842-3 16 22
Fax + 421-842-3 16 22

Ms Tatjana V Mokhort
Research & Clinical Institute
of Radiation Medicine and
Endocrinology
Masherov ave 23
220600 Minsk
Belarus (C.I.S.)

Dr Anne G Molbak
Amager Hospital Italiensvej
DK-2820 Copenhagen
Denmark
Tel + 45-32 34 32 34

Prof Marina Moldobaeva
Linejinaja 67–160,
720001 Bishkek
Kirgizstan
Tel + 996-33 12-26 41 77

Dr Jack L Molenaar
Kortenaer Laan 19
NL-2121 XJ Bennebroek
The Netherlands
Tel + 31-25 02-4 62 03

Prof Gian M Molinatti
Corso Galileo Ferraris 111
I-10128 Torino
Italy
Tel + 39-11-59 98 59
Fax + 39-11-6 63 47 51

Dr Pia A Molinatti
Corso re Umberto 97
I-10128 Torino
Italy
Tel + 39-11-59 56 90
Fax + 39-11-6 67 04 36

Dr Abdus Saleque Mollah
Chittagong General Hospital
Andarkilla
Chittagong
Bangladesh
Tel + 880-31-65 24 40
andro@spctnet.com

Ms Eline Mollema
EMGO-Institute
Faculty of Medicine
Vrije Universiteit
Van der Boechorststr. 7
NL-1081 BT Amsterdam
The Netherlands
Tel + 31-20-4 44 82 07
Fax + 31-20-4 44 81 81
ed.mollema.emgo@med.vu.nl

Dr Willem Mollentze
15 Gustav Crescent
Fichardtpark
Bloemfontein 9301
South Africa
Tel + 271-1-8 04 41 13
Fax + 271-1-8 04 41 84

Dr Marianne Moller-Christensen
Novo Nordisk A/S
Niels Steensensvej 1
DK-2820 Gentofte
Denmark
Tel + 45-44 43 90 99
Fax + 45-44 43 94 00
mmch@novo.dk

Dr Etienne Mollet
Hôpital Pasteur
F-39108 Dôle Cedex
France
Tel + 33-3-84 79 80 51
Fax + 33-3-84 79 81 16

Dr Lars Molsted-Pedersen
Copenhagen County Hospital
University of Copenhagen
57 Ndr. Ringvej
DK-2600 Glostrup
Denmark
Tel + 45-43 63 24 66
Fax + 45-43 44 04 75

Prof Emilio Moncada
Dept of Endocrinology
University Clinic
University of Navarra
Avda. Pio XII s/n
E-31080 Navarra Pamplona
Spain
Tel + 34-948-255400 ext11 79
Fax + 34-948-17 22 94

Dr Carla Monciotti
Via A.Testa, 4/A
I-Padova
Italy
Tel + 39-49-8 21 35 05
Fax + 39-49-8 21 35 09

Dr Luca Monge
Via Gioberti 36
I-10128 Torino
Italy
Tel + 39-11-5 62 20 09
Fax + 39-11-5 62 20 09
monmas@tin.it

Dr Louis H Monnier
Départment du Métabolisme
Hôpital Lapeyronie
F-34295 Montpellier Cedex 5
France
Tel + 33-4-67 33 84 01
Fax + 33-4-67 33 95 91

Dr Vincent M Monnier
Dept of Pathology – Institute
of Pathology, Case Western
Reserve University
2085 Adelbert Road – 311
Cleveland, OH 44106
USA
Tel + 1-216-3 68 66 13
Fax + 1-216-3 68 04 95
vmn3@po.cwru.edu

Dr Eduard Montanya Mias
Consell de Cent. 262
E- Barcelona
Spain
Fax + 34-3-2 63 15 61

Dr Lucilla D Monti
Istituto Scientifico
H.San Raffaele
Via Olgettina 60
I-20132 Milano
Italy
Tel + 39-2-26 43 23 25
Fax + 39-2-26 43 37 90

Dr M Peter Moore
Diabetes Centre
Christchurch Hospital
Private Bag 4710
Christchurch
New Zealand
Tel + 64-3-3 64 03 07
Fax + 64-3-3 64 01 71
peterm@chhlth.govt.nz

Dr Ray Moore
Centre for Diabetes
and Endocrinology
PO Box 2023
Mount Edgecombe Country Club
4301
South Africa
Tel + 27-31-5 66 00 13
Fax + 27-31-5 66 00 15

Prof John A Moorhouse
288 Hervard Avenue
Winnipeg, Manitoba R3M 0K8
Canada
Tel + 1-204-9 42 75 56
Fax + 1-204-4 53 40 92

Dr Maria Jose Morales Gorria
Urbanizacion Puente Romano 32
E-36393 Sabaris, Bayona
Spain

Dr Susanna Morano
Via Napoli 51
I-00184 Rome
Italy
Tel + 39-6-4 45 36 24
Fax + 39-6-49 97 05 24

Dr Flavia Moratti
Ospedale Civile di Legnano
Medicina I
Via Candiani 2
I-20025 Legnano
Italy
Tel + 39-331-44 93 48
Fax + 39-331-45 35 58

Dr Stephan Morbach
Rathausstr. 13
D-59494 Soest
Germany
Tel + 49-29 21-1 20 04
Fax + 49-29 21-39 11 40
SMorbach@aol.com

Dr Luis Morcillo Herrera
Manuel de Ossuna, 30-Bajo Dcha
E-38202 La Laguna (Tenerife)
Spain
Tel + 34-22-63 28 98
Fax + 34-22-26 02 72
lmorcillo@ull.es

Dr Beat Morell
Spital der Schweizerischen
Pflegerinnenschule
Carmenstrasse 40
CH-8030 Zürich
Switzerland
Tel + 41-1-2 58 61 11
Fax + 41-1-2 61 61 36

Mr Guido Moreo
Via E. Besana 7
I-20122 Milano
Italy
Tel + 39-2-55 18 06 05
Fax + 39-2-55 18 06 05

Dr Noel G Morgan
Dept of Biological Sciences
Keele University
Staffordshire ST5 5BG
United Kingdom
Tel + 44-17 82-58 30 35
Fax + 44-17 82-58 35 16
n.g.morgan@keele.ac.uk

Dr Nils Morgenthaler
Brahms Diagnostica
Bereich Forschung
Komturstr 19–20
D-12099 Berlin
Germany
Tel + 49-30-75 01 26 12
Fax + 49-30-75 01 26 21
morgenthaler@brahms.de

Dr Yutaka Mori
Dept of Internal Medicine
National East-Utsunomiya
Hospital, Kawachi-machi
2160 Shimookamoto
Kawachi-gun, Tochigi 329–11
Japan
Tel + 81-28-6 73 21 11
Fax + 81-28-6 73 61 48

Dr Kieron T Moriarty
Pfizer Ltd
Medical Department
Ramsgate Road
Sandwich, Kent CT2 9AR
United Kingdom
Tel + 44-1304-62 52 41
Fax + 44-1304-50 60 01
moriat1@pfizer.com

Dr Vincenzo Morici
Piazza Federico Chopin N°13
I-90145 Palermo
Italy
Tel + 39-91-6 81 78 39

Dr Kunisaburo Moridera
4–6 Minatojima-Nakamati
Chuo-ku
Kobe 650
Japan
Tel + 81-78-3 02 43 21
Fax + 81-78-3 02 75 37

Dr Tatsumi Moriya
Pediatric Nephrology
University of Minnesota
Box 491
420 Delaware Street S.E.
Minneapolis, MN 55455
USA
Tel + 1-612-6 26 50 80
Fax + 1-612-6 26 27 91
moriy001@maroon.tc.umn.edu

Ms Anna Morocutti
Unit for Metabolic Medicine
4th Floor, Hunt's House
Guy's Hospital
Trinity Street
London SE1 9RT
United Kingdom
Tel + 44-171-9 55 41 37
Fax + 44-171-)55 29 85

Dr Nicholas J Morrish
North Bedfordshire Diabetes
Centre
Bedford Hospital
Kempston Road
Bedford MK42 9DJ
United Kingdom
Tel + 44-1234-79 22 64
Fax + 44-1234-79 21 80

Dr Anthony D Morrison
5101 W. Longfellow Avenue
Tampa FL 33629–7533
USA
Tel + 1-813-9 74 57 66
Fax + 1-813-9 74 22 93
amorriso@coml.med.usf.edu

Dr Henrik B Mortensen
Department of Pediatrics
Glostrup University Hospital
Ndr. Ringvej
DK-2600 Glostrup
Denmark
Tel + 45-43 23 29 67
Fax + 45-43 23 39 64
hbm@post6.tele.dk

Dr Steen B Mortensen
Dept of Protein Biochemistry
Novo Nordisk A/S
Novo Alle 6B
DK-2880 Bagsvaerd
Denmark
Tel + 45-44 42 24 43
Fax + 45-44 42 24 43
sbm@novo.dk

Dr Lelio Morviducci
Viale Medaglie D'Oro 127
I-00136 Roma
Italy
Tel + 39-6-39 72 51 17
Fax + 39-6-5 94 30 93

Mr Henrik Mosén
c/o A. Persson
Lilla Fiskáregatan 14 B, 3 tr
S-222 22 Lund
Sweden
Tel + 46-46-2 22 75 86
Fax + 46-46-2 22 44 29
henrik.mosen@farm.lu.se

Dr Robert G Moses
4/393 Crown Street
Wollongong, NSW 2500
Australia
Tel + 61-42-29 61 30
Fax + 61-42-29 73 06

Dr Constantin Moshopoulos
26, Mitropoleos Str.
GR-54624 Thessaloniki
Greece
Tel + 30-31-23 05 76
Fax + 30-31-23 05 76

Prof Mohammed Mosihuzzaman
Department of Chemistry
Dhaka University
Staff Quarters
12/G Fuller Road
Dhaka 1000
Bangladesh
Tel + 880-2-50 29 97
Fax + 880-2-86 55 83
mmzaman@ducc.agni.com

Dr Nicolae Mosora
Aleea Borsec
No.4, Apart 67
3400 Cluj
Romania
Tel + 40-95-14 82 63

Ms Willemina Mosterd
Elzendreef 541
NL-2272 CT Voorburg
The Netherlands
Tel + 31-70-3 87 47 87

Dr Luitgard Mosthaf-Seedorf
Hagedorn Research Institute
Niels Steensens Vej 6
DK-2820 Gentofte
Denmark
Tel + 45-44 43 91 39
Fax + 45-44 43 80 00
lum@hagedorn.dk

Dr Maria L Mota Correia Barros
Rua da Republica 100 3°A
Fala-S.Martinho Bispo
P-3040 Coimbra
Portugal

Dr Maria Mota
Calea Bucuresti
Bl M 18 Scara A et II Ap 5
1100 Craiova
Romania
Tel + 40-1-3 12 36 74
Fax + 40-1-3 12 67 60

Dr Marius Motocu
Str.Donath nr 13 ap.43
3400 Cluj-Napoca
Romania
Tel + 40-64-42 00 03

Ms Mirna Mourtada
Biological Sciences Department
Keele University
Staffordshire
Keele ST5 5BG
United Kingdom
Tel + 44-17 82-56 64 59
Fax + 44-17 92-58 35 16
m.mourtada@keele.ac.uk

Mr Vadim Moustiatsa
Novo Nordosk A/S
Moscow Office
Apart. 120
38, Lomonosovsky Prospect,
117 330 Moscow
Russia
Tel + 7-095-9 56 11 32
Fax + 7-095-9 56 50 13

Ms Jamileh Movassat
Lab de Physiopathologie de la
Nutrition, CNRS URA 307
Université Paris VII,1 er étage
2 Place Jussieu-Tour 33–43
F-75251 Paris Cedex 05
France
Tel + 33-1-44 27 60 56
Fax + 33-1-44 27 78 91
movassat@paris7.jussieu.fr

Dr Jadalla Moysleh
Agias Sofias 28
GR- Thessaloniki
Greece
Tel + 30-31-26 64 71
Fax + 30-31-99 46 08
ifm@ccf.avth.gr

Dr Franc Mrevlje
University Medicial Centre
Diabetes Hospital Unit
Zaloska 7
Ljubljana 1525
Slovenia
Tel + 386-61-1 33 02 88
Fax + 386-61-1 32 02 88

Dr Alexandre Mrotchek
Research & Clinical Institute
of Radiation Medicine and
Endocrinology
Masherov ave. 23
Minsk 220600
Belarus (C.I.S.)
Tel + 375-172-26 93 60
Fax + 375-172-26 93 60
dcc@belamir1.belpak.minsk.by

Dr Alexander Mrozikiewicz
Dept of Clinical Pharmacology
Dluga 1/2
PL-61 848 Poznan
Poland
Tel + 48-61-8 53 31 61
Fax + 48-61-8 52 94 72

Dr Ingrid Mühlhauser
Med. Klinik & Poliklinik der
Universität Düsseldorf
Abt für Ernährung & Stoffw.
Postfach 10 10 07
D-40001 Düsseldorf
Germany
Tel + 49-211-8 11 78 12
Fax + 49-211-8 11 87 72

Dr Hindrik Mulder
Department of Cell & Molecular
Biology, Section for Molecular
Signaling, Lund University
Box 94
S-221 00 Lund
Sweden
Tel + 46-46-2 22 85 87
Fax + 46-46-2 22 40 22
hindrik.mulder@mphy.iv.se

Dr John Mullane
1137 Via Mil Cumbres
Solana Beach, CA 92075–1724
USA
Tel + 1-619-7 94 91 64
Fax + 1-619-4 81 79 08
jfmullane@earthlink.net

Dr Christophe Müller
Bethusy 28
CH-1005 Lausanne
Switzerland
Tel + 41-21-3 11 47 43
Fax + 41-21-3 14 43 43

Dr Gabriele Müller de Cornejo
Riemann Str 65
D-53125 Bonn
Germany
Tel + 49-228-258421
Fax + 49-228-258421

Prof Manfred J Müller
Institut für Humanernährung &
Lebensmittelkunde, Christian-
Albrechts-Universität zu Kiel
Düsternbrooker Weg 17
D-24105 Kiel
Germany
Tel + 49-431-5973670
Fax + 49-431-5973679
müller@nutrfoodsc.uni.kiel.de

Dr Peter G Müller
Novo Nordisk
Pharmaceuticals Inc.
Suite 200
100 Overlook Center
Princeton, New Jersey 08540
USA
Tel + 1-609-9875800
Fax + 1-609-9873092

Dr Ulrich A Müller
Am Kieshügel 17
D-07743 Jena
Germany
Tel + 49-3641-639649
Fax + 49-3641-639649
umue@polkim.med.uni-jena.de

Dr Walter A Müller
Hôpital du Locle
CH-2400 Le Locle
Switzerland
Tel + 41-32-9336111
Fax + 41-32-9336110

Dr Erik E Muls
Labo Legendo
Onderwijs en Navorsing
Gasthuisberg Herestraat 49
B-3000 Leuven
Belgium
Tel + 32-16-344579
Fax + 32-16-344268

Dr Giuseppe Multari
Via Padre G Lais No 8
I-00143 Roma
Italy
Tel + 39-6-5191070

Ms Rica Münchberger
Universität Greifswald, Inst.
für Diabetes "Gerhard Katsch"
Greifswalderstr 11 a
D-17495 Karlsburg
Germany
Tel + 49-38355-65250
Fax + 49-38355-65558

Dr Robert Münger
Montagne 14
CH-2300 La Chaux-de-Fonds
Switzerland
Tel + 41-32-9143016
Fax + 41-32-9143016
SMTP:Robert.Munger@fnis.
etatne.ch

Prof Horst Müntefering
Johannes Gutenberg-Universität
Institut für Pathologie
Abt. für Kinderpathologie
Langenbeckstr. 1
D-55101 Mainz
Germany
Tel + 49-6131-177309
Fax + 49-6131-173546

Dr Sandro Muntoni
Viale Merello, 29
I-09123 Cagliari
Italy
Tel + 39-70-291909
Fax + 39-70-284849

Prof Sergio Muntoni
Cas. Post. Succ. 5
Viale Trieste
I-09123 Cagliari
Italy
Tel + 39-70-291909
Fax + 39-70-284849

Dr Galina Muradian
Apt 85
Gertsena 194
350062 Krasnodar
Russia

Dr Takashi Murakami
Dept of Laboratory Medicine
School of Medicine
Univ of Tokushima
Kuramoto-cho 3-chome
Tokushima City, Tokushima 770
Japan
Tel + 81-886-337184
Fax + 81-886-319495
mura@clin.med.tokushima-u.ac.jp

Dr Toru Murakami
St Marianna University
School of Medicine
Institute of Medical Sciences
2–16–1, Sugao, Miyamae-ku
Kawasaki, Kanagawa 216
Japan
Tel + 81-44-9778111 ext4008
Fax + 81-44-9772696

Dr Yuichi Murakawa
Daizawa 5–2–2
Setagaya-ku Tokyo-to
Japan
Tel + 81-3-34132863
Fax + 81-3-34132863

Dr Moira A Murphy
British Diabetic Association
10 Queen Anne Street
London W1M 0BD
United Kingdom
Tel + 44-171-4622691
Fax + 44-171-6373644
irene@diabetes.org.uk

Ms Sabrina Murshed
Research Division
BIRDEM
122 Kazi Nazrul Islam Avenue
Dhaka 1000
Bangladesh
Tel + 880-2-863700
Fax + 880-2-863004
lali@citechco.net

Ms Lise Musaeus Nielsen RN
Steno Diabetes Center
Niels Steensens Vej 2
DK-2830 Gentofte
Denmark
Tel + 45-31680800
Fax + 45-31681048

Dr Wim Musch
Bracops Hospital
Department of Endocrinology
Dr Huetstraat 79
B-1070 Brussels
Belgium
Tel + 32-2-5561212

Dr Anna Mustacchio
Via Bruno Stagni 2
I-40050 Funo (Bo)
Italy
Tel + 39-51-862403
Fax + 39-51-6363500

Dr Leena A Mykkänen
Div. of Clinical Epidemiology
Dept of Medicine, University
of Texas Health Science Ctr
7703 Floyd Curl Drive
San Antonio, Texas 78284–7873
USA
Tel + 1-210-5674737
Fax + 1-210-5676955
mykkanen@uthscsa.edu

Dr Michel Naafs
Ziekenhuis Hilversum
Van Riebeeckweg 212
NL-1213 XZ Hilversum
The Netherlands
Tel +31-35-6887512

Sir John D N Nabarro
33 Woodside Avenue
London N12 8AT
United Kingdom
Tel + 44-181-4457925

Mr Victor Nacher Garcia
L'Hospitlet de Llobregat
Av Tomas Gimenez, 48 4 st 3 a
E-08906 Barcelona
Spain
Tel + 34-3-3318629
Fax + 34-3-2631595

Dr Judit Nádas
Esze T. u 33
H-1192 Budapest
Hungary
Tel + 36-1-2801592
Fax + 36-1-2607619

Ms Marianne Naess
Haralokka 34
N-0689 Oslo
Norway

Dr Yukihiro Nagai
1–47 Hogo, Kanazawa
Ishikawa 921
Japan
Tel + 81-76-2490556

Dr Tadasu Nagaoka
Ishibiki 2–22–21
Kanazawa
Japan
Tel + 81-762-312519
Fax + 81-7617-80893
nagaoka@quartz.ocn.ne.jp

Dr Shigenobu Nagataki
Radiation Effects
Research Foundation
Minami-ku
5–2 Hijiyama Park
Hiroshima City 732
Japan
Tel + 81-82-2613131
Fax + 81-82-2637279
nagataki@rerf.or.jp

Prof Khemais Nagati
Ecole Superieure des Sciences
et Techniques
de la Sante de Tunis
1006 Bab Souika
Tunis
Tunisia
Tel + 216-1-262455
Fax + 216-1-570062

Dr Dinesh K Nagi
Edna Coates Diabetes Center
Pinderfields Hospital
Aberfor Road
Wakefield
United Kingdom
Tel + 44-1924-213901
Fax + 44-1924-814977
dr.nagi@msmail.pinders-tr.
noethy.nhs.uk

Dr Erzsebet Nagy
Szekicsek u.13
H-1173 Budapest
Hungary

Ms Quamrun Nahar
Research Division
BIRDEM
Department of Nutrition
1222 Kazi Nazrul Islam Avenue
Dhaka 1000
Bangladesh
Tel + 880-2-863700
Fax + 880-2-863004
lali@citecho.net

Dr Ramachandra G Naik
Div. of Endocrinology & Met.,
Medical Service (111), DVA
Puget Sound Health Care System
1660 South Columbian Way
Seattle, WA 98108
USA
Tel + 1-206-7621010 ext6042
Fax + 1-206-7642693
rgnaik@u.washington.edu

Dr Maugay Naiker
c/o Novo Nordisk (Pty) Ltd.
PO Box 783155
SA Sandton 2146
South Africa
Tel + 271-1-8044113
Fax + 271-1-8044184

Dr K Sreekumaran Nair
Mayo Clinic
Endocrine Research Unit
5–164 Joseph West
Rochester, MN 55905
USA
Tel + 1-507-2556515
Fax + 1-507-2554828
nair.s@mayo.edu

Prof Ali Naji
Department of Surgery
Uni of Pennsylvania, School
of Medicine, 4 Silverstein
3400 Spruce Street
Philadelphia, PA 19104–4283
USA
Tel + 1-2 15-6 62 20 66
Fax + 2 15-6 62 74 76
alinaji@mail.med.upenn.edu

Dr Chisa Nakagawa
82-Sakurazono-cho
Kawashima, Nishikyo-ku
Kyoto
Japan
Tel + 81-6-9 41 04 84
Fax + 81-6-9 42 28 48

Dr Kaname Nakatani
Dept of Molecular Pharmacology
Stanford University School of
Medicine
Stanford CA 94305
USA
Tel + 1-6 50-7 23 62 28
Fax + 1-6 50-7 27 29 52
kaname@leland.stanford.edu

Dr Rumen Nakinov
Medicinski Centar Veles
Interno Oddelenie
Samoborska 12
91400 Veles
Macedonia, FYR of
Tel + 3 89-93-3 13 22
Fax + 3 89-93-3 14 73

Dr Kishio Nanjo
The First Dept of Medicine
Wakayama University of Medical
Science
27 Nanaban-cho
Wakayama 640
Japan
Tel + 81-7 34-26 87 76
Fax + 81-7 34-22 52 87
k-nanjo@seishu.wakayama-med.
ac.jp

Dr Angela Napoli
Via Claudio Achillini 45/C
I-00141 Roma
Italy
Tel + 39-6-8 27 14 75
Fax + 39-6-49 97 05 24

Dr Ritva Närte
Novo Nordisk Farma Oy
Pihatörmä 1 A
FIN-02240 Espoo
Finland
Tel + 3 58-9-3 48 25 00
Fax + 3 58-9-34 82 53 01
rina@novo.dk

Dr Andrea Natali
Istituto di Fisiologia Clinica
Via Savi, 8
I-56100 Pisa
Italy
Tel + 39-50-5 00 0 87
Fax + 39-50-5 53 2 35
pisamet@nsite.itc.pi.cnr.it

Dr Ameet Nathwani
SmithKline Beecham
A1/Vaccines/CP Group Mundells
Welwyn Garden City
Herts AL7 1EY
United Kingdom
Tel + 44-1 81-9 13 41 03
Fax + 44-1 81-9 13 44 92

Dr Malcolm Nattrass
Diabetes Resource Centre
Selly Oak Hospital
Raddlebarn Road
Birmingham B27 6JD
United Kingdom
Tel + 44-1 21-6 27 16 27
Fax + 44-1 21-6 27 87 58

Dr Michael A Nauck
Medizinische
Universitätsklinik
Knappschafts-Krankenhaus
In Der Schornau 23–25
D-44892 Bochum
Germany
Tel + 49-2 34-2 99 34 03
Fax + 49-2 34-47 41 67
nauck.bochum@t-online.de

Dr Vladimir G Naumenko
Ukrainian Academy of
Postgraduate Education
Vyshgorodskaya Str 69
254114 Kiev
Ukraine (CIS)
Tel + 7-44-5 19 04 32
Fax + 7-44-4 30 37 18

Prof Renzo Navalesi
Via Gionta Pisano 2
I-56100 Pisa
Italy
Tel + 39-50-99 51 00
Fax + 39-50-54 15 21

Dr Ma Del Pino Navarro-Tellez
Salpa No. 1 URB.
Torre Del Mar. Bung. 15
E-03540 Cabo Huertas Alicante
Spain
Tel + 34-96-5 15 30 49
Fax + 34-96-5 24 59 71

Ms Barbara Navé
Dept of Biochemistry
University College London
91 Riding House Street
London W1P 8BT
United Kingdom
Tel + 44-1 71-8 78 41 37
Fax + 44-1 71-8 78 40 40
b.nave@biochem.ucl.ac.uk

Dr Bjorn G Nedrebo
Kophaug 10
N-5570 Aksdal
Norway

Dr Diana Negreanu
Cal Dorobantilor 109,Bl16 Ap
3400 Cluj-Napoca
Romania
Tel + 40-1-3 12 36 74
Fax + 40-1-3 12 67 60

Dr Gabriela Negrisanu
Str Transilvania nr.7
Bl.A25, Sc.A
1900 Timisoara
Romania
Tel + 40-56-15 61 62
Fax + 40-56-16 53 97
rnegrisanu@amb.sorostm.ro

Dr Jan Neiderud
Barnkliniken Sjukhuset
Pediatric Department
County Hospital
S-251 87 Helsingborg
Sweden
Tel + 46-42-100000 ext2390
Fax + 46-42-21 87 56

Dr Jill D Nelson
Gulf Diagnostic Center W.L.L.
PO Box 30702
Abu Dhabi
United Arab Emirates
Tel + 971-2-65 80 90
Fax + 971-2-65 80 84

Dr Masami Nemoto
3617 NE, 50th Street
Seattle, WA
USA
Tel + 1-2 06-5 25 71 57
Fax + 1-2 06-5 25 71 57
smnemoto@worldnet.att.net

Dr Virge Nemvalts
Rohu 1A-29
EE-3300 Kuressaare
Estonia
Tel + 3 72-45-5 65 59

Dr P I Neophytou
The Cyprus Institute of
Neurology and Genetics
PO Box 3462
CY- Nicosia
Cyprus
Tel + 3 57-2-35 86 00
Fax + 3 57-2-35 82 38
post-doc@mdrtc.cing.ac.cg

Prof Jorn Nerup
Steno Diabetes Center
Niels Steensens Vej 2
DK-2820 Gentofte
Denmark
Tel + 45-44 43 93 89
Fax + 45-44 43 82 32

Dr Alexander P Nescheret
Institute of Endocrinology
& Metabolism, Lab. Neurohorm.
Control of Circulation
Vyshgorodska, 69
254114 Kiev
Ukraine (CIS)
Tel + 3 80-44-4 31 03 62
Fax + 3 80-44-4 30 37 18
dccie@olinet.isf.kiev.ua

Dr Rafael Nesher
Dept of Endocrin & Metabolism
Hebrew University
Hasassah Medical Centre
PO Box 12000
IL-91120 Jerusalem
Israel
Tel + 9 72-2-6 77 67 87
Fax + 9 72-2-6 43 79 40
nesherr@cc.huji.ac.il

Dr Ivan Nestorov
Department of Pharmacy
University of Manchester
Oxford Road
Manchester
United Kingdom
Tel + 44-1 61-2 75 68 86
Fax + 44-1 61-2 73 81 96
ivan@fs1.pa.man.ac.uk

Dr Mihai G Netea
Department of Medicine (541)
University Hospital Nijmegen
PO Box 9101
Geert Grooteplein Zuid 8
NL-6500 HB Nijmegen
The Netherlands
Tel + 31-24-3 61 47 63
Fax + 31-24-3 54 17 34
M.Netea@aig.azn.nl

Dr Paetrick Netten
Graafseweg 288
NL-5213 AS Den Bosch
The Netherlands
Tel + 31-73-6 14 71 88

Dr Andreas Neu
Children's University Hospital
Ruemelinstr. 23
D-72070 Tübingen
Germany
Tel + 49-70 71-2 98 37 81
Fax + 49-70 71-29 41 57
andreas.neu@uni-tuebingen.de

Dr Sabine Neugebauer
1–13–22-B2 Hase
248 Kamakura
Japan
Tel + 81-4 67-22 94 01
Fax + 82-4 67-22 94 01

Dr Klaus-Dieter Neusüß
Tiegelstraße 157
D-45473 Mülheim
Germany
Tel + 49-2 08-75 68 64

Dr Gyula Neuwirth
Hajdu-Bihar County Hospital
1st Medical Department
Bartok Str 2–26
H-4043 Debrecen
Hungary
Tel + 36-52-413555 ext1432
Fax + 36-52-31 07 80

Dr Antidio Neves Costa
Sangalaos
P-3780 Anadia
Portugal
Tel + 3 51-34-74 24 44

Mr John P New
78 Acre Lane, Cheadle Hulme
Cheshire SK8 7PA
United Kingdom
Tel + 44-1 61-4 39 26 86
John.new@virgin.net

Dr Wai-Yoong Ng
1 Grove Avenue
Singapore 279177
Singapore
Tel + 65-7795555 ext2394
Fax + 65-7 79 41 12

Dr Inayet-Ullah-Khan Niazi
AIMC
PO Box 418 GPO
Lahore 54000
Pakistan
Tel + 92-42-731 03 73
Fax + 92-42-722 86 46

Dr Daniel Nicolaij
Condedreef 79
B-8500 Kortrijk
Belgium
Tel + 32-56-221677
Fax + 32-56-257881

Dr Alina Nicolau
Institute of Diabetes and
Metabolic Disease "N.Pauleseu"
str Ion Movila Nr 5–7
79811 Bucharest 2
Romania
Tel + 40-1-2106460
Fax + 40-1-2102295

Dr Georgi Nicoloff
Dept of Biology & Immunology
University School of Medicine
1 St. Kliment Ohridski Street
BG-5800 Pleven
Bulgaria
Tel + 359-64-291 75
Fax + 359-64-291 53

Dr Stamatina Nicopoulou
22 Livyis Str
GR-16562 Ano Glyfada, Athens
Greece
Tel + 30-1-9626660
Fax + 30-1-6411156

Mr Flemming S Nielsen
Steno Diabetes Center
Niels Steensens Vej 2
DK-2820 Gentofte
Denmark
Tel + 45-44 43 99 52
Fax + 45-44 43 82 34
fin@novo.dk

Dr Jan Frystyk Nielsen
Medical Research Lab. M-Lab II
Aarhus Kommone Hospital
Norrebrogade 44
DK-8000 Aarhus C
Denmark
Tel + 45-89 49 21 45
Fax + 45-89 49 21 50

Dr Jens Hoiriis Nielsen
Hagedorn Research Institute
Niels Steensens Vej 6
DK-2820 Gentofte
Denmark
Tel + 45-44 43 91 80
Fax + 45-44 43 80 00
jhn@hagedorn.dk

Dr Laust H Nielsen
Steno Diabetes Center
NSO 0.02
Niels Steensensvej 4
DK-2820 Gentofte
Denmark
Tel + 45-44 43 93 69
Fax + 45-44 43 86 46
lhn@novo.dk

Dr Soren Nielsen
Endocrine Research Unit
Mayo Clinic
5–164 West Joseph
Rochester, MN 55905
USA
Tel + 1-507-2552298
Fax + 1-507-2554828
nielsen.soren@mayo.edu

Dr Suzan Niemeyer-Kanters
Burg vd Voort v Zijplaan 5
NL-3571 VR Utrecht
The Netherlands
Tel + 30-2723590

Dr Pedro Jose Nieto Rodriguez
Boehringer Mannheim S.A.
Copernico 61–63
E-08006 Barcelona
Spain
Tel + 34-3-2014411
Fax + 34-3-2099192

Dr Maria G Nieuwenhuis
Stadionlaan 5
NL-3583 RA Utrecht
The Netherlands
Tel + 31-30-2511370

Dr Arie Nieuwenhuizen
Div of Reproductive Biology
Dept Obstetrics & Gynecology
University of Groningen
Hanzeplein 1
NL-9713 GZ Groningen
The Netherlands
Tel + 31-50-3613045
Fax + 31-50-3611694
A.G.Nieuwenhuizen@med.rug.nl

Prof Bronislaw Niewiedziol
Dzieciecy Szpital Kliniczy
Akademia Medyczna
Klinika Endokrynologii
Chodzki 2
PL-20 093 Lublin
Poland
Tel + 48-81-7431372
Fax + 48-81-7410700

Mr Giel Nijpels
Sleutelbloem 5
NL-1689 PZ Hoorn
The Netherlands
Tel + 31-229-232101
Fax + 31-229-248265
nijpels@pi.net

Prof Atsushi Niki
Dept of Internal Medicine
Aichigakuin University
2–11 Suemori-dori, Chikusa-ku
Nagoya 464
Japan
Tel + 81-52-7517181
Fax + 81-52-7525990
niki@dpc.aichi-gakuin.ac.jp

Dr Ichiro Niki
Dept of Pharmacology
Nagoya University
School of Medicine
65 Tsuruma-cho, Showa-ku
Nagoya 466
Japan
Tel + 81-52-7442080
Fax + 81-52-7442083
iniki@tsuru.med.nagoya-u.ac.jp

Dr Rense Nikkels
Dokter de Weverlaan 13
NL-6416 GN Heerlen
The Netherlands
Tel + 31-71-418777
Fax + 31-71-416249

Dr Katriina Nikkilä
Tiilimaki 1A2
FIN-00330 Helsinki
Finland
Tel + 358-9-485498
Fax + 358-0-8612509

Dr Anders L Nilsson
Dept of Medicine
Ceneral Hospital
S-251 87 Helsingborg
Sweden
Tel + 46-42-101685
Fax + 46-42-101689

Dr Peter M Nilsson
Department Clinical Research
in Medicine
University Hospital
S-20502 Malmö
Sweden
Tel +46-40-332415
Fax +46-40-337081

Dr Kenro Nishida
Dept of Metabolic Medicine
Kumamoto University
School of Medicine
1–1-1 Honjo
Kumamoto 860
Japan
Tel + 81-96-3735169
Fax + 81-96-3668397
knishida@gpo.kumamoto-u.ac.jp

Dr Leo K Niskanen
Samoilijantie 20A
FIN-70200 Kuopio
Finland
Tel + 358-17-2820983
Fax + 358-17-173993
lniskaneo@messi.uku.fi

Dr P V Michael Nissen
Kaserngatan 10 A 8
FIN-65100 Wasa
Finland
Tel + 358-6-3178996

Dr Lorenza Nisticò
Via 24 Maggio, 12
I-00046 Grottaferrata (RM)
Italy
Tel + 39-6-86090295
Fax + 39-6-8273287

Dr Wannee Nitiyanant
Department of Medicine
Siriraj Hospital
2 Prannok Road
Bangkok 10700
Thailand
Tel + 66-2-4197799
Fax + 66-2-4197792
siwnt@mahidol.ac.th

Dr Thomas Nitsche
MediSense (Deutschland) GmbH
Wetersteinstr. 12
D-82024 Taufkirchen
Germany
Tel + 49-89-6129770
Fax + 49-89-6140730

Dr Mark Niven
Rechov 337, 5/17
IL-51544 Bnei Brak
Israel
Tel + 972-3-5782027
mniven@trendline.co.il

Dr Frank Nobels
Kwintijn Poort 7
B-9200 Dendermonde
Belgium
Tel + 32-53-724488
Fax + 32-53-724187
frank.nobels@olv2-aalst.be

Dr Mitsuhiko Noda
5–12–24–205 Minami-Aoyama
Minato-ku, Tokyo
Japan
Tel + 81-3-34092268

Prof John J Nolan
Department of Endocrinology
St.James's Hospital
James's Street
Dublin 8
Ireland
Tel + 353-1-4537941 ext24 88
Fax + 353-1-4731583
jnolan@tcd.ie

Dr Makoto Nomura
Center for Diabetes Mellitus
Osaka Rosai Hospital
1179–3 Nagasone-Cho
Sakai 591, Osaka
Japan
Tel + 81-722-523561
Fax + 81-722-553349
m_nomura@orh.go.jp

Ms Elisabeth Nordentoft RN
Medical Ward
Slagelse Central Hospital
Ingemannsvej 18
DK-4200 Slagelse
Denmark
Tel + 45-58521900 ext2555

Dr Anna Nordgren
Medical Clinic
Sandviken Hospital
S-811 89 Sandviken
Sweden
Tel + 46-26-278000
Fax + 46-26-257716

Ms Astrid Nordin
Department of Medical
Cell Biology
Biomedicum
Box 571
S-751 23 Uppsala
Sweden
Tel + 46-18-4714395
Fax + 46-18-556401

Dr Kirsten Norgaard
Bulbjergvej 13
DK-2720 Vanlose
Denmark

Dr Antanas V Norkus
Institute of Endocrinology
Kaunas Medical Academy
Eivenlu 2
LTU-3007 Kaunas
Lithuania
Tel + 37-7-731845
Fax + 37-7-730847
Endokrin@kma.lt

Dr Clara Norymberg
Kadesh 11
IL-42247 Netanya
Israel
Tel + 972-9-834 30 13
Fax + 972-9-882 07 11
volcan@netvision.net.il

Dr Romano Nosadini
Istituto di Medicina Interna
Universita di Padova
Cattedra di Patologia Medica I
Via Giustiniani 2
I-35128 Padova
Italy
Tel + 39-49-821 21 76
Fax + 39-49-821 21 51

Dr Detlev Nothnagel
Münchingerstr. 3
D-71636 Ludwigsburg
Germany
Tel + 49-71 41-46 18 13

Dr Veljko Novak
Set XIII, Div. 58
51000 Rijeka
Croatia
Tel + 38-51-42 60 34

Novartis Pharma AG
Dr Christiane Guitard
CME TA
K-147.3.11
CH-4002 Basel
Switzerland
Tel + 41-61-696 48 85
Fax + 41-61-696 40 97
internet:christiane.guitard@
pharma.novartis.com

Dr Anna Novials
Breda 16 3° 2a
E-08029 Barcelona
Spain
Tel + 34-3-4 39 86 35
Fax + 34-3-2 12 29 58

Attn: Dr Bernd Kuglin
Novo Nordisk A/S
Krogshoejvej 31, Bldg.9RS. 07
DK-2880 Bagsvaerd
Denmark
Tel + 45-44 44 88 88
Fax + 45-44 49 05 55

Dr Francisco J Novoa
Luis Doreste Silva 56–3°-1
E-35004 Las Palmas
Spain
Tel + 34-28-44 43 56
Fax + 34-28-45 27 84

Dr Maciej Nowakowski
Department of Hypertension
and Diabetology
Medical University of Gdansk
ul. Debinki 7
PL-80211 Gdansk
Poland
Tel + 48-58-417481
Fax + 48-58-417481

Dr Elisabeth Nuetzi-Constam
FMH für Innere Medizin, spez.
Endokrinologie + Diabetologie
Schaffhauserstr 7
CH-8400 Winterthur
Switzerland
Tel + 41-52-2 69 01 69
Fax + 41-52-2 69 01 65

Dr Joao C C Nunes Correa
Alameda Alto da Barra 1–6°D
P-2780 Oeiras
Portugal
Tel + 3 51-1-4 43 89 88
Fax + 3 51-1-4 41 29 89

Mr Md Nur-e-Alam
Research Division
BIRDEM
122 Kazi Nazrul Islam Avenue
Dhaka 1000
Bangladesh
Tel + 8 80-2-86 37 00
Fax + 8 80-2-86 30 04
lali@citechco.net

Dr Johann Nusser
Weichser Weg 5,
D-93059 Regensburg
Germany
Tel + 49-9 41-40 12 37

Dr Frank Q Nuttall
1055 Cliff Road
Eagan, Minnesota 55123
USA
Tel + 1-6 12-7252000 ext44 24
Fax + 1-6 12-7 25 22 73

Dr Pirjo Nuutila
Department of Medicine
University of Turku
Kiinamyllynk 4–6
FIN-20520 Turku
Finland
Tel + 3 58-2-2 61 16 11
Fax + 3 58-2-2 61 20 30
pirjo.nuutila@.utu.fi

Dr Birgit Nyholm
Medical Department M
(Endocrinology & Diabetes)
Aarhus Kommunehospital
DK-8000 Aarhus C
Denmark
Tel + 45-89 49 20 35
Fax + 45-89 49 20 10

Dr Lennarth Nyström
Department of Epidemiology
University of Umea
S-901 85 Umea
Sweden
Tel + 46-90-7 85 12 13
Fax + 46-90-13 89 77
Lennarth.Nystrom@epiph.umu.se

Dr Nicholas Oakes
Pharmacology CV
Astra Hässle AB
S-431 83 Mölndal
Sweden
Tel + 61-2-2 95 82 08
Fax + 61-2-2 95 82 01
Nick.Oakes@hassle.se.astra.com

Dr Nigel W Oakley
113 Church Road
London SW13 9HL
United Kingdom
Tel + 44-1 81-7 41 33 11
Fax + 44-1 71-2 24 06 29

Dr Peter J Oates
Pfizer Inc.
Central Research Division
Dept of Metabolic Diseases
Groton, CT 06340
USA
Tel + 1-8 60-4 41 36 19
Fax + 1-8 60-4 41 12 73
oatesp@pfizer.com

Prof Karl Oberdisse
Honorary Member of the
European Association for the
Study of Diabetes
Schlossmannstrasse 32
D-40225 Düsseldorf
Germany
Tel + 49-2 11-33 19 50

Dr Irene Obrosova
Uni of Michigan Medical Ctr
Div. Endo.& Met. Dept Internal
Med. MSRB II, Rm 5570
1150 W.Medical Center Drive
Ann Arbor, MI 48109–0354
USA
Tel + 1-3 13-7 63 30 55
Fax + 1-3 13-9 36 66 84
iobrosso@medmail.med.umich.
edu

Dr Patrizio Odetti
University of Genoa
DIMI – Department of
Internal Medicine
Viale Benedetto XV, 6
I-16132 Genova
Italy
Tel + 39-10-3 53 79 85
Fax + 39-10-35 23 24
odetti@unige.it

Dr Vitaliy Odin
Srednig prospekt, 65–29
199178 St.Petersburg
Russia

Dr Ariel Odriozola
Department of Endocrinology
Hospital Clinic
Villarroel 170
E- Barcelona
Spain
Tel + 34-3-2 27 54 00
Fax + 34-3-2 27 54 54

Dr Maryantoro Oemardi
Tebet Timur Dalam 5119
12820 Jakarta
Indonesia
Tel + 62-21-8 30 69 88
Fax + 62-21-8 30 69 88
endokrin@indo.ner.id

Dr Madeleine Oesterle Gasser
Fichtenstr. 12
CH-8032 Zürich
Switzerland

Ms Regina Ofan RN
Israel Center for Juvenile
Diabetes, Schneider Children's
Medical Center
14 Kaplan Street
IL-Petah Tikva
Israel
Tel + 972-3-9 39 36 19
Fax + 972-9-9 54 26 31

Dr Makiko Ogata
1–30–23 Okamoto-cho
Setagaya-ku
Tokyo 157
Japan
Tel + 81-3-37 00 60 23
Fax + 81-3-37 00 25 90

Dr Yoshiji Ogawa
3rd Dept of Internal Medicine
Hirosaki University
School of Medicine
5 Zaifucho, Hirosaki
Aomori 036
Japan
Tel + 81-1 72-39 50 62
Fax + 81-1 72-39 50 63
yoshi 35@cc.hirosaki-u.ac.jp

Dr Hisako Ohgawara
Medical Research Institute
Tokyo Women's Medical College
8–1 Kawada-cho Shinjuku-ku
Tokyo 162
Japan
Tel + 81-3-52 69 73 64
Fax + 81-3-52 69 73 64

Dr Lars-Olof Ohlson
Svingels Väg 3152
S-441 60 Alingas
Sweden
Tel + 46-3 22-5 14 33

Dr Takao Ohmura
Nanakuma 4–24–24, Johan-Ku
Fukuoka City 814–01
Japan
Tel + 81-92-8 72 20 01
Fax + 81-92-6 42 52 71
ohmura@my.email.ne.jp

Dr Akira Ohneda
7–4-31 Odawara, Aoba
Sendai, Miyagi 980
Japan
Tel + 81-22-2 23 06 39
Fax + 81-22-3 67 41 11

Dr Jarmila Okapcova
F.D.Roosevelt Hospital
SK-975 17 Banska Bystrica
Slovakia

Dr Heikki Oksa
Huhtasenkatu 32
FIN-33330 Tampere
Finland
Tel + 3 58-3-2 47 51 11
Fax + 3 58-3-2 47 43 62
hoksa@tays.fi

Dr Heikki Oksala
Jussilankulma 1E 20
FIN-33580 Tampere
Finland

Ms Birgitta Olander RN
Engelbrektsgatan 43B
S-114 32 Stockholm
Sweden
Tel + 46-8-7 75 70 00
Fax + 46-8-19 47 97

Dr Joachim Oldenburg
Malteser Krankenhaus
St.Franziskus Hospital
Innere Abteilung
Waldstrasse 17
D-24939 Flensburg
Germany
Tel + 49-461-81 60
Fax + 49-461-6 34 99

Dr Jerrold M Olefsky
University of California,
San Diego
Department of Medicine (0673)
9500 Gilman Drive
La Jolla, CA 92093–0673
USA
Tel + 1-6 19-5 34 66 51
Fax + 1-6 19-5 34 66 53
jolefsky@ucad.edu

Prof Valeri Oleynik
Institute of Endocrinology
and Metabolism
Vyshgorodskaya Str 69
254114 Kiev
Ukraine (CIS)
Tel + 7-44-4 32 79 06
Fax + 7-44-4 30 37 18

Dr Charles Oliver
Service d'Endocrin./Maladies
Métaboliques et Nutrition
Hôpital Nord
Chemin des Bourrely
F-13915 Marseille Cedex 20
France
Tel + 33-91 96 87 23
Fax + 33-91 96 88 78

Ms Grith Skytte Olsen
Hagedorn Research Institute
Niels Steensens Vej 6
DK-2820 Gentofte
Denmark
Tel + 45-44 43 91 71
Fax + 45-44 43 80 00

Dr Vera Olsovska
Novo Nordisk
Blanicka 28
CZ-12000 Prague 2
Czech Republic
Tel + 420-2-22 25 28 46
Fax + 420-2-22 25 43 70

Dr Per-Olof Olsson
Diabetescentrum
Endokrin – OCH
Medicinkliniken
S-651 85 Karlstad
Sweden
Tel + 46-54-10 70 60
Fax + 46-54-10 70 69
per.olof.olsson@hammaro.mail.
telia.com

Dr Abdülkadir Ömer
Bashoca Sokak 1/3
Fatih-34240
TR-Istanbul
Turkey
Tel + 90-2 12-2 13 32 80
Fax + 90-2 12-2 74 12 02
drako@turk.net

Dr Yasue Omori
Saitama-ken Saiseikai
Kurihashi Hospital, Internal
Med, Kouemon Kurihashi-machi
Kitakatushika-gun
Saitama Prefecture
Japan
Tel + 81-4 80-52 36 11
Fax + 81-4 80-52 86 18

Prof Sergei G Onuchin
Department of Endocrinology
Kirov State Medical Institute
Apt 36, Building 48"a"
Molodaya Gvardiya Street
610 000 Kirov
Russia
Tel + 7-83 32-69 33 68
Fax + 7-83 32-69 07 34
golov@kirmed.vyatka.ru

Dr Wilma Oranje
University Hospital Maastricht
Dept of Internal Medicine
PO Box 5000
P. Debyelaan 25
NL-6202 AZ Maastricht
The Netherlands
Tel + 31-43-3 87 70 19
Fax + 31-43-3 87 50 06
wor@sint.azm.nl

Dr Trevor J Orchard
Rangos Research Center
5th Floor
3460 Fifth Avenue
Pittsburgh PA 15213
USA
Tel + 1-4 12-6 92 52 04
Fax + 1-4 12-6 92 83 29
tjo@vms.cis.pitt.edu

Prof Lelio Orci
Dept de Morphologie
Centre Médical Universitaire
1 rue Michel Servet
CH-1211 Genève 4
Switzerland
Tel + 41-22-7 02 53 00
Fax + 41-22-7 02 53 02
Lelio.Orci@medecine.unige.ch

Dr Jacques J M Orgiazzi
Service de Medecine Interne
Centre Hospitalier Lyon-Sud
Pierre-Benite
F-69310 Pierre-Benite
France
Tel + 33-4-78 86 14 88
Fax + 33-4-72 39 28 69

Dr Marju Orho
Endocrinology and
Diabetes Research
Wallenberg Lab plan 3 wing 46
MAS ing.46
S-205 02 Malmö
Sweden
Tel + 46-40-33 23 96
Fax + 46-40-33 70 42
marju.orho@endo.mas.lu.se

Dr Cathrine A Orskov
Dept of Medical Anatomy B
Panum Institute
Blegdamsvej 3 c
DK-2200 Copenhagen N
Denmark
Tel + 45-35 32 72 45
Fax + 45-35 36 96 12
c.orskov@mail.ku.dk

Prof Hans Orskov
Building 3
Kommunehospitalet
DK-8000 Aarhus C
Denmark
Tel + 45-89 45 21 54
Fax + 45-89 49 21 50
ho@afdm.aau.dk

Ms Mona Orsted RN
Novo Nordisk Farmaka Danmark
Lottenborgvej 24
DK-2800 Lyngby
Denmark
Tel + 45-88 08 00
Fax + 45-88 32 00

Dr M Angels Ortiz de Juana
C/ Democracia, 7, 3 °1Avda St A
E-08018 Barcelona
Spain
Tel + 34-3-3 08 14 77
Fax + 34-3-2 91 92 70
Endoz@santpau.es

Dr Heidi Ortmeyer
Obesity & Diabetes Research
Center, Room 6–00
Uni of Maryland at Baltimore
10 South Pine Street
Baltimore, MD 21201
USA
Tel + 1-4 10-7 06 39 04
Fax + 1-4 10-7 06 75 40
hortmeye@umabnet.ab.umd.edu

Dr Eva Örtqvist
St.Göran's Childrens Hospital
S-112 81 Stockholm
Sweden
Tel + 46-8-6 72 10 00
Fax + 46-8-6 72 21 69

Dr Yoshiharu Oshida
Research Center of Health
Physical Fitness and Sports
Nagoya University
Furo-cho,Chikusa-ku
Nagoya 464–01
Japan
Tel + 81-52-7 89 39 61
Fax + 81-52-7 89 39 57
oshida@htc.nagoya-u.ac.jp

Dr Claes-Göran Östenson
Dept of Molecular Medicine
Endocrine & Diabetes Unit
Karolinska Hospital
S-171 76 Stockholm
Sweden
Tel + 46-8-7 29 57 29
Fax + 46-8-7 29 62 80
claesg@enk.ks.se

Dr Ruth Osterby
EM-Laboratory, Building 03
Aarhus Kommunehospital
DK-8000 Aarhus C
Denmark
Tel + 45-89 49 21 41
Fax + 45-89 49 21 50
DOMAINSI.SRV18AO1.
PATOIROS@aaa.dk.

Dr Björn Österholm
Novo Nordisk Farma Oy
Pihatörmä 1A
FIN-02240 Espoo
Finland
Tel + 358-9-3 48 25 00
Fax + 358-9-34 82 53 01
bjos@novo.dk

Dr Sven Österlin
ING 29
Department of Ophthalmology
MAS
S-214 01 Malmö
Sweden
Tel + 46-40 16 35 85
Fax + 46-40 16 35 85
sven.edvin.osterlin@malmo.mail.
telia.com

Prof Jan Östman
Centre of Metabolism
and Endocrinology
Huddinge Hospital
S-141 86 Huddinge
Sweden
Tel + 46-8-58 58 76 04
Fax + 46-8-7 11 07 10

Dr Ljiljana Ostojic-Brnabic
Put Skalica 4
21000 Split
Croatia
Tel + 3 85-21-58 18 28

Dr Rytas Ostrauskas
Institute of Endocrinology
Kaunas Medical Academy
Eiveniu 2
LTU-3007 Kaunas
Lithuania
Tel + 3 70-7-79 86 57
Fax + 3 70-7-73 08 47

Dr Jose I Osuna C de Albornoz
Dept de Bioquimica y Biologia
Molecular,Facultad de Medicina
Universidad de Granada
Avd. Madrid n°11
E-18012 Granada
Spain
Tel + 34-9 58-24 35 18
Fax + 34-9 58-24 35 18

Dr George A Oswald
Les Messieres
Route de Pleinmont
Torteval, Guernsey GY8 0LP
United Kingdom
Tel + 44-1481-6 58 22
Fax + 44-1481-3 77 82

Dr Pedro J Otaegui
Dept of Biochemistry
Faculty of Veterinary
Univ Autonoma de Barcelona
E-08193 Barcelona
Spain
Tel + 34-3-5 81 16 49
Fax + 34-3-5 81 20 06
ivbqa@blues.uab.es

Dr Timo Otonkoski
Transplantation Laboratory
PO Box 21
University of Helsinki
Haartmaninkatu 3
FIN-00014 Helsinki
Finland
Tel + 3 58-9-19 12 65 91
Fax + 3 58-9-2 41 12 27
timo.otonkoski@helsinki.fi

Dr Ewa Otto Buczkowska
Jasnogorska 16 m 21
PL-44 100 Gliwice
Poland
Tel + 48-32-31 06 11

Prof Hellmut Otto
Zentrum für Diabetes
Graf-Moltke-Str 63
D-28211 Bremen
Germany
Tel + 49-421-3491976
Fax + 49-421-3491992

Dr Christiane B Otto-Wessel
Graf-Moltke-Str 67
D-28211 Bremen
Germany
Tel + 49-421-345458
Fax + 49-421-343206

Dr Anna-Marie Ottosson
Medicin Kliniken
Vrinnevisjukhuset
S-601 82 Norrköping
Sweden
Tel + 46-11-222000
Fax + 46-11-223571
Anna.Maria_Ottosson@med.lin.
lio.se

Dr Peter Oturai
Novo Nordisk A/S
VWB-Pharmacology
Novo Alle, 1PS.44
DK-2880 Bagsvaerd
Denmark
Tel + 45-44422429
Fax + 45-44421075
pso@novo.dk

Dr D Margriet Ouwens
Dept of Medical Biochemistry
Sylvius Laboratory
Wassenaarseweg 72
NL-2333 AL Leiden
The Netherlands
Tel + 31-71-5276129
Fax + 31-71-5276125
ouwens@rullf2.medfac.leidenuniv.
nl

Dr Nedjalka Ovcharova
Clinical Center of
Endocrinology & Gerontology
Medical University
6 Damian Gruev Str.
BG-1303 Sofia
Bulgaria
Tel + 359-2-9877201
Fax + 359-2-874145

Dr George Overend
Amylin Pharmaceuticals Inc
Magdalen Centre
Oxford Science Park
Oxford OX4 4GA
United Kingdom
Tel + 44-1865-784094
Fax + 44-1865-787901
goverend@amylin.com

Dr Dieterich Overkamp
Med. Universitätsklinik
Abt Innere Medizin IV
Otfried-Müller-Str. 10
D-72076 Tübingen
Germany
Tel + 49-7071-2982711
Fax + 49-7071-292784

Mr Hubert Overmann
Tiefer Pfad 25
D-45657 Recklinghausen
Germany

Owen Mumford Ltd
Mr Martin Kendall
Export Sales Manager
Medical Division
Brook Hill, Woodstock
Oxford OX7 1TU
United Kingdom
Tel + 44-1993-812021
Fax + 44-1993-813473

Dr Daphne Owens
Department of Biochemistry
The Royal College of Surgeons
in Ireland
St Stephens Green
Dublin 2
Ireland
Tel + 353-1-4022244
Fax + 353-1-4022467

Dr David R Owens
220 Cyncoed Road
Cyncoed, Cardiff, CF2 6RS
United Kingdom
Tel + 44-1222-716927
Fax + 44-1222-350147
Owensdr@cf.ac.uk

Dr Birgitte Oxenboell
Novo Nordisk A/S
Statistics, Data Mangement
& Clinical Reporting
Krogshoejvej 51, bldg 9FS.02
DK-2880 Bagsvaerd
Denmark
Tel + 45-44426127
Fax + 45-44421550
box@novo.dk

Dr Susan Ozanne
Dept of Clinical Biochemistry
Cambridge University
Addenbrookes Hospital Level 4
Hills Road
Cambridge
United Kingdom
Tel + 44-1223-336784
Fax + 44-1223-330598
seo10@mole.bio.cam.ac.uk

Dr A Tanju Ozcelikay
Ankara Üniversitesi
Eczacilik Fakültesi
Farmakoloji Anabilim Dali
TR-06100 Tandogan-Ankara
Turkey
Tel + 90-312-2126805ext206
Fax + 90-312-2131081
ozcelika@pharmacy.ankara.edu.tr

Dr Geneviève Ozenne
Unité de Diabetologie, Dept
de Médecine Interne
Hôpital de Bois Creillaume
Avenue du Marechal Juin
F-76230 Bois Guillaume
France
Tel + 33-2-32889003
Fax + 33-2-32889026

Dr Richard O'Brien
Diabetes Department
Monash Medical Centre
246 Clayton Rd
Clayton, Victoria 3168
Australia
Tel + 61-3-95502622
Fax + 61-3-95502629
richard.obrien@med.monash.
edu.au

Prof Kerin O'Dea
Deakin Inst of Human Nutrition
336 Glenferrie Road
Malvern, Victoria 3144
Australia
Tel + 61-3-92445405
Fax + 61-3-92445406
kod@deakin.edu.au

Dr Mark J O'Donnell
The Victoria Hospital
Whinney Heys Road
Blackpool FY3 8NR
United Kingdom
Tel + 44-1253-303861
Fax + 44-1253-306810

Dr James A O'Hare
Dept of Medicine
Limerick Regional Hospital
Dooradoyle Limerick
Ireland
Tel + 353-61-301111
Fax + 353-61-301165

Dr Finbarr O'Harte
School of Biomedical Sciences
University of Ulster
Cromore Road
Coleraine BT52 1SA
United Kingdom
Tel + 44-1265-324853
Fax + 44-1265-324965
fpm.oharte@ulst.ac.uk

Dr Niall O'Meara
"Ronlea"
15 Deerpark Road, Castleknock
Dublin 15
Ireland
Tel + 353-1-8202790

Dr Stephen O'Rahilly
Department of Medicine
& Clinical Biochemistry
Addenbrookes's Hospital
Hills Road
Cambridge CB2 2QR
United Kingdom
Tel + 44-1223-336855
Fax + 44-1223-330160
sorahill@hgmp.mrc.ac.uk

Dr Adolfo Pacifico
Via Mosca 2
I-07100 Sassari
Italy
Tel + 39-79-212476
Fax + 39-79-228240

Dr Giovanni Pacini
LADSEB-CNR
Corso Stati Uniti 4
I-35127 Padova
Italy
Tel + 39-49-8295750
Fax + 39-49-8295763
pacini@ladseb.pd.cnr.it

Dr Piotr Pacula
Dept of Gastroenterology &
Metabolic Diseases
Medical School in Warsaw
Ul Banacha 1a
PL-02 097 Warsaw
Poland
Tel + 48-659-7563
Fax + 48-659-7564

Dr Zilvinas Padaiga
Lab of Pediatric Endocrinology
Institute of Endocrinology
Kaunas Medical Academy
Eiveniu Str 4
LTU-3007 Kaunas
Lithuania
Tel + 370-7-734649
Fax + 370-7-798657
z.padaiga@kaunas.omnitel.net

Dr Claudio Pagano
Endocrine-Metabolic Laboratory
Istituto di Semeiotica Medica
Via Ospedale 105
I-35100 Padova
Italy
Tel + 39-49-8212648
Fax + 39-49-657391
spendo@ux1.unipd.it

Prof Gianfranco Pagano
C.G. Ferraris 117
I-10128 Torino
Italy
Tel + 39-11-6967864
Fax + 39-11-6634751

Dr Simon R Page
70, Watcombe Circus,Carrington
Nottingham NG5 2DT
United Kingdom
Tel + 44-115-9249924ext44464
Fax + 44-115-9701080
pagecockburn@msn.com.

Dr Emmanouil Pagkalos
"Pinewood House"
GR-57010 Exoli Thessoloniki
Greece
Tel + 30-31-357555
Fax + 30-31-358277

Dr Isabel Paiva
R Infanta D.Maria L38/B 3°Esq
P-3030 Coimbra
Portugal

Dr Mafalda Palacios-Schneider
Diabetes / Endocrinology Unit
3rd Internal Medicine Division
Hospital de Clinicas, U.N.A.
Gobernador Irala 1648
Asuncion
Paraguay
Fax + 595-21-448036

Dr Felice Paleari
G. Berchet N°1
I-20052 Monza
Italy
Tel + 39-39-360719
Fax + 39-39-2333081

Prof Luis F Pallardo Sanchez
Dr. Gomez Ulla 16–4°C
E-28028 Madrid
Spain
Tel + 34-1-3568597
Fax + 34-1-7292280

Mr Stig Palm
Novo Nordisk Pharma AB
Box 50587
S-202 15 Malmö
Sweden
Tel + 46-40-388900
Fax + 46-40-187249
sp@novo.dk

Prof Jerry Palmer
Diabetes Center ZB-21
Box 358285
VA Medical Center
1660 S Columbian Way
Seattle, WA 98108
USA
Tel +1-206-7642495
Fax +1-206-7642693
jpp@u.washington.edu

Ms Birthe Palmvig
Steno Diabetes Center
Niels Steensens Vej 2
DK-2820 Gentofte
Denmark
Tel +45-31680800
Fax +45-31681048
bpa@novo.dk

Dr Yoram Palti
Carmel Biosensors Ltd.
Matam Center
IL-31905 Haifa
Israel
Tel +972-4-8550850
Fax +972-4-8550857
carmelbi@netvision.net.il

Mr David Pan
Department of Botany
and Plant Pathology
Michigan State University
East Lansing, MI 48824–1312
USA
Tel +1-517-3539399
Fax +1-517-3531926
pan@pilot.msu.edu

Dr Georgios Panagiotidis
Dept of Pharmacology
University of Lund
Sölvegatan 10
S-223 62 Lund
Sweden
Tel +46-46-2227586
Fax +46-46-2224429

Dr Sianna Panagiotopoulos
Endocrine Unit
Austin Campus, A & RMC
Studley Road
Heidelberg, Victoria 3084
Australia
Tel +61-3-94965088
Fax +61-3-94963365
sianna@austin.unimelb.edu.au

Dr Themistoclis Panagiotou
"Sotiria" Hospital
Mesogion Avenue 152
GR-Athens
Greece

Dr Arshia Panahloo
Flat 56, Beechworth House
179 Willesden Lane
London NW6 7YZ
United Kingdom
Tel +44-18-7432030
Fax +44-18-7403142
apanahloo@rpms.ac.uk

Dr Doitchin S Panayotov
Tzvetna Gardina St No 18
BG-1421 Sofia
Bulgaria
Tel +359-2-653008

Dr Pal Panczel
3rd Dept of Medicine
Semmelweis University
Medical School
Eötvös ut 12
H-1121 Budapest
Hungary
Tel +36-1-1754533

Dr Araceli Panelo
117 NE Narra Street
Marikina, Metro Manila
Philippines
Tel +941-50-517133307
Fax +941-50-517133313

Dr Chu Yen Pang
465 Jalan Burma
P.Pinang 10350
Malaysia
Tel +60-4-2261133
Fax +60-4-2263366
wyy@pah.po.my

Dr Volodymyr Pankiv
Central Regional Hospital
Glinka 5
285200 Kolomiya
Ukraine (CIS)
Tel +380-3433-24286
Fax +380-3476-21260

Prof Juri A Pankov
National Endocrine Research
Centre, Russian Academy of
Medical Sciences
DM Uljanova 11
117 036 Moscow
Russia
Tel +7-095-3249315
Fax +7-095-3107000

Dr Odete Maria Pantaleao
R.Agostinho Neto
Ed.Limerick 33, 3°A
P-1750 Lisboa
Portugal
Tel +351-1-3816100
Fax +351-1-3859371

Dr Pavle Pantelinac
Novo Nordisk A/S
Representation Office Belgrade
Generale Zdanova 76/4 th Floor
YU-11000 Belgrade
Yugoslavia (FRY)
Tel +381-11-659882
Fax +381-11-658589

Prof Uwe Panten
Institute of Pharmacology
and Toxicology
Mendelssohnstr 1
D-38106 Braunschweig
Germany
Tel +49-531-3915669
Fax +49-531-3918182
U.Panten@tu-bs.de

Mr Alexander Panushev
Baba Ilyitsa BI80A, Fl.12
BG-1612 Sofia
Bulgaria
Tel +359-2-544688
Fax +359-2-9540407

Dr Giuseppe Paolisso
Via Baccanico 14
I-83100 Avellino
Italy
Tel +39-81-5665016
Fax +39-81-5665051
gpaolisso@tin.it

Dr Emmanuel Papadakis
40, Paparigopoulou Str
Aghia Paraskevi
GR-15343 Athens
Greece
Tel +30-1-6390466
Fax +30-1-6857976

Dr Andrew J Papadam
5 Averof Street
Museum Area
GR-10433 Athens
Greece
Tel +30-1-5224394
Fax +30-1-5224394

Mr Nikolaos Papadodimas
4 Travlandoni, Zogrofou
GR-15773 Athens
Greece
Tel +30-1-7796446
Fax +30-1-7786125

Dr George K Papadopoulos
Laboratory of Immunology
Dept of Internal Medicine
University of
Ioannina Medical School
GR-45110 Ioannina
Greece
Tel +30-651-26529
Fax +30-651-45944
gpapadop@cc.uoi.gr

Dr Panayotis Papaikonomou
Koutatzoglu No. 2 – Triandria
GR-55337 Thessaloniki
Greece
Tel +30-31-762220
Fax +30-31-762220

Dr George Papalexiou
47, Androutsou – N. Krini
GR-55132 Thessaloniki
Greece

Dr Nicholas Papazoglou
8 Baltadorou Street
GR-54631 Thessaloniki
Greece
Tel +30-31-231273
Fax +30-31-531161

Dr Angelos Pappas
Alkaiou 10
GR-71303 Heraklion Crete
Greece
Tel +30-81-822079
Fax +30-81-232002

Dr Stavros Pappas
22 Digeni Akrita
GR-16451 Argyroupolis, Athens
Greece

Dr Nicolas Paquot
CHU Domaine Universitaire du
Sart Tilman
B.35
B-4000 Liège
Belgium
Tel +32-4-3667111
Fax +32-4-3667068

Dr Victor Pardini
Inst. Pat. Clin. H. Pardini
Rua Aimorés 33
Belo Horizonte – MG 30 140–070
Brazil
Tel +55-31-2233966
Fax +55-31-2251272
vpardini@labhpardin.com.br

Ms Nicole Parent-Zahri RN
Hôpital de l'Enfant-Jésus
Médécine de Jour
1401, 18ème Rue
Québec G1J 1Z4
Canada
Tel +1-418-6495549
Fax +1-418-6495944

Dr Mario Parenti
Via Neruda 19
I-40139 Bologna
Italy
Tel +39-51-491083
Fax +39-541-705329

Dr Claire Parer-Richard
Clinique Lavalette
319 Avenue de Vert-Bois
F-34090 Montpellier
France
Tel +33-67632303

Prof Pier L Pareschi
Via Jugoslavia 3
I-44100 Ferrara
Italy
Tel +39-532-295381
Fax +39-532-295588

Dr Richard Parhimovich
Moscow Regional Research
Clinical Institute
(MONIKI)
Shchepkina 61/2
129 110 Moscow
Russia
Tel +7-095-970446
Fax +7-095-2819390

Dr Sung-Woo Park
Han-Gang Sacred Heart Hospital
94–200 Youngdeungpo-dong
Youngdeungpo-ku 150–020 Seoul
Korea
Tel +82-2-6395403
Fax +82-2-6779756
psw0913@unitel.co.kr

Mr David Parkes
Amylin Pharmaceuticals Inc
9373 Towne Centre Drive
San Diego, CA 92121
USA
Tel +1-619-6427290
Fax +1-619-5522212
dparkes@amylin.com

Dr Roger Parslow
Paediatric Epidemiology Group
32 Hyde Terrace
Leeds LS2 9LN
United Kingdom
Tel +44-113-2334842
Fax +44-113-2334842
rogerp@epid.leeds.ac.uk

Dr Tatjana Parts
Sütiste Tee 10–24
EE-0034 Tallinn
Estonia
Tel +372-2-524004

Dr Shahnaz Parveen
BIRDEM
Department of Pharmacology
122 Kazi Nazrul Islam Avenue
Dhaka 1000
Bangladesh
Tel + 880-2-863700
Fax + 880-2-863004
lali@citechco.net

Dr Shahana Parvin
Research Division
BIRDEM
122 Kazi Nazrul Islam Avenue
Dhaka 1000
Bangladesh
Tel + 880-2-863700
Fax + 880-2-863004
lali@citechco.net

Dr Hans-Henrik Parving
Steno Diabetes Center
Niels Steensens Vej 2
DK-2820 Gentofte
Denmark
Tel + 45-44439053
Fax + 45-44438232
hhp@novo.dk

Dr Christophe Pasik
Group LIPHA
34 rue St.Romain
F-69379 Lyon Cedex 08
France
Tel + 33-4-72782525
Fax + 33-4-78753905
cmpgluco@Lipha.netech.fr

Dr Ljiljana Paskvalin
Regional Center for Diabetes
Kresimirova 52a
51000 Rijeka
Croatia
Tel + 385-51-333333
Fax + 385-51-337405

Dr Renato Pasquali
Endocrine Unit
Dept of Internal Medicine
and Gastroenterology
Via Massarenti 9
I-40138 Bologna
Italy
Tel + 39-51-6363260
Fax + 39-51-392538

Prof Philippe Passa
Service de Diabétologie
Hôpital Saint-Louis
1 Avenue Claude Vellefaux
F-75475 Paris Cedex 10
France
Tel + 33-1-42499691
Fax + 33-1-42494178

Dr Luca Pastore
Via Durantini 414 b/5
I-00157 Rome
Italy
Tel + 39-6-4501961
Fax + 39-6-49970525

Dr Matteo R Pastore
Istituto San Raffaele
Medicina I
Via Olgettina 60
I-20132 Milano
Italy
Tel + 39-2-26432123
Fax + 39-2-26433790

Dr Pietro Pata
Via Noviziato Casazza 54
I-98124 Messina
Italy
Tel + 39-90-718960
Fax + 39-90-718960

Dr Vinod Patel
Field View
Congerstone Lane
Carlton
Nuneaton, Warks CV13 0BU
United Kingdom
Tel + 44-1455-292557

Dr Kenneth R Paterson
Strathcashel
Lochlibo Road, Uplawmoor
Glasgow G78 4AA
United Kingdom
Tel + 44-141-2114745
Fax + 44-141-5528933
ken.mairi@dial-pipex.com

Dr Gizella Patkai
Bánya 29 II/11
H-Budapest
Hungary
Tel + 36-1-2617628

Dr József Pátkay
St.Pantaleon Hospital
1st Department of Medicine
Korányi Sándor u. 4-6
H-2400 Dunaújváros
Hungary
Tel + 36-25-310611
Fax + 36-25-311210

Dr Alan William Patrick
Eastern General Hospital
Seafield Street
Edinburgh EH6 7LN
United Kingdom
Tel + 44-131-5367000
Fax + 44-131-5367474

Ms Lidia Patti
Via Fiorentine a Chiaia 10
I-80122 Naples
Italy
Tel + 39-81-7462306
Fax + 39-81-5466152

Dr Andrea Patzelt-Bath
Stuttgarter Str 1
D-12059 Berlin
Germany
Tel + 49-30-67072246
Fax + 49-30-67072107

Dr Christoph Patzelt
Abt.Laboratoriumsmedizin
Krankenhaus im Friedrichshain
Landsberger Allee 49
D-10249 Berlin
Germany
Tel + 49-30-42211949
Fax + 49-30-42211092

Dr Robert Paul
Oy Eli Lilly Finland Ab
3rd Floor
Rajatorpantie 41
FIN-01640 Vantaa
Finland
Tel + 350-0-8545250
Fax + 350-0-85452515
Robert.Paul@Lilly.com

Dr Bernard Paulweber
1st Dept Internal Medicine
General-Hospital Salzburg
Müllner-Hauptstr 48
A-5020 Salzburg
Austria
Tel + 43-662-4482
Fax + 43-662-4482881

Dr Povel N Paus
Dagaliveien 14
N-0387 Oslo
Norway
Tel + 47-22119106
Fax + 47-23015955

Prof Jaroslav Pav
Srobarova 5
CZ-130 00 Praha 3
Czech Republic
Tel + 42-2-736293

Dr Carlos Pavia
Seccio d'Endocrinologie
Hospital Sant Joan De Deu
Passeig Sant Joan de Deu 2
E-08950 Barcelona
Spain
Tel + 34-3-2804000
Fax + 34-3-2033959

Dr Ivana Pavlic-Renar
"VUK Vrhovac" Clinic
Dugi Dol 4a
10 000 Zagreb
Croatia
Tel + 385-1-2331408
Fax + 385-1-2331515
ivana@indija.idb.hr

Dr Dusica Pavlovic
Institute of Biochemistry
Medical Faculty
Brace Taskovica 81
YU-18000 Nis
Yugoslavia (FRY)

Dr Donald Pearson
Diabetic Clinic
Aberdeen Royal Hospitals
NHS Trust
Woolman Hill
Aberdeen
United Kingdom
Tel + 44-1224-681818
Fax + 44-1224-840751

Dr Irene Pecnik
Im Gereute 29
A-1230 Vienna
Austria
Tel + 43-664-2007160

Dr Norman R Peden
41 Snowdon Place
Stirling FK8 2JP
United Kingdom
Tel + 44-1786-465801

Dr Oluf Pedersen
Steno Diabetes Center
5.Floor
Niels Steensens Vej 2
DK-2820 Gentofte
Denmark
Tel + 45-44439050
Fax + 45-44438232

Ms Susanne E Pedersen
Danish Diabetes Association
Filosofgangen 24
DK-5000 Odense C
Denmark
Tel + 45-66129006
Fax + 45-65914908
df@diabetesforeningen.dk

Dr Matthias Pein
Alsterredder 15
D-22395 Hamburg
Germany
Tel + 49-40-6011165

Dr Sumer B Pek
5560 MSRB-2, Box 0678
University of Michigan
Medical Centre
1150 West Medical Center Drive
Ann Arbor, MI 48109-0678
USA
Tel + 1-313-7633056
Fax + 1-313-9366684
spek@umich.edu

Dr Can Pekiner
Hacettepe University
Faculty of Pharmacy
Eczacilik Fakültesi
Dept of Pharmacology, Sihhiye
TR-06100 Sihhiye, Ankara
Turkey
Tel + 90-312-4889928
Fax + 90-312-3114777
pekiner@pharmacy.ankara.edu.tr

Dr Andrea Pellacani
Harvard School of PublicHealth
Cardiovacular Biology Lab
Building No.2, Room 113A
665 Huntington Avenue
Boston MA 02115
USA
Tel + 1-617-4321631
Fax + 1-617-4322980
pellacani@cvlab.harvard.edu

Dr Marco Pellegrinotti
Cattedra di Endocrinologia
Universita Degli Studi di
Roma Tor Vergata
Via della Pineta Sacchetti 506
I-00168 Roma
Italy
Tel + 39-6-3050172
Fax + 39-6-3050172
luc@fleshnet.it

Dr Adelheid Peltenburg
Diabetes Fonds Nederland
Regentesselaan 39
NL-3818 HH Amersfoort
The Netherlands
Tel + 31-033-4622055
Fax + 31-033-4610873

Dr Gordana Pemovska
Clinic of Endocrinology
Medical Faculty
Vodnjanska 17
91000 Skopje
Macedonia, FYR of
Tel + 389-91-134016
Fax + 389-91-134016

Dr Alfred Penfornis
Service d'Endocrinologie -
Diabetologie
Hôpital Jean Minjoz
1 Boulevard Fleming
F-25030 Besancon Cedex
France
Tel +33-3-81 66 85 89
Fax +33-3-81 66 83 74
alfred.penfornis@univ.fcomte.fr

Dr Michele Pennica
Via Tucidide
I-04010 Borgo Carso (Latina)
Italy
Tel +39-7 73-63 81 35

Dr Hubert Penninckx
Keienberg 5
B-1850 Grimbergen
Belgium
Tel +32-2-2 69 57 32
Fax +32-2-2 69 71 32

Dr Viktorija Percan
CVZU
Interno Oddelenie
Ilindenska bb
91000 Skopje
Macedonia, FYR of
Tel +389-91-36 26 22
Fax +389-91-37 21 25

Dr Rodica Perclun
Str Precupetii Vechi Nr 20
7700 Bucharest
Romania
Tel +40-1-6 19 27 31

Dr Amy Percy
Amylin Pharmaceuticals Inc
9373 Towne Centre Drive
San Diego, CA 92121
USA
Tel +1-6 19-6 42 71 71
Fax +1-6 19-6 22 18 94
apercy@amylin.com

Dr Lidia Pereira Monteiro
R.Chaves de Oliveira 162 1°Esq
P-4300 Porto
Portugal
Tel +351-2-5 10 20 89
Fax +351-2-5 10 59 95
permonteiro@mail.telepac.pt

Dr Antonio Perez Perez
S. Endocrinologia
Hospital Sant Pau
S. Antonio M. Claret 167
E-08025 Barcelona
Spain
Tel +34-3-2 91 90 30
Fax +34-3-2 91 92 70

Mrs Helena Kristina Peric RN
Dept Pediatric Endocrinology,
Diabetes & Met. Diseases
University Children's Hospital
Vrazov TRG 1
1000 Ljubljana
Slovenia
Tel +3 86-61-1324124 ext2 70
Fax +3 86-61-32 01 90

Dr Divna Perisa Deldum
Centra za Dijabetes
Interi Odjel
52100 Pula
Croatia
Tel +3 85-52-2 31 49
Fax +3 85-52-4 10 60

Dr John G Peristiany
Servier International
22 Rue Garnier
F-92200 Neuilly-sur-Seine
France
Tel +33-1-46 41 61 66
Fax +33-1-46 41 72 95
peristia@servier.fr

Dr Alain Pernet
Hopital de la Tour
3 Avenue J-D Maillard
CH-1217 Meyrin-Genève
Switzerland
Tel +41-22-7 80 01 63
Fax +41-22-7 80 05 83

Dr Shanta J Persaud
Biomedical Sciences Division
King's College London
Campden Hill Road
London W8 7AH
United Kingdom
Tel +44-1 71-3 33 44 66
Fax +44-1 71-3 33 40 08
shanta.persaud@kcl.ac.uk

Dr Miroslav Persic
K.B.C.Rijeka
Interni Odjec
Kresimirova 42
51000 Rijeka
Croatia
Tel +3 58-51-21 21 00

Dr Bengt Persson
Dept of Paediatrics
St Göran's Hospital
S-112 81 Stockholm
Sweden
Tel +46-8-6 72 21 45
Fax +46-8-6 72 19 41
bengt_persson@swipnet.se

Dr Solveig Persson-Sjogren
Department of Histology
and Cell Biology
Umea University
S-901 87 Umea
Sweden
Tel +46-90-16 63 15
Fax +46-90-16 66 96
solveig.persson-sjogren@histocel.
umu.se

Dr Jindra Perusicova
Fakultni Poliklinika
Diabetologicke Centrum
Karlovo Nam 32
CZ-120 00 Prague 2
Czech Republic
Tel +4 20-2-24 90 46 95
Fax +4 20-2-24 90 43 82

Dr Bettina Peter-Riesch
Division of Endocrinology &
Diabetology, Dept Internal Med
Hôpitaux Univ Genevois
1, rue Micheli-du-Crest
CH-1211 Genève 4
Switzerland
Tel +41-22-3 72 95 56
Fax +41-22-3 72 97 15
Bettina.Peter@heuge.ch

Dr Eva Péterfai
Biorex R.&.D.Co.
PO Box 348
H-8201 Veszprem-
Szabadsagpuszt
Hungary
Tel +36-88-42 16 29
Fax +36-88-42 92 37

Dr Valentina A Peterkova
All-Russian Research Centre
for Endocrinology
Children's Department
11 Dmitrila Ulyanova Street
117 036 Moscow
Russia
Tel +7-0 95-1 24 43 04
Fax +7-0 95-3 10 70 00

Mr Jacob S Petersen
ZymoGenetics
1201 Eastlake Avenue East
Seattle, Washington 98102
USA
Tel +1-2 06-4 42 66 87
Fax +1-2 06-4 42 66 08

Dr Charles M Peterson
1075 San Antonio Creek Road
Santa Barbara, CA 93111
USA
Tel +1-8 05-6 83 26 76
Fax +1-8 05-6 83 26 76
104604.3615@compuserve.con

Dr David B Peterson
Luton and Dunstable Hospital
Lewsey Road
Luton LU4 0DZ
United Kingdom
Tel +44-1582-49 72 02
Fax +44-1582-49 71 52

Dr Pierre R Petit
Laboratoire de Pharmacolog
Faculté de Médecine
Institut de Biologie
Boulevard Henri IV
F-34060 Montpellier Cedex
France
Tel +33-4 67 54 25 41
Fax +33-4 67 60 11 82
ppetit@sc.univ-montp1.fr

Prof Petko Petkov
Department of Anatomy
Histology and Emb.
Faculty of Medicine – Sofia
1 g.Sofisky
BG-1431 Sofia
Bulgaria
Tel +3 59-2-56 24 53

Dr Malina Petkova
Diabetes Center
10 Pozitano Street
BG-1000 Sofia
Bulgaria

Dr Tunde Peto
Diabetes Education Centre
7 th Floor
Nickson Wing
Royal Newcastle Hospital
Newcastle, NSW 2300
Australia
Tel +61-49-23 62 23
Fax +61-49-23 64 31
mdtp@medicine.newcastle.edu.au

Dr Nina Petounina
Moscow's Sechenov's Academy
Department of Endocrinology
Hospital N° 67
2 Salyama Adilya Str
123448 Moscow
Russia

Dr Gyula Petranyi
5–7 Grigori Afxentiou Str
Iokasti Court, Flat 14
CY-4003 Mesa Yitonia
Cyprus
Tel +357-5-72 31 25
Fax +357-5-72 31 20

Dr Barbara Petrek Solic
O.B.Cakovec
Interni Odjel
Centar za Dijabetes
I.G.Kovacica 8 b
40000 Cakovec
Croatia

Dr Vladimir A Petrenko
Taikos Pr 31–36
LTU-3009 Kaunas
Lithuania
Tel +3 70-7-73 33 84
Fax +3 70-7-73 33 84

Prof Platon Petrides
Freytagstr. 45
D-40237 Düsseldorf
Germany
Tel +49-2 11-67 30 32
Fax +49-2 11-67 30 32

Dr John Petrie
Department of Medicine
and Therapeutics
Western Infirmary
Glasgow G11 6NT
United Kingdom
Tel +44-1 41-2 11 21 08
Fax +44-1 41-2 11 17 63
jrpls@clinmed.gla.ac.uk

Dr Constantinus Petrou
Eye Department
Hippokration Hospital
114 Vas Sophias Avenue
GR-11527 Athens
Greece
Tel +30-1-7 77 85 76

Dr Kiril Petrovski
Clinic of Endocrinology
Faculty of Medicine
Vodnjanska br 17
91000 Skopje
Macedonia, FYR of
Tel +3 89-91-13 40 16
Fax +3 89-91-13 40 16

Dr Enrico N Petruzzi
Istituto Gerontologia
Viale Pieraccini 18
I-50139 Firenze
Italy
Tel +39-55-4 22 43 25
Fax +39-55-4 22 18 48

Dr David J Pettitt
6199 N. 20th Street
Phoenix, Arizona 85016
USA
dpettitt@pobox.com

Prof Rüdiger Petzoldt
Diabetesklinik
Herz- und Diabeteszentrum
Nordrhein-Westfalen
Georgstr 11
D-32545 Bad Oeynhausen
Germany
Tel +49-5731-972292
Fax +49-5731-972122

Dr Riitta Peura
Hoechst Marion Roussel Oy
PO Box 245
FIN-00101 Helsinki
Finland
Tel +358-0-8709836
Fax +358-0-8709812

Dr Antonio Pezzarossa
Via XXII Luglio 3
I-43100 Parma
Italy
Tel +39-521-200435
Fax +39-521-982943
pezzaro@ipruniv.cce.unipr.it

Dr Michael Pfeifer
East Carolina University
School of Medicine, Dept of
Medicine / Endo, Brody 2N-72
600 Moye Blvd.
Greenville, NC 27858
USA
Tel +1-919-8162567
Fax +1-919-8163096

Prof Andreas Pfeiffer
Schaffnerweg 52
D-44795 Bochum
Germany
Fax +49-234-3026403

Dr Bruno Pfeiffer
ADIR
1 rue Carle Hébert
F-92415 Courbevoie Cedex
France
Tel +33-1-46416579
Fax +33-1-46416011

Dr Urs N Pfluger
Novo Nordisk Pharma AG
Unt.Heslibachstr 46
CH-8700 Küsnacht
Switzerland
Tel +41-1-9141111
Fax +41-1-9141100

Dr Martin Pfohl
Medizin Universitätsklinik
Abt IV
Otfried-Müller Str. 10
D-72076 Tübingen
Germany
Tel +49-7071-2982711
Fax +49-7071-294121

Dr Andreas Pfützner
Haydnstr 14
D-55130 Mainz
Germany
Tel +49-6131-883041
Fax +49-6131-882517
pfuetzner_andreas@lilly.com

Dr Jacques Philippe
Unité de Diabétologie clinique
6 e ét.
Hopital Cantonal
CH-1211 Genève 14
Switzerland
Tel +41-22-3729302
Fax +41-22-3729326
philippe@cmu.unige.ch

Dr Philip Philippides
8 Agias Fotinis Street
Nea Smirni
GR-17121 Athens
Greece
Tel +30-77-71197
Fax +30-77-91839

Dr Louis H Philipson
MC 1027
Dept of Medicine
University of Chicago
5841 S. Maryland Avenue
Chicago IL 60637
USA
Tel +1-312-7029180
Fax +1-312-7029194
l-philipson@uchicago.edu

Dr David Phillips
MRC Epidemiology Unit
Southampton General Hospital
Tremona Road
Southampton SO16 6YD
United Kingdom
Tel +44-1703-777624
Fax +44-1703-704021
diwp@mrc.saon.ac.uk

Ms J S Phillips
Lilly Research Laboratories
A Division of Eli Lilly & Co
Lilly Corporate Center
Indianapolis, IN 46285
USA
Tel +1-317-2761179
Fax +1-317-2771234
jphillips@lilly.com

Dr George Piaditis
34 Xenophontos (Parodos)
GR- Athens
Greece
Tel +30-1-7796043
Fax +30-1-7704765

Dr Piermarco Piatti
Istituto Scientifico
H.San Raffaele
Via Olgettina 60
I-20132 Milano
Italy
Tel +39-2-264328242
Fax +39-2-26433790

Ms Mirjana Pibernik-Okanovic
University Clinic for Diabetes
Endocrinology & Met.Diseases
VUK Vrhovac Institut
Dugi Dol 4 a
10 000 Zagreb
Croatia
Tel +385-1-2332222
Fax +385-1-2331515
mail@indija.idb.hr

Dr Sylvie Picard
Point Médical
Rond-Point de la Nation
F-21000 Dijon
France
Tel +33-80-703815
Fax +33-80-703814

Dr John C Pickup
Div of Chemical Pathology
UMDS
Guy's Hospital
London Bridge
London SE1 9RT
United Kingdom
Tel +44-171-9555000
Fax +44-171-4039810
j.pickup@umds.ac.uk

Dr Thomas Pieber
Dept of Internal Medicine
University Graz
Auenbrugger Platz 15
A-8036 Graz
Austria
Tel +43-316-3853270
Fax +43-316-3854332
thomas.pieber@kfunigraz.ac.at

Dr Wolfgang Piehlmeier
Silvanastr 1
D-81927 München
Germany
Tel +49-89-9577915
Fax +49-89-31873370
piehl@gsf.de

Dr Mary Pierce
Public Health & Primary Care
Chelsea & Westminster Hospital
4th Floor
369 Fulham Rd
London SW10 9NH
United Kingdom
Tel +44-181-7468160
Fax +44-181-7468151
M.Pierce@s1.cxwms.ac.uk

Dr Felicja Pietraszek
1 Maja 18/3
PL-41 800 Zabrze
Poland
Tel +48-3-2710806

Dr Francine Pigney
57 B Avenue Gabriel Péri
F-94100 Saint-Maur des Fossés
France
Tel +33-1-48851598

Dr Jan Pigon
Karolinska Hospital D1:3
IMM
Diabetes & Endocrinology Unit
S-171 76 Stockholm
Sweden
Tel +46-8-51772535
Fax +46-8-51773096
jan.pigon@molmed.ki.se

Dr Hanno Pijl
Leiden University Med. Center
Department of General Internal
Medicine, C1-R39
PO Box 9600
NL-2300 RC Leiden
The Netherlands
Tel +31-71-5264470
Fax +31-71-5248140

Mr Loek T J Pijls
EMGO Institute
Vrije Universiteit
van der Boechorststraat 7
NL-1081 BT Amsterdam
The Netherlands
Tel +31-20-4448199
Fax +31-20-4448361
ltj.pijls.emgo@med.vu.nl

Dr Rosa Maria Pina
A.P.D.P.
R. Rodrigo da Fonseca, No 1
P-1250 Lisboa
Portugal
Tel +351-1-4368664
Fax +351-1-4355312

Dr Michel Pinget
Service d'Endocrinologie
HUS Hôpital Civil
1 place de L'Hôpital
F-67091 Strasbourg
France
Tel +33-3-88116599
Fax +33-3-88116263

Dr Jonathan Pinkney
University Department of
Medicine
Southmead Hospital
Southmead Road
Bristol
United Kingdom
Tel +44-171-9595338
Fax +44-171-9595336

Dr Carmen Pinol Villena
Quimica Farmaceutica Bayer S.A
Calabria 268
E-08029 Barcelona
Spain
Tel +34-3-4956749
Fax +34-3-4956875

Dr Francisco Pinon-Selles
Hospital "La Fe"
Pabellon General
Servicio Endocrinologia
Avda. Campanar 21
E-46009 Valencia
Spain
Tel +34-96-3862700

Dr Mario J Pinto Teixeira
Av. Boavista, 1670–1-Esq
P-4150 Porto
Portugal
Tel +351-2-2026279
Fax +351-2-2086429

Prof Elzbieta Piontek
Kossakowskiego 3A
PL-04 744 Warsaw
Poland
Tel +48-22-151588
Fax +48-22-153154

Dr Hubert Piontek
Fachklinik St. Georg
Frowin-r.-Hutten-Str. 18
D-63628 Bad Soden-Salm
Germany
Tel +49-6056-7320

Prof Daniel Pipeleers
Dept of Metabolism &
Endocrinology
Vrije Universiteit Brussels
Laarbeeklaan 103
B-1090 Brussels
Belgium
Tel + 32-2-477 4541
Fax + 32-2-477 4545
dpip@mebo.vub.ac.be

Dr Mia Pipeleers-Marichal
Vrije Universiteit Brussel
Anatomopathologie
Laarbeeklaan 101
B-1090 Brussels
Belgium
Tel + 32-2-477 5083
Fax + 32-2-477 5085
anamem@az.vub.ac.be

Mr Burkhard G Piper
Boehringer Mannheim GmbH
Abt. DM-P
Sandhofer Str 116
D-68305 Mannheim
Spain
Tel + 49-621-7591417
Fax + 49-621-7593195
burkhard-piper@bmg.
boehringer-mannheim.com

Dr Jean Pirart
Honorary Member of the EASD
234 b Avenue Winston Churchill
B-1180 Brussels
Belgium
Tel + 32-2-653 4370

Dr Heikki Pirttiaho
Korpelankuja 10
FIN-90540 Oulu
Finland
Tel + 358-8-314 5200
Fax + 358-8-314 5207
heikki.pirttiaho@ouka.fin

Dr Luigi Pisano
Dept of Metabolic Diseases
Ospedale S.Eugenio
Via Matteo Bartoli 302
I-00143 Roma
Italy
Tel + 39-6-502 1213
Fax + 39-6-591 9521

Dr Galina Piskunova
Moscow Regional Health Care
Department
Office 307
8A, Electrichesky Pereulok
Moscow
Russia

Dr Richard Pittner
Amylin Pharmaceuticals Inc.
9373 Towne Centre Drive
San Diego, CA 92121–3027
USA
Tel + 1-619-642 7127
Fax + 1-619-552 2212
rpittner@amylin.com

Dr Ivana Piva
Malettie del Metabolismo
e Centro Antidiabetico
Ospedale San Bortolo
Via Rodolfi
I-36100 Vicenza
Italy
Tel   + 39-4 44-99 3632
Fax + 39-4 44-99 3969

Dr Dr Klaus R Piwernetz
Kobellstr. 3
D-80336 München
Germany
Tel + 49-89-747 191 00
Fax + 49-89-747 191 80
kpi@diabcare.de

Dr Josep M Pla Bartina
c/ de la Creu, 36, 6 è A
E-17002 Girona
Spain
Tel + 34-72-203905

Dr Julia Platts
Flemish House
Chapel Lane
Dudleston Heath
Shropshire SY12 9LZ
United Kingdom
Tel + 44-1691-690565
Fax + 44-1978-727134

Dr Walter E Plehwe
9, Bolton Street
Beaumaris, Victoria 3193
Australia
Tel + 61-3-9589 0208
Fax + 61-3-9589 4174

Dr Astrid Plenker
Sankyo Europe GmbH
Immermannstr 45
D-40210 Düsseldorf
Germany
Tel + 49-211-367880
Fax + 49-211-362799

Dr Ursula Plöckinger
Medizinische Klinik IV,Bereich
Endokrinologie u. Diabetologie
Klinikium Steglitz
Hindenburgdamm 30
D-12200 Berlin
Germany
Tel + 49-30-84452114
Fax + 49-30-84454204

Ms Sirirat Ploybutr
Div. of Endocrinology & Met.
Department of Medicine
Siriraj Hospital
Prannok Road
Bangkok 10700
Thailand
Tel + 66-2-4197295
Fax + 66-2-4197792

Dr Flemming Pociot
Steno Diabetes Center
Niels Steensens Vej 2
DK-2820 Gentofte
Denmark
Tel + 45-4493994
Fax + 45-44438
fpoc@novo.dk

Dr Francesca Podesta
Schepens Eye Research Inst.
Harvard Medical School
20, Staniford Street
Boston, MA 02114
USA
Tel + 1-617-7423140 ext437
Fax + 1-617-7201069
podesta@vision.eri.harvard.edu

Prof Gábor Pogátsa
National Institute
of Cardiology
PO Box 9–88
Haller u.29
H-1450 Budapest
Hungary
Tel + 36-1-2157277
Fax + 36-1-2157277
H2398@POGAELLA.HU

Dr Sani Pogorilic
Novo Nordisk A/S
Ulica Grada Vukovar 271
10 000 Zagreb
Croatia
Tel + 385-1-6118173
Fax + 385-1-6118174
sanp@novo.dk

Dr Vincent Poitout
INSERM U 341
Service de Diabétologie
Hôtel Dieu
1 place du Parvis Notre-Dame
F-75004 Paris
France
Tel + 33-42348234
Fax + 33-40469960

Dr Lenka Polekova
Novo Nordisk A/S
Blanicka 28
CZ-120 00 Prague 2
Czech Republic
Tel + 42-2-22252846
Fax + 42-2-22254370

Dr Klaus H Pollmann
Boehringer Mannheim GmbH
Dept DR-M
Sandhofer Str 116
D-68305 Mannheim
Germany
Tel + 49-621-7594091
Fax + 49-6205-392118
klaus_pollmann@BMG.
boehringer-mannheim.com

Dr Victoria Poltorack
Ukrainian Scientific Research
Institute of Endocrine
Diseases Pharmacotherapy
Artyoma Str 10
310002 Kharkov
Ukraine (CIS)
Tel + 380-572-476140
Fax + 380-572-475121

Dr Irena Ponikowska
Chopin 23
PL-87 720 Ciechocinek
Poland
Tel + 48-54-8339 45
Fax + 48-54-8339 15

Dr Antonio E Pontiroli
Dipt di Scienze e Tecnologie
Biomediche
c/o Ospedale San Raffaele
Via Olgettina 60
I-20132 Milano
Italy
Tel + 39-2-26432951
Fax + 39-2-26432951
ponti@rsisi.hsr.it

Dr Peter Pontuch
1. Interna Klinika
Mickiewiczova 13
SK-813 69 Bratislava
Slovakia
Tel + 42-7-3590250
Fax + 42-7-325875

Dr Rodica Pop-Busui
Medical Clinic – Diabetes
University of Timisoara
Mendeleev Str, Nr6, Ap16
1900 Timisoara
Romania

Prof Alexander T Popov
53, Boul.Evlogy Georgiev
BG-1000 Sofia
Bulgaria
Tel + 359-2-668972

Dr Daniella Vesselinova Popova
University Hospital
"Queen Giovanna"
Clinic of Metabolic Diseases
Byalo More 8
BG-1527 Sofia
Bulgaria
Tel + 359-2-447363
Fax + 359-2-9711496

Dr Vera Popovic
Institute for Endocrinology
Diabetes & Metabolic Diseases
Dr. Subotica 13
YU-11000 Beograd
Yugoslavia (FRY)
Tel + 381-11-685922
Fax + 381-11-685357

Dr Corrie Popp-Snijders
Dept of Endocrinology
Free University Hospital
De Boelelaan 1117
NL-1081 HV Amsterdam
The Netherlands
Tel + 31-20-4442617
Fax + 31-20-4442609

Dr Niels Porksen
Medical Department M
Aarhus Kommunehospital
DK-8000 Aarhus C
Denmark
Tel + 45-89492167
Fax + 45-89492150
np@afdm.aau.dk

Dr Massimo Porta
Via Torino 88
I-10090 Castiglione Torinese
Italy
Tel + 39-11-9601557
Fax + 39-11-6634751
maxporta@mbox.vol.it

Dr Bernhard Portha
Lab de Physiopathologie de la
Nutrition-CNRS URA 307
Université Paris VII Tour33–43
2 Place Jussieu 1 Étage
F-75251 Paris Cedex 05
France
Tel + 33-1-44275011
Fax + 33-1-44277891

Dr Jean-Michel Portmann
Centre Médical du Grand-Parc
PASC
Rue Louis Geandreau
F-33300 Bordeaux
France
Tel +33-56-503807
Fax +33-56-432579
Jean-Michel.Portmann@
Wanadoo.fr

Dr Neus Potau
Hospital Materno-Infantil Vall
d'Hebron Hormonal Laboratory
Vall D'Hebron 119–129
E-08035 Barcelona
Spain
Tel +34-3-2746800
Fax +34-3-4893039
neuspotau@deinfo.es

Prof Vladimir V Potin
Institute of Obstetrics and
Gynaecology
Academy of Medical Science
Mendelevskaya line 3
199 034 St Petersburg
Russia
Tel +7-812-2181402
Fax +7-812-2182361

Dr Bert-Jan Potter Van Loon
St Lucas Hospital
Dept of Internal Medicine
Jan Tooropstraat 164
NL-1061 AE Amsterdam
The Netherlands
Tel +31-20-5108991
Fax +31-20-5108771

Dr Jean-Francois Pouget-Abadie
La Motte le Jault
691 route de Haut Mairé
F-79230 Aiffres
France
Tel +33-49090948

Ms Aristea Pouli
Biochemistry Department
School of Medical Sciences
University Walk
Bristol
United Kingdom
Tel +44-117-9289704
Fax +44-117-9288294
A.E.Pouli@bristol.ac.uk

Mr Francois Pouwer
Department of
Medical Psychology
Van Der Boechorststraat 7
NL-1081 BT Amsterdam
The Netherlands
f.pouwer.psychol@med.vu.nl

Ms Lene Povlsen RN
Diabetes-Kontoret, L55
Amtssygehuset Glostrup
Ndr Ringvej
DK-2600 Glostrup
Denmark
Tel +45-43-964333 ext6014
Fax +45-43-962002

Dr Guido Pozza
Dip.Scienze e Technologie
Biomediche c/o
Ospedale S.Raffaele
Via Olgettina 60
I-20132 Milano
Italy
Tel +39-2-26432837
Fax +39-2-26413774

Dr Paolo Pozzilli
Univ of Rome "de Sapienza"
Policlinico Umberto I
Istituto Clinica Medica II
Viale del Policlinico 155
I-00161 Roma
Italy
Tel +39-6-44700318
Fax +39-6-44700322
p.pozzilli@caspur.it

Dr Rudolf Prager
Universitätsklinik für
Innere Medizin III
Waehringer Gürtel 18–20
A-1090 Vienna
Austria
Tel +43-1-404004364
Fax +43-1-404005790

Dr Stig K Pramming
Novo Nordisk A/S
Krogshoejvej 31
DK-2880 Bagsvaerd
Denmark
Tel +45-44426534
Fax +45-44421390
spr@novo.dk

Dr Aage Prange Hansen
Medical Department A
Kolding Hospital
DK-6000 Kolding
Denmark
Tel +45-75533222
Fax +45-75530484
prange@post7.tele.dk

Dr Manja Prasek
VUK Vrhovac Institute
Dug Dol 4A
41000 Zagreb
Croatia

Dr Marjana Predikaka
General Hospital
Internal Department
Gosposvetska Cesta 3
2380 Slovenj Gradec
Slovenia
Tel +7-386-60241031
Fax +7-386-611320288

Dr Marc Prentki
Molecular Nutrition Unit
Centre de Recherche Simard et
Institut du Cancer
1560 Sherbrooke Est
Montréal, PQ H2L 4M1
Canada
Tel +1-514-2816000 ext8870
Fax +1-514-8964884
prentkim@ere.umontreal.ca

Dr Martin Press
Department of Endocrinology
Royal Free Hospital
London NW3 2QG
United Kingdom
Tel +44-171-8302171
Fax +44-171-8302171

Dr Philippe Prevost
Hospital R & D International
13 Ave de Lattre de Tassigny
F-69881 Meyzieu Cedex
France
Tel +33-78045063
Fax +33-72027982
101511.2000@compuserve.com

Dr Flavia Pricci
"La Sapienza"
University of Rome
Via Torpionattara 132
I-00177 Roma
Italy
Tel +39-6-5202507
Fax +39-6-4469190

Dr Javier Prieto Santiago
Padre Aller, 33–4° H
E-33012 Oviedo
Spain
Tel +34-98-5251503

Dr Katerina Prikrylova
Novo Nordisk
Blanicka 28
CZ-12000 Prague 2
Czech Republic
Tel +420-2-22252846
Fax +420-2-22254370

Dr Rainer Proetzsch
Boehringer Mannheim
Sandhoferstr. 116
D-68298 Mannheim
Germany
Tel +49-621-7593343
Fax +49-621-7598809
RainerProetzsch@BMG.
Boehringer-Mannheim.Com

Dr Velimir Profozic
Vuk Vrhovac Institute
Dugi Dol 4a
10000 Zagreb
Croatia
Tel +385-1-2331405
Fax +385-1-2331515

Dr Joseph Proietto
Department of Medicine
Royal Melbourne Hospital
Parkville 3050
Australia
Tel +61-3-93427289
Fax +61-3-93471863
j.proietto@medicine.unimelb.
edu.au

Dr Mihail Protich
Clinic of Endocrinology
Medical Faculty
1 G.Sofiiski Str
BG-1431 Sofia
Bulgaria
Tel +359-2-517392
Fax +359-2-517162
evstati@ns.medfac.acad.bg

Dr Philip G Prudius
Endocrinological Hospital
Michurina 32
286010 Vinnitsa
Ukraine (CIS)
Tel +380-432-353026
Fax +380-432-363026

Mrs A Pruijs-Brands RN
Krakelingweg 55
NL-3707 HR Zeist
The Netherlands
Tel +31-30-6912268
Fax +31-30-6912268

Dr Oleksandr Prystupyuk
13 Shevchenko Bul
252601 Kiev
Ukraine (CIS)
Tel +380-44-2246102
Fax +380-44-2465693

Dr Marek Przezdziak
Department of Hypertension
and Diabetology
Medical University of Gdansk
ul. Debinki 7
PL-80211 Gdansk
Poland
Tel +48-58-417481
Fax +48-58-417481

Dr Kurt Püchler
Sankyo Europe GmbH
Immermannstr 45A
D-40210 Düsseldorf
Germany
Tel +49-211-367880
Fax +49-211-362799
puechler@sankyo-europe.de

Dr Georgina Pudar
Zvezdara University Hospital
Dept of Endocrinology
M. Tolbuhina 25
YU-11000 Belgrad
Yugoslavia (FRY)

Dr Jesus Puente Corbi
Dpt Metabolismo Nutricion
y Hormonas
Fundacion Jimenez Diaz
Avda Reyes Catolicos 2
E-28040 Madrid
Spain
Tel +34-1-5440247
Fax +34-1-5440247
ivalverde@uni.fjd.es

Dr Giuseppe Pugliese
Via Germanico 197
I-00192 Roma
Italy
Tel +39-6-4463605
Fax +39-6-4469190

Dr Manuel Puig-Domingo
Valencia, 235
E-08007 Barcelona
Spain
Tel +34-3-3476230
Fax +34-3-2919270

Dr Emile-Marie Pulinx
Centre D'Endocrinologie et de
Scintigraphie
12 Place Henri Berger
B-1300 Wavre
Belgium
Tel +32-10-242146
Fax +32-10-242146

Prof Walter Puls
Krummacher Str 200
D-42115 Wuppertal
Germany
Tel +49-202-716622

Dr Jiri Pumprla
Preventa Foundation
Education Centre
Michalske Stromoradi 3
CZ- Olomouc
Czech Republic
Tel + 4 20-68-5 22 55 04
Fax + 4 20-68-5 22 19 46
preventa@mbox.vol.cz

Ms Marja T Puomio
Diabetes Center
Kirjoniementie 15
FIN-33680 Tampere
Finland
Tel + 3 58-3-2 86 03 02
Fax + 3 58-3-2 86 04 22
marja.puomio@diabetes.fi

Dr Tejpal S Purewal
Fair Isle
80 Oldfield Drive
Lower Heswall, Wirral L60 9HA
United Kingdom
Tel + 44-12 25-82 45 27
Fax + 44-12 25-8 24 29

Dr André L Purnode
Avenue des Tritons, 41
B-1170 Brussels
Belgium
Tel + 32-2-6 73 87 88

Dr Francesco Purrello
Dept of Endocrinology
Ospedale Garibaldi
Piazza S.Maria di Gesu
I-95123 Catania
Italy
Tel + 39-95-32 62 90
Fax + 39-95-7 15 80 72
purrello@mbox.vol.it

Ms Susan Pye
c/o Dr.J.Radziuk
Ottawa Civic Hospital
1053 Carling Avenue
Ottawa, Ontario K1Y 4E9
Canada
Tel + 1-6 13-7 61 41 12
Fax + 1-6 13-7 61 53 29

Prof Kalevi Pyörälä
University of Kuopio
Department of Medicine
PO Box 1627
FIN-70211 Kuopio
Finland
Tel + 3 58-17-17 21 59
Fax + 3 58-17-17 39 93

Prof H-J Quabbe
Freie Universität Berlin
Klinikum Steglitz, Abt für
Innere Med Endocrinologie
Hindenburgdamm 30
D-12203 Berlin
Germany
Tel + 49-30-7 98 21 19
Fax + 49-30-7 98 41 41

Dr Kenneth E Quickel, Jr
Joslin Diabetes Center Inc
One Joslin Place
Boston MA 02215
USA
Tel + 1-6 17-7 32 24 70
Fax + 1-6 17-7 32 24 87
kquickel@joslin.harvard.edu

Dr Gérard-Philippe Quirion
Novo Nordisk A/S
Floor 7, Dept A
Ave. del Libestador 222
1001 Buenos Aires
Argentina
Tel + 54-1-3 94 33 18
Fax + 54-1-3 94 81 07

Dr Achim Raap
Beiersdorf-Lilly GmbH
Wiesingerweg 25
D-20253 Hamburg
Germany
Tel + 49-40-5 69 20 36
Fax + 49-49-09 32 02
Raap_Achim@lilly.com

Dr Dagmar Rabensteiner
Bastiengasse 14/8
A-1180 Vienna
Austria
Tel + 43-1-4 78 16 05
Fax + 43-1-4 78 54 77

Dr Alex Rabinovitch
Heritage Medical
Research Centre
Room 430
University of Alberta
Edmonton, Alberta T6G 2S2
Canada
Tel + 1-4 03-4 92 67 91
Fax + 1-4 03-4 92 46 66

Mr Jonathan Rachman
Diabetes Research Laboratories
Radcliffe Infirmary
Woodstock Road
Oxford OX2 6HE
United Kingdom
Tel + 44-18 65-22 44 25
Fax + 44-18 65-72 38 84

Dr Jasper K Radder
Marelaan 42
NL-2341 LE Oegstgeest
The Netherlands
Tel + 31-71-5 26 91 11
Fax + 31-71-5 24 81 36
secretariat@rullf2.leidenuniv.nl

Dr Klavdija A Radjuk
Logovsky 31, Apt 21
220090 Minsk
Byelorussia (C.I.S.)

Dr Nikolina Radulova
Diabetes Center St.Luka
10 Positano Str
BG-1000 Sofia
Bulgaria
Tel + 3 59-2-9 87 91 11

Dr Lina Radzeviciene
Institute of Endocrinology
Kaunas Medical Academy
Eiveniu 2
3007 Kaunas
Lithuania
Tel + 3 70-7-73 33 84
Fax + 3 70-7-73 33 84
endokrin@kma.lt

Dr Jerry M Radziuk
Clinical Investigation Unit
Diabetes & Metabolism Res Lab
Ottawa Civic Hospital
1053 Carling Avenue
Ottawa, Ontario K1Y 4E9
Canada
Tel + 1-6 13-7 61 41 12
Fax + 1-6 13-7 61 53 29

Dr Sandra Raff
142 Tavern Circle
Middletown, Connecticut
USA
Tel + 1-8 60-2 24 55 12
Fax + 1-8 60-2 24 59 31

Dr Maurizio Raffa
Via Morene 10
I-18011 Arma Taggia (IM)
Italy
Tel + 39-1 84-47 73 39
Fax + 39-1 84-57 32 89

Dr Samuel Rahbar
Department of Endocrinology
and Diabetes, City of Hope
National Medical Center
1500 East Duarte Road
Duarte, CA 91010–3000
USA
Tel + 1-8 18-3 59 81 11
Fax + 1-8 18-3 01 82 56

Dr Bihari S Raheja
'Rahejas'
G.B.Juker Marg, Juhu
Bombay 400 049
India
Tel + 91-22-6 20 18 47
Fax + 91-22-6 49 85 69

Dr Luisa M Martins Raimundo
Rua Prof.Aires Sousa,
Lote 1 r/c A
P-1600 Lisboa
Portugal
rltmarinho@mail.telepac.pt

Dr Assadollah Rajab
Childrens Hospital
Medical Center
Boulvar Keschawars, Garib Ave
Teheran
Iran
Tel + 98-21-8 25 31 13
Fax + 98-21-6 40 26 53

Dr Sulo Rajala
Sotkankatu 13–15 D 33
FIN-33230 Tampere
Finland

Dr Arun S Rajan
Division of Endocrinology
Baylor College of Medicine
Rm 521E
One Baylor Plaza
Houston, Texas 77030
USA
Tel + 1-7 13-7 98 47 98
Fax + 1-7 13-7 90 06 81
arajan@bcm.tmc.edu

Dr Ray V Rajotte
University of Alberta
Surgical Medical Research Inst
1074 Dentistry/Pharmacy Bldg
Edmonton, Alberta T6G 2N8
Canada
Tel + 1-4 03-4 92 33 86
Fax + 1-4 03-4 92 16 27
rrajotte@gpu.srv.ualberta.ca

Prof Anatoly Rakov
GVKG im Burdenko
Chair of Internal Diseases
Gospitalnaya pl 3
105229 Moscow
Russia

Dr Kaushik L Ramaiya
PO Box 671
Dares Salaam
Tanzania
Tel + 2 55-51-2 69 57

Dr Vasiliki Rambavila
Erecthiou 30, Macrygianni
GR-11742 Athens
Greece
Tel + 30-1-9 21 96 50

Dr Ivan Rames
Nesmen c.4
CZ-373 22 Locenice
Czech Republic
Tel + 42-3 36-9 61 95

Dr Pilar Ramos Alvarez
Facultad Ciencias Experimental
y Técnicas, Uni San Pablo CEU
Urb.Monteprincipe, Ctra
Boadilla del Monte, km 5,3
E-28668 Madrid
Spain
Tel + 34-91-3520144 ext2 65
Fax + 34-91-3 52 04 75
pramos@ceu.es

Dr Olga Ramos
Juncal 604, 3rd Floor "A"
1062 Buenos Aires
Argentina
Tel + 54-1-3 93 41 06
Fax + 54-1-3 26 85 85

Dr Shenaz Ramtoola
Maurice Martin Lane
Forest Side
Mauritius
Tel + 2 30-2 12 32 01
Fax + 2 30-2 12 89 58
smak@bow.intnet.mu

Dr Yelchuri Ramu
Ramakrishna Diabetes Centre
Raghava Cine Complex Road
Pogathota, Nellore 524 001
India
Tel + 91-8 61-32 62 63

Dr Hoosen Ahmed Randeree
c/o Novo Nordisk (PTY) Ltd.
PO Box 783155
Sandton SA. 2146
South Africa
Tel + 2 71-1-8 04 41 13
Fax + 2 71-1-8 04 41 84

Prof Sir Philip J Randle
Nuffield Department
of Clinical Biochemistry
Radcliffe Infirmary
Woodstock Road
Oxford OX2 6HE
United Kingdom
Tel   + 44-1865-224001
Fax + 44-1865-224000
philip.randle@ndcb.ox.ac.uk

Dr Suresh Rao
4A Crosby Drive
Bedford, MA 01730
USA

Dr Jean Rapin
DOSPHARMA, CEB
33 rue Duguay Trouin
F-76000 Rouen
France
Tel   + 33-35074671
Fax + 33-35074677

Dr Richard J Rapp
Little Rock Diagnostic Clinic
10001 Lile Drive
Little Rock, Arkansas 72205
USA
Tel   + 1-501-2215873
Fax + 1-501-2215856

Dr Athanassios Raptis
Faranton 22–26
GR-11527 Athens
Greece
Tel   + 30-1-7787076
Fax + 30-1-7211635

Prof Sotirios Raptis
2nd Dept of Internal Medicine
Athens University
PO Box 14 127
GR-11510 Athens
Greece
Tel   + 30-1-7246797
Fax + 30-1-7239472
saraptis@hndc.gr

Dr Ingvars Rasa
Latvian Diabetes Association
Department of Endocrinology
Riga 7 th Clinical Hospital
2 Hipokrata Str
LV-1038 Riga
Latvia
Tel   + 371-2-536633
Fax + 371-2-536633

Dr Ruth Rasch
Department of Cell Biology
Institute of Anatomy
University of Aarhus
Universitetsparken Bldg 234
DK-8000 Aarhus C
Denmark
Tel   + 45-89423072
Fax + 45-86198664
kim@ana.aau.dk

Prof Abd El Raouf Rashwan
Novo Nordisk A/S
Scientific & Representative
Office, World Trade Center
Office Tower, 8th Floor
1191 Corniche El Nil – Cairo
Egypt
Tel   + 20-2-773665
Fax + 20-2-773894

Mr Zorica Rasic
University Hospital
Zemun-Beograd
Vukova br.9
YU-11080 Zemun-Beograd
Yugoslavia (FRY)
Tel   + 381-11-612616
Fax + 381-11-107057
zoricar@eu.net.Yu

Dr Birthe M Rasmussen
Skelbaekvej 30
DK-8240 Risskov
Denmark
Tel   + 45-86176462
Fax + 45-86193807

Dr Michael Hojby Rasmussen
Krogshojvej 53A
DK-2800 Bagsvard
Denmark
Tel   + 45-44421619
Fax + 45-45931664

Dr Drago Ratkovic
O.B.Gospic
Interni Odjel
Kaniska 111
53000 Gospic
Croatia
Tel   + 385-53-572433

Dr Robert Ratner
Medlantic Clinical
Research Center
650 Pennsylvania Ave., S.E.
Washington, DC 20003
USA
Tel   + 1-202-6756010
Fax + 1-202-6756024
102722.200@compuserve.com

Dr Harald Rau
Schillerstrasse 26
D-65760 Eschborn
Germany
Tel   + 49-6173-64249
Fax + 49-6173-320850
hgr20@cus.cam.ac.uk

Ms Mercè Raurell
Huelva, 44 Entsòl 6a
E-08020 Barcelona
Spain
Tel   + 34-3-2631595
Fax + 34-3-2631595

Dr Klaus Rave
Klinik für Stoffwechsel
Krankheiten & Ernährung
Heinrich-Heine Universität
Moorenstr. 5
D-40225 Düsseldorf
Germany
Tel   + 49-211-8118538
Fax + 49-211-8118693

Dr Maja Ravnik-Oblak
Ul. Pohorskega Bat 55 b
1000 Ljubljana
Slovenia
Tel   + 386-61-1317224
Fax + 386-61-1321178

Dr Gerry Rayman
The Diabetes Centre
Ipswich Hospital
Heath Road
Ipswich IP4 5PD
United Kingdom
Tel   + 44-1473-718328
Fax + 44-1473-710971

Dr Itamar Raz
Department of
Internal Medicine
Hadassa Hospital Ein Carem
IL-Jerusalem
Israel
Tel   + 972-2-6776927
Fax + 972-2-6412823

Dr Mohammad Sadiq Razavi Khan
PO Box 2173
Olaya 30 th Street
Riyadh 11451, KSA
Saudi Arabia
Tel   + 966-1-4626622
Fax + 966-1-4621429

Dr Rosangela Rea
Rua Estevao Bayao 131: ap 121
80240–260 Curitiba
Brazil
Tel   + 55-41-2439786
Fax + 55-41-2428694
rea@sul.com.br

Dr Gerald M Reaven
Shaman Pharmaceuticals
213 East Grand Avenue
South San Francisco 94080
USA
Tel   + 1-415-2667450
Fax + 1-415-8738377
greaven@shaman.com

Dr Kerstin Rebrin
MiniMed Inc.
12744 San Fernando Road
Sylmar, CA 91342
USA
Tel   + 1-818-3625958 ext2156
Fax + 1-818-3642246
KerstinR@minimed.com

Dr M Asuncion Recasens Gracia
Termes Romanes 4
E-08911 Badalona
Spain
Tel   + 34-3-3895659
Fax + 34-3-4642262

Dr John P D Reckless
Manor Farmhouse
Buckland Dinham
Frome
Somerset BA11 2QS
United Kingdom
Tel   + 44-1225-824527
Fax + 44-1225-824529

Dr Anil Kumar Reddy
Diabetes Clinik
15–17 Brindavanam
A P Nellore 524001
India
Tel   + 91-861-26161
Fax + 91-861-31848

Dr Chandrashekara Reddy
Flat 25, Tower Block
Pontefract General Infirmary
Pontefract,
W.Yorkshire WF8 1PL
United Kingdom

Ms A Redondo G de Los Angeles
Dpto. Metabolismo, Nutricion
y Hormonas
Fundacion Jimenez Diaz
Avenida Reyes Catolicos 2
E-28040 Madrid
Spain
Tel   + 34-1-5440247
Fax + 34-1-5440247

Dr H Maarten Reeser
Pediatric Endocrinologist
Juliana Children's Hospital
Dr. Van Welylaan 2
NL-2566 ER The Hague
The Netherlands
Tel   + 31-70-3127200
Fax + 31-70-3600971

Dr George W Reid
5 Invergarry Avenue
Holywood
Co.Down BT18 0ND
United Kingdom
Tel   + 44-1232-423676

Dr Pavel Reil
Syllabova 30
CZ-703 00 Ostrava Vitkovice
Czech Republic
Tel   + 420-69-344016

Prof Hans Reinauer
Diabetes Forschungsinstitut
Auf'm Hennekamp 65
D-40225 Düsseldorf
Germany
Tel   + 49-211-3382240
Fax + 49-211-334006

Dr Karl-Michael Reinauer
Chefarzt der
Geriatrischen Reha-Klinik
Bunsen Str 120
D-71032 Böblingen
Germany
Tel   + 49-7031-6684002
Fax + 49-7031-6684003

Mr Georg Reining
Denisgasse 16/37
A-1200 Vienna
Austria
Tel   + 41-3336037

Dr Rudolf Reiter
Boehringer Mannheim GmbH
TF-PN
Sandhoferstr. 116
D-68305 Mannheim
Germany
Tel   + 49-621-7593533
Fax + 49-621-7594823

Dr Sheila B M Reith
Department of
Diabetic Medicine
Stirling Royal Infirmary
Stirling FK8 2AU
United Kingdom
Tel   + 44-1786-434000
Fax + 44-1786-434467

Dr Miroslav Reljanovic
Vuk Vrhovac Institute
Medical Faculty Univ of Zagreb
Dugi Dol 4A
10000 Zagreb
Croatia
Tel   + 385-1-2332222
Fax + 385-1-2331515
metalko@indija.idb.hr

Dr Claire Remy
5 rue Belle Maison
B-4877 Olne
Belgium

Dr Eric M Renard
Service d'Endocrinologie
Hôpital Lapeyronie
F-34295 Montpellier Cedex 5
France
Tel + 33-67 33 83 82
Fax + 33-67 04 13 56

Dr Christian Renner
Klinik für Kinder und
Jugendliche der Universität
Loschgestr. 15
D-91054 Erlangen
Germany
Tel + 49-9131-853118
Fax + 49-9131-853113
C.Renner@daneel.franken.de

Dr Rolf Renner
III Medizinische
Abteilung-Diabeteszentrum
Klinikum München-Bogenhausen
Englschalkingerstr. 77
D-81925 München
Germany
Tel + 49-89-92 70 21 11
Fax + 49-89-92 70 21 16

Dr Erik Renström
Department of Physiology
and Neuroscience
Sölvegatan 19
S-223 60 Lund
Sweden
Tel + 46-4 64 62 22
Fax + 46-4 64 62 22
erik.renström@mohy.lu.se

Dr Kristian Rett
Universitätsklinikum Tübingen
Med.Klinik, Abt.IV
Otfried Müller Str 10
D-72076 Tübingen
Germany
Tel + 49-70 71-2 98 06 87
Fax + 49-70 71-2 95 712

Dr Brigitte Reusens
Laboratoire de Biologie
Cellulaire
Bâtiment Carnoy
Place Croix du Sud 5, bte 2
B-1348 Louvain-la-Neuve
Belgium
Tel + 32-10-47 35 09
Fax + 32-10-47 35 15
Reusens@bani.ucl.ac.be

Dr Inna Revelis
Republican Clinical Hospital
33 Mira Street
Tiraspol
Moldavia

Dr Jorge L Reverter Calatayud
C/Mirador 2, 2°-2°
E-08329 Teia (Barcelona)
Spain

Dr Jesus Reviriego Fernandez
Clinical Research Department
Lilly S.A.
Avda. de la Industria, 30
E-28100 Alcobendas (Madrid)
Spain
Tel + 34-1-6 63 50 98
Fax + 34-1-6 63 52 31
jrf@lilly.com

Dr Marian Rewers
University of Colorado
School of Medicine
Box C-245
4200 East Nineth Avenue
Denver, Colorado 80262
USA
Tel + 1-3 03-2 70 75 53
Fax + 1-3 03-2 70 31 83
marian.rewers@uchsc.edu

Dr Ana Christina Ribeiro
R.Machado de Castro
Lote 11, N°6, 2°Esq
P-3000 Coimbra
Portugal
Tel + 3 51-39-44 29 54

Dr Ulla Ribel
Novo Nordisk A/S
Novo Alle
DK-2880 Bagsvaerd
Denmark
Tel + 45-44 42 20 14
Fax + 45-44 42 74 88
ulr@novo.dk

Dr Gérard R R Ribes
Laboratoire de Pharmacologie
Faculté de Médecine
Institut de Biologie
Boulevard Henri IV
F-34060 Montpellier Cedex
France
Tel + 33-67 54 25 41
Fax + 33-67 60 11 82

Dr Wifredo Ricart-Engel
c/Lluis Barrassa 18
E-17003 Girona
Spain
Tel + 34-72-22 24 47

Dr Gabriele Riccardi
Institute of Internal Medicine
and Metabolic Disease
Via S Pansini 5
I-80131 Napoli
Italy
Tel + 39-81-7 46 21 17
Fax + 39-81-5 46 61 52

Dr Jean-Louis Richard
Service Médecine
Diététique et Diabétologie
Centre Médical
F-30240 Le Grau du Roi
France
Tel + 33-66 73 62 26
Fax + 33-66 73 62 45

Dr Joyce E Richardson
11/2 Whistlefield Court
Canniesburn Road
Bearsden
Glasgow G61 1PX
United Kingdom
Tel + 44-1 41-2 01 00 00

Ms Linda Richardson
Long Acre
Greenend Road
Radnage, Bucks HP14 4BY
United Kingdom
Tel + 44-1494-48 46 07
Fax + 44-1494-48 46 08
longacre@cix.compulink.co.uk

Prof Cristobal Richart Jurado
Avda Marques
de Montoliu 2-2°-2°
E-43002 Tarragona
Spain
Tel + 34-77-29 58 33
Fax + 34-77-22 40 11
cmvj@fmcs.uvu.es

Dr Bjorn Richelsen
Medical Dept C
Aarhus Amtssygehus
Tage Hansens-Gade
DK-8000 Aarhus C
Denmark
Tel + 45-89 49 76 79
Fax + 45-89 49 76 59
br@aas.arhusamt.dk

Prof Werner Richter
Institut für Fettstoffwechsel
und Hämorrheologie
Blumenstraße 6
D-86949 Windach
Germany
Tel + 49-81 93-53 89

Dr Nicole Rideau
SRA – INRA
F-37380 Nouzilly
France
Tel + 33-47 42 79 40
Fax + 33-47 42 77 78
rideau@tours.inra.fr

Dr Anne Riefel-Miller
Lilly Research Laboratories
Lilly Corporate Center
Bld 98/c Rm. 2330
Indianapolis, Indiana 46285
USA
Tel + 1-3 17-2 76 65 69
Fax + 1-3 17-2 76 90 86

Dr Axel Riefflin
Im Kamperholz 44
D-44805 Bochum
Germany
Tel + 49-2 34-2 99 39 50

Dr Stephen Riemens
Eikenlann 33
NL-8024 CA Zwolle
The Netherlands
Tel + 31-38-4 52 62 43
Fax + 31-50-3 61 93 08
l.havinga.wever@medrug.NL

Dr Vincent Rigalleau
Service de Diabetologie
USN – Hôpital Haut-Leveque
Avenue de Magellan
F-33600 Pessac
France
Tel + 33-5-56 55 50 78
Fax + 33-5-56 55 50 79

Dr Andrew Rigas
192 b Alexandras Avenue
GR-11521 Athens
Greece
Tel + 30-1-6 45 25 80

Dr M Rigla
Hospital de Sant Pau
Servei d'Endocrinologia
Sant Antoni M Claret 167
E-08025 Barcelona
Spain
Tel + 34-93-2 91 90 30
Fax + 34-93-2 91 92 70

Dr Witte L Rijnberg
Novo Nordisk A/S
Regional Office Vienna
Landstraßer Hauptstr 26
A-1030 Vienna
Austria
Tel + 43-1-7 12 91 00
Fax + 43-1-7 12 91 09

Dr Jurate Rimkuviene
Kalnieciai Outpatient
Clinic Kaunas
Birzelio 23 Str 11–35
LTU-Kaunas
Lithuania
Tel + 3 70-7-71 44 66
Fax + 3 70-2-22 28 83

Prof Maria T Rinaudo
Dipart. di Med e Oncologia
Sperimentale – Uni di Torino
Sezione Biochimica
Via Michelangelo 27/b
I-10126 Torino
Italy
Tel + 39-11-6 70 77 48
Fax + 39-11-6 70 77 70
mariateresa.rinaudo@unito.it

Dr Franz Rinninger
Salomon Heine Weg 38 B
D-20251 Hamburg
Germany
Tel + 49-40-47 17 29 05
Fax + 49-40-47 17 66 95

Prof Giuseppe Riondino
Via A G Barrili, n°29
I-00152 Roma
Italy
Tel + 39-6-5 88 13 64
Fax + 39-6-3 76 28 96

Ms Pentti Rissanen
Oriola Oy Prolab
PO Box 8
Orionintie 5
FIN-02101 Espoo
Finland
Tel + 358-9-4 29 26 34
Fax + 358-9-4 29 20 80
pentti.rissanen@oriola.fi

Dr Alexander J Risse
Plettenbergstr 15
D-44141 Dortmund
Germany
Tel + 49-2 31-8 48 22 41

Dr Angela Rivellese
Dept Clinical & Experimental
Medicine, Federico II
University Medical School
Via S Pansini 5
I-80131 Napoli
Italy
Tel + 39-81-7 46 21 17
Fax + 39-81-5 46 61 52
Rivellese@unima.it

Dr Marianne Rix
Roskilde Amts Sygehus Koge
Dept of Internal Medicine
Lykkebakvej 1
DK-4600 Koge
Denmark
Tel + 45-56631010 ext5658
Fax + 45-56631042

Dr Salwa-William Rizkalla
Department of Diabetes
Hôtel Dieu
1 place du Parvis Notre-Dame
F-75004 Paris
France
Tel + 33-1-42348395
Fax + 33-1-43541564

Prof Robert A Rizza
Mayo Clinic
Endocrine Research Unit
5–164 W. Joseph Building
200 First Street S.W.
Rochester, MN 55905
USA
Tel + 1-507-2556515
Fax + 1-507-2554828
Rizza.Robert@mayo.edu

Dr Ilona Rjasanowski
Nepziner Weg 14
D-17495 Karlsburg
Germany
Tel + 49-38355-701435
Fax + 49-38355-701582

Dr Paris Roach
Eli Lilly and Company
Lilly Corporate Center
Indianapolis, IN 46285
USA
Tel + 1-317-2776475
Fax + 1-317-2778774

Dr Jean-Jacques Robert
Diabete de l'Enfant et de
l'Adolescent
Hôpital Necker-Enfants Malades
149 rue de Sèvres
F-75015 Paris
France
Tel + 33-1-44494833
Fax + 33-1-41494830

Ms Monique-Anastasie Roberti
Co-ordinatrice de
Diabet-Assistance (asbl)
6 Rue Sous La Motte
B-4360 Oreye
Belgium
Tel + 32-19-677720
Fax + 32-19-677720

Dr Susan Holt Roberts
25 Linden Road, Gosforth
Newcastle upon Tyne NE3 4EY
United Kingdom
Tel + 44-191-2855004
Fax + 44-191-2555004

Dr Leslie Ivan Robertson
102 Parklands Medical Centre
Hopelands Road, Overport
4001 Durban
South Africa
Tel   + 271-31-286128
Fax + 271-31-281309

Dr R Paul Robertson
Pacific Northwest
Research Foundation
720 Broadway
Seattle, WA 98122
USA
Tel + 1-206-7261200
Fax + 1-206-7261217

Dr Anthony M Robinson
Department of Diabetes
& Endocrinology
Royal United Hospital
Combe Park
Bath
United Kingdom
Tel + 44-1225-428331
Fax + 44-1225-824529

Dr Stephen Robinson
Unit of Metabolic Medicine
St Mary's Hospital
Norfolk Place
Paddington W2 1PG
United Kingdom
Tel + 44-171-7251253
Fax + 44-171-7251790
stephen.robinson@1c.ac.uk

Dr Enrique Roche
Departamento Fisiologia, Fac.
Medicina, Uni Miguel Hernández
Campus de San Juan
Carretera Alicante-Valencia
E-03080 San Juan de Alicante
Spain
Tel + 34-6-5903893
Fax + 34-6-5903962
eroche@ua.es

Dr Michael Roden
Div of Endocrinology & Met.
Dept of Internal Medicine III
AKH
Währinger Gurtel 18–20
A-1090 Vienna
Austria
Tel + 43-1-404004368
Fax + 43-1-404007790
michael.roden@akh-wein.ac.at

Dr Michael E Roder
Rigshospitalet
University of Copenhagen
Department of Medicine P
Blegdamsvej 9
DK-2100 Copenhagen
Denmark

Dr Tatiana Rodionova
Endocrinology Department
Saratov State Medical Univ.
Endocrinology Department
Rolchaya Kazachia Str 112
410710 Saratov
Russia
Tel + 7-8452-268828
Fax + 7-8452-511190

Dr Dircea Rodrigues Almeida
R. Teofilo Braga N°31 1°D
P-3000 Coimbra
Portugal
Tel + 351-39-400423
Fax + 351-39-25879

Dr Jovita Rodriguez Gallardo
Hospital Puerta de Hierro
Endocrinologia Experimental
San Martin de Porres 4
E-28035 Madrid
Spain
Tel + 34-1-3162240 ext5463
Fax + 34-1-3737667
jovita@endoexp.cph.es

Ms Esther Rodriguez Lopez
Dept. of Endocrinology
Fundacion Jimenez Diaz
Avda Reyes Catolicos 2
E-28040 Madrid
Spain
Tel + 34-1-5441600
Fax + 34-1-5494764

Dr J L Rodriguez-Minon
Monte Esquinza 20
E- Madrid 4
Spain

Dr Camino Rodriguez Villar
Hospital Clinic i Provincial
Endocrinologia & Diabetes Unit
Villarroel 170
E-08036 Barcelona
Spain
Tel + 34-3-2275411
Fax + 34-3-4516638

Ms Jytte Skovlund Roed
Wandallsvaenget 43
DK-5700 Svendborg
Denmark
Tel + 45-62222560

Dr Bart O Roep
Albinusdreef 2
NL-2333 ZA Leiden
The Netherlands
Tel + 31-71-5263869
Fax + 31-71-5216751
broep@pobox.leidenuniv.nl

Dr Madeleine R Rohac
Univ Klinik für Innere Med III
Klin. Abt. Endokrinologie
und Stoffwechsel
Währinergürtel 18–20
A-1090 Vienna
Austria
Fax + 43-1-40400 ext4310

Dr Alexander Roitman
PO Box 327
Hazait 1
IL-42954 Nordiya
Israel
Tel + 972-9-8612081
Fax + 972-9-8824655
roitman@netvision.net.il

Dr Barbara Rojnik
Novo Nordisk A/S
Branch Office in Slovenia
Dunajska 7
1000 Ljubljana
Slovenia
Tel + 386-61-1321303
Fax + 386-61-1338294

Dr Begum Rokeya
Research Division
BIRDEM
122 Kazi Nazrul Islam Avenue
Dhaka 1000
Bangladesh
Tel + 880-2-863700
Fax + 880-2-863004
lali@citecheo.net

Dr Hans-Claussen Rolfs
St. Barbara Hospital
Barbara Str 67
D-47167 Duisburg
Germany
Tel + 49-203-5199526
Fax + 49-203-5199777

Ms Bidda C Rolin RN
Novo Nordisk A/S
Novo Alle
DK-2880 Bagsvaerd
Denmark
Tel + 45-44423814
Fax + 45-44421075
bidr@novo.dk

Dr Ferenc Román
Csongrádi sgt 4
H-0721 Szeged
Hungary
Tel + 36-62-435535
Fax + 36-62-436387

Dr Giuseppe Romanelli
University of Brescia
Dept of Internal Medicine
c/o II Medicina Spedali Civili
I-25123 Brescia
Italy
Tel + 39-30-395328
Fax + 39-30-300649

Dr Dietmar Romann
Südanlage 21
D-35390 Giessen
Germany
Tel + 49-641-9942752
Fax + 49-641-9942759

Dr Bente-Lill B Romören
Nadderudvn. 78
N-1347 Hosle
Norway
Tel + 47-67178500
Fax + 47-67131135
bibr@novo.dk

Dr Cristina Rondinone
Lundberg Laboratory
for Diabetes Research
Institute of Internal Medicine
Sahlgrenska Uni Hospital
S-541 45 Goteborg
Sweden
Tel + 46-31-602659
Fax + 46-31-825330
cristina.rondinone@medicine.gu.se

Dr Dag Roness
Fylkessykehuset
N-5500 Haugesund
Norway
Tel + 47-52732000
Fax + 47-52732002

Dr Tapani Rönnemaa
Dept of Medicine
Turku University
Central Hospital
Kiinamyllynk, 4–8
FIN-20520 Turku
Finland
Tel + 358-21-2 61 16 11
Fax + 358-21-2 61 20 30

Dr Peter Ronner
Dept of Biochemistry and
Molecular Pharmacology
Thomas Jefferson University
233 S 10th Street, 245 BLSB
Philadelphia, PA 19107–5541
USA
Tel + 1-2 15-5 03 51 90
Fax + 1-2 15-9 23 91 62
ronner1@jeflin.TJU.edu

Dr Robert S Rood
Suite 375
Blodgett Prof.Building
1900 Wealthy S.E.
Grand Rapids, MI 49506
USA
Tel + 1-6 16-4 59 02 92
Fax + 1-6 16-4 59 39 22
rsrood@mem.po.com

Dr Ebe Rooks
Magdaleena Hospital
Parnu Str 104
EE-0013 Tallinn
Estonia
Tel + 372-2-55 60 41
Fax + 372-2-55 01 06

Ms Ilse Rooman
Laboratory for Experimental
Pathology
Free University Brussels
Laarbeeklaan 103
B-1090 Brussels
Belgium
Tel + 32-2-4 77 44 58
Fax + 32-2-4 77 45 45

Dr Desmond P Rooney
The Diabetes Centre
Victoria Infirmary
Langside Road
Glasgow G42 9TY
United Kingdom
Tel + 44-1 41-2 01 53 97
Fax + 44-1 41-2 01 50 91

Mr Harry Roos
Hoechst Marion Roussel BV
Bijenvlucht 30
NL-3871 JJ Hoevelaken
The Netherlands
Tel + 31-33-2 53 32 42
Fax + 31-33-2 53 50 17

Dr Patrik Rorsman
Department of Physiology
and Neuroscience
Sölvegatan 19
DK-22362 Lund
Sweden
Tel + 46-46-2 22 77 42
Fax + 46-46-2 22 45 46
patrik.rorsman@mphy.iu.se

Dr Bojan Ros
Diabetic Outpatient Clinic
PO Box 74
Presernova 6 a
5220 Tolmin
Slovenia
Tel + 3 86-65-8 22 60
Fax + 3 86-65-8 22 60

Prof Christoph Rosak
Krankenhaus Sachsenhausen
Schulstr. 31
D-60594 Frankfurt am Main
Germany
Tel + 49-69-6 60 50
Fax + 49-69-62 44 61

Dr Luis M Rosario
Dept of Biochemistry
Fac. Sciences & Technology
University of Coimbra
P.O. Box 3126
P-3049 Coimbra Codex
Portugal
Tel + 3 51-39-3 33 79
Fax + 3 51-39-4 19 26 07
lrosario@cygnus.ci.uc.pt

Dr Danuta Rosc
Department of Pathophysiology
University School
of Medical Sciences
M.Sklodowskiej-Curie 9
PL-85 094 Bydgoszcz
Poland
Tel + 48-52-4 13 671
Fax + 48-52-22 62 29

Mr Hans Rosdahl
Department of Physiology
and Pharmacology
Karolinska Institute
PO Box 5626
S-114 86 Stockholm
Sweden
Tel + 46-8-16 14 63
Fax + 46-8-16 14 68
Hans.Rosdahl@fyfa.ki.se

Dr Marvin Rosecan
29 North 64 th Street
Belleville, IL 62223
USA
Tel + 1-6 18-3 98 51 51
Fax + 1-6 18-3 98 07 86

Prof Peter Rösen
Diabetes Research Institute
Auf'm Hennekamp 65
D-40225 Düsseldorf
Germany
Tel + 49-2 11-3 38 25 62
Fax + 49-2 11-3 38 26 03
roesen@uni-duesseldorf.de

Dr Joachim Rosenbauer
Diabetes Research Institute
Dept of Biometrics and
Epidemiology
Auf'm Hennekamp 65
D-40225 Düsseldorf
Germany
Tel + 49-2 11-3 38 22 78
Fax + 49-2 11-3 38 26 77
rosenb@dfi.uni-duesseldorf.de

Dr Anne M Rosenfalck
Sogaardsvej 48A
DK-2820 Gentofte
Denmark
Tel + 45-36323632 ext54 19
Fax + 45-36 32 37 68
kamrosen@post6.tele.dk

Dr Bo Rosenkilde-Gram
Novo Nordisk Blg 8Y
Krogshöjvej 31 C
DK-2880 Bagsvaerd
Denmark
Tel + 45-44 42 12 48
Fax + 45-44 42 11 02
brg@novo.dk

Dr Urban Rosenqvist
St Johannesgatan 21
S-753 12 Uppsala
Sweden
Tel + 46-18-66 35 67
Fax + 46-18-50 64 04
Urban.Rosenqvist@socmed.uu.se

Dr Grzegorz Rosinski
Dept of Gastroenterology &
Metabolic Diseases,
The Medical University Warsaw
Banacha 1 a
PL-02 097 Warsaw
Poland
Tel + 48-22-6 12 80 26
Fax + 48-22-6 59 75 64

Dr Iain S Ross
Medical School
Aberdeen Royal Infirmary
Foresterhill AB9 2ZB
Aberdeen
United Kingdom
Tel + 44-12 24-68 18 18 ext5 24 07
Fax + 44-12 24-69 43 78

Dr M Rosa Rossell Montagut
Hospital General de Catalunya
Gomera s/n
E-08190 Sant Cugat del Valles
Spain
Tel + 34-3-5 89 12 12
Fax + 34-3-5 89 26 18

Dr Livio Rossi
BIRDEM, c/o Dr Liaquat Ali
Research Division
Diabetes Hospital
122 Kazi Nazrul Islam Avenue
Dhaka 1000
Bangladesh
Fax + 8 80-2-8 63004

Mr Kasper Rossing
Steno Diabetes Center
Niels Steensens Vej 2
DK-2820 Gentofte
Denmark
Tel + 45-39 68 08 00
Fax + 45-39 68 10 48
hhp@novo.dk

Mr Peter Rossing
Steno Diabetes Center
Niels Steensens Vej 2
DK-2820 Gentofte
Denmark
Tel + 45-44 43 99 65
Fax + 45-44 43 82 32
prossing@inet.uni-c.dk

Dr Aldo A Rossini
Uni of Massachusetts
Medical Center, Diabetes Div.
Biotech II, Suite 218
373 Plantation Street
Worcester, MA 01605
USA
Tel + 1-5 08-8 56 38 00
Fax + 1-5 08-8 56 40 93
aldo.rossini@ummed.edu

Dr Maria A Rostom de Mello
Departamento de Educacao
Fisica
IB – UNESP
Av 24-A N°1515
13506–900 Rio Claro SP
Brazil
Tel + 55-1 95-34 02 44
Fax + 55-1 95-34 00 09

Prof Carlo M Rotella
Via di San Martino 6
(Fraz. Grassina)
I-50015 Bagno a Ripoli (FI)
»Italy

Mr Mark Rothera
Amylin Pharmaceuticals Europe
Magdalen Centre
Oxford Science Park
Oxford OX4 4GA
United Kingdom
Tel + 44-18 65-78 40 94
Fax + 44-18 65-78 79 00

Dr Peter-Michael Röttger
MediSense (Deutschland) GmbH
Wettersteinstr. 12
D-82024 Taufkirchen
Germany
Tel + 49-89-61 29 77 20
Fax + 49-89-61 29 77 19

Dr Raoul Rottiers
Heidebergen 28
B-9830 St. Martens-Latem
Belgium
Tel + 32-9-2 82 51 80
Fax + 32-9-2 40 38 97
raoul.rottiers@rug.ac.be

Dr Anna Roubtsova
Medical Academi
Tereshcova str 28–26
150 028 Yaroslavl
Russia
Tel + 8-85-2 32 98 04
Fax + 8-85-2 33 31 72

Dr Catrienus W Rouwé
Warffumerweg 10
NL-9959 TG Onderdendam
The Netherlands
Tel + 31-50-3 04 92 83
Fax + 31-50-3 61 17 87
rouwee@tref.nl

Prof Hubert Roux
Residence Marie Christine
Villa 28
58 Avenue des Caillols
F-13012 Marseille
France
Tel + 33-91 93 68 01

Dr Sayon Roy
Schepens Eye Research Inst.
Harvard Medical School
20 Staniford Street
Boston MA 02114
USA
Tel +1-617-7423140
Fax +1-617-7201069

Dr Luisa Ruas
Rua Arlindo Vicente, no 25 6°A
P-3030 Coimbra
Portugal
Tel +351-39-483270

Dr Manuel M A Ruas
Rua General H Delgado 81–5-dto
P-3030 Coimbra
Portugal
Tel +351-39-400423
Fax +351-39-25879
mmaruas@mail.telepac.pt

Dr Arthur H Rubenstein
Dean,Mount Sinai School of Med
of the City Univ of New York
Mount Sinai Medicine Center
1 Gustave L Levy Pl, POB 1475
New York, NY 10029–6574
USA
Tel +1-212-2417335
Fax +1-212-4106111
Arthur_Rubenstein@smtplink.
mssm.edu

Dr Ardon Rubinstein
Institute of
Metabolic Diseases
Ichilov Hospital
6 Weizman St
IL-64239 Tel-Aviv
Israel
Tel +972-3-6973415
Fax +972-3-6974494

Dr Susanne Rudberg
St Göran's Children's Hospital
S-112 81 Stockholm
Sweden
Tel +46-8-6721000
Fax +46-8-6721941

Dr Pille Rudenko
Magdaleena Hospital
Parnu Mnt 104
EE-0013 Tallinn
Estonia
Tel +370-2-556041
Fax +370-2-550106

Prof Neil B Ruderman
Boston Medical Center
Diabetes Unit
88 East Newton St, Evans 211
Boston MA 02120
USA
Tel +1-617-6387080
Fax +1-617-6387094
nruderman@med-med1.bu.edu

Dr Jörg Rudolf
Evangelisches Fliedner
Krankenhaus
Theodor Fliedner Str 12
D-66538 Neunkirchen
Germany
Tel +49-6821-9010

Dr Johannes Bart Ruige
Rustenburgerstraat 18a
NL-1074 ET Amsterdam
The Netherlands
Tel +31-20-4448179
jb.ruige.emgo@med.un.ul

Dr Juan Ruiz
Division d'Endocrinologie et
du Metabolisme BH19
CH-1011 Lausanne
Switzerland
Tel +41-21-3140601
Fax +41-21-3140630
juan.ruiz@chuv.hospvd.ch

Prof Maximino Ruiz
Rosario 214 – P4
1424 Buenos Aires
Argentina
Tel +54-1-9014560
Fax +54-1-9014560
maximino@abaconet.com.ar

Dr Juan A Rull
Department of Diabetes
Instituto Nacional Nutricion
Vasco de Quiroga 15
Mexico City 14000 DF
Mexico
Tel +52-5-6559068
Fax +52-5-6551076

Ms Maris Rulli
MediCity Research Laboratory
BioCity
Turku University
Tykistökatu 6A
FIN- Turku
Finland
Tel +358-2-3337040
Fax +358-2-3337000
marulli@utu.fi

Dr Zofia Ruprecht
Podhalanska 7 m 41
PL-85 132 Bydgoszcz
Poland
Tel +48-52-459829
Fax +48-52-752982

Dr Zdenek Rusavy
Novo Nordisk
Blanicka 28
CZ-120 00 Prague 2
Czech Republic
Tel +420-2-22252846
Fax +420-2-22254370

Dr Oresr Rusnak
Regional Endocrinological
Hospital
50 Fedkovicha Str
Chernovtsy
Ukraine (CIS)

Dr Todor Russev
Dept of Endocrinology
Med University
St St Cyril and Methodius No 1
BG-5800 Pleven
Bulgaria
Fax +359-64-29153

Dr Heinz-Jürgen Rüssmann
Wilhelminenstr 22
D-46539 Dinslaken
Germany
Tel +49-2064-30066
Fax +49-2064-31877

Dr Ingo Rustenbeck
Medizinische Hochschule
Hannover, Institute für
Klinische Biochemie
Carl-Neuberg Str 1
D-30623 Hannover
Germany
Tel +49-551-5326542
Fax +49-551-5323584
Rustenbeck.Ingo@MH-Hannover.
de

Dr Guy Rutten
Haagstraat 19
NL-6641 AH Beuningen
The Netherlands
Tel +31-24-6773994
Fax +31-24-6776988

Dr W P F Rutten
Ginnekenweg 139
NL-4818 JD Breda
The Netherlands
Tel +31-76-5316530
Fax +31-76-5316541
shlbreda@pi.net

Dr Martin K Rutter
52a Percy Gardens
Tynemouth, Tyne and Wear
United Kingdom
Tel +44-191-2577517
Fax +44-191-2577517

Dr Jan Ruxer
ul.Julianowska 1 m 188
PL-91 473 Lodz
Poland
Tel +48-42-552854

Dr Edmond A Ryan
Division of Endocrinology
University of Alberta
362 HMRC
Edmonton, Alberta T6G 2S2
Canada
Tel +1-403-4926011
Fax +1-403-4926702
Edmond.Ryan@UAlberta.ca

Dr Robert E J Ryder
Dept of Diabetes,Endocrinology
and Lipid Metabolism
City Hospital
Dudley Road
Birmingham B18 7QH
United Kingdom
Tel +44-121-5074591
Fax +44-121-5074591
ryderrej@bham.ac.uk

Dr Andrzei Rynkiewicz
Medical Academy
1 Department of Cardiology
Gdansk ul. Debinki 7
PL-80 211 Gdansk
Poland
Tel +48-58-417488
Fax +48-58-316116

Dr Leena I Ryysy
Ilmarisenkatu 8
FIN-48200 Kotka
Finland
Tel +358-5-2205111
Fax +385-5-2205209
leena.ryysy@kymshp.fi

Dr Arnaldo Sa
Vale-Grande
P-3750 Agueda
Portugal
Tel +351-34-666283
Fax +351-39-800137

Dr Paolo Saba
Via G. Vettori 4
I-56127 Pisa
Italy
Tel +39-50-571065
Fax +39-572-460249

Dr Emad Sabbah
Sairaalanrinne 4 B
FIN-90220 Oulu
Finland
Tel +358-8-3155603
Fax +358-8-3155559
E.sabbah@oulu.fi

Dr Mohamed Sabri
Residence Douha
Route D'Azemmour
20050 Casablanca
Morocco

Prof Günther Sachse
Fachbereich Diabetologie
Deutsche Klinik für Diagnostik
Aukamm Allee 33
D-65191 Wiesbaden
Germany
Tel +49-611-577228
Fax +49-611-577577

Dr Jean-Louis Sadoul
Hôpital Pasteur
Service I4
BP 069
F-06002 Nice Cedex 01
France
Tel +33-92037721
Fax +33-92038485

Dr Clemente Orellana Saenz
Pasaje Juan Boniche 238 y
Calle Rusia el Bajan
Quito
Ecuador

Dr Ioannis Saflianis
Thessalias 5
GR-15236 Nea Pendeli-Athens
Greece
Tel +30-1-6131736

Dr Lisbeth Sagulin
Dept of Medicine
Cell Biology
Box 571
Husargatan 3
S-751 23 Uppsala
Sweden
Tel +46-18-4714033
Fax +46-18-556401

Prof Dietmar Sailer
Kurparkklinik
Kurhausstr 31
D-97616 Bad Neustadt/Saale
Germany
Tel +49-9771-9170
Fax +49-9771-994577

Dr Nikolaos Sailer
Delphon 146
GR-54248 Thessaloniki
Greece
Tel +30-31-837264

Dr Setsuya Sakagashira
First Dept of Medicine
Wakayama University
of Medical Science
27 Nanaban-cho
Wakayama 640
Japan
Tel + 81-734-268723
Fax + 81-734-327728

Dr Elena Sakalo
Novo Nordisk A/S
Representation
37B, Khmelnitskogo Str
252030 Kiev
Ukraine (CIS)
Tel + 380-44-2246102
Fax + 380-44-2465693
fas@novo.dk

Dr Yoshikazu Sakamoto
3rd Department of
Internal Medicine
Teikyo University
3426–3, Anesaki
Ichihara-City, Chiba-ken
Japan
Tel + 81-436-621211
Fax + 81-436-627340
sakamoto@med.teikyo-u.ac.jp

Dr Yoichi Sakamoto
Jikei University School of
Medicine, Kashiwa Hospital
Dept of General Internal Med.
163–1 Kashiwashita
Kashiwa, Chiba 277
Japan
Tel + 81-471-641111
Fax + 81-471-633488

Dr Philip Saker
Unit of Metabolic Medicine
Imperial College School of
Medicine at St.Mary's
Norfolk Place, Paddington
London
United Kingdom
Tel + 44-171-7251210
Fax + 44-171-7251790
p.saker@ic.ac.uk

Dr Yasuhiro Sako
The Third Dept of Internal
Medicine, Faculty of Medicine
Kyushu University
3–1-1, Maidashi, Higashi-ku
Fukuoka 812–82
Japan
Tel + 81-92-6411151 ext2245
Fax + 81-92-6333367

Dr Hiroshi Sakura
University Laboratory
of Physiology
Parks Road
Oxford OX1 3PT
United Kingdom
Tel + 44-1865-272456
Fax + 44-1865-272469
hiroshi.sakura@physiol.ox.ac.uk

Prof Nazira Salakhova
P.O. Box N6156
700021 Tashkent
Uzbekistan (C.I.S.)

Dr Ferenc Salamon
St John's Municipal Hospital
Dept of Internal Medicine II
Diosarok u.1
H-1125 Budapest
Hungary
Tel + 36-1-1554449
Fax + 36-1-1560646

Dr Lester B Salans
21 E. 90th Street, 6C
New York, New York 10128
USA
Tel + 1-212-3486306
Fax + 1-212-3486306

Ms Nuha Saleh-Stattin RN
Karolinska Hospital
LUCD
S-171 76 Stockholm
Sweden
Tel + 46-8-51776364
Fax + 46-8-51775142
nussta@lucd.ks.se

Dr Sebastian A Salehi
Dept of Pharmacology
University of Lund
Sölvegatan 10
S-223 62 Lund
Sweden
Tel + 46-46-2227586
Fax + 46-46-2224429
Salehi@farm.lu.se

Dr Antonio Paulo Salgado
Dept of Biochemistry
F.C.T.U.C
University of Coimbra
PO Box 3126
P-3049 Coimbra
Portugal
Tel + 351-39-33379
Fax + 351-39-4192607
asalgado@gemini.ci.uc.pt

Dr Margarita Salgado
Institut für Diabetes
Technologie an der Uni Ulm
Helmholtzstr. 20
D-89081 Ulm
Germany
Tel + 49-731-59262
Fax + 49-731-59264
margarita.salgado@medizin.
uni-uim.de

Dr Isabel Salinas i Vert
Padilla 236 2–1 a
E-08013 Barcelona
Spain
Tel + 34-3-4560017
Fax + 34-3-3954206
isacinas@n.s.hugtip.scs.es

Dr Khaled Salman
PO Box 3542
Riyadh 11481
Saudi Arabia
Tel + 966-2-4621440
Fax + 966-1-4621440
skma@novo.dk

Dr Pasi I Salmela
Torpankatu 12 B 5
FIN-90230 Oulu
Finland
Tel + 358-81-3152011
Fax + 358-81-3155423

Dr Seppo A Salo
Diabetes Center
Kirjoniementie 15
FIN-33680 Tampere
Finland
Tel + 358-31-2860111
Fax + 358-3-2860422
seppo.salo@diabetes.fi

Dr Franco Salomon
Medizinische Klinik B
Abt. für Innere Medizin USZ
Rämistrasse 100
CH-8091 Zürich
Switzerland
Tel + 41-1-2552220
Fax + 41-1-2554445
klinfsa@usz.unizh.ch

Dr Carola Saloranta
Hospital for
Children and Adolescents
University of Helsinki
Stenbäckinkatu 11
FIN-00290 Helsinki
Finland
Tel + 358-9-4711
Fax + 358-9-4714709
carola.saloranta@pp.kolumbus.fi

Dr Juha Saltevo
The Central Hospital of
Middle Finland
Keskussairaalantie
FIN-40620 Jyväskylä
Finland
Tel + 358-14-691811
Fax + 358-14-691098

Dr Alessandro Salvatoni
Via Del Torchio 5
I-21020 Cazzago Brabbia
Italy
Tel + 39-332-299219
Fax + 39-332-235904
clipedva@mbox.vol.it

Dr Teresa Salvatore
Via S.D'Acqvisto 29
I-80136 Napoli
Italy
Tel + 39-81-5492291
Fax + 39-81-5666707

Dr Eckhard Salzsieder
Institute for Diabetes
"Gerhard Katsch"
Greifswalderstr 11 a
D-17495 Karlsburg
Germany
Tel + 49-38355-68292
Fax + 49-38355-68111
diab@rz.uni-greifswald.de

Mr Alexander Sämann
Waldsiedlung 19
D-07646 Trockenborn / W
Germany
Tel + 49-36428-49239
saemann@polkim.med.uni-jena.de

Dr Maria Sambataro Longo
Via Bolzamo u. 1/2
I-35020 Saomara (PD)
Italy
Tel + 39-360-3236 15
Fax + 39-49-8212151

Dr Francesco Sanciu
Via delle Acacie s.n.
I-07026 Olbia (SS)
Italy
Tel + 39-789-501 20

Ms Elvi Sandberg
Karolinska Hospital
Dept of Molecular Medicine
The Endocrine & Diabetes
Unit L1:02
S-171 76 Stockholm
Sweden
Tel + 46-8-51774554
Fax + 46-8-303458
elvi@enk.ks.se

Dr Stellan W Sandler
Uppsala University
Dept of Medical Cell Biology
Biomedicum
Box 571
S-751 23 Uppsala
Sweden
Tel + 46-18-4714430
Fax + 46-18-556401
Stellan.Sandler@medcellbiol.uu.se

Dr Keith Sands
10, The Heyes
Ravenshead
Nottingham NG15 9AU
United Kingdom
Tel + 44-1623-795926
Fax + 44-1623-672232
100761.1053@compuserve.com

Mr Jan A Sandstrom
Novo Nordisk Pharma A/S
PO Box 24 .
N-1351 Rud
Norway
Tel + 47-67130720
Fax + 47-67130911

Dr Timo A Sane
Antreantie 15 C
FIN-02140 Espoo
Finland
Tel + 358-9-516811
Fax + 358-9-4714012

Dr Carani B Sanjeevi
Department of Molecular
Medicine
Karolinska Hospital
CMM L8 03
S-171 76 Stockholm
Sweden
Tel + 46-8-51776254
Fax + 46-8-51776179
sanjeevi.carani@molmed.ki.se

Dr Tokio Sanke
First Dept of Medicine
Wakayama University
of Medical Science
27 Nanaban-cho,
Wakayama 640
Japan
Tel + 81-734-268723
Fax + 81-734-327728
sanke-t@wakayama-med.ac.jp

Sankyo Pharma GmbH
Dr Hanno Kraeft
Zielstattstr. 8
D-81379 München
Germany
Tel + 49-89-7808529
Fax + 49-89-7808561

Dr Anna Sanmarti I Sala
Napols 352, 6E 4 a
E-08025 Barcelona
Spain
Tel + 34-93-2 07 00 76
Fax + 34-93-2 07 00 76

Dr Graziano Santantonio
Via Arno 26
I-00053 Civitavecchia
Italy
Tel + 39-7 66-2 03 48

Dr Fausto Santeusanio
DIMISEM
Via E Dal Pozzo
I-06126 Perugia
Italy
Tel + 39-75-5 72 13 66
Fax + 39-75-5 73 08 55

Dr Isaura Santos
Largo Pedro
Correia Marques, 2–5 °D
P-1500 Lisboa
Portugal

Dr Rosa M Santos
Biochemistry Department
Fac. Sciences & Technology
University of Coimbra
PO Box 3126
P-3049 Coimbra Codex
Portugal
Tel + 351-39-3 33 79
Fax + 351-39-4 19 26 07

Dr Rodolfo Saracci
International Agency for
Research on Cancer
150 Cours Albert Thomas
F-69372 Lyon Cedex 08
France
Tel + 33-4-72 73 84 08
Fax + 33-4-72 73 83 61
Saracci@iarc.fr

Dr Sukumar Sarkar
Research Officer
Research Division. BIRDEM
Dept of Biochemistry & Met.,
122, Kazi Nazrul Islam Avenue
Dhaka 1000
Bangladesh
Fax + 8 80-2-8 63 0 04

Prof Gunnar Sartor
Dept of Internal Medicine
Central Hospital
S-301 85 Halmstad
Sweden
Tel + 46-35-13 10 00
Fax + 46-35-13 15 46

Dr Hideo Sasaki
Diabetes Center
Nagaoka Red Cross Hospital
297–1 Terashima Machi
Nagaoka City, Niigata 940–21
Japan
Tel + 81-2 58-28 36 00
Fax + 81-2 58-28 90 00

Dr Ferdinando C Sasso
Via A.Caccavello 12
I-80129 Napoli
Italy
Tel + 39-81-5 78 02 71
Fax + 39-81-5 66 67 07

Dr Shlomo Sasson
Hebrew University
School of Medicine
Department of Pharmacology
PO Box 12272
IL-91120 Jerusalem
Israel
Tel + 972-2-6 75 87 98
Fax + 972-2-6 43 10 94
sassolo@jam-suff.cc.huji.ac.il

Dr Asako Sato
Steno Diabetes Center
Niels Steensens Vej 2
DK-2820 Gentofte
Denmark
Tel + 45-44 43 99 52
Fax + 45-44 43 81 60

Dr Jun'Ichi Sato
Dept of Endocrinology,
Metabolism & Internal Medicine
Mayo Clinic
200 First Street S.W.
Rochester, Minnesota
USA
Tel + 1-5 07-2 55 75 36
Fax + 1-5 07-2 55 48 28
tamino@lbm.net

Dr Yuzo Sato
Research Centre of Health
Physical Fitness and Sports
Nagoya University
Furo-cho, Chikusa-ku
Nagoya 464–8601
Japan
Tel + 81-52-7 89 39 62
Fax + 81-52-7 89 39 57
ysato@tsutu.med.nagoya-u.ac.jp

Dr Yoshihiko Sato
Unité d'Endocrinologie
et Métabolisme
UCL 55.30
Avenue Hippocrate 55
B-1200 Brussels
Belgium
Tel + 32-2-7 64 55 35
Fax + 32-2-7 64 55 32

Dr Emilios Satsoglou
Koromila 8
GR-54645 Thessaloniki
Greece
Tel + 30-31-85 50 66

Dr Soheli Sattar
Research Division
BIRDEM
122 Kazi Nazrul Islam Avenue
Dhaka 1000
Bangladesh
Tel + 8 80-2-8 63 7 00
Fax + 8 80-2-8 63 0 04
lali@citechco.net

Dr Frantisek Saudek
Novo Nordisk A/S
Blanicka 28
CZ-120 00 Prague 2
Czech Republic
Tel + 42-2-24 25 28 46
Fax + 42-2-24 24 60 38

Dr Jean-Pierre Sauvanet
Policlinique Med.Interne
Hopital St Louis
F-75475 Paris Cedex 10
France
Tel + 33-1-46 60 93 02
Fax + 33-1-43 31 62 86

Dr Mark W Savage
36, Aire Drive
Bradshaw
Bolton BL2 3FX
United Kingdom
Tel + 44-1 61-7 05 33 83
Fax + 44-1 61-7 05 33 32
m.savage@bury-pgmc.nwest.
nhs.uk

Prof Emanuele Savagnone
Viale Francesco Scaduto 2D
I-90144 Palermo
Italy
Tel + 39-91-30 56 41
Fax + 39-91-20 80 91

Dr Jurij Savenkov
Altaj Med. University
40 Lenin Str.
656090 Barnaul
Russia

Dr Haluk Savli
PK:21
TR-44020 Karakas-Malatya
Turkey

Dr Sergey Savostin
Veshniakovskaya Str, 41–2-132
111 538 Moscow
Russia
Tel + 7-0 95-3 73 82 82
Fax + 7-0 95-3 73 82 82

Dr Peter T Sawicki
Klinik für Stoffwechsel-
Erkrankungen
Universität Düsseldorf
Postfach 10 10 07
D-40001 Düsseldorf
Germany
Tel + 49-2 11-8 11 78 36
Fax + 49-2 11-8 11 87 72
sawicki@uni-duesseldorf.de

Mrs Eva Saxl, D.Ed.
Casilla 1463
Santiago de Chile
Chile
Tel + 56-2-2 74 51 80

Dr Sabri Sayinalp
Bahcelievler Soundurak Eser
Sitesi
B-3 Blok No. 10
TR-06490 Akdeniz, Ankara
Turkey
Tel + 90-3 12-2 23 81 67
Fax + 90-3 12-28 55 07 33

Dr Paolo Sbraccia
Via Rovereto, 21
I-00198 Roma
Italy
Tel + 39-6-8 41 10 67
Fax + 39-6-49 97 05 25
sbraccia@mclink.it

Dr Roland Scaillet
Pharmacia & Upjohn
Rue de la Fusée 66
B-1130 Brussels
Belgium
Tel + 32-2-7 27 44 11
Fax + 32-2-7 27 44 00

Dr Elizabeth Scalbert
Institut de Recherches
Internationales Servier (IRIS)
6 Place des Pléiades
F-92415 Courbevoie Cedex
France
Tel + 33-1-46 41 64 53
Fax + 33-1-46 41 72 98
guardio@servier.fr

Dr Livia Scarlatescu
Spitalul Militar Central
Sectia Endocrino-Metabolice
Str Stefan Furtuna Nr 88,Sec 1
7700 Bucharest
Romania
Tel + 40-1-7 25 62 78
Fax + 40-1-3 12 67 60

Dr John H B Scarpello
Newlyn
222 Seabridge Lane
Newcastle
Staffordshire ST5 3LS
United Kingdom
Tel + 44-17 82-61 36 82
Fax + 44-17 82-55 34 27

Dr Peter Schaff
Basis Institut
TÜV Product Service
Ridlerstr. 31
D-80339 München
Germany
Tel + 49-89-50 08 42 90
Fax + 49-89-50 08 42 95

Dr Lauge Schäffer
Novo Nordisk A/S
Novo Alle
DK-2880 Bagsvaerd
Denmark
Tel + 45-44 42 25 14
Fax + 45-44 44 42 50
lsc@novo.dk

Dr Camilla Schalin-Jantti
Lotsgatan 16 A 5
FIN-00160 Helsinki
Finland
Fax + 3 58-0-66 56 20

Dr Nicolaas C Schaper
Dept of Internal Medicine
Academisch Ziekenhuis
Maastricht
Postbus 5800
NL-6202 AZ Maastricht
The Netherlands
Tel + 31-43-3 87 70 19
Fax + 31-43-3 87 50 06
nsc@sint.azm.nl

Dr Raphael Scharfmann
INSERM U457
Hôpital Robert Debré
48 Boulevard Serurier
F-75019 Paris
France
Tel + 33-1-40 03 19 88
Fax + 33-1-40 03 20 20
scharfma@infobiogen.fr

Dr Susanne Schattenberg
Abt Stoffwechsel u Ernährung
Heinrich-Heine-Universität
Düsseldorf
Postfach 10 10 07
D-40001 Düsseldorf
Germany
Tel + 49-2 11-3 11 78 41
Fax + 49-2 11-3 11 78 41

Prof Helmut Schatz
Med Universitätsklinik
Bergmannsheil
Bürkle-de-la-Camp-Platz 1
D-44789 Bochum
Germany
Tel +49-234-3026400
Fax +49-234-3026403

Dr Udo J W Schauer
Medizinische Klinik
Klinikum Erfurt
Nordhäuser Str 74
D-99012 Erfurt
Germany
Tel +49-361-7927 87
Fax +49-361-792080

Prof André J L Scheen
Division of Diabetes,
Nutrition and Metabolic Dis.
Department of Medicine
CHU Sart Tilman B 35
B-4000 Liège 1
Belgium
Tel +32-4-3667237
Fax +32-4-3667068
Andre.Scheen@chu.ulg.ac.be

Dr Burckhard Scheffer
Klinikum Braunschweig
Med. Klinik I
Salzdahlumerstr 90
D-38126 Braunschweig
Germany
Tel +49-531-5952220

Dr Karl Scheidegger
Vadianstrasse 31
CH-9000 St. Gallen
Switzerland
Tel +41-71-2235152
Fax +41-71-2235279

Ms Birgit Schelde Jensen
Medical Department M
Aarhus Kommunehospital
Norrebrogade 44
DK-8000 Aarhus C
Denmark
Tel +45-89493608
Fax +45-89492010

Dr Lodewijk Schelfhout
St.Clara Ziekenhuis
Dept of Endocrinology
Olympaweg 350
NL-3078 HT Rotterdam
The Netherlands

Dr Christian Schelkshorn
Medical Department
Allg.Öff.KH. Waldhofen/Thaya
Moritz Schadengasse 31
A-3830 Waldhofen/Thaya
Austria
Tel +43-2842-5040
Fax +43-2842-5045303

Prof Werner A Scherbaum
Director, Clinical Department
Diabetes Research Institute
University of Düsseldorf
Auf'm Hennekamp 65
D-40225 Düsseldorf
Germany
Tel +49-211-3382200
Fax +49-211-342080
scherba@dfi.uni-duesseldorf.de

Dr Günter Scherfler
Landeskrankenhaus Vöcklabruck
Hatschekstr 24
A-4840 Vöcklabruck
Austria
Tel +43-76721700

Prof Guntram Schernthaner
Dept of Medicine I
Rudolfstiftung Hospital
Juchgasse 25
A-1030 Vienna
Austria
Tel +43-1-71165 ext3100
Fax +43-1-711652006

Dr Ralf Schiel
University of Jena
Medical School
Dept of Internal Medicine II
Erlanger Allee 101
D-07740 Jena
Germany
Tel +49-3641-639649
Fax +49-3641-639649
rschie@polikm.jena.de

Prof Ekkehard Schifferdecker
Elisabeth Krankenhaus
Weinbergstr 7
D-34117 Kassel
Germany
Tel +49-561-72011121
Fax +49-561-72011126

Dr Carine Schim Van Der Loeff
7, rue de la Paix
L-7244 Bereldange
Luxemburg
Tel +352-333310
Fax +352-332117

Dr Ulf Schimmel
Königstr. 3
D-58097 Hagen
Germany
Tel +49-2331-924690
Fax +49-2331-924692

Dr Thea Schirop
Uhlandstr. 173/174
D-10719 Berlin
Germany
Tel +49-30-8812250

Mr Jörgen Schjoetz-Pedersen
Hoechst Danmark A/S
Islevdalvej 110
DK-2610 Roedovre
Denmark
Tel +45-44500500
Fax +45-42910597

Dr Hans Jörg Schlegel
Pharmamarketing AG
Sennweidstr 46
CH-6312 Steinhausen
Switzerland
Tel +41-41-7487600
Fax +41-41-7487611
schlegel@hin.ch

Dr Erwin D Schleicher
Eberhard Karls Universität
Tübingen, Med Klinik IV
Zentrallabor
Hoppe-Seyler Str 3
D-72076 Tübingen
Germany
Tel +49-7071-2987599
Fax +49-7071-295646
wgschech@med.unituebingen.de

Dr Thomas Schleiffer
Robert Kochstr 16
D-67240 Bobenheim-Roxheim
Germany

Dr Jürgen Schloos
Beiersdorf Lilly GmbH
Dept of Pharmacology
Wiesingerweg 25
D-20253 Hamburg
Germany
Tel +49-40-49092006
Fax +49-40-49093202
schloos_juergen@lilly.com

Dr Michael Schlosser
Institute of Pathophysiology
University of Greifswald
Greifswalder Str 11a
D-17495 Karlsburg
Germany
Tel +49-38355-68178
Fax +49-38355-68111

Prof Harald Schmechel
Hufeland-Kliniken Weimar GmbH
Medizinische Klinik
Ed.-Rosenthal-Str 70
D-99425 Weimar
Germany
Tel +49-3643-571250
Fax +49-3643-571254

Mr Norbert Schmeidler
Novo Nordisk Ply Limited
PO Box 783155
Sandton 2146
South Africa
Tel +27-11-8044113
Fax +27-11-8044148
nsch@novo.dk

Dr Siegfried Schmidt
Institut für Pathophysiologie
der Med.Fak.der Uni Greifswald
Institut für Diabetes
Greifswalderstr 11a
D-17495 Karlsburg
Germany
Tel +49-38355-65300
Fax +49-38355-65558

Prof Wolfgang E Schmidt
1 Medizinische Klinik der
Christian-Albrechts-
Universität
Schittenhelmstraße 12
D-24105 Kiel
Germany
Tel +49-431-5971395
Fax +49-431-5971427
weschmidt@1med.uni-kiel.de

Dr Bernard Schmitt
Service de Diabétologie &
Endocrinologie, Centre
Hospitalier de Bretagne Sud
BP 22 33
F-56322 Lorient Cedex
France
Tel +33-2-97649181
Fax +33-2-97649240

Dr Henry Schmitt
Eli Lilly Benelux S.A.
52 Rue de L'Etuve
B-1000 Brussels
Belgium
Tel +32-2-5488460
Fax +32-2-5488474

Dr Ole Schmitz
Medical Department M
(Endocrinologie & Diabetes)
Aarhus Kommunehospital
DK-8000 Aarhus C
Denmark
Tel +45-89492015
Fax +45-89492010
os@afdm.aau.dk

Dr Carsten Schmitz Peiffer
The Garvan Institute of
Medical Research
384 Victoria Street
Darlinghurst
Sydney, NSW 2010
Australia
Tel +61-2-92958212
Fax +61-2-92958201
c.schmitz.peiffer@garvan.unsw.
edu.au

Dr Karla Marion Schmohl
Berlin-Chemie AG
Medical Marketing
Glienickerweg 125
D-12489 Berlin
Germany
Tel +49-30-67072709
Fax +49-30-67072107

Prof R M Schmülling
Medizin Universitätsklinik
Auf dem Schnarrenberg
D-72076 Tübingen
Germany
Tel +49-7071-293145
Fax +49-7071-294121

Dr Christoph Schnack
I. Dept of Medicine
Rudolfstiftung Hospital
Juchgasse 25
A-1030 Vienna
Austria
Tel +43-1-711653141
Fax +43-1-711652006

Dr Günter Schnauder
Paul-Lechler Str. 14
D-72076 Tübingen
Germany
Tel +49-7071-66422

Dr Wolfgang Schnedl
Dept of Internal Medicine
Karl-Franzens University
Auenbruggerplatz 15
A-8036 Graz
Austria
Tel +43-316-3852274
Fax +43-316-3853062

Dr Heinz Schneider
Sandoz Nutrition Ltd
Monbijoustrasse 118
CH-3001 Bern
Switzerland
Tel +41-31-3776385
Fax +41-31-3776348
heinzseag.schneider@gwa.
sandoz.com

Dr Kerstin Schneider
Im Vogelsang 34
D-35452 Heuchelheim
Germany
Tel +49-641-63368
Fax +49-641-63368
sohaks@aol.com

Dr Birgit Schneider-Schultes
Krankenhaus St.Josef-Stift
Kanonenstraße 8
D-29201 Celle
Germany
Tel + 49-51 41-75 13 74
Fax + 49-51 41-75 11 08

Dr Annika Schnell Landström
Dept of Internal Medicine
University Hospital
S-751 85 Uppsala
Sweden
Tel + 46-18-66 30 00
Fax + 46-18-55 31 04
Annika.Schnell-Landstrom@
medicin.uu.se

Dr Oliver Schnell
Institut für Diabetesforschung
Kölner Platz 1
D-80804 München
Germany
Tel + 49-89-30 68 74 30
Fax + 49-89-30 08 35 55

Prof Ulrich Schneyer
Universität Halle
Klinik für Innere Medizin II
D-06097 Halle
Germany
Tel + 49-3 45-5 57 13 61

Dr Ekkehard Schnieber
Johanniter-Krankenhaus
Abt. für Innere Medizin
Am Runden Berge
D-21502 Geesthacht
Germany
Tel + 49-41 52-17 92 01
Fax + 49-41 52-17 92 22

Dr Edith Schober
University Children's Hospital
Währinger Gürtel 18–20
A-1090 Vienna
Austria
Tel + 43-1-4 04 00 32 32
Fax + 43-1-4 04 00 32 38
edith.schober@akh-wien.ac.at

Dr Claude Schoenenweid
Spec.FMH/Med.Interne
Place de la Gare 15
CH-1700 Fribourg
Switzerland
Tel + 41-26-3 23 17 73
Fax + 41-26-3 23 21 25
claude.schoenenweid@com.
mcnet.ch

Dr Steven Schoenfeld
Amylin Pharmaceuticals Inc
9373 Towne Centre Drive
San Diego, CA 92121
USA
Tel + 1-6 19-6 42 72 48
Fax + 1-6 19-5 54 14 72
sschoenfeld@amylin.com

Dr Eugen J Schoenle
University Children's
Hospital
Steinwiesstrasse 75
CH-8032 Zürich
Switzerland
Tel + 41-1-2 66 75 97
Fax + 41-1-2 66 71 63
schoenle@kispi.unizh.ch

Ms Gabriele Scholl-Schilling
Universitätskinderklinik
Theodor-Stern-Kai 7
D-60596 Frankfurt am Main
Germany
Tel + 49-69-63 01 57 37
Fax + 49-69-63 01 52 29

Dr Herman Scholtz
Hoechst Centre
Department of Pharmacology
U.O.F.S.
PO Box 339
Bloemfontein 9300
South Africa
Tel + 27-51-4 01 30 57
Fax + 27-51-4 30 80 20
gnfmhes@frm.uovs.ac.za

Dr Ronald G Schoner
Endocrinology Research
Lilly Research Laboratories
Lilly Corporate Center
Indianapolis, IN 46285
USA
Tel + 1-3 17-2 76 56 54
Fax + 1-3 17-2 76 95 74
rschoner@lilly.com

Mr Wendelin Schramm
Diabeteszentrum
Klinikum Innenstadt
Ziemssenstr. 1
D-80336 München
Germany
Tel + 49-89-51 60 21 03
Fax + 49-89-51 60 53 55
wschramm@medinn.med.
uni-muenchen.de

Prof Jürgen Schrezenmeir
Institute of Physiology &
Biochemistry of Nutrition
Federal Research Center
Hermann-Weigmann Str 1
D-24103 Kiel
Germany
Tel + 49-4 31-6 09 22 20
Fax + 49-4 31-6 09 24 72
schrezenmeir@bafm.de

Prof Karl-Eugen Schröder
Medizinische Klinik
Evangelisches Krankenhaus
Bethesda
Heerstrasse 219
D-47053 Duisburg
Germany
Tel + 49-2 03-60 08 13 50
Fax + 49-2 03-60 08 13 99

Dr Janny Schröder van der Eist
Agricultural University
Human and Animal Physiology
Haarweg 10
NL-6709 PJ Wageningen
The Netherlands
Tel + 31-7-48 41 36
Fax + 31-7-48 40 77
Janny.VanderElst@ALG.
FMD.Wall.NL

Mr Robert J Schuessler
Amylin Pharmaceuticals Inc
9373 Towne Centre Drive
San Diego, CA 92121
USA
Tel + 1-6 19-6 42 71 23
Fax + 1-6 19-5 54 14 72
rschuessler@amylin.com

Dr Günther Schuler
Badenweilerstr. 2–4
D-79115 Freiburg
Germany
Tel + 49-7 61-48 49 00
Fax + 49-7 61-48 49 00

Prof Jan Schulze
Universitätsklinikum
"C.G.Carus" der TU Dresden
Medizinische Klinik III
Fetscherstr 74
D-01307 Dresden
Germany
Tel + 49-351-4 58 31 73
Fax + 49-351-4 58 43 09

Dr B Schulze-Schleppinghoff
Elisabeth-Krankenhaus
Diabetes-Zentrum
Moltkestraße 61
D-45138 Essen
Germany
Tel + 49-201-8 97 46 00
Fax + 49-201-8 97 45 99

Dr Martin Schumacher
Department of Internal
Medicine, Division of
Cardiology
Auenbruggerplatz 15
A-8036 Graz
Austria
Tel + 43-316-3 85 25 44
Fax + 43-316-3 85 37 33
martin.schumacher@kfunigraz.
ac.at

Dr Petra-Maria Schumm Dräger
Klinikum J.W.G. Universität
Theodor Stern Kai 7
D-60596 Frankfurt am Main
Germany
Tel + 49-69-63 01 50 50
Fax + 49-69-53 01 64 05

Dr Johan Schutyser
Inw. Ziekten-Endocrinologie
Kliniek Maria Voorzienigheid
Loofstraat 43
B-8500 Kortrijk
Belgium

Dr Frits H Schuurman
St.Huisartsen Laboratourium
Noord
Trombosedienst
Damsterdiep 191
NL-9713 EC Groningen
The Netherlands
Tel + 31-50-3 13 42 41
Fax + 31-50-3 13 77 79

Dr Ursula S Schwab
Dept of Clinical Nutrition
University of Kuopio
PO Box 1627
FIN-70211 Kuopio
Finland
Tel + 358-17-16 27 81
Fax + 358-17-16 27 92
ursula.schwab@uku.fi

Dr Christina Schwanstecher
Institut für Pharmakologie und
Toxikologie der
Technischen Univ Braunschweig
Mendelssohnstr 1
D-38106 Braunschweig
Germany
Tel + 49-531-3 91 56 68
Fax + 49-531-3 91 81 82

Dr Mathias Schwanstecher
Institut für Pharmakologie und
Toxikologie der
Technischen Univ Braunschweig
Mendelssohnstr 1
D-38106 Braunschweig
Germany
Tel + 49-531-3 91 56 68
Fax + 49-531-3 91 81 82

Dr Helmut Schwarck
Marienhospital Bottrop
Medizinische Klinik II
Josef-Albers Str 70
D-46236 Bottrop
Germany
Tel + 49-20 41-10 60
Fax + 49-20 41-1 60 15 09

Prof Jean-Marc Schwarz
Dept of Nutritional Sciences
University of California
119 Morgan Hall
Berkeley CA 94720–3104
USA
Tel + 1-5 10-6 43 10 39
Fax + 1-5 10-6 42 05 35
jschwarz@nature.berkeley.edu

Prof Ulrich Schwedes
Allgemeines Krankenhaus
Barmbek
II Medizinische Abteilung
Rübenkamp 148
D-22291 Hamburg
Germany
Tel + 49-40-63 85 35 17
Fax + 49-40-63 85 21 67

Dr W Frederick Schwenk
Mayo Clinic
200 1 st Street SW
Rochester, MN 55905
USA
Tel + 1-5 07-2 84 25 11
Fax + 1-5 07-2 55 48 28
schwenk.frederick@mayo.edu

Ms Catherine Schyns
Hoechst Marion Roussel
Broadwater Park, Denham
Uxbridge, Middlesex UB9 5HP
United Kingdom
Tel + 44-18 95-83 76 78
Fax + 44-18 95-83 78 30
schynsc@msmdn1.hoechst.com

Dr Luciano Scionti
Via Campo di Marte 115
I-06124 Perugia
Italy
Tel + 39-75-3 22 04
Fax + 39-75-3 22 04

Dr Ian N Scobie
Diabetes Centre
Medway Hospital
Windmill Road
Gillingham, Kent ME7 5NY
United Kingdom
Tel + 44-16 34-83 00 00
Fax + 44-16 34-40 04 84

Dr Russell S Scott
165 Leinster Road
Christchurch
New Zealand
Tel + 64-3-3 55 80 00
Fax + 64-3-3 55 80 00
rscott@chmeds.ac.nz

Mr Steven Scott
MediSense Inc
Units 3/4
14/15 Eyston Way
Abingdon, Oxon OX14 1TR
United Kingdom
Tel + 44-1235-542020
Fax + 44-1235-555705

Prof Peter C Scriba
Medizinische Klinik
Klinikum Innenstadt der LMU
Ziemssenstr 1
D-80336 München
Germany
Tel + 49-89-51 602100
Fax + 49-89-51 604428

Mr Olivier Scruel
Lab of Experimental Medicine
Brussels Free University
CP 618
Route de Lennik 808
B-1070 Brussels
Belgium
Tel + 32-2-5556307
Fax + 32-2-5556239
medexp@ulb.ac.be

Dr Eva Sebelin
Tinggarden 46
DK-4681 Herfolge
Denmark
Tel + 45-56216214

Dr Elena Seböková
Institute of Experimental
Endocrinology, Diabetes and
Nutrition Research Group
Vlárska 3
SK-833 06 Bratislava
Slovakia
Tel + 421-7-372687
Fax + 421-7-374687
ueeniwar@savba.savba.sk

Dr Antonio Secchi
Hopital San Raffaele
Via Olgettina 60
I-20132 Milano
Italy
Tel + 39-2-26432805
Fax + 39-2-26432752
secchi@hsr.it

Dr Mary Seeber
PO Box 11522
Queenswood, Pretoria 0121
South Africa

Mr Klaus Seedorf
Hagedorn Research Institute
Dept of Molecular Signalling
Niels Steensens Vej 6
DK-2820 Gentofte
Denmark
Tel + 45-44439192
Fax + 45-44438000
KSe@hagedorn.dk

Dr Ora Seewi
Siegburgerstr 159
D-50679 Köln
Germany
Tel + 49-221-8800236

Dr Pesach Segal
Diabetes Unit
Chaim Sheba Medical Centre
IL-52621 Tel-Hashomer
Israel
Tel + 972-3-5302357
Fax + 972-3-5352016
easd@kenes.com

Dr Tatiana Segato
Via Barozzi 3
I-35128 Padova
Italy
Tel + 39-49-8212110
Fax + 39-49-8755168
oncomrs@ipdunidx.unipd.it

Dr Olga Segers
AZ-VUB
Laarbeeklaan 101
B-1090 Brussels
Belgium
Tel + 32-2-4777855
Fax + 32-2-4777865

Dr Giuseppe Seghieri
Via Monte Sabotino 96/A
I-51100 Pistoia
Italy
Tel + 39-573-451791
Fax + 39-573-372005

Dr Janove Sehlin
Dept of Histology and
Cell Biology
University of Umea
S-901 87 Umea
Sweden
Tel + 46-90-165109
Fax + 46-90-166696
janove.sehlin@histocel.umu.se

Dr Michael Seibel
Fröbelstrasse 13
D-58099 Hagen
Germany
Tel + 49-2331-61000

Dr Yutaka Seino
Department of Metabolic and
Clinical Nutrition, Kyoto Uni
Graduate School of Medicine
54 Shogoin Kawahara-cho
Sakyo-ku
Kyoto 606–01
Japan
Tel + 81-75-7513562
Fax + 81-75-7716601
seino@metab.kuhp.kyoto-u.ac.jp

Dr Jochen Seissler
Dept of Internal Medicine III
University of Leipzig
Ph-Rosenthalstr. 27
D-04301 Leipzig
Germany
Tel + 49-341-3975561

Dr Zurab Sekaniashvili
Juvenile Endocrinology Center
5, Ljubljana Street
380059 Tblisi
Georgia
Tel + 995-32233313
Fax + 995-32940081

Dr Nobuo Sekine
4 th Dept of Internal Medicine
University of Tokyo
School of Medicine
3–28–6 Mejirodai, Bunkyo-ku
Tokyo 112
Japan
Tel + 81-3-39431151
Fax + 81-3-39433102
nobuosek.tky@umin.u-tokyo.ac.jp.

Dr Jean-Louis Selam
Hôtel-Dieu
Service de Diabétologie
1 Place du Parvis Notre-Dame
F-75181 Paris Cedex 04
France
Tel + 33-1-42348378
Fax + 33-1-40468896

Dr Jean-Pierre Sels
University Hospital
Maastricht
Dept of Internal Medicine
P.Debyelaan 25
NL-6229 HX Maastricht
The Netherlands
Tel + 31-43-3875014
Fax + 31-43-3875006
jse@sint.azm.nl

Dr R Selvam
BAL PHARMA LTD
Ravikiran Apartments
12 Plain Street
Bangalore 560021, Karnafaka St
India
Tel + 91-80-2860394
Fax + 91-80-2867734

Dr Ewa Semetkowska
Szyprow 9A/8
PL-80 335 Gdansk
Poland
Tel + 48-58-417481
Fax + 48-58-417481

Dr Gatut Semiardji
Rajawali Mas II Blok B8/N°19
Tanjung Mas Ryay, Pasar Minggu
Jakarta
Indonesia
Tel + 62-21-3928658
Fax + 62-21-5227568

Ms Barbara Semlitsch
Med Universitätsklinik Graz
Diabetes Ambulanz
Auenbrugger Platz 15
A-8036 Graz
Austria
Tel + 43-316-3853270
Fax + 43-316-3854332

Dr Colin G Semple
Diabetes Centre
Southern General Hospital
Govan Road
Glasgow G43 2AH
United Kingdom
Tel + 44-141-2012354
Fax + 44-141-2012399

Dr Gordon B Senator
Allamanda Specialist Centre
Suite 13
25 Spendelove Avenue
Southport, Queensland 4215
Australia
Tel + 61-7-55310297
Fax + 61-7-55310337

Dr Gerald Sendlhofer
Schießstattgasse 53/6/33
A-8010 Graz
Austria
Tel + 43-316-820565

Dr Abdullah Sener
Lab. of Experimental Medicine
Brussels Free University
Campus Erasme, C.P. 618
Route de Lennik 808
B-1070 Brussels
Belgium
Tel + 32-2-5556240
Fax + 32-2-5556239
abd.sener@med.ulb.ac.be.

Dr Joao M Sequeira Duarte
L.Luis Camoes, 133-A
P-2775 Carcarelos, Sassoeines
Portugal
Tel + 351-1-4574591

Dr Viorel Serban
Memorandului N° 24
1900 Timisoara
Romania
Tel + 40-56-182735
Fax + 40-56-1635974

Dr Alexander Serhiyenko
Dept of Endocrinology
Medical University of Lviv
118 a/22 Tarnavskogo Str
290017 Lviv
Ukraine (CIS)
Tel + 380-322-769496
Fax + 380-322-420153
ierin@litech.lviv.ua

Dr Patricia Serradas Pacheco
Laboratoire Physiopathologie
Nutrition
(Tour 33–43, 1 er étage)
2 Place Jussieu
F-75251 Paris Cedex 05
France
Tel + 33-1-44275490
Fax + 33-1-44277891
serradas@paris7.jussieu.fr

Prof Manuel Serrano-Rios
Cea Bermudez 66–5 °G
E-28003 Madrid
Spain
Tel + 34-1-4417581
Fax + 34-1-4429705

**Institute de Recherches
Internationales Servier**
I.R.I.S.
6 place des Pléiades
F-92415 Courbevoie Cedex
France
Tel + 33-1-46416000
Fax + 33-1-46417295

Dr Giorgio Sesti
Dipartimento Medicina Interna
Universita di Roma-Tor Vergata
Via Orazio Raimondo 1
I-00173 Roma
Italy
Tel + 39-6-72596528
Fax + 39-6-72596538
sesti@utovrm.it

Prof Francesca Severi
Clinica Pediatrica
Universita di Pavia
Policlinico San Matteo
Piazzale Golgi 2
I-27100 Pavia
Italy
Tel + 39-3 82-52 63 73
Fax + 39-3 82-52 79 76

Prof Eleazar Shafrir
Dept of Biochemistry
Hadassah University Hospital
PO Box 12000
IL-91120 Jerusalem
Israel
Tel + 972-2-7 77 6 96
Fax + 972-2-4 34 4 34

Prof Mohamed Hosny Shaheen
c/o Novo Nordisk A/S
Scientific and Rep Office
World Trade Ctr, Office Tower
1191 Corniche El Nil, 8 th Fl
Cairo
Egypt
Tel + 20-2-7 73 6 65
Fax + 20-2-7 73 8 94

Ms Orna Sharon RN
PHAR-MEDIA Ltd
Novo Nordisk A/S
Ben Gurium str 22, POB 6208
Herzlia 46100
Israel
Tel + 972-9-9 58 03 31
Fax + 972-9-9 58 03 23

Dr Geoffrey W Sharp
1374 Ellis Hollow Road
Ithaca, NY 14850
USA
Tel + 1-6 07-25 33 6 50
Fax + 1-6 07-25 33 6 59
gws2@cornell.edu

Dr Patrick S Sharp
11 Greenhills Close
Rickmansworth, Herts WD3 4BE
United Kingdom
Tel + 44-19 23-77 56 28
Fax + 44-1 81-8 69 29 61

Dr Jonathan Shaw
International
Diabetes Institute
260 Kooyong Road
Caulfield, Victoria 3162
Australia
Tel + 61-3-92 58 50 50
Fax + 61-3-92 58 50 90

Dr Joanne T E Shaw
9 Greene Street
Newmarket Brisbane
Queensland 4051
Australia
Tel + 61-7-33 52 77 82
Fax + 61-7-32 40 29 73

Prof Kenneth M Shaw
Queen Alexandra Hospital
Southwick Hill Road, Cosham
Portsmouth, Hants PO6 3LY
United Kingdom
Tel + 44-17 05-28 60 44
Fax + 44-17 05-28 60 54
ph23@dial.pipex.com

Dr John P Sheehan
North Coast Institute of
Diabetes and Endocrinology
25101 Detroit Road #440
Westlake, OH 44145
USA
Tel + 1-2 16-8 92 10 70
Fax + 1-2 16-8 92 12 42

Prof Naim Shehadeh
Pediatrics A
Rambam Medical Center
PO Box 9602
IL-31096 Haifa
Israel
Tel + 972-4-8 54 26 46
Fax + 972-4-8 54 24 41
n-shehadeh@rambam.health.il

Dr Der-Chung Shen
5F. No 28, Alley 63
Section 2, Tun-Hwa S Road
Taipei 106
Taiwan
Tel + 8 86-2-7 03 53 00
Fax + 8 86-2-7 03 52 70

Dr Peter Shepherd
Dept of Biochemistry
University College London
Gower St
London WC1E 6BT
United Kingdom
Tel + 44-1 71-3 80 70 33
Fax + 44-1 71-3 80 71 93

Dr Ruth Shepherd
Dept of Biomedical Science
The University of Sheffield
Western Bank
Sheffield S10 2TN
United Kingdom
Tel + 44-1 14-2 22 23 09
Fax + 44-1 14-2 76 54 13
r.m.shepherd@sheffield.ac.uk

Mrs Parivash Sheppard RN
The Eastbourne District
Diabetes Centre, Eastbourne
District General Hosptial
King's Drive
Eastbourne, E.Sussex BN21 2UD
United Kingdom
Tel + 44-13 23-41 49 02
Fax + 44-13 23-41 49 64

Dr Robert Sherwin
Yale University
School of Medicine
Box 208020, Fitkin I
New Haven, CT 06520–8020
USA
Tel + 1-2 03-7 85 41 83
Fax + 1-2 03-7 37 55 58
robert.sherwin@yale.edu

Ms Marina Shestakova
National Endocrinology Center
Dm Ulyanov 11
117 036 Moscow
Russia
Tel + 7-0 95-1 24 43 00
Fax + 7-0 95-3 10 70 00

Dr Chun-Liang Shi
Department of Histology
and Cell Biology
University of Umea
S-901 87 Umea
Sweden
Tel + 46-90-16 59 75
Fax + 46-90-16 66 96
chunliang.shi@histocel.umu.se

Dr Teruo Shiba
4–10–6 Shakujiidai
Nerimaku
Tokyo
Japan
Tel + 81-3-39 29 38 31
Fax + 81-3-39 29 38 31

Dr Motoaki Shichiri
Dept of Metabolic Medicine
Kumamoto University
School of Medicine
1–1–1 Honjo
Kumamoto 860
Japan
Tel + 81-96-3 73 51 67
Fax + 81-96-3 66 83 97

Dr Shmuel Shilo
Shaare Zedek
Medical Center
PO Box 3235
IL-91031 Jerusalem
Israel
Tel + 972-2-6 55 54 38
Fax + 972-2-6 51 39 46

Dr Algimantas Shimkus
Endocrinology Clinic of
Kaunas Medical Academy
Eivieniu g.2
LTU-3007 Kaunas
Lithuania

Dr Shyi Jang Shin
Dept of Internal Medicine
Kaohsiung Medical College
100 Shih-Chuan Ist RD
Kaohsiung
Taiwan
Tel + 8 86-7-3 11 09 21
Fax + 8 86-7-3 11 14 37

Dr Masahiro Shinada
University of Melbourne
Department of Medicine
Austin Rep Med Centre
Studley Road
Heidelberg, Victoria 3084
Australia
Tel + 61-3-94 96 35 81
Fax + 61-3-94 96 33 65

Dr Tetsuya Shirotani
Dept of Metabolic Medicine
Kumamoto University Scool
of Medicine
1–1–1 Honjo
Kumamoto 860
Japan
Tel + 81-96-3 73 51 69
Fax + 81-96-3 66 83 97

Dr Nadja Shnawa
Mühlhäufelweg 4/46
A-1220 Vienna
Austria
Tel + 43-1-2 80 60 70

Dr Fariba Shojaee-Moradie
Department of Medicine
St. Thomas' Hospital, UMDS
Lambeth Palace Road
London SE1 7EH
United Kingdom
Tel + 44-1 71-9289292 ext29 08
Fax + 44-1 71-9 28 44 58
F.Shojaee-Moradie@umds.ac.uk

Ms Riina Shor
Ravi 27
EE-0001 Tallinn
Estonia
Tel + 372-2-6 20 73 49
Fax + 372-2-6 20 73 24

Dr Angela C Shore
Department of
Vascular Medicine
Postgraduate Medical School
Barrack Road
Exeter EX2 5AX
United Kingdom
Tel + 44-13 92-40 30 91
Fax + 44-13 92-40 30 27
A.C.Shore@Exeter.ac.uk

Dr Kevin Shotliff
125 Manor Road North
Thames Ditton
Surrey KT7 0BH
United Kingdom
Tel + 44-1 81-7 25 57 46
Fax + 44-1 81-7 25 02 40

Dr Slavica Shubeska-Stratrova
Clinic of Endocrinology
Faculty of Medicine
Vodnjanska 17
Skopje 91000
Macedonia, FYR of
Tel + 3 89-91-12 22 70
Fax + 3 89-91-21 91 50

Dr Eugene Shubnikov
PO Box 668
630 090 Novosibirsk
Russia
Tel + 7-3 83-2 35 10 01
Fax + 7-3 83-2 35 10 01
evs@sibdiab.nsk.su

Dr Gerald I Shulman
Yale Univ, School of Medicine
Dept Int Med, Section Endocrin
333 Cedar Street, Fitkin 1
PO Box 208020,
New Haven, CT 06520–8020
USA
Tel + 1-2 03-7 85 54 47
Fax + 1-2 03-7 85 60 15
Gerlad.Shulman@OM.Yale.Edu

Dr Ronald Morris Shymko
Hagedorn Research Institute
Niels Steensens Vej 6
DK-2820 Gentofte
Denmark
Tel + 45-44 39 11 75
Fax + 45-44 43 80 00
rms@hagedorn.dk

Dr Andrea Siebenhofer
Mediz. Universitätsklinik
Auenbruggerplatz 15
A-8036 Graz
Austria
Tel + 43-3 16-3 85 32 70
Fax + 43-3 16-3 85 30 62

Dr Jochen Sieber
Novo Nordisk Pharma GmbH
Medical Department
Brucknerstr. 1
D-55127 Mainz
Germany
Tel + 49-61 31-90 31 65
Fax + 49-61 31-90 32 24
jsl@novo.DK

Dr Ulrike Siebers
Institut für Humangenetik
Vesaliusweg 12–14
D-48149 Münster
Germany

Prof Marcus Siebolds
Kath.Fachhochschule NW-Köln
Wörthstr 10
D-50668 Köln
Germany
Tel + 49-221-7 75 71 98
Fax + 49-221-7 75 71 20

Dr Eberhard G Siegel
Chefarzt der Abteilung I
Endokrinologie & Stoffwechsel
St.Vincentius Krankenhäuser
Südendstr 32
D-76137 Karlsruhe
Germany
Tel + 49-7 21-81 08 26 43
Fax + 49-7 21-81 08 26 09

Dr Jacek Sieradzki
Dept of Metabolic Diseases
Jagellonian University
Kopernika 15
PL-31 501 Krakow
Poland
Tel + 48-12-21 39 72
Fax + 48-12-21 97 86

Prof Ivan Sierra
CRA 11 N°:90–07 of 302
Santa Fé de Bogota
Columbia
Tel + 57-1-6 17 92 63
Fax + 57-1-2 18 91 10

Dr Alberto Signore
II Clinica Medica
Policlinico Umberto I
V. le del Policlinico 155
I-00161 Roma
Italy
Tel + 39-6-49 97 05 18
Fax + 39-6-4 40 25 65
a.signore@caspur.it

Dr Zofia Sikorska
Bydgoskie Centrum Diabetology
i Endokrynology
ul.kk Baczynskiego 17
PL-85 822 Bydgoszcz
Poland
Tel + 48-52-72 79 05
Fax + 48-52-72 79 05

Ms Amelia Silva
Seccad de Engenharia Biologica
e Ambiental – UTAD
PO Box 202
P-5001 Vila Real – Codex
Portugal
Tel + 351-59-32 05 07
Fax + 351-59-32 04 80
amsilva@marao.utad.pt

Dr Antonio Silva-Graca
Associacao Protectora dos
Diabeticos de Portugal
Rua do Salitre, 118–120
P-1250 Lisboa
Portugal
Tel + 351-1-3 81 61 00
Fax + 351-1-3 85 93 71

Ms Conceicao Silva Neves
R Barreiros, 6-S. Bernardo
P-3800 Aveiro
Portugal
Tel + 351-34-34 11 87
Fax + 351-1-4 35 53 12

Dr José Silva-Nunes
Rua Antonio Nobre No.26
2 o ESQ.
Patameiras
P-2675 Odivelas
Portugal
Tel + 351-1-9 33 66 38

Dr Maria Helena Silva Ramos
R. Costa Cabral 387 1 °
P-4200 Porto
Portugal
Tel + 351-2-5 50 02 48
Fax + 351-2-2 08 64 29

Dr Giorgio Silvani
"G.B. Morgagni" Hospital
Diabetes Unit
Via Decio Raggi 79
I-47100 Forli
Italy
Tel + 39-5 43-55 32 08
Fax + 39-5 43-73 13 89

Dr Ramona de los A Silvestre
Hospital Puerta de Hierro
Servicio de Endocrinologia
Experimental
San Martin de Porres 4
E-28035 Madrid
Spain
Tel + 34-1-3162240 ext5463
Fax + 34-1-3 73 76 67
rasilvestre@endoexp.cph.es

Prof Anders Sima
Wayne State University
School of Medidine
9374 Scott Hall
540 E. Canfield Avenue
Detroit,MI 48201
USA
Tel + 1-3 13-5 77 11 50
Fax + 1-3 13-5 77 00 57
asima@med.wayne.edu

Mr Martin Simán
Dept of Medical Cell Biology
Biomedicum
Box 571
S-751 23 Uppsala
Sweden
Tel + 46-18-17 40 33
Fax + 46-18-55 64 01
martinsiman@medcellbiol.uu.se

Dr Dimitrios Simelidis
16 Giannari
GR-50100 Kozani
Greece
Tel + 30-4 61-3 90 81

Dr Ivan Simeonov
Laboratory of CT
Dept of Radiology
University School of Medicine
1, St Kliment Onridski Str
BG-5800 Pleven
Bulgaria
Fax + 3 59-64-2 91 53

Dr Simeon Simeonov
Novo Nordisk A/S
Baba Ilyitsa Bl80A, Fl.12
BG-1612 Sofia
Bulgaria
Tel + 3 59-2-54 46 88
Fax +3 59-2-9 54 04 07

Dr Mihaela Simionescu
Unirii Bl CI Ap2
5100 Buzau
Romania
Tel + 40-1-3 12 36 74
Fax + 40-1-3 12 67 60

Dr Jeffrey P Simmonds
65 Trafalgar Rd, Birkdale
Southport, Merseyside
United Kingdom
Tel + 44-17 04-56 44 78
Fax + 44-17 04-65 44 78

Dr David Simmons
15 Henley Road
Mount Eden, Auckland
New Zealand
Tel + 64-9-2 76 19 99
Fax + 64-9-2 76 02 82

Dr Rafael Simo-Canonge
Can Picanyol 10
Edificio Mimosa Bajos 2 a
Sant Cugat del Valles
E-08190 Barcelona
Spain
Tel + 34-3-6 75 42 18
Fax + 34-3-6 56 41 02

Dr Luis F Simoes de Moura
Hospital Pediatrico de Coimbra
Av. Bissaia Barreto
P-3000 Coimbra
Portugal
Tel + 351-39-48 03 22
Fax + 351-39-71 72 16
lsmoura@mail.telepac.pt

Dr Dominique Simon
INSERM U 21
16 ave Paul Vaillant Conturier
F-94807 Villejuif Cedex
France
Tel + 33-1-45 59 51 66
Fax + 33-1-47 26 94 54
thibult@vjf.inserm.fr

Dr Kornél Simon
Jókai 10
H-8000 Székesfehérvár
Hungary
Tel + 36-22-31 24 27
Fax + 36-22-31 60 01
K.Simon@mail.datatrans.hu

Dr Marta Simonic
Private Outpatients Clinic
Zgornia Hajdina 127
2251 Ptuj
Slovenia
Tel + 3 86-62-78 12 99
Fax + 3 86-61-1 32 02 88

Dr Donald C Simonson
Chief, Section of Diabetes and
Metabolism
Brigham and Women's Hospital
221 Longwood Avenue
Boston MA 02115
USA
Tel + 1-6 17-7 32 76 72
Fax + 1-6 17-2 77 15 68

Dr Erik Simonsson
The Wallenberg Laboratory
Department of Medicine
Malmö University Hospital
S-205 02 Malmö
Sweden
Tel + 46-40 33 72 12
Fax + 46-40 33 70 41
erik.simonsson@medforsk.
mas.lu.se

Dr Alexander Simpson
Lilly Industries Ltd.
Dextra Court
Chapel Hill
Basingstoke, Hants RG21 5SY
United Kingdom
Tel + 44-12 56-31 52 52
Fax + 44-12 56-31 54 12

Dr Hugh C R Simpson
40, New Road
Reading RG1 5JD
United Kingdom
Tel + 44-17 34-87 79 65

Dr Richard Simpson
83 Guildford Road
Surrey Hills, Victoria
Australia
Tel + 61-3-98 36 45 08
Fax + 61-3-98 99 85 90
simpson@ozemail.com.au

Dr William Simpson
Clinical Biochemistry
Aberdeen Royal Infirmary
Foresterhill
Aberdeen AB25 2ZD
United Kingdom
Tel + 44-12 24-681818 ext5 46 20
Fax + 44-12 24-69 43 78
w.g.simpson@abdn.ac.uk

Dr Isaac R Sinay
Bulnes 2572 P.B. "A"
1425 Buenos Aires
Argentina
Tel + 54-1-8 02 80 86
Fax + 54-1-8 22 11 76

Prof Alan J Sinclair
Diabetes Research Unit
Academic Dept of Geriatric Med
& Gerontology, Hayward Bldg
Selly Oak Hospital
Birmingham B29 6JD
United Kingdom
Tel + 44-1 21-6271627 ext5 14 92
Fax + 44-1 21-6 27 83 04
a.j.sinclair@bham.ac.uk

Dr Gustav Sindelka
Seydlerova 2152/1
CZ-155 00 Prague 13
Czech Republic
Tel + 42-02-5 61 38 07
Fax + 42-02-29 68 72

Dr Baldev M Singh
85 Wrottesley Road, Tettenhall
Wolverhampton WV6 8SQ
United Kingdom

Dr Pauli Sinkko
Novo Nordisk Farma Oy
Pihatörmä 1 A
FIN-02320 Espoo
Finland
Tel +358-9-3482500
Fax +358-9-34825301

Dr Roberto E Sivieri
Via San Quintino 21
I-10121 Torino
Italy
Tel +39-348-4121050
Fax +39-121-795049
sivieri@cdc.it

Dr Jan Stefan Sjöberg
Department of Endocrinology
and Metabolism
Karolinska Institute
M:63
S-141 86 Huddinge
Sweden
Tel +46-8-58582367
Fax +46-8-7464063

Dr Anders Sjogren
Dept of Internal Medicine
Hospital of Varnamo
S-331 85 Varnamo
Sweden
Tel +46-370-697515
Fax +46-370-697528

Dr Ake Sjöholm
Dept of Molecular Med (L6.01B)
Rolf Luft Center for
Diabetes Research
Karolinska Hospital
S-171 76 Stockholm
Sweden
Tel +46-8-51775782
Fax +46-8-51773658
ake@enk.ks.se

Ms Anita Skafjeld RN
Med.Pol. Lovisenberg Hospital
Lovisenberggt 17
N-0456 Oslo
Norway
Tel +47-22358185
Fax +47-22358125

Dr Eva Skala
MediSense (Deutschland) GmbH
Wettersteinstr. 12
D-82024 Taufkirchen
Germany
Tel +49-89-6129770
Fax +49-89-6140730

Dr Olga Skarpova
Novo Nordisk
Blanicka 28
CZ-120 00 Prague 2
Czech Republic
Tel +420-2-22252846
Fax +420-2-22254370

Dr Svein Skeie
Fiskeholsvegen 19
N-4052 Royneberg
Norway
Tel +47-5151-8000
Fax +47-5151-9906
svskeie@online.no

Dr Bent Skelbaek-Pedersen
Novo Nordisk A/S
Novo Allé 6AS102
DK-2880 Bagsvaerd
Denmark
Tel +45-44422002
Fax +45-44421086
bes@novo.dk

Dr Jan Skrha
Charles University
Faculty of Medicine 1
Dept of Internal Medicine 3
U Nemocnice 1
CZ-128 21 Prague 2
Czech Republic
Tel +420-2-292392
Fax +420-2-296872

Dr Jay S Skyler
University of Miami
School of Medicine
PO Box 016960 (D-110)
Miami, FL 33101
USA
Tel +1-305-2436146
Fax +1-305-2434484
jskyler@mednet.med.miami.edu

Prof Gérard Slama
Service de Diabétologie
Hôtel Dieu
1 Place du Parvis Notre-Dame
F-75004 Paris
France
Tel +33-1-42348404
Fax +33-1-43541564

Dr Michael Small
Gartnavel General Hospital
1053 Great Western Road
Glasgow G12 0YN
United Kingdom
Tel +44-141-2113258
Fax +44-141-2110242

Prof Bard Smedsrud
Department of Experimental
Pathology & Anatomy
Tromso University
Medical School
N-9037 Tromsö
Norway
Tel +47-77644687
Fax +47-77645400
baards@fagmed.uit.no

Dr Yves F C Smets
Dept of Endocrinology C4-R
Leiden University Hospital
Albinusdreef 2
NL-2333 AA Leiden
The Netherlands
Tel +31-71-5261833
Fax +31-71-5248136
smets@rullf2.leidenuniv.nl

Ms Ulla M Smidt
Steno Diabetes Center
Niels Steensens Vej 2
DK-2820 Gentofte
Denmark
Tel +45-44439970
Fax +45-44438160
ums@novo.dk

Dr Sergei Smirnov
Novo Nordisk A/S
St. Petersburg Office
Apart 314
10 Stavropolskaya Str
St Petersburg
Russia

Dr Jaap Smit
"De Fuut"
Naardermeer 23
NL-1412 CV Naarden
The Netherlands
Tel +31-35-6944209
Fax +31-35-6944038
smitnaar@worldonline.nl

Dr Jan L J Smit
Thorbeckelaan 16
NL-1181 VN Amstelveen
The Netherlands
Tel +31-20-6452906
Fax +31-20-5875799

Ms Florentia M Smith
Constantinoupoleos 21
GR-166 75 Glyfada
Greece
Tel +30-1-8945692
f.m.smith < bs6fms@bath.ac.uk

Dr George E Smith
Novo Nordisk A/S
Status Centre
Athinas Avenue / Areos 2A
GR-16671 Vouliagmeni
Greece
Tel +30-1-9670400
Fax +30-1-9670663

Dr Paul Smith
Uni Laboratory of Physiology
Parks Road
Oxford OX1 3PT
United Kingdom
Tel +44-1865-272456
Fax +44-1865-272469
pas@physiol.ox.ac.uk

Dr Stephen Smith
Smithkline Beecham Pharma.
New Frontiers
Science Park (North)
Third Avenue
Harlow
United Kingdom
Tel +44-1279-627060
Fax +44-1279-627049
stephan_a_smith@sbphrd.com

Dr Ulf Smith
Institute of Internal Medicine
Sahlgrenska
University Hospital
S-413 45 Göteborg
Sweden
Tel +46-31-601104
Fax +46-31-825330
ulf.smith@medicine.gu.se

Dr Ronald Smulders
Academic Hospital – VU
Department of Endocrinology
De Boelelaan 1117
NL-1081 HV Amsterdam
The Netherlands
Tel +31-20-4440543
Fax +31-20-4440502
smulders@xs4all.nl

Dr Yvo M Smulders
Onze Lieve Vrouwe Gasthuis
Dept Internal Medicine
PO Box 95500
1 e Oosterparkstraat
NL-1090 HM Amsterdam
The Netherlands
Tel +31-20-5999111
Fax +31-20-5993523

Ms Carolyn Smyth
35 Old Fordrove
Sutton Coldfield
Birmingham B76 1AQ
United Kingdom
Tel +44-1222-461824
Fax +44-1222-461824

Dr Frank Snoek
Dept of Medical Psychology
Free University Hospital
PO Box 7057
NL-1007 MB Amsterdam
The Netherlands
Tel +31-20-4440190
Fax +31-20-4440193
fj.snoek@azvu.nl

Dr Ole Snorgaard
Dept of Endocrinology F
Hillerod Sygehus
Helsevej 2
DK-3400 Hillerod
Denmark
Tel +45-48294829
Fax +45-48294783

Dr Jose Soares
Rua dos Bragas 208–3°Sala 16
P-4050 Porto
Portugal
Tel +351-2-2081511
Fax +351-2-7533740
jabsoares@mail.telepac.pt

Dr Jozef I Sobczynski
ul Totwinskiego 18, m 27
PL-01 711 Warsaw
Poland
Tel +48-22-3388662

Mr Christer Söderström
Box 5052
S-426 05 Västra Frölunda
Sweden
Tel +46-31-695900
Fax +46-31-690762

Dr Francoise Sodoyez-Goffaux
University of Liege
Nuclear Pediatrics
CHU Sart Tilman BC-3
B-4000 Liège
Belgium
Tel +32-4-3667925
Fax +32-4-3668255

Dr Sidartawan Soegondo
Diabetes and Lipid Center
Cipto Mangunkusumo Hospital
Jalan Kaji No. 3
Jakarta
Indonesia
Tel +62-21-3860659
Fax +62-21-3928659
endocrin@rad.net.id

Dr J Stuart Soeldner
Diabetes Clinical
Research Unit
1625 Alhambra Blvd.,Suite 2901
Sacramento, CA 95816–7051
USA
Tel + 1-916-7346152
Fax + 1-916-4850973

Dr Anna Sofranková
Palarikova 1
SK-040 01 Kosice
Slovakia

Dr Matti Soini
Novo Nordisk Farma OY
Pihatörmä 1 A
FIN-02240 Espoo
Finland
Tel + 358-9-3482500
Fax + 358-9-3482530 1
MATS@NOVO.DK

Dr Alina Sokup
ul. Podhalanska 7/29
PL-85 132 Bydgoszcz
Poland

Dr Juan Soler-Ramon
Llansa 51,1°,1 a
E-08015 Barcelona
Spain
Tel + 34-3-2269924
Fax + 34-3-2631561

Dr Merce Soler Sindreu
e/ Europa 23–1°-2°
E-08028 Barcelona
Spain
Tel + 34-3-4395283

Dr Anna Solini
Department of Clinical and
Experimental Medicine
Section Internal Medicine II
Via Savonarola 9
I-44100 Ferrara
Italy
Tel + 39-532-247409
Fax + 39-532-210884
flr@ifeuniv.unife.it

Dr Karsten Solling
Medical Department
Holbaek Centralsygehus
Gl. Ringstedvej
DK-4300 Holbaek
Denmark
Tel + 45-5343 3201
Fax + 45-5343 4694

Dr Valentin Solovey
612, 40 Zshukovskogo
Minsk
Belarus (C.I.S.)
Tel + 375-172-221653
Fax + 375-172-221653

Dr Gyula Soltesz
Department of Paediatrics
University Medical
School of Pécs
Jozsef Attila 7
H-7623 Pécs
Hungary
Tel + 36-72-310144
Fax + 36-72-314937
gsoltész@apacs.pote.hu

Dr Aniko Somogyi
Semmelweis University
2nd Department of Medicine
46 Szentkirályi Street
H-1088 Budapest
Hungary
Tel + 36-1-2660926
Fax + 36-1-2660816
somani@bel2.sote.hu

Dr Nuria Somoza-Abello
Immunology Unit
Hospital Germans Trias i Pujol
Ca Canyet s/n PO Box 72
E-08916 Badalona (Barcelona)
Spain
Tel + 34-3-4651200 ext346
Fax + 34-3-3954206
ikhty@cc.uab.es

Dr Marco Songini
Department of
Internal Medicine
Ospedale S.Michele
I-09134 Cagliari
Italy
Tel + 39-70-531947
Fax + 39-70-304047
songinim@tin.it

Prof Peter H Sönksen
East Wing
Preshaw House
Preshaw, Hants SO32 1HP
United Kingdom
Tel + 44-1962-771029
Fax + 44-1962-771029
p.sonksen@umds.ac.uk

Ms Birte Sorensen
Dako A/S
Produktionsvej 42
DK-2600 Glostrup
Denmark
Tel + 45-44859592
Fax + 45-44926044
birte.sorensen@dako.dk

Dr Jean P Sorensen
Diabetes Management Systems
Novo Nordisk A/S
Krogshoejvej 31
DK-2880 Bagsvaerd
Denmark
Tel + 45-44448888 ext2 7922
Fax + 45-44421630

Dr Niels K S Sorensen
Ronnevej 7
DK-8240 Risskov
Denmark
Tel + 45-86176206

Dr Marianne Sorger
c/o Med. Univ.-Poliklinik
Wilhelmstr. 35–37
D-53111 Bonn
Germany
Tel + 49-228-2870
Fax + 49-228-2872266

Prof Bernat Soria Escoms
Depto. Fisiologia
University of Alicante
Aptdo 374
E-03080 Alicante
Spain
Tel + 34-6-5658538
Fax + 34-6-5658539
bernat@vm.cpd.ua.es

Ms Anne-Britt Sorstrom RN
Lovisenberg Diakonale Sykehus
Lovisenberggt. 17
N-0456 Oslo
Norway
Tel + 47-2-2358000
Fax + 47-2-2358125

Dr Alexis Sotiropoulos
Cassandras 14
GR-13122 Ilion, Athens
Greece

Dr Filitsa Sougioultzoglou
27, Dodekanissou Str
GR-55131 Kalamaria,Thessaloniki
Greece
Tel + 30-31-423747
filitsa@med.auth.gr

Dr Konstantinos Soulis
40 Antoniou Daniolou Street
GR-54249 Thessaloniki
Greece
Tel + 31-304039
Fax + 31-304039

Dr Tina Soulis
Department of Medicine
Austin & Repatriation Medical
Centre (Repatriation Campus)
Banksia Street
West Heidelberg, Victoria 3081
Australia
Tel + 61-3-94962682
Fax + 61-3-94974554
soulis@austin.unimelbedu.au

Dr Jean-Philippe Souquiere
Polyclinique l'Esperance
2 Rue Jacques Monod
Val de Caussel
F-81000 Albi
France
Tel + 33-63484687
Fax + 33-63476077

Mr Craig Southern
Yamanouchi Research Institute
Littlemore Park
Oxford OX4 4SX
United Kingdom
Tel + 44-1865-747100
Fax + 44-1865-748974
csouthern@yam-res.co.uk

Prof Oddmund Sovik
Department of Paediatrics
University Hospital
N-5021 Bergen
Norway
Tel + 47-55975247
Fax + 47-55975147
OddmundSovik@bkb.haukeland.
no

Dr F Tümay Sözen
Gaziosmanpasa
Kircicegi Sokak No:8/1
TR-06700 Ankara
Turkey
Tel + 90-312-4187484
Fax + 90-312-4687878

Dr Vincenza Spallone
Via Galbiate 26
I-00188 Roma
Italy
Tel + 39-6-33626897
Fax + 39-6-3050172

Dr Steiner Spangen
Central Hospital of Möre
and Romsdal
Pediatric Department
N-6026 Ålesund
Norway
Tel + 47-70110000

Dr Eleonora Spanitzova
Novo Nordisk A/S
Stefanikova 22
SK-811 04 Bratislava
Slovakia
Tel + 42-7-392059
Fax + 42-7-391243

Ms Kerstin Sparre RN
Radmansgatan 1
S-114 25 Stockholm
Sweden
Tel + 46-8-106881
Fax + 46-8-106881

Dr Thomas Sparre
Steno Diabetes Center
Niels Steensensvej 2
DK-2820 Gentofte
Denmark
Tel + 45-44439389
Fax + 45-44438232
tspa@novo.dk

Dr Antoon J Spijker
St Laurentius Hospital
Mgr Driessen Straat 6
NL-6043 CV Roermond
The Netherlands
Tel + 31-475-382187
Fax + 31-475-382436
aspijker@worldonline.nl

Prof Giatgen A Spinas
Universitätsspital
Dept Innere Medizin
Abt. Endokrin & Stoffwechsel
Rämistraße 100
CH-8091 Zürich
Switzerland
Tel + 41-1-2553620
Fax + 41-1-2554447
ndospx@usz.uni.zh

Dr Ludmila Spoustova
Novo Nordisk
Blanicka 28
CZ-120 00 Prague 2
Czech Republic
Tel + 420-2-22252846
Fax + 420-2-22254370

Dr Maximilian Spraul
Klinik für Stoffwechsel-
krankheiten u. Ernährung
Heinrich Heine Univ Düsseldorf
Postfach 10 10 07
D-40001 Düsseldorf
Germany
Tel + 49-211-8117835
Fax + 49-211-8118772

Dr Mark W Spring
235 Lonoon Road
Morden, Surrey SM4 5PU
United Kingdom
Tel + 44-181-6484438
Fax + 44-171-9552985

Dr Lene Sproegel
Novo Nordisk
Farmaka Danmark A/S
Lottenborgvej 24
DK-2800 Lyngby
Denmark
Tel   + 45-45 88 08 00
Fax + 45-45 88 32 00
lsp@novo.dk

Dr Wolfgang Spuck
Rotes Kreuz Krankenhaus Kassel
Hansteinstrasse 29
D-34121 Kassel
Germany
Tel   + 49-561-3 08 61
Fax + 49-561-3 08 63 78

Dr Sebastiano Squatrito
Via Michele Scammacca 8
I-95028 Valverde, Catania
Italy
Tel   + 39-95-7 21 27 56
Fax + 39-95-7 15 80 72

Dr Paul E Squires
Physiology Group
Biomedical Sciences Division
King's College London
Kensington W8 7AH
United Kingdom
Fax + 44-171-33 34 84
psquires@kel.ac.uk

Dr Janet Sredy
Institute for
Diabetes Discovery
23, Business Park Drive
Branford, CT 06405
USA
Tel   + 1-203-315 59 29
Fax + 1-203-315 40 02
janet.sredy@diabetesdisc.com

Dr Seamus Sreenan
5514 Sth Blackstone
Apartment 324
5514 South Blackstone
Chicago IL 60637
USA
Tel   + 1-773-2 88 13 42
Fax + 1-773-7 02 91 94
ssreenan@medicine.bsd.
uchicago.edu

Mr Erik Staal
Boehringer Mannheim
Postboks 94 Bryn
N-0611 Oslo
Norway
Tel   + 47-22 07 65 00
Fax + 47-22 07 65 05

Prof Hans Georg Stacher
Psychophysiologisches
Laboratorium
Univ.-Klinik für Psychiatrie
Währinger Gürtal 18–20
A-1090 Vienna
Austria
Tel   + 43-1-4 04 00 35 96
Fax + 43-1-4 04 00 34 78

Dr Ulf Stahle
Östergatan 5
S-262 32 Ängelholm
Sweden
Tel   + 46-431-1 97 88
Fax + 46-431-8 13 38
ulf.stahle@angelholm.mail.
telia.com

Ms Marianna Stamatiadou
293 Korinthou
GR-Patras
Greece

Dr Milivoi Stamoran
Diabet Nutritie Endocrinologie
Spital Judetean
Str Spitalului 2–4
2900 Arad
Romania
Tel   + 40-57-25 56 66
Fax + 40-57-25 56 66

Prof Eberhard Standl
Forschergruppe Diabetes
III Medizinische Abteilung
Krankenhaus Schwabing
Kölner Platz 1
D-80804 München
Germany
Tel   + 49-89-30 68 26 44
Fax + 49-89-30 08 35 55

Dr Zeno Stanga
Med. Department
Universitäts-Inselspital
Freiburgstrasse
CH-3010 Bern
Switzerland
Tel   + 41-31-6 32 21 11
Fax + 41-31-6 32 96 46
zeno.stanga@insel.ch

Dr Ninella Starkova
Dept of Endocrinology and
Diabetology, Russian Academy
for Advanced Medical Studies
Chassovaya Str. 20
Moscow 125315
Russia
Tel   + 7-095-1 56 59 73
Fax + 7-095-1 52 19 82

Dr Elena Starostina
Novozavodskaya ul d.2, kv 44
121 087 Moscow
Russia
Tel   + 7-095-1 48 68 61
Fax + 7-095-2 58 27 97
elena.starostina@roche.com

Prof Werner Stauffacher
Leimenstrasse 51
CH-4051 Basel
Switzerland
Tel   + 41-61-2 71 71 72
Fax + 41-61-2 71 76 26
stauffacher@ubaclu.unibas.ch

Dr Gorazd Staut
Zdravstveni Dom Koper
Dellavallijeva ul.3
6000 Koper
Slovenia
Tel   + 386-66-2 22 61

Mrs Monika Stawicka
Kazimierza Wielkiego 22/30
PL-30 074 Krakow
Poland
Tel   + 48-12-33 43 94

Dr Lars I Steen
Medicinkliniken
Billjergatan 25
S-633 56 Eskilstuna
Sweden
Tel   + 46-16-12 22 14
Fax + 46-16-10 44 58

Dr Michael W Steffes
Dept of Lab Med & Pathology
Univ of Minnesota Hospitals
Box 609, 420 Delaware St. SE
Minneapolis, MN 55455–0392
USA
Tel   + 1-612-6 24 81 64
Fax + 1-612-6 25 06 17
Michael.W.Steffes-1@tc.umn.edu

Dr Coen Stehouwer
Dept Internal Medicine
Free University Hospital
De Boelelaan 1117
NL-1081 HV Amsterdam
The Netherlands
Tel   + 31-20-4 44 05 31
Fax + 31-20-4 44 05 02

Dr Mylene Stehouwer
Free University Hospital
Department of Endocrinology
PO Box 7057
NL-1007 MB Amsterdam
The Netherlands

Dr Daniel Stein
University of Texas
Southwestern Medical Center
at Dallas
5323 Harry Hines Boulevard
Dallas, TX 75235–9135
USA
Tel   + 1-214-6 48 34 84
Fax + 1-214-6 48 28 43
dstein@mednet.swmed.edu

Prof Donald F Steiner
Apartment 2508
2626 Lakeview Ave
Chicago IL 60614
USA
Tel   + 1-773-7 02 13 34
Fax + 1-773-7 02 42 92
dfsteine@midway.uchicago.edu

Dr George Steiner
Div. of Endocrinology & Met.
The Toronto Hospital
General Division, NUW 9–112
200 Elizabeth Street
Toronto, Ontario M5G 2C4
Canada
Tel   + 1-416-3 40 45 38
Fax + 1-416-3 40 34 73

Dr Rune Steinum
PO Box 110
N-8491 Melbu
Norway
Tel   + 47-76 11 75 60
Fax + 47-76 11 75 66

Dr Indra Stelmane
Ilukstes 101–2-72
LV-1082 Riga
Latvia

Dr Gunnar Stenstroem
Medical Clinic
Kungaelv Hospital
S-442 83 Kungaelv
Sweden
Tel   + 46-303-98 50 00
Fax + 46-303-98 53 0
gunnar.stenstrom@bll.se

Dr Kjell Stensvold
Dept of Peadiatrics
Buskerud Central Hospital
N-3004 Drammen
Norway
Tel   + 47-32 80 31 09
Fax + 47-32 80 31 05

Dr Tony V Stepanas
Endocrinology Unit
The Canberra Hospital
PO Box 11
Woden, ACT 2606
Australia
Tel   + 61-2-62 44 25 95
Fax + 61-2-62 82 51 79

Mr Thomas Stephens
North American
Regulatory Affairs
Lilly Corporate Center
Drop Code 2543
Indianapolis, IN 46285
USA
Tel   + 1-317-2 76 53 08
Fax + 1-317-2 76 16 52
Stephens_Thomas_W@lilly.com

Dr Ervin Stern
1 Bareli Street, Tochnit Lamed
IL- Tel Aviv
Israel
Tel   + 972-3-6 99 22 26
Fax + 972-3-6 99 22 26

Dr Fabio Sternberg
Inst. für Diabetes-Technologie
an der Universität Ulm
Helmholtzstr. 20
D-89081 Ulm
Germany
Tel   + 49-731-5 92 62
Fax + 49-731-5 92 61
fabio.sternberg@medizin.
uni-ulm.de

Mr Johnny Sternesjö
Dept of Medical Cell Biology
Biomedicum
Box 571
S-751 23 Uppsala
Sweden
Tel   + 46-18-4 71 44 40
Fax + 46-18-55 64 01
johnny.sternesjo@
medcellbiol.uu.se

Dr Elizabeth J Stevens
Dept of Immunology
King's College School of
Medicine and Dentistry
Bessemer Road
London SE5 9PJ
United Kingdom
Tel   + 44-171-3 46 35 88
Fax + 44-171-3 46 39 21
rcgf316@kcl.ac.uk

Dr Ralph W Stevenson
Dept of Metabolic Diseases
Pfizer Central Research
Eastern Point Road
Groton, CT 06340
USA
Tel   + 1-860-4 41 35 51
Fax + 1-860-4 41 57 19

Dr Catherine Stewart
Parke-Davis Co. Ltd.
Lambert Court
Chestnut Avenue
Eastleigh SO53 3ZQ
United Kingdom
Tel + 44-1703-62 88 52
Fax + 44-1703-62 98 13
stewarc@EL1 uk.wl.com

Dr Murray Stewart
Department of Medicine
Medical School
Framlington Place
Newcastle upon Tyne
United Kingdom
Tel + 44-191-222 70 19
Fax + 44-191-222 07 23

Dr Gernot Stöckl
Ottokar-Kernstockgasse 18
A-8330 Feldbach
Austria
Tel + 43-31 52-2 55 52 00
Fax + 43-31 52-2 55 51 40

Dr Alan E Stocks
The Brisbane Clinic
79 Wickham Terrace
Brisbane, Queensland 4000
Australia
Tel + 61-7-32 70 45 83
Fax + 61-7-32 70 45 59

Dr Miriam Stocks
19 Highland Terrace
St.Lucia, Queensland 4067
Australia
Tel + 61-7-38 70 18 30
Fax + 61-7-32 70 45 59

Dr Nikola Stojanovski
Zdravstven dom Skopje
Poliklinika "Jane Sandanski"
Kabinet za Diabetes
Bulevar "Krste Misirkov" BB
Skopje 91000
Macedonia, FYR of
Tel + 389-91-41 10 26
Fax + 389-91-16 36 38
a1@unet.com.mk

Dr Dragan Stojsic
Benja Antala 5
YU-25000 Sombor
Yugoslavia (FRY)
Tel + 381-25-2 57 41
Fax + 381-25-3 60 91

Dr Ronald Stolk
Julius Center
Clinical Epidemiology
Utrecht University
PO Box 80035
NL-3508 TA Utrecht
The Netherlands
Tel + 31-30-2 53 83 76
Fax + 31-30-2 53 90 11
R.P.Stolk@med.ruu.nl

Ms Rachel Stoney
Deakin Institute
of Human Nutrition
Deakin University
336 Glenferrie Road
Malvern, Victoria 3144
Australia
Tel + 61-3-92 44 51 35
Fax + 61-3-92 44 53 38
stoneyr@deakin.edu.au

Dr Len H Storlien
Dept of Biomedical Science
University of Wollongong
Northfields Ave
Wollongong, NSW 2522
Australia
Tel + 61-42-21 31 74
Fax + 61-42-21 40 96
len.storlien@uow.edu.au

Dr Fred Storms
Palestrinalaan 3
NL-3723 KM Bilthoven
The Netherlands
Tel + 31-30 29 29 40
Fax + 31-30 29 59 11
stormdcb@pi.net

Mr Borislav Stoyanov
Med.Univ Klinik u. Poliklinik
IV Abteilung
Otfried-Müller-Str. 10
D-72076 Tübingen
Germany
Tel + 49-70 71-2 98 06 03
Fax + 49-70 71-2 93 1 88
bvstoyan@med.uni-tuebingen.de

Mr Mark Strachan
107 Candlemaker's Park
Edinburgh EH17 8TL
United Kingdom
Tel + 44-1 31-5 36 20 74
Fax + 44-1 31-5 36 20 75

Dr Rodica Strachinariu
Institute N.Paulescu
Diabetes Nutrition
J. Movila Nr 7, Section 2
70266 Bucharest
Romania
Tel + 40-1-2 10 64 60
Fax + 40-1-2 10 22 95

Mr Volker Strack
IV Med Abteilung
Klinik und Poliklinik
University Tübingen
Otfried-Müller-Str. 10
D-72076 Tübingen
Germany
Tel + 49-70 71-2 98 06 03
Fax + 49-70 71-2 92 7 84
vrstrack@med.uni-tuebingen.de

Prof Hilmar Stracke
Medizinische Klinik III und
Poliklinik
Universität Giessen
Rodthohl 6
D-35385 Giessen
Germany
Tel + 49-6 41-9 94 27 52
Fax + 49-6 41-9 94 27 59
hilmar.stracke@innere.med.
uni-giessen.de

Dr Marek Straczkowski
Department of Endocrinology
Medical School, Bialystok
Sklodowskiej 24A
PL-15276 Bialystok
Poland
Tel + 48-85-42 23 05
Fax + 48-85-42 23 05

Dr Lawrence Stramm
Lilly Research Laboratories
Drop Code 0540
Lilly Cooporate Center
Indianapolis, IN 46285
USA
Tel + 1-3 17-2 76 10 36
Fax + 1-3 17-2 76 95 74

Dr Jorma Strand
Oulu Deaconess Institute
Värtöntie 2 A 1
FIN-90230 Oulu
Finland
Tel + 358-8-3 13 20 11
Fax + 358-8-37 37 69

Prof Andrea Strata
Servizio di Diabetologia
Azienda Ospedaliera di Parma
Via Gramsci, 14
I-43100 Parma
Italy
Tel + 39-5 21-25 90 71
Fax + 39-5 21-98 07 47

Dr Irene M Stratton
Diabetes Research Lab.
Radcliffe Infirmary
Woodstock Road
Oxford OX2 6HE
United Kingdom
Tel + 44-18 65-24 84 18
Fax + 44-18 65-7 23 8 84
Irene.Stratton@drl.ox.ac.uk

Ms Susanne G Straub
1374 Ellis Hollow Road
Ithaca, NY 14850
USA
Tel + 1-2 53-36 50
Fax + 1-2 53-36 59
sgs4@Cornell.edu

Dr Kenneth W Strauss
Becton Dickenson CP-E
Medical Department
Denderstraat 24
B-9320 Erembodegem
Belgium
Tel + 32-53-72 04 60
Fax + 32-53-72 04 57

Ms Martina Strebelow
Institute für Diabetes
"Gerhardt Katsch"
Greifswalder Str 11 a
D-17495 Karlsburg
Germany
Tel + 49-38-35 56 50
Fax + 49-38-35 56 55 58

Dr Mats Stridsberg
Dept of Clinical Chemistry
University Hospital
S-751 85 Uppsala
Sweden
Tel + 46-18-66 42 58
Fax + 46-18-55 25 62
mats.stridsberg@clinchem.uus.se

Dr Frank Striesow
Rathenau Str 6–8
D-41061 Mönchengladbach
Germany

Dr Krzysztof Strojek
Department of Intenal Diseases
and Diabetology
Staropolska 6
PL-41 800 Zabrze
Poland
Tel + 48-32-2 71 25 11
Fax + 48-32-2 71 46 17

Dr Felice Strollo
Via Scipioni 175
I-00192 Roma
Italy
Tel + 39-6-3 24 40 09
Fax + 39-6-3 24 40 09
strofe@fnc.net

Dr Hermann-Josef Strotmann
Über dem Gericht 26
D-36199 Rotenburg a.d.Fulda
Germany
Tel + 49-66 23-4 17 99
Fax + 49-66 23-86 11 03

Dr Jan H Strubbe
Dept of Animal Physiology
University of Groningen
PO Box 14
NL-9750 AA Haren
The Netherlands
Tel + 31-50-36 32 3 43
Fax + 31-50-36 35 2 05
J.H.Strubbe@biol.rug.nl

Dr Serge Strulo
BP 11 00 43
Mahina 98709 (Polynésie Franc)
Tahiti (Polynésie Franc.)
Tel + 6 89-48 36 39
Fax + 6 89-48 36 39

Dr Peter P Studer
Rainweg 7
CH-4143 Dornach
Switzerland
Tel + 41-33-44 61 11
Fax + 41-33-43 53 07

Dr Frank Stümpel
Untere Karspüle 13 b/42
D-37073 Göttingen
Germany
Tel + 49-5 51-39 59 46
Fax + 49-5 51-39 59 60

Dr Michael Stumvoll
Medizinische Klinik
Otfried-Müller-Str. 10
D-72076 Tübingen
Germany
Tel + 49-70 71-2 98 27 12
Fax + 49-70 71-2 92 7 84

Dr Zeljko Stupar
Novo Nordisk A/S
Branch Office in Slovenia
Dunalska 7
1000 Ljubljana
Slovenia
Tel + 3 86-61-1 32 03 23
Fax + 3 86-61-1 32 02 88

Dr Rolando Suarez Perez
Hospital Fajardo
Instituto Nacional
de Endocrinologia
Zapata YD Vedado 10400
Ciudad de la Habana
Cuba
Tel + 53-7-32 72 75
Fax + 53-7-33 34 17
oma@inend.sld.cu

Dr Mate Sucic
K.B. Dubraua
Av.Izvidaca 6
10000 Zagreb
Croatia
Tel +385-1-2874 44
Fax +385-1-264249

Dr Gina C Suciu
Cornisa Bl12 Ap2
4300 TG Mures
Romania
Tel +40-1-3123674
Fax +40-1-3126760

Prof Mary C Sugden
Department of Biochemistry
Basic Medical Sciences
Queen Mary & Westfield College
Mile End Road
London E1 4NS
United Kingdom
Tel +44-171-9826333
Fax +44-181-9818836
m.c.sugden@qmw.ac.uk

Dr Ramchandra N Sukhai
Eilandenweg 36
NL-2904 VJ Capelle a.d.ljssel
The Netherlands
Tel +31-10-2903000
Fax +31-10-2903407

Dr Chee Fang Sum
64 Toh Yi Drive
Singapore 596539
Singapore
Tel +65-4730000
Fax +65-4797216

Dr Yasuhiro Sumida
III Dept of Internal Medicine
Mie University
School of Medicine
2–174 Edobashi
Tsu, Mie 514
Japan
Tel +81-59-2321111
Fax +81-59-2315223

Dr Göran Sundkvist
Joelsgatan 17
S-215 67 Malmö
Sweden
Tel +46-40-331067
Fax +46-40-336201
goran.sundkvist@endo.mas.lu.se

Dr Frank Sundler
Department of Physiology
and Neuroscience, Section
Neuroendocrine Cell Biology
University Hospital, E-block
S-223 62 Lund
Sweden
Tel +46-46-1777 10
Fax +46-46-1777 20

Ms Margareta Sundström
Boehringer Mannheim
Scandinavia AB
Box 147
S-161 26 Bromma
Sweden
Tel +46-8-4048800
Fax +46-8-9844 42

Dr Silvestro Suraniti
Service de Médécine Interne
Centre Hospitalier
F-49403 Saumur
France
Tel +33-2-41533140
Fax +33-2-41532574

Dr Elena Surkova
National Research Centre for
Endocrinology, Russian Academy
of Medical Sciences
Dm Ulyanova 11
117 036 Moscow
Russia
Tel +7-095-1266637
Fax +7-095-3107000

Dr Daisy W A Surmont
Kalenbergstraat 20
B-1700 Dilbeek
Belgium
Tel +32-2-4224242
Fax +32-2-4257076

Dr Bernard C J Sutter
12 Allee du Prat
F-33610 Cestas
France
Tel +33-5-56076814
Fax +33-5-56076814

Dr Stepan Svacina
3rd Medical Clinic
1 st Medical Faculty
Charles University
Katerinska 32
CZ-121 08 Praha 2
Czech Republic
Tel +420-2-24962902
Fax +420-2-296872
svacinas@lf1.cuni.cz

Dr Zoran Svarc
O.B. Osijek
Centra za Dijabetes
Josipa Huttlera 4
31000 Osijek
Croatia
Tel +385-31-101101

Dr Annika Svensson
1150 Cushing Circle #329
St Paul, MN 55108
USA
Tel +1-612-9172664
Fax +1-612-6248118
svens002@tc.umn.edu

Dr A Ingemar H Swenne
Department of Pediatrics
Uppsala University
Children's Hospital
S-751 85 Uppsala
Sweden
Tel +46-18-665892
Fax +46-18-665583
ingemar.swenne@ped.uas.se

Dr László Szabó
County Hospital
Department of Paediatrics
Markusovsky u.3. POB:143
H-9700 Szombathely
Hungary
Tel +36-94-311542
Fax +36-94-327873

Dr Marek Szatkowski
Department of Physiology
Imperial College School of
Medicine at St.Mary's
Norfolk Place
London W2 1PG
United Kingdom
Tel +44-171-5943925
Fax +44-171-7237185
m.szatkowski@ic.ac.uk

Dr Iosif Szilagyi
Str Moise Sora Novac 32
3900 Satu Mare
Romania
Tel +40-1-3123674
Fax +40-1-3126760

Dr Geza Szoverffy
Liszt Ferenc u. 6/b/3
H-1047 Budapest
Hungary
Tel +36-1-2144434
Fax +36-1-2144447
geza_szoverffy@merck.com

Prof Zbigniew Szybinski
Dept of endocrinology
Collegium Medicum
Jagiellonian University
Ul Kopernika 17
PL-31 501 Krakow
Poland
Tel +48-12-213925
Fax +48-12-214054

Dr Nana Tabidze
corp2 apt 53
Akademika Anokmina str 12
Moscow
Russia
Tel +7-095-7558353
Fax +7-095-7558373

Dr Claudio Taboga
Diabetes Unit
General Hospital
I-33100 Udine
Italy
Tel +39-432-552519
Fax +39-432-552474

Dr Mohammad Tadayyon
Dept of Vascular Biology
Smithkline Beecham
Pharmaceuticals
NFSP (North) H30–1-051
Harlow
United Kingdom
Tel +44-1279-627044
Fax +44-1279-627049

Dr Klaus Täuber
Interne Abteilung
Krankenhaus St.Josef
Ringstrasse 60
A-5280 Braunau/Inn
Austria
Tel +43-7722-804134
Fax +43-7722-804145

Dr Paola M Tagliamonte
Ist.Farmacologia
Le Scotte
I-53100 Siena
Italy
Tel +39-577-585457
Fax +39-577-586187

Dr Khaled Taiyeb
PO Box 7256
Al Aziziah Makkah
Saudi Arabia
Tel +96-62-5588702
Fax +96-62-5588702

Dr Naoko Tajima
Third Department of Medicine
Jikei Univ School of Medicine
3–25–8 Nishishinbash Minato-Ku
Tokyo 105
Japan
Tel +81-3-34331111 ext3249
Fax +81-3-3459 1417
n-tajima@tansei.cc.u-tokyo.ac.jp

Dr Yuji Tajiri
Shakaihoken Inatsuki Hospital
1098 Iwasaki Inatsuki Kaho
Fukuoka 820 02
Japan
Tel +81-948-421110
Fax +81-948-430389
yuji-hrm@ta2.so-net.or.jp

Dr Yoshiatsu Takahashi
1–1–26–741, Funabori
Edogawa-ku
Tokyo 134
Japan
Tel +81-3-38692402

Dr Haruo Takeda
Diabetes Center
Yatsushiro General Hospital
2–26 Matsuejo-Machi
Yatsushiro 866
Japan
Tel +81-965-327111
Fax +81-965-322772
ar6h-tkd@asahi-net.or.jp

Dr Noryuki Takeda
III Dept of Internal Medicine
Gigu University
School of Medicine
40 Tsukasa-machi
Gifu 500
Japan
Tel +81-58-2672328
Fax +81-58-2672956

Dr Madhucar Talaulicar
Kirchberg 15
D-37431 Bad Lauterberg
Germany
Tel +49-5524-4144
Fax +49-5524-81204

Prof Inge-Bert Täljedal
Dept of Histology and
Cell Biology
Umea University
S-901 87 Umea
Sweden
Tel +46-90-165145
Fax +46-90-166996
inge-bert.taljedal@histocel.umu.se

Dr Gustav Tallroth
Medicinska Kliniken
Lasarettet
S-271 82 Ystad
Sweden
Tel +46-411-75000
Fax +46-411-72214

Dr Tatsuo Tamagawa
4–42–1 Yamada-cho
Kita-ku
Nagoya 462
Japan
Tel + 81-52-9119360
Fax + 81-52-9150123
tamagawa@med.nagoya-u.ac.jp

Dr Jorge Tamarit Rodriguez
Departamento de Bioquimica
Facultad de Medicina
Universidad Complutense
E-28040 Madrid
Spain
Tel + 34-1-3941449
Fax + 34-1-3941691

Dr Gyula Tamas
1 st Dept of Medicine
Semmelweis University
Koranyi Sandor 2/a
H-1083 Budapest
Hungary
Tel + 36-1-2100278
Fax + 36-1-2100279

Dr Guido Tamburrano
Largo Damiano Chiesa 5
I-00136 Roma
Italy
Tel + 39-6-4453624
Fax + 39-6-49970525
MED2SSEM@RDN.IT

Ms Ulvi Tammer RN
Magdaleena Hospital
Parnu Mnt 104
EE-0013 Tallinn
Estonia
Tel + 372-2-556041
Fax + 372-2-550106

Dr Jouke T Tamsma
Billitonstraat 1
NL-2585 TX Den Haag
The Netherlands

Dr Refik Tanakol
Ataköy Dokuzuncu Kisim
B-12 D:8
Prof. Bahriye Ücok Sok.
TR- Istanbul
Turkey
Tel + 90-532-2771303
refiktanakol@superonline.com

Dr Keiichiro Tanigawa
Dept of Clinical Nutrition
Suzuka University of Medical
Science and Technology
1001–1 Kishioka-cho, Suzuka
Mie 510–02
Japan
Tel + 81-593-838991
Fax + 81-593-839666
tanigawa@suzuka-u.ac.jp

Dr Hiroshi Taniguchi
Department of Metabolism
and Community Health Science
Kobe Uni School of Medicine
10–2 Tomogaoka 7 chome Suma-
ku
Kobe 654–01
Japan
Tel + 81-78-7964528
Fax + 81-78-7964528

Mr Tsvetalina Tankova
Novo Nordisk A/S
Baba Ilyitsa BI80A, Fl.12
BG-1612 Sofia
Bulgaria
Tel + 359-2-544688
Fax + 359-2-9540407

Dr Tony Tanudjaja
Kruppstr 29
D-40227 Düsseldorf
Germany
Tel + 49-211-785944
Fax + 49-211-9171222

Dr Luc Tappy
Institut de Physiologie
7 Rue du Bugnon
CH-1005 Lausanne
Switzerland
Tel + 41-21-6925503
Fax + 41-21-6925595
ltappy@iphysiol.unil.ch

Dr Lise Tarnow
Steno Diabetes Center
Niels Steensens Vej 2
DK-2820 Gentopte
Denmark
Tel + 45-44439952
Fax + 45-44438234
ltar@novo.dk

Dr Raisa Tashieva
Kyrgyz Republican Diabetes
Association
Shopokova 35, Apt 6
Kirgizstan

Prof Marja-Riitta Taskinen
Department of Medicine
University of Helsinki
Meilahti Hospital
Haartmaninkatu 4
FIN-00290 Helsinki
Finland
Tel + 358-9-4712240
Fax + 358-9-4714694
mataskin@helsinki.fi

Prof Jan Taton
Akademicka 3, apt. 44
PL-02 038 Warsaw
Poland
Tel + 48-22-116752
Fax + 48-22-116752

Prof Robert B Tattersall
Curzon House
Curzon St, Gotham
Nottingham NG11 OHQ
United Kingdom
Tel + 44-1159-830709
Fax + 44-1159-701080

Dr Patrizio Tatti
Via Capitanata 3
I-00161 Roma
Italy
Tel + 39-6-44243768
Fax + 39-6-9367439
p.tatti@flashnet.it

Dr Vincenzo Tatti
Viale Stazione 30
CH-6500 Bellinzona
Switzerland
Tel + 41-91-8254337

Dr Igor Tauveron
Department of Endocrinology
Hôpital G.Montpied CHU BP69
F-63000 Clermont-Ferrand
France
Tel + 33-473625713
Fax + 33-473624228
tauveron@clermont.inra.fr

Dr Ivan Tavcar
Military Medical Academy
Endocrinology Department
Crnotravska 17
YU-11000 Belgrade
Yugoslavia (FRY)
Tel + 381-11-661122
Fax + 381-11-662288

Prof Roy Taylor
40 Reid Park Road
Newcastle upon Tyne NE2 2ES
United Kingdom
Tel + 44-191-2325131
Fax + 44-191-2220723

Dr Yasuaki Tazawa
3rd Dept of Internal Medicine
Hirosaki University
School of Medicine
5 Zaitucho
Hirosaki, Aomori 036
Japan
Tel + 81-172-395062
Fax + 81-172-395063

Dr Jan T A te Gussinklo
Wilhelminaplein 9
NL-7772 AH Hardenberg
The Netherlands
Tel/Fax + 31-523-262414
gussinklo@hypertensie.com

Dr Javier Tebar-Masso
Junterones 14, 2°
E-30008 Murcia
Spain
Tel + 34-68-238090

Dr Lennart Tegler
The University Hospital
S-581 85 Linköping
Sweden
Tel + 46-13-221874
Fax + 46-13-223249
lennart.tegler@us.lio.se

Dr Beata Telejko
Department of Endocrinology
Medical School Bialystok
M.C.Sktodowskiej 24A
PL-15 276 Bialystok
Poland
Tel + 48-85-422305
Fax + 48-85-422305

Dr Rosemary C Temple
8 Montague Road
Cambridge CB4 1BX
United Kingdom
Tel + 44-1223-311360

Dr Reinier W ten Kate
Kennemer Gasthuis, Lokatie EG
Dept Internal Medicine
PO Box 417
NL-2000 AK Haarlem
The Netherlands
Tel + 31-23-5525252
Fax + 31-23-5522171

Dr Ake Tenerz
Department of
Internal Medicine
Central Hospital
S-721 89 Västeras
Sweden
Tel + 46-21-173000
Fax + 46-21-175221

Mr Anders Tengholm
Department of Medical
Cell Biology
Biomedicum
Box 571
S-751 23 Uppsala
Sweden
Tel + 46-18-4714426
Fax + 46-18-4714059
Tengholm@noran.medcellbiol.
uu.se

Dr Nicholas Tentolouris
48 Burnage Hall Road
Bournage
Manchester M19 2JL
United Kingdom
Tel + 44-161-3742050
Fax + 44-161-3742050

Dr Carlo Teodonio
Pizza Minucciano 25
I-00139 Roma
Italy
Tel + 39-6-8120034
Fax + 39-6-77054257

Ms Edith ter Braak
Steniaweg 40
NL-3702 AG Zeist
The Netherlands
Tel + 31-3069-33407

Dr Jan C ter Maaten
Kotter 19
NL-1186 WH Amstelveen
The Netherlands
Tel + 31-20-6414962

Dr Solomon Tesfaye
Floor P
Royal Hallamshire Hospital
Glossop Road
Sheffield S10 2JF
United Kingdom
Tel + 44-114-2712709
Fax + 44-114-2713708

Dr Dragan Tesic
Institut for Internal Diseases
Clinic of Endocrinology
Hajduk Veljkova 1–3
YU-21000 Novi Sad
Yugoslavia (FRY)
Tel + 381-21-24689
Fax + 381-21-25065

Dr Pedro A Tesone
Billinghurst 1650–4°B
1425 Buenos Aires
Argentina
Tel + 541-826-6267
Fax + 541-826-6267
ptesone@mail.fmed.uba.ar

Dr Gianpaolo Testori
P le Salvatore Farina 18/8
I-20125 Milano
Italy
Tel + 39-2-6683077

Dr Adrian Teuscher
Hoehenweg 16
CH-4914 Roggwit
Switzerland
Tel + 41-62-9291060
Fax + 41-62-9291079

Dr Erzsebet Thaisz
"B" Department of Medicine
Peterfy Teaching Hospital
Peterfy Sandor u. 8–12
H-1076 Budapest
Hungary
Tel + 36-1-4614734
Fax + 36-1-4614734

Dr Peter Thams
Dept of Medical Biochemistry &
Genetics, Biochemistry Lab.A
University of Copenhagen
3C Blegdamsvej
DK-2200 Copenhagen N
Denmark
Tel + 45-35327723
Fax + 45-35327701
thams@biokemi.imbg.ku.dk

Dr Jan Theman
Förändringskonsult AB
Erik Dahlbersgatan 5
S-411 26 Göteborg
Sweden
Tel + 46-31-133738
Fax + 46-31-7115806

Dr Guy Thenaers
9 Catarinalaan
B-3500 Hasselt
Belgium
Tel + 32-11-225456
Fax + 32-11-225456

Dr Joachim Thiery
Boehringer Mannheim
Sandhoferstr. 116
D-68305 Mannheim
Germany
Tel + 49-621-7593142
Fax + 49-621-7594607
Joachim_Thiery@bmg.
boehringer-mannheim.com

Ms Ulla Thilén
MEDA Sverige AB
Box 138
S-401 22 Göteborg
Sweden
Tel + 46-31-7012800
Fax + 46-31-7012900
ulla.Thilen@got.meda.se.

Dr Adamadini Thoma
17 Delphon Street, P.Faliron
GR-17562 Athens
Greece
Fax + 30-1-9841094
Fax + 30-1-9841094

Dr Christopher R Thomas
Department of Medicine
St Thomas' Hospital
Lambeth Palace Road
London SEI 7EH
United Kingdom
Tel + 44-171-9289292 ext2480
Fax + 44-171-9284458
chris.thomas@umds.ac.uk

Dr Helen M Thomas
Department of Biosciences
University of Kent
Canterbury
Kent CT2 7NJ
United Kingdom
Tel + 44-1227-764000 ext7960
Fax + 44-1227-763912
H.M.Thomas@ukc.ac.uk

Dr Robert G Thompson
Parke Davis
79/2 Diabetes,
Medical Research
201 Tabor Road
Morris Plains, NJ 07950
USA
Tel + 1-973-5407932
Fax + 1-973-5407211
thomp11@pd.mops.wl.com

Dr Claus Thomsen
Skelagervej 272
DK-8200 Aarhus N
Denmark
Tel + 45-86109670
Fax + 45-86193807
claus@thomsen@image.dk

Ms Pia Thorbek
Novo Nordisk A/S
Novo Alie
DK-2880 Bagsvaerd
Denmark
Tel + 45-44422109
Fax + 45-44421844
PiaT@novo.dk

Dr Bernard Thorens
University of Lausanne
Institute of Pharmacology
27, rue de Bugnon
CH-1005 Lausanne
Switzerland
Tel + 41-21-6925390
Fax + 41-21-6925355
Bernard.Thorens@ipharm.unil.ch

Ms Ulla Thorkell-Nilsson RN
Majgatan 7
S-256 61 Helsingborg
Sweden
Tel + 46-42-157640
Fax + 46-42-101647

Dr Birger Thorsteinsson
Havsgaardsvej 2
DK-2900 Hellerup
Denmark
Tel + 45-39611670
Fax + 45-48294783

Dr Peter Thye-Roenn
Paeregrenen 159
DK-5220 Odense SO
Denmark
Tel + 45-65411735
Fax + 45-65919653
P.Thye@Winskew.ou.dk

Dr Markus Tiedge
Inst für Klinische Biochemie
Med. Hochschule Hannover
Carl-Neuberg-Str 1
D-30625 Hannover
Germany
Tel + 49-511-5326329
Fax + 49-511-5323584
Tiedge.Markus@mh-hannover.de

Prof Antonio Tiengo
Via Marconi 25
I-35100 Padova
Italy
Tel + 39-49-8212335
Fax + 39-49-8754179

Dr Lali Tigishvili
1st City Hospital
Republican Endocrinology Ctr
Endocrinology Department
9 Tsinandali Str
380044 Tbilisi
Georgia
Tel + 995-32-745368

Dr Evangelia Tigka
Ioanninon 1
GR-60100 Katerini
Greece
Tel + 30-351-2848425

Mr Chris Tikellis
Repatriation Campus
Banksia Street
West Heidelberg 3081
Australia
Tel + 61-3-94962682
Fax + 61-3-94974554
tikellis@austin.unimelb.edu.au

Dr Galina Tikhonova
56 Sovyetskoi Armii
443067 Samara
Russia
Tel + 7-8462-635404
Fax + 7-8462-631115
ort@transit.samara.ru

Dr Hartmut Tillil
Bandwirkerweg 8
D-45549 Sprockhövel
Germany
Tel + 49-202-5288652
Fax + 49-202-3945453

Dr Ronald G Tilton
Dept of Cell Biology
Texas Biotechnology
Corporation
7000 Fannin
Houston, TX 77030
USA
Tel + 1-713-7968822 ext112
Fax + 1-713-7968232
rtilton@tbc.com

Dr Romulus Timar
Str Stefan cel Mare C12, ap18
1900 Timisoara
Romania
Tel + 40-56-122109
Fax + 40-56-165397

Dr Hilary Tindall
Department of Diabetes
North Middlesex Hospital
Sterling Way
London N18 1QX
United Kingdom
Tel + 44-181-8874267
Fax + 44-181-8874219

Dr Pavol Tison
II Interna Klinika
Dererova Nemocnica
Limbova 5
SK-833 05 Bratislava
Slovakia

Dr Jos Tits
Rootenstraat 21 Bus 21
B-3600 Genk
Belgium
Tel + 32-89-356612
Fax + 32-89-356612
Jos.Tits@ping.be@ping.be

Dr Aimee Tjon-A-Tsien
Stroveer 14
NL-3032 GA Rotterdam
The Netherlands
Tel + 31-10-4659442
avginkel@pi.net

Dr Ivan Tkac
35 Canyon Ave # 1012
North York, ON M3H 4Y2
Canada
Tel + 1-416-6334457
Fax + 1-416-3404189
tkac@globalserve.net

Dr Sergei N Tkach
Institute of Endocrinology
and Metabolism
Dept of Diabetology
Vyshgorodskaya Str 69
254114 Kiev
Ukraine (CIS)
Tel + 7-044-4328722
Fax + 7-044-4303718

Dr Mikio Todaka
Dept of Metabolic Medicine
Kumamoto University
School of Medicine
1–1-1 Honjo
Kumamoto 860
Japan
Tel + 81-96-3735169
Fax + 81-96-3668397
shumai@kaiju.medic.
kumamoto-u.ac.jp

Prof John A Todd
The Wellcome Trust Centre
for Human Genetics
Windmill Road
Headington, Oxford OX3 7BN
United Kingdom
Tel + 44-1865-740014
Fax + 44-1865-742193
john.todd@well.ox.ac.uk

Dr Ryohei Todo
Dept of Internal Medicine
Osaka National Hospital
2-1-14 Hoenzaka Chuo-ku
Osaka 540
Japan
Tel + 81-6-9421331
Fax + 81-6-9436467
todo@onh.go.jp

Dr Monika Toeller-Suchan
Diabetes-Forschungsinstitut
an der Heinrich-Heine Univ.
Auf'm Hennekamp 65
D-40225 Düsseldorf
Germany
Tel + 49-211-33821
Fax + 49-211-342080

Dr Ingrid Toft
Dept of Internal Medicine
Tromsoe University Hospital
Breivika
N-9038 Tromsö
Norway
Tel   + 47-77 62 60 00
Fax + 47-77 62 68 63
ingridt@fagmed.uit.no

Dr Mai-Britt Toft Nielsen
Department of Endocrinology
Hvidovre Hospital
Kettegaard Alle 30
DK-2650 Hvidovre
Denmark
Tel   + 45-36 32 22 62
Fax + 45-36 32 37 68

Dr Franczak Tomasz
Novo Nordisk a/s
11, Lucka
PL-Warsaw
Poland
Tel   + 48-22-6 56 31 71
Fax + 48-22-6 56 31 31

Mrs Mateja Tomazin-Sporar R.N.
University Medical Center
Department of Diabetes
Zaloska 7
1000 Ljubljana
Slovenia
Tel   + 386-61-1 31 31 23
Fax + 386-61-1 32 02 88

Prof Gerald H Tomkin
1 Fitzwilliam Square
Dublin 2
Ireland
Tel   + 353-1-6 76 16 39
Fax + 353-1-6 76 71 22

Prof David R Tomlinson
Dept of Pharmacology
Basic Medical Sciences
Queen Mary & Westfield College
Mile End Road
London E1 4NS
United Kingdom
Tel   + 44-171-9 82 63 50
Fax + 44-181-9 83 04 70
d.tomlinson@qmw.ac.uk

Dr Peter Chun-Yip Tong
14 Edlingham Close
South Gosforth
Newcastle upon Tyne NE3 1RH
United Kingdom
Tel   + 44-191-2 84 74 04
Fax + 44-191-2 22 07 23
p.c.y.tong@ncl.ac.uk

Dr John E Tooke
Dept of Diabetes &
Vascular Medicine
Postgraduate Medical School
Barrack Road
Exeter, Devon EX2 5DW
United Kingdom
Tel   + 44-13 92-40 30 90
Fax + 44-13 92-40 30 27

Dr Veronica Topchiashvili
18/1 Chapaevsky per.,
125252 Moscow
Russia

Prof Hermann Toplak
Med Universitätsklinik
Ambulanz für Diabetes
und Stoffwechsel
Auenbruggerplatz 15
A-8036 Graz
Austria
Tel   + 43-3 16-3 85 32 70
Fax + 43-3 16-3 85 30 62

Dr Jolanta Topolska
ul. Weglowa 2/1
PL-15243 Bialystok
Poland
Tel   + 48-85-75 12 76
Fax + 48-85-42 23 05

Dr Torun Torbjörnsdotter
Karolinska Institute
Department of Pediatrics
Huddinge Hospital
S-141 86 Huddinge
Sweden
Tel   + 46-8-58 58 00 00
Fax + 46-8-58 58 14 10

Dr Giuseppe Torchio
Via Alberto Mario 67
I-20149 Milano
Italy
Tel   + 39-2-4 98 24 46

Dr Roberto Torella
P.V. Emanuele 30
I-80045 S.Giorgio a Cremano MA
Italy
Tel   + 39-81-4 77 1 75
Fax + 39-81-5 66 67 07

Dr Ole Torffvit
Medical Dept
University Hospital
S-221 85 Lund
Sweden
Tel   + 46-46-17 35 42
Fax + 46-46-21 10 908
Ole.Torfvitt@med.lu.se

Dr Elisabetta Torlone
DIMISEM
Dipartimento di Medicina Int
Seience Endocrine e Metabolism
Via E. Dal Pozzo
I-06123 Perugia
Italy
Tel   + 39-75-5 78 36 32
Fax + 39-75-5 73 08 55

Dr Maria A Tormo
Universidad de Extremadura
Facultad de Medicina
Departamento de Fisiologia
Avda de Elvas S/N
E-06071 Badajoz
Spain
Tel   + 34-24-28 94 37
Fax + 34-24-28 94 37
matormo@unex.es

Ms Carina Törn
Lund University Hospital
EB-blocket
Cell Biol forskn avd 1
S-221 85 Lund
Sweden
Tel   + 46-17 35 47
Fax + 46-21 14 5 13
Carina.Torn@med.lu.se

Mr Josep Torner
Q.F.Bayer S.A.
DS Diabetes
c/ Calabria Street 268-1
E-08029 Barcelona
Spain
Tel   + 34-3-4 95 67 77
Fax + 34-3-4 95 68 71

Dr Keith Tornheim
Boston University
School of Medicine
80 E.Concord Street
Boston MA 02118
USA
Tel   + 1-617-638 82 96
Fax + 1-617-6 38 70 94
tornheim@bu.edu

Dr Janos Tornoczky
Tolna County Teaching Hospital
PO Box 85
H-7100 Szekszárd
Hungary
Tel   + 36-74-31 22 11
Fax + 36-74-41 54 98

Dr Hans E Tornqvist
Novo Nordisk A/S
Vessel Wall Biology
Niels Steensens Vej 1
DK-2820 Gentofte
Denmark
Tel   + 45-44 43 95 20
Fax + 45-44 43 81 10
hant@novo.dk

Dr Edward Toromanian
Republican Endocrinology
Center
31 Nalbandian str Apt 36
Yerevan, 375010
Armenia
Tel   + 374-2-58 43 03
Fax + 374-2-28 29 00

Dr Frulio Torquato
Via Prunizzedda 49/H
I-07100 Sassari SS
Italy

Mr Isidre Torras
Quimica Farmaceutica Bayer S.A
Calabria 268
E-08029 Barcelona
Spain
Tel   + 34-3-4 95 68 56
Fax + 34-3-4 95 68 69

Dr Richard Torras
Hospital General de Catalunya
Gomera s/n
Sant Cugat del Valles
E-08190 Barcelona
Spain
Tel   + 34-3-5 89 12 12
Fax + 34-3-5 89 26 18

Dr Eva Toserova
I Internal Clinic
Mickiewiczova 13
SK-813 69 Bratislava
Slovakia

Dr Omar Touati
Service Diabetologie
CHU Mustapha Alger
Algiers 16000
Algeria
Tel   + 213-2-73 09 07

Dr Charalambos D Tountas
Evias 30
GR- Vrilissia Attiki
Greece
Tel   + 30-1-6 39 80 66
Fax + 30-1-7 70 68 71

Dr Jonas Tovi
Hornstulls Vardcentral
Hornsgatan 133
S-117 28 Stockholm
Sweden
Tel   + 46-8-6 166 3 65
Fax + 46-8-6 166 3 55
Jonas.Tovi@cnsf.ki.se

Dr Nagayasu Toyoda
Dept of Obstetrics and
Gynecology
Mie University
2–174 Edobashi
Tsu-city, Mie
Japan
Tel   + 81-5 92-31 50 23
Fax + 81-5 92-31 52 02
toyoda@clin.medic.mie-u.ac.jp

Dr Yukiyasu Toyoda
Yagotoyama 150
Tempaku-ku
Nagoya 468
Japan
Tel   + 81-52-8 32 17 81
Fax + 81-52-8 34 87 80
toyuki@meijo-u.ac.jp

Dr Jari Töyry
Dept of Clinical Physiology
Kuopio University Hospital
PO Box 1777
FIN-70211 Kuopio
Finland
Tel   + 358-71-17 33 11
Fax + 358-71-17 32 44
jtoyry@messi.uku.fi

Dr Stephanie Tozzo
Scheibenwandstr 5
D-83229 Aschau i. Ch.
Germany
Tel   +49-80 52-94 60

Dr Mariusz Tracz
Dept of Gastroenterology
and Metabolic Diseases
Medical Academy in Warsaw
Banacha 1 a
PL-02 097 Warsaw
Poland
Tel   + 48-22-6 59 75 64
Fax + 48-22-6 59 75 63
tracz@amwaw.edu.pl

Mr Zlatko Trajanoski
Institute of Biomedical
Engineering
Graz Unviversity of Technology
Inffeldgasse 18
A-8010 Graz
Austria
Tel   + 43-3 16-8 73 73 89
Fax + 43-3 16-46 53 48
trajanoski@ibut.tu-graz.ac.at

Dr Michael E Trautmann
Lilly Research Laboratories
Lilly Corporate Center
Indianapolis, IN 46285
USA
Tel   + 1-3 17-2 76 83 53
Fax + 1-3 17-2 77 12 34
trautmann_michael@lilly.com

Dr Christoph Trautner
Stephanstr 67
D-10559 Berlin
Germany
Tel +49-30-2093 4692
Fax +49-30-2093 4661
christoph.trautner@rz.hu-berlin.de

Dr Ludmila Treslova
Limuzska 530
CZ-108 00 Praha 10
Czech Republic
Tel +42-2-77 4229
Fax +42-2-67 1627 10

Dr Roberto Trevisan
Divis. Malattie del Ricambio
Policlinico Universitario
Via Giustiniani 2
I-35128 Padova
Italy
Tel +39-49-821 2183
Fax +39-49-875 4179

Ms Nicole Triadou
LIPHA
Centre de Developpement
116 rue Carnot, BP 60
F-92152 Suresnes Cedex
France
Tel +33-1-4697 5507
Fax +33-1-4506 4348

Dr Elisabeth R Trimble
Dept Clinical Biochemistry
Institute of Clinical Science
Royal Victoria Hospital
Grosvenor Road
Belfast BT12 6BA
United Kingdom
Tel +44-1232-263108
Fax +44-1232-236143
e.trimble@qub.ac.uk

Dr Vincenzo Trischitta
Ospedale Casa Sollievo
Della Sofferenza
Divisione di Endocrinologia
Viale del Cappuccini
I-71013 S.Giov. Rotondo
Italy
Tel +39-882-41 0627
Fax +39-882-451637

Dr Viktor Troussov
Izhevsk Diabetes Centre
199 Revolutsionnaya Str
426034 Izhevsk
Russia

Dr Mariella Trovati
Largo Cibrario 10
I-10144 Torino
Italy
Tel +39-11-902 6612
Fax +39-11-903 8639

Dr Arne Tryggeseth
Trollsvingen 13
N-6500 Kristiansund N.
Norway
Tel +47-73-71 6736 44

Dr Nicholas Tsakalakos
38 Kifissias Avenue
GR-11526 Athens
Greece
Tel +30-1-7752197
Fax +30-1-7706408

Dr Theofrastos Tsakiris
24 Nileos Str
GR-11851 Thission, Athens
Greece
Tel +30-1-3453910
Fax +30-1-3456216

Dr Agathocles Tsatsoulis
Aravantinou 18
GR-45444 Ioannina
Greece
Tel +30-651-91233
Fax +30-651-45944
atsatsou@cc.voi.gr

Prof Diethelm Tschoepe
Diabetes Research Institute of
the Heinrich Heine University
Auf'm Hennekamp 65
D-40225 Düsseldorf
Germany
Tel +49-211-3382665
Fax +49-211-3382665
tschoepe@uni-duesseldorf.de

Dr Katsunori Tsukuda
I-601, 1–12–30
Minami-motojuku
Urawa, Saitama Prefecture
Japan
Tel +81-48-8386316
Fax +81-3-58031874
adukust-tky@umin.u-tokyo.ac.jp

Dr Akira Tsuruoka
4–9-5, Maebara-higashi
Funabashi-shi
Chiba-ken 274
Japan
Tel +81-474-749982
Fax +81-474-754057
tsuruoka@mxc.meshnet.or.jp

Dr Yoshiyuki Tsuura
Dept of Metabolism & Clinical
Nutrition, Kyoto University
Faculty of Medicine
54 Seigoin-Kawahara-cha Sakyo
Kyoto 606
Japan
Tel +81-75-7513560
Fax +81-75-7716601

Dr Nadia Tubiana-Rufi
Service de Diabétologie
Hôpital Robert Debré
48 Boulevard Sérurier
F-75019 Paris
France
Tel +33-1-40032360
Fax +33-1-40032429

Dr Bernard Tuch
Dept Endocrinology
Prince of Wales Hospital
High Street
Randwick, Sydney NSW 2031
Australia
Tel +61-2-93824811
Fax +61-2-93824826
b.tuch@unsw.edu.au

Prof Constantin Tudor
Spl T Vladimirescu
Nr 16 Apt 2
1900 Timisoara
Romania
Tel +40-56-194021

Dr Natalja Tukalevskaja
Diabetes Association
District No. 6
Almaty
Kazakhstan
Tel +327-2-421670

Dr Timo Tulokas
Mäkiranta 15 C 9
FIN-96200 Roi 20
Finland

Dr Gülin Tunali
Anzengruberstr 4a
D-94036 Passau
Germany
Tel +49-851-53050
Fax +49-851-83739

Dr Ercan Tuncel
Uludag University
Endocrinology Department
Bursa
Turkey
Tel +90-224-4428811
Fax +90-224-4428031

Dr Tiinamaija Tuomi
Östra Förstadsgatan 17F
S-211 31 Malmö
Sweden
Tel +46-40-332395
Fax +46-40-337042
Tiinamaija.Tuomi@endo.mas.lu.se

Dr Jaakko Tuomilehto
National Public Health
Institute
Mannerheimintie 166
FIN-00300 Helsinki
Finland
Tel +358-9-4744316
Fax +358-9-4744338
jaakko.tuomilehto@ktl.fi

Dr Eva Tuomilehto-Wolf
Huttumyllyntie 17
FIN-00920 Helsinki
Finland
Tel +358-0-3499553
Fax +358-0-4744338
ewolf@ktl.fi

Dr Salvatore Turco
Department of Clinical and
Experimental Medicine
University "Federico II" Naples
I Trav. Cesare Pavese 51
I-80018 Mugnano di Napoli
Italy
Tel +39-81-5711875
Fax +39-81-5466152

Dr Ladislav Turecky
Inst. Chemistry
& Biochemistry, Medical Faculty
Gmenius University
Sasinkova 2
SK-81108 Bratislava
Slovakia

Dr Zdenka Turk
VUK Vrhovac Institut
Department of Laboratory
Medicine
Dugi Dol 4a
10000 Zagreb
Croatia
Tel +385-1-2332222
Fax +385-1-2331515
zturk@indija.idb.hr

Dr Robert C Turner
Diabetes Research Laboratories
Radcliffe Infirmary
Woodstock Road
Oxford OX2 6HE
United Kingdom
Tel +44-1865-224727
Fax +44-1865-723884
Robert@drl.ox.ac.uk

Dr Marie-Christine Turnin
Service de Diabétologie
CHU Rangueil
1, Avenue Jean Poulhes
F-31403 Toulouse Cedex
France
Tel +33-561-322274
Fax +33-561-322270

Dr Anu Turpeinen
Taivaanpankontie 21 A9
FIN-70211 Kuopio
Finland
Tel +358-17-173311
Fax +358-17-162792
anu.turpeinen@uku.fi

Dr Bakhtiyor Tursunov
Farobi Str 2
700109 Tashkent
Uzbekistan (C.I.S.)
Tel +371-2-464637
Fax +371-2-406541
eric@tashmi.silk.glas.apc.org

Prof John R Turtle
Department of Medicine DO6
University of Sydney
Sydney, NSW 2006
Australia
Tel +61-2-93513036
Fax +61-2-95161273
john@earth.endocrin.usyd.edu.au

Dr Torsten Tuvemo
Dept of Pediatrics
Uppsala University
Children's Hospital
S-751 85 Uppsala
Sweden
Tel +46-18-665926
Fax +46-18-662658
Torsten.Tuvemo@ped.uas.se

Prof Mehmet Tüzün
1394 Sok. No 1/8
TR- Izmir
Turkey
Tel +90-232-4210485
Fax +90-232-4226094

Ms Anne Lütke Twenhöven
Kinderklinik Barmen
Heusnerstr 40
D-42283 Wuppertal
Germany
Tel +49-202-8962414
Fax +49-202-8962519

Dr Björn Tyrberg
Dept of Medical Cell Biology
Biomedicum
PO Box 571
S-751 23 Uppsala
Sweden
Tel +46-18-4714440
Fax +46-18-556401
bjorn.tyrberg@medcellbiol.uu.se

Dr Basil Tzetzis
4 Vas Olgas Street
GR-54640 Thessaloniki
Greece

Dr Ivan Tzinlikov
Novo Nordisk A/S
Baba Ilyitsa Bl.80A, Fl.12
BG-1612 Sofia
Bulgaria
Tel + 359-2-54 46 88
Fax + 359-2-9 54 04 07

Dr Constantinos Tzioras
Prousou 1A
GR-15773 Athens
Greece
Tel + 30-1-7 70 04 61

Dr Alexandra Tzoumani
Aft. Iraklioy 43
GR-15122 Athens-Marousi
Greece
Tel + 30-8 06 04 65

Dr Kostas Tzounas
4, Dr Fleming Str, Stavroupoli
GR-56430 Thessaliniki
Greece
Tel + 30-31-66 02 35
Fax + 30-31-83 22 88

Dr Luigi Uccioli
Via Zandonai 91
I-00194 Roma
Italy
Tel + 39-6-3 65 01 72
Fax + 39-6-3 05 01 72

Dr Sverre Uhlving
Sentralsjukehuset
Medical Department
N-4003 Stavanger
Norway
Tel + 47-51 51 80 00
Fax + 47-51 51 99 06

Ms Juzefa Uleckiene
Kalvariju 132–28
LTU-2042 Vilnius
Lithuania
Tel + 370-2-64 17 80
Fax + 370-2-64 25 62

Dr Vida Uleckiene
Taikos 42–29
LTU-2017 Vilnius
Lithuania
Tel + 370-2-3 42 47 21
Fax + 370-2-61 38 49

Dr Susanne J Ullrich
Institut für Neurophysiologie
Universität zu Köln
Robert-Koch-Str 39
D-50931 Köln
Germany
Tel + 49-221-4 78 69 60
Fax + 49-221-4 78 69 65
s.ullrich@physiologie.uni-koeln.de

Prof Alexander Umnyashkin
Bakikhanov str. 31/8
Baku 370007
Azerbaijan (C.I.S.)

Dr Roger H Unger
Dept of Veterans Affairs
Medical Center
Mail Code 151A
4500 South Lancaster Road
Dallas, TX 75216
USA
Tel + 1-214-3 72 79 65
Fax + 1-214-3 71 64 88

Dr Kürşad Ünlühizarci
Erciyes Üniversitesi
Tip Fakültesi
IC Hastaliklari
TR-38039 Kayseri
Turkey
Tel + 90-3 52-2 33 31 10
Fax + 90-3 52-4 37 58 07

Dr Vaidotas Urbanavicius
Vilnius University Hospital
Dept of Endocrinology
Santariskiu 2
LTU-2600 Vilnius
Lithuania
Tel + 7-37 02-77 96 67
Fax + 7-37 02-72 00 84

Dr Vilma Urbancic-Rovan
University Medical Centre
Department of Endocrinology
Zaloska 7
1000 Ljubljana
Slovenia
Tel + 386-61-1 31 72 24
Fax + 386-61-1 32 11 75

Dr Brone Urbonaite
Laboratory of Pediatric Endo.
Institute of Endocrinology
Kaunas Medical Academy
Eiveniu 2
LTU-3007 Kaunas
Lithuania
Tel + 370-7-73 46 49
Fax + 370-7-73 08 47

Dr Soren Urhammer
Steno Diabetes Center
Niels Steensens Vej 2
DK-2820 Gentofte
Denmark
Tel + 45-44 43 99 66
Fax + 45-44 43 10 48

Dr Elena Usac
Endocrinology Dept.
Diabetes Unit
c/Villarroel, 170
E-08036 Barcelona
Spain
Tel + 34-3-2 27 54 11
Fax + 34-3-2 27 54 54
vilardell@medicina.ub.es

Prof Klaus-Henning Usadel
Zentrum der Inneren Medizin
Medizinische Klinik I
Klinikum d J-W-Goethe Univ
Theodor-Stern-Kai 7
D-60590 Frankfurt am Main
Germany
Tel + 49-69-63 01 53 96
Fax + 49-69-63 01 64 05

Dr Tapio Utriainen
Aallonmerkki 4 B 22
FIN-02320 Espoo
Finland
Tel + 358-9-4 71 45 88
Fax + 358-9-4 71 40 12
tautriai@cc.helsinki.fi

Dr Kazunori Utsunomiya
4–50–7 Minamioizumi, Nerima-Ku
Tokyo
Japan
Tel + 81-3-39 24 34 34
Fax + 81-3-34 59 14 17

Dr L Otto Uttenthal
Calle Maestro Avila 3–3 °C
E-37002 Salamanca
Spain
Tel + 34-23-26 04 36
Fax + 34-23-26 04 36
ghigli@gugu.usal.es

Dr Matti Uusitupa
Valilahdentie 10
FIN-70260 Kuopio
Finland
Tel + 358-71-16 27 80
Fax + 358-71-16 27 92
matti.uusitupa@uku.fi

Dr Ali Riza Uysal
Ibni Sina Hastanesi
Endokrinoloji Klinigi
TR-06100 Ankara
Turkey
Tel + 90-3 12-3 10 33 33
Fax + 90-3 12-3 10 53 50
aruysal@superonline.com

Dr Allan A Vaag
Faksegade 5, 3.TV
DK-2100 Copenhagen
Denmark
Tel + 45-35 26 51 59
Fax + 45-35 26 51 59

Dr Stein Vaaler
Senter for
Klinisk Epidemiologi
Rikshospitalet
N-0027 Oslo
Norway

Dr Knud Vad
Novo Nordisk A/S
Novo Allé 6B.1.78
DK-2880 Bagsvaerd
Denmark
Tel + 45-44 42 66 08
Fax + 45-44 44 42 50
vad@novo.dk

Prof Jean Vague
6, Prado Parc
411, Avenue du Prado
F-13008 Marseille
France
Tel + 33-4-91 38 75 72
Fax + 33-4-91 38 65 99

Prof Philippe Vague
CHU Timone
Service de Nutrition,
Diabetologie – Endocrinologie
Boulevard Jean Moulin
F-13385 Marseille Cedex 5
France
Tel + 33-4-91 38 75 72
Fax + 33-4-91 38 65 99

Dr Evangelos Vakalopoulos
Krankenhaus St.Vinzenz
Innere Abteilung Station III
Bismarckstr 10
D-38102 Braunschweig
Germany
Tel + 49-5 31-3 80 31 32
Fax + 49-5 31-3 80 31 11

Prof Paul E Valensi
Hôpital Jean Verdier
Avenue du 14 Juillet
F-93143 Bondy Cedex
France
Tel + 33-1-48 02 65 96
Fax + 33-1-48 02 65 79
paul.valensi@jvr.ap-hop-paris.fr

Dr Umberto Valentini
Medicina II Clinica Medica
Univ di Brescia
Via A Grandi, 5
I-25060 Collebeato (BS)
Italy
Tel + 39-30-2 51 05 44
Fax + 39-30-2 51 11 51

Dr Maie Vali
Endocrinological Center
of Estonia
60/64 Pikk Str
EE-2400 Tartu
Estonia
Tel + 372-7-43 63 67
Fax + 372-7-43 63 61

Dr Gerlof D Valk
Obrechtstraat 11
NL-3572 EA Utrecht
The Netherlands
Tel + 31-30-2 72 36 81
Fax + 31-30-2 72 36 81
beyval@worldaccess.nl

Dr T Valle
Taavinharju 13–15 D
FIN-02180 Espoo
Finland
Tel + 358-04 74 46 04
Fax + 358-04 74 43 38
Timo.Valle@ktl.fi

Dr Jose J Vallo
Facultad Medicina
Plaza Fragela
E-11003 Cadiz
Spain
Tel + 34-56-22 74 18
Fax + 34-56-22 31 39

Dr Paola Valsania
School of Public Health
Department of Epidemiology
109 Observatory Street
Ann Arbor, MI 48109
USA
Tel + 1-3 13-9 36 08 66
Fax + 1-3 13-7 64 31 92
valsania@umich.edu

Dr Isabel Valverde
Met Nut Horm
Fundation Jimenez Diaz
Avda Reyes Catolicos 2
E-28040 Madrid
Spain
Tel + 34-1-5 44 02 47
Fax + 34-1-5 44 02 47
ivalverde@uni.fjd.es

Dr Kristien Van Acker
University Hospital Antwerp
Dept of Endocrinology
Wilrijkstraat 10
B-2650 Edegem
Belgium
Tel + 32-3-8 21 32 75
Fax + 32-3-8 29 05 20

Dr Eric Van Aken
Grasbos 45
B-3294 Diest
Belgium
Tel + 32-13-31 25 87
Fax + 32-13-33 59 82

Prof F Andre Van Assche
University Hospital
Gasthuisberg
Dept of Obstetrics & Gynaecol.
Herestraat 49
B-3000 Leuven
Belgium
Tel + 32-16-34 42 07
Fax + 32-16-34 42 05
frans.vanassche@uz.
kuleuven.ac.be

Dr Evert Van Ballegooie
Ziekenhuis de Weezenlanden
Groot Weezenland 20
NL-8011 JW Zwolle
The Netherlands
Tel + 31-38-29 97 78
Fax + 31-38-4 23 27 85

Dr Bram G M van Bergen
Disetronic Medical Systems BV
PO Box 246
NL-4130 EE Vianen
The Netherlands
Tel + 31-3 47-3 73175
Fax + 31-3 47-3 74 7 98

Dr Eric Van Breda
Past. Castrostraat 5
NL-6231 JD Meerssen
The Netherlands
Tel + 31-43-3 88 10 84
Fax + 31-43-3 67 10 28
e.vanbreda@fys.unimaas.nl

Dr Paul Van Crombrugge
O.L.Vrouw Ziekenhuis
Moorselbaan 164
B-9300 Aalst
Belgium
Tel + 32-53-72 44 88
Fax + 32-53-72 41 87
paul.van.crombrugge@
olvz-aa1 st.be

Dr Eveline Van Dam
Department of Endocrinology
University Hosptial Leiden
Building 1, C4R
PO Box 9600
NL-2300 RC Leiden
The Netherlands
Tel + 31-71-5 26 30 82
Fax + 31-71-5 26 41 36
secretariat@rullf2.leidenuniv.nl

Dr Pieter Sytze Van Dam
P. Van Nuenenhof 6
NL-3511 RL Utrecht
The Netherlands
Tel + 31-30-2 3 69122
Fax + 31-30-2 5 39 0 32
p.s.vandam@med.ruu.nl

Ms Marianne Van de Wetering
Parkzicht 77
NL-2317 RG Leiden
The Netherlands
Tel + 31-71-5 21 09 05
Fax + 31-71-5 2110 98

Dr Frank Van de Wijngaert
Glaxo Wellcome B.V.
Huis ter Heideweg 62
NL-3705 LZ Zeist
The Netherlands
Tel + 30-6 93 83 56
Fax + 30-6 93 84 76

Dr Irma van den Arend
Julius Center for Paitent
Oriented Research
PO Box 80046
NL-3508 TA Utrecht
The Netherlands
Tel + 30-30-2 53 81 22
Fax + 30-30-2 53 90 11
A.M.clefong@med.ruu.nl

Dr Bart Van der Auwera
Vrije Universiteit Brussel
Dept of Biochemistry
Laarbeeklaan 103, Building D
B-1090 Brussels
Belgium
Tel + 32-2-4 77 44 71
Fax + 32-2-4 77 44 72
bartvda@minf.vub.ac.be

Dr Johanna Van der Beek-Boter
Hoofdweg 41
NL-3474 JA Zegveld
The Netherlands
Tel + 31-3 48-6 92110
Fax + 31-3 48-6 92110

Ms van der Meche van Holsteyn
JC von der Lansstraat 19
NL-2552 HM Den Haag
The Netherlands
Tel + 31-70-3 97 26 45

Dr Maria-Terésa Van der Merwe
PO Box 1695
Haughton, Johannesburg 2041
South Africa
Tel + 27-11-4 84 13 23
Fax + 27-12-6 43 29 35

Prof Eduard A van der Veen
Dept of Endocrinology
Free University Hospital
Postbus 7057
NL-1007 MB Amsterdam
The Netherlands
Tel + 31-20-4 44 05 33
Fax + 31-20-4 44 05 02
endocr@azuu.nl

Ms Nicole C W Van Der Ven
Graafschap 13
NL-3524 UL Utrecht
The Netherlands
Tel + 31-71-5 27 52 43
Fax + 31-71-5 27 52 40
kvvliet@pobox.leidenuniv.nl

Dr Laurus G Van Doorn
Ericastraat 4
NL-5062 HN Oisterwyk
The Netherlands
Tel + 31-13-5 28 42 48
Fax + 31-13-5 22 03 43

Ms Margit Van Doorn
Ericastraat 4
NL-5062 HN Oisterwijk
The Netherlands
Tel + 31-42 42-8 42 48
Fax + 31-42 42-2 03 43

Dr Einar H R Van Essen
University Hospital Leiden
Dept of Endocrinology &
Metabolic Diseases
PO Box 9600
NL-2300 RC Leiden
The Netherlands
Tel + 31-71-5 26 66 52
Fax + 31-71-5 24 81 36
essen@rullf2.leiden.univ.nl

Ms Francoise Van Eylen
Lab. Pharmacodynamie CP617
Faculté de Médecine
Univ. Libre de Bruxelles
808 Route de Lennik Bat.GE
B-1070 Brussels
Belgium
Tel + 32-2-5 55 62 75
Fax + 32-2-5 55 63 70

Dr Luc Van Gaal
University Hospital Antwerp
Department of Endocrinology
c/o Ringlaan 101
B-2610 Wilrijk-Amtwerp
Belgium
Tel + 32-3-8 21 32 75
Fax + 32-3-8 25 49 80

Dr Timon W Van Haeften
Graveurstraat 5
NL-3828 DH Hoogland
The Netherlands
Tel + 31-30-2 50 73 99
Fax + 31-30-2 518 3 28
T.W.vanHaeften@digd.uzu.nl

Dr William Van Houtum
Bestevaerstraat 185 .3
NL-1055 TL Amsterdam
The Netherlands
Tel + 31-20-4 003 5 09
Fax + 30-20-4 003 5 09
houtum@worldonline.nl

Dr Sylva Van Imschoot
Endocrinology/Diabetology
AZ – St. Jan Hospitaal
Ruddershove 10
B-8000 Brugge
Belgium
Tel + 32-50-45 23 30
Fax + 32-50-45 23 96

Dr Ger J Van Keulen
TNO-PG
Divisie TG, Sector KBO
Zernikedreef 9
NL-2333 CK Leiden
The Netherlands
Tel + 31-71-5 18 12 55
Fax + 31-71-5 18 19 02
gj.vankeulen@pg.tno.nl

Dr Dirk Van Nimmen
St.Onolfsdijk 94
B-9200 Dendermonde
Belgium
Tel + 32-52-22 01 76
Fax + 32-52-21 85 55

Dr Emmanuel Van Obberghen
INSERM U 145
Avenue de Valombrose
F-06107 Nice Cedex 2
France
Tel + 33-4 93 81 54 47
Fax + 33-4 93 81 54 32
vanobberg@unice.fr

Dr Emile Van Oosterhout
Groenewoudesweg 393
NL-6536 El Nijmegen
The Netherlands
oosterhout@rullf2.leidenuniv.nl

Dr H G van Riet
Waterlooweg 71
NL-3711 BC Austerlitz
The Netherlands
Tel + 31-3 43-49 1417

Dr Patricia Van Rooy
Lodewijk De Raetstr. 5
B-2020 Antwerpen
Belgium
Tel + 32-3-2 38 53 01

Dr Emile Van Schaftingen
209 Rue Francois Gay
B-1150 Brussels
Belgium
Tel + 32-2-7 64 75 64
Fax + 32-2-7 64 75 98

Ms Carine van Schie
M7 Records
Department of Medicine
Manchester Royal Infirmary
Oxford Street
Manchester M13 9WL
United Kingdom
Tel + 44-1 61-6 13 72 67
Fax + 44-1 61-6 13 72 01
phuizer@schiet.softnet.co.uk

Dr Christiaan Van Schravendijk
Diabetes Research Center
VUB
Laarbeeklaan 103
B-1090 Brussels
Belgium
Tel + 32-2-4 77 45 41
Fax + 32-2-4 77 45 45
chrisvs@mebo.vub.ac.be

Dr Henk Van Slooten
Hofdyck 20
NL-2341 NC Orgstgeest
The Netherlands
Tel + 31-71-5 17 81 78
Fax + 31-71-5 17 5119

Dr Maria Van Wilderem Smeets
Dennenlaan 6
NL-5941 CW Velden
The Netherlands
Tel + 31-77-4 72 18 44
Fax + 31-77-3 20 60 55

Dr Hilde Vandecauter
Breugellaan 23
B-9990 Maldegem
Belgium
Tel + 32-50-17 19 615

Dr Bernard Vandeleene
Cliniques Universitaires
Saint-Luc
Avenue Hippocrate 10
B-1200 Brussels
Belgium
Tel + 32-2-7 64 54 75
Fax + 32-2-7 64 54 18

Dr Györzö Vándorfi
Köhid u. 9/c
H-8200 Veszprém
Hungary
Tel + 36-88-40 63 54
Fax + 36-88-40 63 54
vandorfi@infornax.hu

Dr Maurizio Vanelli
Department of Paediatrics
Viale A Gramsci n 14
I-43100 Parma
Italy
Tel +39-521-991319
Fax +39-521-290458
vanelli@ipruniv.cce.unipr.it

Dr Etienne Vanfleteren
St Jozefskliniek
Rozestraat 160
B-8770 Ingelmunster
Belgium
Tel +32-51-317770
Fax +32-51-317727

Ms Lisbeth Vang RN
Steno Diabetes Center
Niels Steensens Vej 2
DK-2820 Gentofte
Denmark
Tel +45-44439385
Fax +45-31681048
Vang@novo.dk

Dr Michel Vanhaeverbeek
ULB Hospital Vesale
Dept of Internal Medicine
Route de Gozee
B-6110 Montigny-Le-Tilleul
Belgium
Tel +32-71-295111
Fax +32-71-295345

Dr Elena Vara
Departamenta de Bioquimica
Facultad de Medicina
Universidad Complutense
E-28040 Madrid 3
Spain
Tel +34-1-3941686
Fax +34-1-3941691

Dr Jurate Varanaviciene
Sauletekio Takas 20–6
LTU-Palanga
Lithuania

Dr Margush Vardanian
70 Bagramian str, Apt 37
Yerevan
Armenia

Dr Pnina Vardi
National Center
for Childhood Diabetes
Schneider Medical Center
Kaplan 14
IL-Petah-Tiqua
Israel
Tel +972-3-9253825
Fax +972-3-9253836
pvardi@ccs9.tau.ac.il

Dr Tamas Varkonyi
Nemestakacs u.41
H-6725 Szeged
Hungary
Tel +36-62-442806
Fax +36-62-455185
vart@in1 st.szote.u-szeged.hu

Dr Carlo Varma
Kriegsstr 140
D-76133 Karlsruhe
Germany
Tel +49-721-205354
Fax +49-721-205157

Dr Maria Varsanyi-Nagy
VivoRx
1510 S. Barrington Ave #102
Los Angeles, CA 90025
USA
Tel +1-310-4733306
Fax +1-310-5759888
nagym@mail.idt.net

Dr Emmanuel Varverakis
Tzanakakis 44
GR-73100 Chanea
Greece
Tel +30-821-52052
Fax +30-821-52752

Dr Haralabos Vassilopoklos
Evagelismos
Hospital Athens
Adrianoupoleos 34
GR-15669 Athens
Greece
Tel +30-1-6525022

Dr Nicholas J A Vaughan
The Hundred
Woodmancote, Henfield
Brighton Road
West Sussex, BN5 9RT
United Kingdom
Tel +44-1273-492205
Fax +44-1273-495489
nvaughan@mistral.co.uk

Dr Jan Vavrinec
Novo Nordisk A/S
Blanicka 28
CZ-120 00 Prague 2
Czech Republic
Tel +42-2-22252846
Fax +42-2-22254370

Dr Jose A Vazquez
Aixerrota 9F
E- Getxo (Vizcaya)
Spain
Tel +34-94-4609797
Fax +34-94-4850918

Dr Ludmila Vedyayeva
City Endocrinological
Hospital
2 Kooperativnaya Str
310068 Kharkov
Ukraine (CIS)

Dr Massimo Veglio
Via Mancini 15
I-10131 Torino
Italy
Tel +39-11-8195811
Fax +39-11-8196580
m.veglio@agara.stm.it

Dr Riitta Veijola
Dept of Pediatrics
University of Oulu
Kajaanintie 52 A
FIN-90220 Oulu
Finland
Tel +358-08-3152011
Fax +358-08-3155559

Dr Odette A Veit
Esteban Dell'Orto 6831
Las Condes Santiago
Chile

Dr Giannoula Velentza
95 Christianoupoleus Str
GR-11146 Athens
Greece
Tel +30-1-2133515

Dr Natalia Veleva
Novo Nordisk A/S
Baba Ilyitsa Bl80A Fl.12
BG-1612 Sofia
Bulgaria
Tel +359-2-544688
Fax +359-2-9540407

Dr Gilberto Velho
99 Boulevard Auguste Blanqui
F-75013 Paris
France
Tel +33-1-53724012
Fax +33-1-53724020
gvelho@infobiogen.fr

Dr Mario Velussi
Diabetic Clinic
Monfalcone Hospital
Via Galvani 1
I-34074 Monfalcone
Italy
Tel +39-481-487523
Fax +39-481-487677

Mr Joan Vendrell Ortega
Endocrinology Unit
Hospital U.Joan XXIII
c/Mallafre Guosch, 4
E-43007 Tarragona
Spain
Tel +34-77-295823
Fax +34-77-295823
jvo@tinet.fut.es

Dr Chris Vercammen
Imeldaziekenhuis
Imeldalaan 9
B-2820 Bonheiden
Belgium
Tel +32-15-505164
Fax +32-15-505010

Dr C Bruce Verchere
Veterans Affairs Medical
Centre
Mail Stop 151
1660 S. Columbian Way
Seattle WA
USA
Tel +1-206-7642138
Fax +1-206-7642164
verchere@u.washington.edu

Dr H E R Verdonk
Bayer B.V.
Medical Department
PO Box 80
NL-3640 AB Mijdrecht
The Netherlands
Tel +31-297-280410
Fax +31-297-280492

Dr Ioan A Veresiu
Republicii Nr.12 Ap 24
3400 Cluj Napoca
Romania
Tel +40-1-3123674
Fax +40-1-3126760

Prof Diego Vergani
Department of Immunology
King's College School of
Medicine and Dentistry
Bessemer Road
London SE5 9PJ
United Kingdom
Tel +44-171-3463588
Fax +44-171-9249382

Dr Marie-Florence Verger
Centre Hospitalier
René Dubos Pontoise
avenue de l'ile de France
F-95300 Pontoise
France
Tel +33-1-30754391
Fax +33-1-30755371

Dr Ann Verhaegen
Du Chastellei 40
B-2170 Merksem
Belgium
Tel +32-3-6447572

Dr Herman Verhaegen
Belgielei 92 B12
B-2018 Antwerpen
Belgium
Tel +32-3-2303860

Mr Luc Verhoeven
Boehringer Mannheim Belgium
Oorlogskruisenlaan 90
B-1120 Brussels
Belgium
Tel +32-2-2474870
Fax +32-2-2474680
Luc_Verhoeven@bmg.corange.
com

Dr Odile Verier-Mine
5 ter Rue Hamoir
F-59880 St. Saulve
France
Tel +33-3-27143529
Fax +33-3-27143529

Dr Sten Verland
Mollegaard Breeding &
Research Centre Ltd.
Tornbjergvej 40, Ejby
DK-4623 Ll. Skensved
Denmark
Tel +45-56820222
Fax +45-56820274
executive.office@molrats.com

Dr Hans-Joachim Verlohren
Lindenauer Markt 20
D-04177 Leipzig
Germany
Tel +49-341-476936
Fax +49-341-476818

Dr Corina Vernic
Versului Str Nr3 Ap.39 Etaj II
1900 Timisoara
Romania

Dr Antonio Verrillo
Via Nerva 54
I-80126 Napoli – Soccavo
Italy
Tel +39-835-781115
Fax +39-825-31809

Dr Louis Verschoor
Wagnerlaan 55
NL-6815 AD Arnhem
The Netherlands
Tel + 31-26-3 78 88 88
Fax + 31-26-3 78 67 37

Dr Axel Versen
Internistische
Gemeinschaftspraxis
Werastr. 33
D-88045 Friedrichshafen
Germany
Tel + 49-75 41-92 1 80
Fax + 49-75 41-2 34 67

Prof Eugen J Verspohl
Inst.Pharmaceut.Science
Pharmacology
Hittorfstr 58–62
D-48149 Münster
Germany
Tel + 49-2 51-83 11 19
Fax + 49-2 51-83 20 90

Dr Jan J F Vertommen
Katelijnesteenweg 132
B-2570 Duffel
Belgium
Tel + 32-3-8 20 26 32
Fax + 32-3-8 20 25 90

Dr Gerald Vervoort
University Hospital, Nijmegen
St.Radboud, Department General
Internal Medicine 541
Geert Grooteplein 8, POB 9101
NL-6500 HB Nijmegen
The Netherlands
Tel + 31-24-3 61 47 82
Fax + 31-24-3 54 17 34
G.Vervoort@aig.azn.nl

Dr Bengt O H Vessby
Department of Geriatrics
Unit for Clinical Nutrition
Research, Uppsala University
PO Box 609
S-751 25 Uppsala
Sweden
Tel + 46-18-17 79 79
Fax + 46-18-17 79 76
Bengt.Vessby@geriatrik.uu.se

Dr Else Vestbo
Medical Department M
Aarhus Kommunehospital
Nörrebrogade
DK-8000 Aarhus C
Denmark
Tel + 45-86 12 55 55 ext20 89
Fax + 45-86 13 90 23

Dr Henrik Vestergaard
Virum Vandvej 32 C
DK-2830 Virum
Denmark
Tel + 45-45 85 87 04

Dr Roberto Vettor
Endocrine-Metabolic Laboratory
Inst. Semeiotica Medica
University of Padua
Via Ospedale, 105
I-35128 Padua
Italy
Tel + 39-49-8 21 26 48
Fax + 39-49-8 21 26 40
rvettor@ux1.unipd.it

Dr Aristidis Veves
Deaconess Joslin Foot Centre
Beth Israel-Deaconess Medical
Center, West Campus
1 Deaconess Road
Boston, MA 02215
USA
Tel + 1-6 17-6 32 70 75
Fax + 1-6 17-6 32 70 90
aveves@nedhmail.nedh.harvard.
edu

Dr Bernard Vialettes
Service de Nutrition
Maladies Metaboliques Endoc.
Hôpital Sainte Marguerite
Boulevard Sainte Marguerite
F-13009 Marseille Cedex 5
France
Tel + 33-91 74 55 00
Fax + 33-91 74 55 03

Dr Giancarlo Viberti
Unit for Metabolic Medicine
5th Floor Thomas Guy House
UMDS Guy's Hospital
London SE1 9RT
United Kingdom
Tel + 44-1 71-9 55 48 26
Fax + 44-1 71-9 55 29 85
g.viberti@umds.ac.uk

Dr Valls Vicente
Quimica Farmaceutica Bayer SA
Diagnostics Division
Calabria Street 268
E-08029 Barcelona
Spain
Tel + 34-3-4 95 67 77
Fax + 34-3-4 95 68 64

Dr Apichati Vichayanrat
Department of Medicine
Siriraj Hospital
Mahidol University
2 Prannok Road
Bangkok 10700
Thailand
Tel + 66-2-4 19 77 92
Fax + 66-2-4 19 77 92

Dr Antonio A Victal
Edificio "Comforseg" 15-°B
Avenida Dr Rorigo Rodrigues
Macao
Macao
Tel + 853-78 58 34
Fax + 853-78 58 34

Dr Pablo Vidal Rios
Endocrinology Center
Fdez-Latorre 122,1
E-15006 La Coruna
Spain
Tel + 34-9 81-15 22 21
Fax + 34-9 81-23 75 78

Dr Hella Vides
Riia 45–6
EE-2900 Viljandi
Estonia
Tel + 37-2 43-3 74 34

Ms Diana Viegas Martins
Centro Medico do
Room 501
1210 Reitor Miguel Calmon Ave
40110–100 Salvador, Bahia
Brazil
Tel + 55-71-2 37 11 06
Fax + 55-71-2 45 67 22

Dr Louis Vignati
Eli Lilly and Company
Lilly Corporate Center
Indianapolis, IN 46285
USA
Tel + 1-3 17-2 76 96 85
Fax + 1-3 17-2 77 12 34
LSV@lilly.com

Prof Riccardo A Vigneri
Cattedra di Endocrinologia
Universita di Catania
Via Muscatello 18
I-95125 Catania
Italy
Tel + 39-95-32 62 90
Fax + 39-95-7 15 80 72
vigneri@mbox.unict.it

Dr Jorma S A Viikari
Department of Medicine
University Central
Hospital of Turku
FIN-20520 Turku
Finland
Tel + 358-2-2 61 10 08
Fax + 358-2-2 61 20 30
jorma.viikari@utu.fi

Dr Liina Viitas
Pärnu general Policlinic
Suur-Sepa 14
EE-3600 Pärnu
Estonia
Tel + 37-2 44-7 79 23
Fax + 37-2 44-7 79 11

Dr Shanti Vijayaraghavan
202 East End Road
East Finchley, London N2 0PZ
United Kingdom
Tel + 44-1 81-8 83 12 14

Dr Loretta Vileikyte
Department of Medicine
M7 Records
Manchester Royal Infirmary
Oxford Road
Manchester M13 9WL
United Kingdom
Tel + 44-1 61-2 76 44 52
Fax + 44-1 61-2 74 47 40

Dr M L Villanueva-Penacarrillo
Fundacion Jimenez Diaz
Dpto of Metabolism, Nutrition
and Hormones
Avda Reyes Catolicos, 2
E-28040 Madrid
Spain
Tel + 34-1-5 44 02 47
Fax + 34-1-5 44 02 47

Ms C Vinambres Gutierrez
Gral Martinez Campos N°2,6°B
E-28010 Madrid
Spain
Tel + 34-1-5 44 02 47
Fax + 34-1-5 44 02 47

Dr William Vine
Amylin Pharmaceuticals Inc
9373 Towne Centre Drive
San Diego, CA 92121–3027
USA
Tel + 1-6 19-5 42 72 06
Fax + 1-6 19-5 52 22 12
wvine@amylin.com

Dr Eduardo B F Vinha
R Escolas da Bela 101
P-4445 Ermesinde
Portugal
Tel + 3 51-2-9 68 21 33

Prof Aaron I Vinik
Diabetes Research Institutes
855 West Brambleton Avenue
Norfolk, VA 23510
USA
Tel + 1-7 57-4 46 59 12
Fax + 1-7 57-4 46 58 68
aiv@di1.evms.edu

Dr Tatjana Vinogradova
Hospital of Endocrinology
Pikk 64
EE-2400 Tartu
Estonia
Tel + 3 72-7-43 63 61
Fax + 3 72-7-43 63 61

Dr Cayetano Vinzia
240 Casanova
E-08036 Barcelona
Spain
Tel + 34-93-3 22 87 54

Dr Antti Virkamäki
University of Helsinki
Div of Endocrinology
& Diabetes
Haartmaninkatu 4
FIN-00290 Helsinki
Finland
Tel + 358-0-4 71-55 46
Fax + 358-0-4 71-40 12
virkamak@touko.helsinki.fi

Dr Suvi M Virtanen
Luolajantie 4
FIN-13500 Hämeenlinna
Finland
Tel + 358-3-6 38 12 49
Fax + 358-3-2 15 60 57
mesuvi@ktpesi.uta.fi

Dr Ulrich Vischer
Dvision of Biochimie Clinique
CMU
1 rue Michel Servet
CH-1211 Genève 4
Switzerland
Tel + 41-22-7 02 55 58
Fax + 41-22-7 02 55 43
ulrich.vischer@medecine.unige.ch

Dr Vijay Viswanathan
Joint Director
Diabetes Research Centre
4, Main Road, Royapuram
Madras 600 013
India
Tel + 91-44-5 95 49 13
Fax + 91-44-5 95 49 19
mdsdrc@sirnetm.ernet.in

Dr Letizia Vitali
Viale Matteotti No. 11
I-27100 Pavia
Italy
Tel + 39-3 82-20 66 00
Fax + 39-3 82-52 79 76

Prof Adriano Vitelli
Via Filangieri, 14
I-10128 Torino
Italy
Tel + 39-11-5 81 77 97
Fax + 39-11-5 62 26 44

Dr Giorgio L Viviani
Di.S.E.M.
University of Genova
Viale Benedetto XV, 6
I-16132 Genova
Italy
Tel +39-10-3538951
Fax +39-10-352324

Dr Andro Vlahusic
OB Dubrovnik
Interni Odjel
Roca Musetica 66
20000 Dubrovnik
Croatia
Tel +385-20-431777
Fax +385-20-412077

Prof Helen Vlassara
The Picower Institute for
Medical Research
350 Community Drive
Manhasset, New York 11030
USA
Tel +1-516-5629436
Fax +1-516-5629516
hvlassara@picower.edu

Dr Barbara Vlassopoulou
14 Androu Str
GR-11257 Athens
Greece
Tel +30-1-8237989
Fax +30-1-8216534

Dr Konstantina Vlontzou
14A I Gennadiou Street
GR-11521 Kolonaki Athens
Greece
Tel +30-1-7237555
Fax +30-1-7774127

Dr Nikolai Vodolazov
Diabetological Centre
29 Moskovskaya Str
392013 Tambov
Russia

Dr Christoph Vogt
Klinik für Gastroenterologie,
Hepatologie und Infektiologie
Heinrich Heine Universität
Moorenstr 5
D-40225 Düsseldorf
Germany
Tel +49-211-8117839
Fax +49-211-8118752
vogtc@uni-duesseldorf.de

Dr Helge Vogt
Lundveien 14B
N-0678 Oslo
Norway
Tel +47-67928800
Fax +47-67928788

Dr Emma A Vojchik
Central Clinical Hospital
N3 MRW of Russia
20, Chasovaja Str
425 315 Moscow
Russia
Tel +7-095-1514334
Fax +7-095-1527398

Dr Jirina Vokrouhlikova
Novo Nordisk
Blanicka 28
CZ-120 00 Prague 2
Czech Republic
Tel +42-2-22252846
Fax +42-2-22254370

Dr Cleon Voliotis
Spetson 11
GR-54646 Thessaloniki
Greece
Tel +30-31-4187 18

Dr Elena Volpi
DIMISEM
Universita di Perugia
via E. dal Pozzo
I-06126 Perugia
Italy
Tel +39-75-5783995
Fax +39-75-5730855
elena@dimisem.med.unipg.it

Dr Aage Volund
Novo Nordisk A/S
Building 9E
Novo Alle
DK-2880 Bagsvaerd
Denmark
Tel +45-44422049
Fax +45-44421480
aav@novo.dk

Dr Ernst von Kriegstein
Diabetes Klinik Bevensen
Am Klaubusch
D-29549 Bad Bevensen
Germany
Tel +49-5821-870
Fax +49-5821-3514

Dr Alexander von Massow
Boehringer Mannheim Corp.,
Diabetes Care
PO Box 50100
9115 Hague Road
Indianapolis, IN 46250–0100
USA

Prof E Von Wasielewski
Paulastrasse 3b
D-81479 München
Germany
Tel +49-89-794493

Dr Karel Vondra
Institute of Endocrinology
Národni 8
CZ-116 94 Prague 1
Czech Republic
Tel +420-2-24905111
Fax +420-2-24905325
kvondra@endo.lib.cas.cz

Dr Jiten Vora
Consultant Physician
Royal Liverpool
University Hospital
Prescot Street
Liverpool LZ 8XP
United Kingdom
Tel +44-151-7090141

Dr Marga Voss
Kornblumenring 27
D-48432 Rheine
Germany
Tel +49-5971-10810
Fax +49-5971-17615

Dr George Voutsas
Farou 5
GR-34100 Chalkida
Greece
Tel +30-221-80440
Fax +30-221-80440

Dr Dimitrios Voyatzoglou
50 Heroon Polytechniou Street
GR-15127 Malissia Athens
Greece
Tel +30-1-8047359

Dr Juraj Vozar
Department Internal Medicine
Spec. in Diabetes
Hlavná ul.
SK-931 01 Samorín
Slovakia
Tel +42-1708-624482
Fax +42-1708-623925

Dr Lucija Vrabic
Novo Nordisk A/S
Branch Office Slovenia
Dunajska 7
1000 Ljubljana
Slovenia
Tel +386-61-1320323
Fax +386-61-1320288

Dr Antonin Vrana
Institute for Clinical and
Experimental Medicine
PO Box 10, Videnska 800
CZ-140 00 Praha 4
Czech Republic
Tel +42-2-4701 ext3490
Fax +42-2-4721574
anvr@medicon.cz

Dr Stefan Vranckx
Becton Dickinson
Denderstraat 24
B-9320 Erembodegem
Belgium
Tel +32-53-720460
Fax +32-53-720457

Dr Mladen Vranic
Department of Physiology
Medical Sciences Biology
University of Toronto, Rm 3358
1 King's College Circle
Toronto, Ontario M5S 1A8
Canada
Tel +1-416-9784126
Fax +1-416-9784940
mladen.vranic@utoronto.ca

Dr Milena Vrecko-Tolar
NA Vrtaci 16
4248 Lesce
Slovenia
Tel +386-61-302150
Fax +386-61-302850

Dr Gienke Vreugdenhil
Department of Medical
Microbiology
University of Nymegen
PO Box 9101
NL-6500 HB Nymegen
The Netherlands
1 el +31–24–3617574
Fax +31-24-3540216
G.Vreugdenhil@MMB.AZN.NL

Dr Andromachi Vrionidou
L.Katsoni 10, Haladri TK.
GR-15233 Athens
Greece

Dr Matjaz Vrtovec
University Medical Centre
Dept of Endocrinology & Met.
Zaloska 7
610 00 Ljubljana
Slovenia
Tel +38-61-113113
Fax +38-61-324765

Ms Marijana Vucic
Department of
Laboratory Medicine
The Vuk Vrhovac Institute
Dugi Dob 4A
10000 Zagreb
Croatia
Tel +385-1-2332222
Fax +385-1-2331515
vucic@indija.idb.idb.hr

Dr Jean-Claude Vuille
Route de Cossonay 45
CH-1008 Prilly
Switzerland
Tel +41-21-6260968
Fax +41-21-3115470

Dr Vinko Vukovic
Opca bolnica Vinkovci
Zupanijski centar za dijabetes
Vukovarsko-srijemske Zupanije
Zvonarska 57
32000 Vinkovci
Croatia
Tel +385-32-370300

Dr Gerhild Wachlin
Institute of Pathophysiology
the University of Greifswald
Greifswalder Str 11a
D-17495 Karlsburg
Germany
Tel +49-38355-68156
Fax +49-38355-68111

Dr Wolfgang Wagener
Am Gumpertzhof 9
D-40670 Meerbusch
Germany
Tel +49-2161-812230

Dr Ana Marie Wägner
Servicio de Endocrinologia
Hospital Santa Creu Sant Pau
S.Antoni M.Claret n°167
E-08025 Barcelona
Spain
Tel +34-93-2919042
Fax +34-93-2919274

Dr Brunhilde Wagner
Dept of Internal Medicine III
Div of Endocrin & Metabolism
Währinger Gürtel 18–20
A-1090 Vienna
Austria
Tel +43-1-404004310
Fax +43-1-4293234

Dr Klaus-Georg Wagner
Am Klingenfeld 2
D-90547 Stein b Nürnberg
Germany
Tel +49-911-672084
Fax +49-911-672084

Dr Abdul Waheed
Biochemistry Department
Ayub Medical College
Abbottabad
Pakistan
Tel + 92-992-4174
Fax + 92-992-5653

Dr Hans Günther Wahl
Med. Universitätsklinik
Zentrallabor
D-72076 Tübingen
Germany
Tel + 49-7071-293155
Fax + 49-7071-295704
hgwahl@med.uni-tuebingen.de

Dr Martin A Wahl
Dept of Pharmacology, Inst.
of Pharmaceutical Science
Eberhard-Karls-University
Auf der Morgenstelle 8
D-72076 Tübingen
Germany
Tel + 49-7071-294552
Fax + 49-7071-295758
Martin.Wahl@uni-tuebingen.de

Prof Peter Wahl
Medizinisches Universitäts-
klinik
Bergheimerstrasse 58
D-69115 Heidelberg
Germany
Tel + 49-6221-568603
Fax + 49-6221-564694

Prof John Wahren
Dept of Clinical Physiology
Karolinska Hospital
S-171 76 Stockholm
Sweden
Tel + 46-8-51770000
Fax + 46-8-329022
jwahren@klinfys.ks.se

Dr Hans Wahrenberg
Center of Metabol & Endocrin.
MK-Division, M63
Huddinge Hospital
S-141 86 Huddinge
Sweden
Tel + 46-8-58586963
Fax + 46-8-58582407
Hans.Wahrenberg@medhs.ki.se

Dr Bernardo L Wajchenberg
Endocrine Section
Hospital das Clínicas
Av Eneás Carvalho de Aguiar255
05403–000 Sao Paulo, SP
Brazil
Tel + 55-11-2828554
Fax + 55-11-2828554

Dr Leszek Walasik
Dept Internal Disease
and Diabetology
Kondratowicza 8
PL-03 242 Warsaw
Poland
Tel + 48-22-1167 52
Fax + 48-22-1167 52

Mr Ken Walder
School of Nutrition and
Public Health
Deakin University
Pigdons Road
Geelong, Victoria 3217
Australia
Tel + 61-3-52272766
Fax + 61-3-52272170
beacon@deakin.edu.au

Prof Werner Waldhäusl
Department of
Internal Medicine III
General Hospital Vienna
Waehringer Straße 18–20
A-1090 Vienna
Austria
Tel + 43-1-404004310
Fax + 43-1-40593234
Innere-Med-3@univie.ac.at

Mr David Walker
M7 Records
Department of Medicine
Manchester Royal Infirmary
Oxford Road
Manchester M13 9WL
United Kingdom
Tel + 44-161-2764452
Fax + 44-161-2744740
dwalker@fs1.sem.man.ac.uk

Dr James D Walker
Department of Diabetes
Royal Infirmary of Edinburgh
Lauriston Place
Edinburgh EH3 9YW
United Kingdom
Tel + 44-131-5362074
Fax + 44-131-5362075

Dr Mark Walker
Department of Medicine
The Medical School
Framlington Place
Newcastle upon Tyne NE2 4HH
United Kingdom
Tel + 44-191-2227019
Fax + 44-191-2220723
mark.walker@newcastle.ac.uk

Dr Harriet Wallberg-Henriksson
Dept of Clinical Physiology
Karolinska Hosptial
S-171 76 Stockholm
Sweden
Tel + 46-8-51774645
Fax + 46-8-329022
HWH@Klinfys.ks.se

Dr Charlotte Waller
Marmorvägen 15a
S-435 44 Mölnlycke
Sweden
Tel + 46-31-884234
Fax + 46-31-884234

Dr Sandra Wallner
Ambulanz für Diabetes und
Stoffwechsel
Med. Universitätsklinik
Auenbruggerplatz 15
A-8036 Graz
Austria
Tel + 43-316-3853270
Fax + 43-316-3853062
sandra.wallner@kfunigraz.ac.at

Dr David Walmsley
Royal Lancaster Infirmary
Ashton Road
Lancaster LA1 4RP
United Kingdom
Tel + 44-1524-65944
Fax + 44-1524-846346

Dr Philippe A Walravens
Barbara Davis Center
University of Colorado
Health Sciences Center
Box B-140
Denver, CO 80262
USA
Tel + 1-303-3158796
Fax + 1-303-3154124
philip.walravens@uchsc.edu

Dr Charles H Walsh
Temple Lawn
Blackrock Rd
Cork
Ireland
Tel + 353-21-294724
Fax + 353-21-310153

Dr Helmut M Walter
Landenwiesenstr. 59
D-90482 Nürnberg
Germany
Tel + 49-911-5048699
Fax + 49-911-3983183

Prof Reinhard Walther
Institut für Biochemie
Ernst-Moritz-Arndt-Universität
Sauerbruchstraße/Klinikum
D-17487 Greifswald
Germany
Tel + 49-3834-865400
Fax + 49-3834-865402
rwalther@rz.uni-greifswald.de

Dr Paul Wang
Institute of Biomed. Eng.
University of Toronto
4 Taddle Creek Road
Toronto, Ontario M5S 1A4
Canada
Tel + 1-416-9786017
Fax + 1-416-4901535

Dr Shu-Li Wang
Dept of Public Health
Chung Shan Medical
and Dental College
110, Section 1, Chien-kuo
North Road
Taichung 40203
Taiwan
Tel +886-4-3896190 ext 50312
Fax +886-4-3890964
wang21@mercury.csmc.edu.tw

Dr Heike Wanka
Institut für Pathophysiologie
Ernst Moritz Arndt Universität
Greifswalderstr 11a
D-17495 Karlsburg
Germany
Tel + 49-38355-68250
Fax + 49-38355-68111

Prof John D Ward
68, Dore Road
Sheffield S17 3NE
United Kingdom
Tel + 44-114-2712938
Fax + 44-114-2713708

Dr Nicholas Wareham
Dept of Community Medicine
Institute of Public Health
Cambridge University
Robinson Way
Cambridge CB2 2SR
United Kingdom
Tel + 44-1223-330315
Fax + 44-1223-330330
NJW1004@MEDSCHL.CAM.
AC.UK

Prof Thomas Wascher
Medizinische
Universitäts-Klinik
Dept of Internal Medicine
Avenbruggerplatz 15
A-8036 Graz
Austria
Tel + 43-316-3853270
Fax + 43-316-3853062

Prof Renata Barbara Wasikowa
University of Medicine
Dept of Endocrinolgy for
Children and Adolescents
Hoene-Wronskiego 13c
PL-50 376 Wroclaw
Poland
Tel + 48-71-210682
Fax + 48-71-210682

Dr Petra Wasserhess
Sankyo Europe GmbH
Immermannstr 45A
D-40210 Düsseldorf
Germany
Tel + 49-211-367880
Fax + 49-211-362799

Dr Nelson Wat
9/F Wilshire Park
12–14 MacDonnell Road
Hong Kong
China
Tel + 852-25236663
Fax + 852-25248645
nwat@hkstar.com

Dr Cezary Watala
Laboratory of
Haemostatic Disorders
Medical University of Lodz
Narutowicza 96
PL-90 141 Lodz
Poland
Tel + 48-42-787567
Fax + 48-42-781176
cwatala@psk2.am.lodz.pl

Dr Richard Watanabe
University of Michigan
School of Public Health
Department of Biostatistics
1420 Washington Heights
Ann Arbor, MI 48109–2029
USA
Tel + 1-313-6473944
Fax + 1-313-7632215
rwatt@sph.umich.edu

Dr Peter J Watkins
Diabetic Department
King's College Hospital
Denmark Hill
London SE5 9RS
United Kingdom
Tel + 44-171-3463241
Fax + 44-171-3463407

Prof D Kirk Ways
Lilly Research Laboratories
A Division of
Eli Lilly & Company
Lilly Corporate Centre
Indianapolis, IN 46285
USA
Tel + 1-3 17-27 69 51 5
Fax + 1-3 17-27 71 2 34
k.ways@lilly.com

Dr Jonathan Webber
99 Park Hill Road
Harborne, Birmingham B17 9HH
United Kingdom
Tel + 44-1 21-4 27 24 00
Fax + 44-1 21-6 27 87 58

Dr Hans-Jürgen Wedemeyer
Diabetes Klinik Bevensen
Am Klaubusch 12
D-29549 Bad Bevensen
Germany
Tel + 49-5821-8 70
Fax + 49-5821-35 14

Dr Bernd Wegner
Zuschka 33
D-03044 Cottbus
Germany
Tel + 49-3 55-87 02 54

Dr Gottfried Weidinger
Novartis Pharma GmbH
Leiter Klinische Forschung 1
Roonstr. 25
D-90429 Nürnberg
Germany
Tel + 49-9 11-27 31 25 33
Fax + 49-9 11-27 31 29 50
gottfried.weidinger@pharma.
novartis.com

Dr Anthony J Weinhaus
Dept of Cell Biology & Neuro.,
4–157 Jackson Hall
University of Minnesota
321 Church Street S.E.
Minneapolis, Minn.,55455–0303
USA
Tel + 1-612-6 24 91 15
Fax + 1-612-6 24 81 18
weinh001@gold.tc.umn.edu

Dr Gordon C Weir
Joslin Diabetes Center
One Joslin Place
Boston, MA 02215
USA
Tel + 1-6 17-7 32 25 81
Fax + 1-6 17-7 32 26 50
weirg@joslab.harvard.edu

Dr Dagmar Weise
St. Josefs Krankenhaus
Landhausstr. 25
D-69115 Heidelberg
Germany
Tel + 49-62 21-52 60
Fax + 49-62 21-52 68 92

Dr Claude Weisselberg
Laboratoires Hoechst
Tour Roussel Hoechst
1 Terrasse Bellini
F-92910 Paris La Défense Cedex
France
Tel + 33-1-40 81 47 66
Fax + 33-1-40 81 46 73

Dr Raimund Weitgasser
2 nd Dept of Medicine
LKA Salzburg
Müllner Hauptstr 48
A-5020 Salzburg
Austria
Tel + 43-6 62-44 82 34 02
Fax + 43-6 62-44 82 34 03

Dr Simon Weitzman
Epidemiology Unit
Faculty for Health Sciences
Ben-Gurion University
PO Box 653
IL-84105 Beer-Sheva
Israel
Tel + 972-7-6 40 08 12
Fax + 972-7-6 27 73 42
weitzman@bgumail.bgu.ac.il

Mr Peter Welbers
Lipha Arzneimittel GmbH
Postfach 13 03 26
D-45293 Essen
Germany
Tel + 49-2 01-81 00 20
Fax + 49-2 01-8 10 02 73

Dr Timothy A Welborn
55 Hampden Road
Nedlands
Western Australia 6009
Australia
Tel + 61-8-93 89 84 14
Fax + 61-8-93 86 14 54
endocrin@opera.iinet.net.au

Dr Lennart Welin
Clinical Drug Safety
Astra Hässle AB
S-431 83 Mölndal
Sweden
Tel + 46-31-7 76 13 86
Fax + 46-31-7 76 37 34

Dr Michael Welsh
Dept of Medical Cell Biology
Biomedicum
PO Box 571
S-751 23 Uppsala
Sweden
Tel + 46-18-4 71 4   5
Fax + 46-18-5 5564
michael.welsh@me ellbiol.uu.se

Dr Nils Welsh
Dept of Medical Cell Biology
Biomedicum
PO Box 571
S-751 23 Uppsa
Sweden
Tel + 46-18-1   2 12
Fax + 46-18-5   4 01
nils.welsh@medcellbiol.uu.se

Dr Miclós Wenczl
Novo Nordisk
Felsözöldmáli ut 35
H-1025 Budapest
Hungary
Tel + 36-1-3 25 91 61
Fax + 36-1-3 25 91 69

Dr Heinz Wendel
Boehringer Mannheim GmbH
Dept MS-S
D-68298 Mannheim
Germany
Tel + 49-6 21-7 59 87 58
Fax + 49-6 21-7 59 88 09
heinz_wendel@bmg.
boehringer-mannheim.com

Dr Ewa Wender-Ozegowska
Os Batorego 4 a/1
PL-60 687 Poznan
Poland
Tel + 48-61-21 74 24
Fax + 48-61-21 74 24

Ms Parri Wentzel
Dept of Medical Cell Biology
BMC
Box 571
S-751 23 Uppsala
Sweden
Tel + 46-18-4 71 40 33
Fax + 46-18-55 07 02
parri.wentzel@medcellbiol.uu.se

Dr Egon Werle
Bergheimerstr 58
D-69115 Heidelberg
Germany
Tel + 49-62 21-56 88 03
Fax + 49-62 21-56 46 12
Egon-Werle@krzmail.krz.
uni-heidelberg.de

Dr Georges Weryha
18 rue Emile Coue
F-54000 Nancy
France
Tel + 33-83 15 34 39
Fax + 33-83 15 34 38
weryha@spleao.u-nancy.fr

Dr Christian Wesslau
Sahlgrenska
University Hospital
Department of Medicine
S-413 45 Göteborg
Sweden
Tel + 46-31-60 10 00
Fax + 46-31-82 21 52
christian.wesslau@medfak.gu.se

Dr Anno Wester
Streekziekenhuis Midden-Twente
Geerdinksweg 141
NL-7555 DL Hengelo (0)
The Netherlands
Tel + 31-74-2 47 53 30
Fax + 31-74-2 47 53 32

Dr Johanna Westerlund
Dept of Medical Cell Biology
Box 571
S-751 23 Uppsala
Sweden
Tel + 46-18-4 71 44 26
Fax + 46-18-4 71 40 59
Johanna.Westerlund@bmc.uu.se

Prof P Westermark
Department of Pathology
University Hospital
S-581 85 Linköping
Sweden
Tel + 46-13-22 15 01
Fax + 46-13-13 22 57

Dr Philip Weston
22 Bridgate Close
Moreton, Worral
United Kingdom
Tel + 44-1 51-6 06 12 42
Fax + 44-1 51-7 06 58 71
P.J.Weston@Liverpool.AC.UK

Dr Christian Weyer
Dept Metabolic Disease &
Nutrition, WHO-Colaborating
Center for Diabetes
Moorenstr 5
D-40225 Düsseldorf
Germany
Tel + 49-02 11-8 11 87 71
Fax + 49-02 11-8 11 87 72

Dr Randall Whitcomb
Parke-Davis Pharmaceutical
Research
2800 Plymouth Road
Ann Arbor, MI 48105
USA
Tel + 1-3 13-9 96 57 62
Fax + 1-3 13-9 98 58 19
whitcor@aa.w1.com

Dr Daniela White
Novo Nordisk
Blanicka 28
CZ-120 00 Prague 2
Czech Republic
Tel + 42 0-2-22 25 28 46
Fax + 42 0-2-22 25 43 70

Mr Jonathan Whitehead
Dept of Clinical Biochemistry
University of Cambridge
Addenbrooke's Hospital
Cambridge CB2 2QR
United Kingdom
Tel + 44-12 23-33 67 91
Fax + 44-12 23-33 05 98
jpw27@ous.cam.ac.uk

Ms Veronica Whitehorn
Bayer Plc
Bayer House
Pharmaceutical Division
Strawberry Hill, Newbury
Berkshire RG14 1JA
United Kingdom
Tel + 44-16 35-56 30 46
Fax + 44-16 35-56 30 57

Dr Fred W Whitehouse
1265 Blairmoor CT
Grosse Pointe, MI 48236
USA
Tel + 1-3 13-8 76 21 31
Fax + 1-3 13-5 56 83 43

Dr Donald Whitelaw
32 Lidgett Hill, Roundhay
Leeds LS8 1PE
United Kingdom
Tel + 44-1 21-2 36 86 11
Fax + 44-1 21-2 36 53 19

Dr Jae Wi
Univ of Southern California
Dept Physiology & Biophysics
School of Medicine MMR 626
1333 San Pablo Street
Los Angeles, CA 90033
USA
Tel + 1-2 13-3 42 10 34
Fax + 1-2 13-3 42 22 83
jwi@hsc.usc.edu

Dr Lars B Wibell
Statarvägen 24
S-756 45 Uppsala
Sweden
Tel + 46-18-66 30 00
Fax + 46-18-30 28 08

Dr Egil Wickstrom
Hauger skolevei 16
PO Box 24
N-1351 Rud
Norway
Tel +47-67 17 85 00
Fax +47-67 13 33 18
ewic@novo.dk

Ms Ulrika Widegren
Department of Physiology
and Pharmacology
Karolinska Institute
PO Box 5626
S-114 86 Stockholm
Sweden
Tel +46-8-16 14 78
Fax +46-8-16 14 68
Ulrika.Widegren@fyfa.ki.se

Ms Elisabeth I M Widén
Department of Endocrinology
University of Lund
Wallenberg Laboratory
Entrance 46
S-205 02 Malmö
Sweden

Dr Adji Widjaja
Hallerstr 13 a
D-30161 Hannover
Germany
Tel +44-18 65-22 44 25
Fax +44-18 65-72 38 84
ndxd Adji@rrzn-serv.de

Dr Anders Widström
The Elr Clinic of
Endocrinology
Riddargatan 12B
S-114 35 Stockholm
Sweden
Tel +46-8-611 55 71
Fax +46-8-611 97 18

Prof Wolfgang Wiegelmann
Herz-Jesu-Krankenhaus
Innere Abteilung
Westfalenstr 109
D-48165 Münster-Hiltrup
Germany
Tel +49-25 01-17 24 40
Fax +49-25 01-17 42 04

Dr Wim Wientjens
Distelveld 18
NL-2742 GA Waddinxveen
The Netherlands
Tel +31-182-61 35 26
Fax +31-182-61 47 40

Dr Nicolas Wiernsperger
Lipha Laboratories
34 rue St Romain
F-69008 Lyon
France
Tel +33-47 27 82 819
Fax +33-47 87 53 905

Dr Bogna Wierusz-Wysocka
Department of Internal
Medicine & Diabetology
Raszeia Hospital
Mickiewicza 2
PL-60834 Poznan
Poland
Tel +48-61-8 47 45 79
Fax +48-61-8 47 45 79

Dr P Ranji Wikramanayake
RPAH Medical Centre
100 Carillon Avenue
Newtown, New South Wales 2042
Australia
Tel +61-2-95 57 43 74
Fax +61-2-95 19 49 15

Dr Andrzej Wilczynski
Podroznicza 33
PL-53 208 Wroclaw
Poland
Tel +48-71-63 26 65
Fax +48-71-63 16 67

Mr John P Wilding
Sundown
7 Victoria Avenue,
Wirral L60 8PU
United Kingdom
Tel +44-1 51-5 29 29 30
Fax +44-1 51-5 29 29 31
J.P.H.Wilding@liverpool.ac.uk

Dr Philip G Wiles
Diabetes Center
North Manchester
General Hospital
Delauncys Road
Manchester M8 5RB
United Kingdom
Tel +44-1 61-7 20 20 86
Fax +44-1 61-7 20 20 29

Prof Terence J Wilkin
The Old Rectory
Walkhampton
Nr Yelverton PL20 6JX
United Kingdom
Tel +44-17 52-23 29 25
Fax +44-17 52-23 29 25
twilkin@plymouth.ac.uk

Dr Alistair J K Williams
1 Kingston Villas
London Road
Box, Nr Corsham SN13 8LZ
United Kingdom
Tel +44-1 17-9 59 53 37
Fax +44-1 17-9 59 53 36
a.j.k.williams@bristol.ac.uk

Dr Joseph R Williamson
Washington University
School of Medicine
Pathology Dept – Box 8118
660 South Euclid Avenue
St. Louis, MO 63110-1093
USA
Tel +1-314-3 62 72 97
Fax +1-314-3 62 40 96
jrw@wpath1.wustl.edu

Prof Berend Willms
Fachklinik für Diabetes
und Stoffwechselkrankheiten
Kirchberg 21
D-37431 Bad Lauterberg
Germany
Tel +49-55 24-8 12 18
Fax +49-55 24-8 13 98

Dr Gerhard Willms
Wichheimer Str 305
D-51067 Köln
Germany
Tel +49-2 21-69 96 16
Fax +49-2 21-69 85 92

Mr Michael Wilson
Department of Physiology
Imperial College of Medicine
at St.Mary's
Norfolk Place
London W2 1PG
United Kingdom
Tel +44-1 71-5 94 39 01
Fax +44-1 71-7 23 71 85

Dr Bernard Winicki
Association de Recherches
Scientifiques
Paul Neumann
Tour Roussel Hoechst Cedex 3
F-92080 Paris La Defense
France
Tel +33-1-40 81 47 70
Fax +33-1-40 81 57 84

Dr Patrice Winiszewski
Service d'Endocrinologie
- Diabetologie,
Centre Hospitalier de Belfort
14 rue de Mulhouse
F-90016 Belfort Cedex
France
Tel +33-3-84 57 40 75
Fax +33-3-84 57 42 04

Dr Franz Winkler
Arbeitergasse 4
A-2483 Ebreichsdorf
Austria
Tel +43-22 54-7 36 07
Fax +43-22 54-7 36 074
franz.winkler@magnet.at

Dr Gabor Winkler
Dept for Internal Medicine II
St. John's Hospital Budapest
Diósárok u. 1.
H-1125 Budapest
Hungary
Tel +36-1-1 55 33 73
Fax +36-1-1 55 33 73

Dr Roger Wirion
128 Avenue Gaston Diderich
L-1420 Luxemburg
Luxemburg
Tel +352-47 45 45
Fax +352-22 08 36

Dr Kathleen Wishner
Eli Lilly & Company
Lilly Corporate Center
Indianapolis, Indiana 46285
USA
Tel +1-3 17-2 77 81 93
Fax +1-3 17-2 77 31 54
wishner_kathleen_l@lilly.com

Dr Istvan Wittmann
Second Department of Medicine
University Medical
School of Pécs
Pacsirta u.1
H-7624 Pécs
Hungary
Tel +36-72-33 35 33
Fax +36-72-33 35 53

Dr Lima Witz
Ha'onia Arinfora 4
Ein Hetchelet
IL-42229 Natanya
Israel
Tel +972-9-8 33 82 04

Dr Horst P O Wolf
Im Tai 17
D-78476 Allensbach
Germany
Tel +49-75 31-84 25 39
Fax +49-75 33-45 73

Dr Sonia Wolfe-Coote
Experimental Biology Programme
MRC
PO Box 19070
Francie van Zijl Drive
Tygerberg 7505 Cape
South Africa
Tel +27-21-9 38 02 76
Fax +27-21-9 38 04 56
swolfeco@eagle.mrc.ac.za

Dr Bruce H R Wolffenbuttel
Dept of Endocrinology
University Hospital Maastricht
PO Box 5800
NL-6202 AZ Maastricht
The Netherlands
Tel +31-43-3 87 70 19
Fax +31-43-3 87 50 06
bwo@sint.azm.nl

Dr Ute Andrea Wolk
Berlin-Chemie A/G
Produktmanagement Diabetes
Gliewicker Weg
D-12489 Berlin
Germany
Tel +49-30-67 07 31 71
Fax +49-30-67 07 34 87

Prof Claes B Wollheim
Division de Biochimie Clinique
et de Diabetologie
Expérimentale
Centre Médical Universitaire
CH-1211 Genève 4
Switzerland
Tel +41-22-7 02 55 48
Fax +41-22-7 02 55 43
Claes.Wollheim@medecine.
unige.ch

Dr F Susan Wong
57 Sherman Lane
Hamden, CT 06514
USA
Tel +1-2 03-2 30 98 04
Fax +1-2 03-2 30 98 04
susan.wong@yale.edu

Dr Dorte Worm
Istedgade 69
DK-1650 Copenhagen V
Denmark
Tel +45-65 41 17 69
Fax +45-65 91 96 53

Ms Anne Worsaae
Assay & Cell Technology
Novo Nordisk A/S
Building 6B3.59
Novo Alle
DK-2880 Bagsvaerd
Denmark
Tel +45-44 42 38 13
Fax +45-44 42 18 02
AmWo@novo.dk

Dr Richard C Worth
14 Orchard Croft
Guilden Sutton
Chester, CH3 7SL
United Kingdom
Tel +44-12 44-3 66 6 41
Fax +44-12 44-3 66 6 55

Dr Veronika Woskova
Institute of Clinical
and Experimental Medicine
Clinic of Diabetology
Videnska 800
CZ-140 00 Praha 4
Czech Republic
Tel +420-2-61 08 22 01
Fax +420-2-471 07 44
veronika.woskova@medicon.cz

Dr Regina Wredling
Centre of Caring Sciences
North, Borgmästarvillan
Karolinska Hospital
Karolinska vägen 29
S-171 76 Stockholm
Sweden
Tel +46-8-517 76 366
Fax +46-8-517 76 095
regina.wredling@medks.ki.se

Dr Alexander D Wright
72 Fitzroy Avenue, Harborne
Birmingham B17 8RQ
United Kingdom
Tel +44-121-4 27 74 06
ADWright33@aol.com

Dr James R Wright, Jr
IWK Grace Health Centre
Department of Pathology
5850 University Avenue
Halifax, Nova Scotia B3J 3G9
Canada
Tel +1-902-4 28 81 81
Fax +1-902-4 28 32 15
jwright@iwkgrace.ns.ca

Dr Jean-Xavier Wurth
5 Rue de La Chapelle
L-1325 Luxembourg City
Luxemburg
Tel +352-45 32 43
Fax +352-45 72 18

Dr Miroslav Würzburger
Endocrinology Department
University Clinical
Centre "Zvezdara"
D.Tucovica 161
YU-11000 Belgrade
Yugoslavia (FRY)
Tel +381-11-41 81 33

Ms Andrea Maria Wutte
Med.Univ.Klinik Graz
Diabetesambulanz
Auenbruggerplatz 15
A-8036 Graz
Austria
Tel +43-316-385 32 70
Fax +43-316-385 43 32
andrea.wutte@kfuni.graz.ac.at

Dr Thomas Wyss
6 avenue de Champel
CH-1206 Genève
Switzerland
Tel +41-22-347 17 17
Fax +41-22-347 23 37

Dr Soroku Yagihashi
Department of Pathology
Hirosaki University
School of Medicine
5 Zaifu-cho
Hirosaki
Japan
Tel +81-172-39 50 24
Fax +81-172-39 50 26
yagihasi@cc.hirosaki-u.ac.jp

Dr Yoshitada Yajima
Dept of Internal Medicine
Kitasato University
School of Medicine
Kitasato 1–15–1
Sagamihara, Kanagawa 228
Japan
Tel +81-427-788111
Fax +81-427-788441

Dr Fumiatsu Yakushiji
1 st Dept of Internal Medicine
Toho University
School of Medicine
6–11–1 Ohmori-Nishi Ohta
Tokyo
Japan
Tel +81-3-37 62 41 51
Fax +81-3-37 67 15 21
fumiatsu@med.toho-u.ac.jp

Dr Sho-ichi Yamagishi
3–12 Wakunami syukusya
2–11–30 Wakunami
Kanazawa City 920
Japan
Tel +81-76-2 63 28 42
Fax +81-76-2 63 28 42
shoy12@kenroku.ipc.kanazawa-u.ac.jp

Dr Masahiro Yamamoto
Anjo Kosei Hospital
12–38, Miyuki Honmachi
Anjo, Aichi 446
Japan
Tel +81-5 66-7521 11
Fax +81-5 66-76 43 35

Dr Yasuhiko Yamamoto
Dept of Biochemistry
Kanazawa University
School of Medicine
13–1 Takara-machi
Kanazawa 920
Japan
Tel +81-76-2 65 21 82
Fax +81-76-2 34 42 02
yy0322@med.kanazawa-u.ac.jp

Dr Haruhisa Yamashita
3–7 Midorigaoka
Kanazawa
Japan
Tel +81-76-2 44 63 93

Dr Keiichi Yamatani
3rd Dept of Internal Medicine
Yamagata University School
of Medicine
2–2-2 Iida Nishi
Yamagata, 990–23
Japan
Tel +81-2-36-28 53 16
Fax +81-2-36-28 53 18
kyamatan@med.id.yamagata-u.ac.jp

Prof Keigo Yasuda
The Third Department of
Internal Medicine
Gifu University School of Med,
40 Tsukasa-machi
Gifu 500
Japan
Tel +81-58-2 67 23 27
Fax +81-58-2 67 29 56

Prof Zeliha Yazici
Dept of Pharmacology
Cerrahpasa Faculty of Medicine
University of Istanbul
TR-34303 Istanbul
Turkey
Tel +90-212-5 86 15 52
Fax +90-212-5 29 99 45

Dr Knud Yderstraede
Odense University Hospital
Dept. of Medical Endocrinology
SDR. Boulevard
DK-5000 Odense C
Denmark
Tel +45-65 41 18 11
Fax +45-65 91 96 53
k.yderstraede@winsloew.ou.dk

Prof Stephen J Yeaman
Dept of Biochemistry & Genetic
Uni of Newcastle upon Tyne
Medical School
Newcastle upon Tyne NE2 4HH
United Kingdom
Tel +44-191-2 22 74 33
Fax +44-191-2 22 74 24
s.j.yeaman@ncl.ac.uk

Prof Sena Yesil
6344 Sok. No. 37/1
TR- Bostanli, Izmir
Turkey
Tel +90-532-2 61 23 11
Fax +90-232-2 59 05 41
yesils@cs.med.deu.edu.tr

Prof Candeger Yilmaz
Zafer Cad.
Zafer Apt.42/11 (35040)
TR-Bornova-Izmir
Turkey
Tel +90-232-3 88 26 53
Fax +90-232-3 42 21 42

Prof Hannele Yki-Järvinen
University of Helsinki
Dept of Medicine/Diabetes
Haartmaninkatu 4
FIN-00290 Helsinki
Finland
Tel +358-9-4 71 23 50
Fax +385-9-4 71 22 50
ykijarvi@helsinki.fi

Dr Chizuko Yokota
Bunkyo-cyo 17–22–605
300 Tsuchiura-Shi Ibaraki-ken
Japan
Tel +81-2-98-26 58 38
Fax +81-2-98-64 36 78

Dr Kuninobu Yokota
Bunkyo-ku Honkomagome
6–14–14-N°910
Tokyo
Japan
Tel +81-3-39 41 94 78
Fax +81-3-39 41 94 78

Dr Junishi Yokoyama
4–16–17–408, Kaminoge
Setagaya-ku
Tokyo 158
Japan
Tel +81-3-37 03 60 36
Fax +81-3-37 03 60 36

Dr Bernard Yomtov
114 rue de Paris
F-94220 Charenton
France
Tel +33-1-43 68 66 29
Fax +33-1-43 68 88 58
by@infonie.fr

Dr Muneyoshi Yoshida
1–1-12, Shinzaike hon-cho
Himeji
Japan
Tel +81-7 92-92 15 15
Fax +81-7 92-93 57 10
yoshida@hjc.himeji-tech.ac.jp

Dr Jang H Youn
Dept Physiology & Biophysics
University Southern California
School of Medicine
1333 San Pablo Street, MMR 626
Los Angeles, CA 90033
USA
Tel +1-213-3 42 32 60
Fax +1-213-3 42 22 83
youn@syntax.hsc.usc.edu

Dr Andrew Young
Amylin Pharmaceuticals Inc
9373 Towne Centre Drive
San Diego, CA 92121–3027
USA
Tel +1-619-6 42 71 22
Fax +1-619-5 52 22 12
ayoung@amylin.com

Dr Malcolm Young
Dept of Clinical Pharmacology
Glaxo Wellcome, Research
Triange Park, PO Box 13398
5 Moore Drive
North Carolina 27709–3398
USA
Tel +1-919-4 83 77 37
Fax +1-919-4 83 63 80
MAY29503@Gglaxowellcome.com

Dr Robert J Young
Diabetes and Endocrine Unit
Hope Hospital
Stott Lane
Salford M6 8HD
United Kingdom
Tel +44-1 61-7 87 51 46
Fax +44-1 61-7 87 59 89
rjy@gen.srht.nwest.nhs.uk

Prof John S Yudkin
28 Huddleston Road
London N7 0AG
United Kingdom
Tel +44-171-2 88 50 51
Fax +44-171-2 88 53 02
j.yudkin@med.ucl.ac.uk

Dr Volkan Demirhan Yumuk
Sehirkahya sok 29/9 B-Blok
TR-81040 Kiziltoprak, Istanbul
Turkey
Tel +90-212-5 86 15 58
Fax +90-212-5 30 68 91

Dr Nikos Zachariou
Artemidos 125
Paleo Phaliron
GR-17562 Athens
Greece

Dr Ingmar Zachrisson
St.Göran Hospital
Department of Pediatrics
Danderyds Hospital
S-112 81 Stockholm
Sweden
Tel + 46-8-6722172
Fax + 46-8-6721983
INGZA@child.KS.SE

Dr Maria Zahariou
Iroon Politehniou 69–71
GR-18536 Pireas
Greece
Tel + 30-1-4519498
Fax + 30-1-4329530

Dr Gaston R Zahnd
86A route de Florissant
CH-1206 Genève
Switzerland
Tel + 41-22-701566
Fax + 41-22-3470049

Dr Anton Zajc
General Hospital Sempeter
Padlih Borcev 13
Sempeter
Slovenia
Tel + 386-65-31811
Fax + 386-61-1320288

Dr Alsou Zalevskaya
Pavlov's Medical Academy
6/8 L.Tolstogo Str
197 101 St.Petersburg
Russia

Dr Ante Zaloker
Novo Nordisk A/S
Regional Office S.E Europe
Dunajska 7
1000 Ljubljana
Slovenia
Tel + 386-61-1321303
Fax + 386-61-1338294
ante.zaloker@novo-nordisk.sl

Dr Miroslava Zamaklar
Institute for Endocrinology
Diabetes & Metabolic Diseases
Jedrenska br 10
YU-11000 Belgrade
Yugoslavia (FRY)
Tel + 381-11-685922
Fax + 381-11-685357

Prof Gian Angelo Zampa
Endocrine and Metabolic Unit
S.Mamolo
via S.Mamolo 72
I-40136 Bologna
Italy
Tel + 39-51-581365
Fax + 39-51-581365

Dr Vaclav Zamrazil
Pod Terebkou 3
CZ- Prague 4
Czech Republic
Tel + 42-2-61217405

Prof Renato Zandomeneghi
Via IV Madonne 18
I-41050 Montale (Modena)
Italy
Fax + 39-59-360061

Dr Maria M Zanone
Via Martiri Liberta 20
I-13030 Mottalciata (Vercelli)
Italy
Tel + 39-11-8171421
Fax + 39-11-6602707

Dr Evangelia Zapanti
Saki Karagiorga 8
GR-16675 Athens, Glyfada
Greece
Tel + 30-1-8944098

Prof Jürgen Zapf
Division of Endocrinology &
Diabetology, Dept of Medicine
University Hospital
Rämistr. 100
CH-8091 Zürich
Switzerland
Tel + 41-1-2553585
Fax + 41-1-2554447
ndozaj@usz.unizh.ch

Dr Nicolas Zarjevski
Perdtemps Avenue 5
F-01170 Gex
France
Tel + 33-50418184

Dr Milos Zarkovic
Institute of Endocrinology,
Diabetes and Diseases
of Metabolism
Dr Subotica 13
YU-11000 Belgrade
Yugoslavia (FRY)
Tel + 381-11-685922
Fax + 381-11-685357
mzarkov@sunet.yu

Dr Ivana Zavaroni
Viale San Michele 7
I-43100 Parma
Italy
Tel + 39-521-20614
Fax + 39-521-290776

Dr Matej Zavrsnik
General Hospital Maribor
Department of Endocrinology
and Diabetology
Ljubljanska ul.5
2000 Maribor
Slovenia
Tel + 386-62-512441
Fax + 386-62-511388

Dr Jeltje Zeelenberg
Hospital Gelderse Vallei
Scheidingslaan 1
NL-6704 PA Wageningen
The Netherlands
Tel + 31-317473111
Fax + 31-317473139

Dr Tobias Zekorn
III Medizinische Klinik
und Poliklinik
Universität Giessen
Rodthohl 6
D-35392 Giessen
Germany
Tel + 49-641-7023700
Fax + 49-641-7023752

Dr Michael Zeltcer
Republican Hospital
Klochkova Str 45, apt 42
Almaty
Kazakhstan
Tel +327-2-436436

Dr Carola Zemlin
Appendorfer Straße 2
D-39116 Magdeburg
Germany
Tel + 49-391-7910
Fax + 49-391-7912165

Dr Gianpaolo Zerbini
Via Mauro 15
I-28037 Domodossola (VB)
Italy
Tel + 39-2-26432419
Fax + 39-2-26433790

Dr Mojca Zerjav-Tansek
Medcial Center Ljubljana
Dept Pediatric Endocrinology
University Children's Hospital
Vrazov TRG 1
1000 Ljubljana
Slovenia
Tel + 386-61-1324124
Fax + 386-61-310246
mojca.zerjav-tansek@mf.uni-lj.si

Dr Per Zetterlund
Kristianstadkliniken
Ostra Boulevarden 56
S-291 31 Kristianstad
Sweden
Tel + 46-44-187750
Fax + 46-44-187760

Dr Leila Zhubandykova
153A Rozybakiera Street Apt 25
Almaty
Kazakhstan
Tel + 327-2-490181
Fax + 327-2-506249

Dr Hans-Jürgen Ziegelasch
Nedderfeld 174
D-19063 Schwerin
Germany
Tel + 49-385-2182150
Fax + 49-385-5205320

Dr Anette G Ziegler
Institut für Diabetesforschung
3rd Medical Department
Hospital München-Schwabing
Kölner Platz 1
D-80804 München
Germany
Tel + 49-89-307931 21
Fax + 49-89-3081733
anziegler@lrz.uni-muenchen.de

Dr Brigitte Ziegler
Nepziner Weg 14N
D-17495 Karlsburg
Germany
Tel + 49-38355-355
Fax + 49-38355-68111
Diabetes@rz.uni-greifswald.de

Dr Dan Ziegler
Diabetes-Forschungsinstitut
An Der Heinrich-Heine
Universität
Auf'm Hennekamp 65
D-40225 Düsseldorf
Germany
Tel + 49-211-33821
Fax + 49-211-342080
dan.ziegler@uni-duesseldorf.de

Dr Manfred Ziegler
Institut für Pathophysiologie
der Ernst-Moritz-Arndt-Univ
Greifswalderstr 11 a
D-17495 Karlsburg
Germany
Tel + 49-38355-68110
Fax + 49-38355-68111
Diabetes@rz.uni-greifswald.de

Prof Olivier Ziegler
Service de Médecine "G"
Hôpital Jeanne DArc
BP 303
F-54201 Toul Cedex
France
Tel + 33-83656449
Fax + 33-83656333
o.ziegler@chu-nancy.fr

Dr Ralph Ziegler
Mondstr. 148
D-48155 Münster
Germany
Tel + 49-251-31061
Fax + 49-251-381244
drrz@aol

Dr Juleen Zierath
Department of Clinical
Physiology
Karolinska Hospital
S-171 76 Stockholm
Sweden
Tel + 46-8-51774645
Fax + 46-8-329022
jrz@klinfys.ks.se

Dr Bettina Zietz
Grasgasse 1
D-93047 Regensburg
Germany
Tel + 49-941-562657

Dr Peter Zimmer
II Med. Klinik
Klinikum Ingolstadt
Krumenauer Str. 25
D-85049 Ingolstadt
Germany
Tel + 49-841-8802166
Fax + 49-841-8802154

Prof Paul Zimmet
International Diabetes
Institute
260 Kooyong Road
Caulfield, Victoria 3162
Australia
Tel + 61-3-92585049
Fax + 61-3-92585098
pzimmet@idi.org.au

Dr Bernard Zinman
Banting & Best Diabetes Centre
University of Toronto
3CCRW845
200 Elizabeth Street
Toronto, Ontario M5G 2C4
Canada
Tel + 1-416-9784656
Fax + 1-416-9784108
diabetes.bbdc@utotoronto.ca

Dr Rahelee Zinnat
BIRDEM
Department of Cell
& Molecular Biology
122 Kazi Nazrul Islam Avenue
Dhaka 1000
Bangladesh
Tel + 880-2-863 00 41
Fax + 880-2-863 00 04
lali@citechco.net

Dr Hans Zissow Modin
Hoechst Marion Roussel AB
Bryggvagen 16–18
S-117 68 Stockholm
Sweden
Tel + 46-8-775 70 70
Fax + 46-8-194 7 97
zissow@msmstol.hoechst.com

Dr Ehud Ziv
Diabetes Unit
Internal Medicine Division
Hadassah University Hospital
PO Box 12000
IL-91120 Jerusalem
Israel
Tel + 972-2-77 75 58
Fax + 972-2-41 81 86

Prof Vanja Zjacic-Rotkvic
Department of Endocrinology,
Diabetes & Metabolic Diseases
KB "Sestre Milosrdnice"
Vinogradska 29
10000 Zagreb
Croatia
Tel + 38-51-378 75 42
Fax + 38-51-377 24 53

Dr Malgorzata Zmudzinska
Dept of Endocrinology & Diabet
L. Rydygier University
School of Med Sc in Bydgoszcz
Ul. Ujejskiego 75
PL-85168 Bydgoszcz
Poland

Dr M Zolcinska Wilczynski
Podroznicza 33
PL-53 208 Wroclaw
Poland
Tel + 48-71-63 26 65
Fax + 48-71-63 16 67

Dr Maria Zonderland
Dept Medical Physiology and
Sports Medicine
P O Box 80043
Universiteitsweg 100
NL-3584 CG Utrecht
The Netherlands
Tel + 31-30-253 89 25
Fax + 31-30-253 90 36
m.l.zonderland@med.ruu.nl

Dr Anna Zonenberg
Department of Endocrinology
Skorupska 30 m 13
PL-15 048 Bialystok
Poland
Tel + 48-85-42 23 05
Fax + 48-85-42 23 05

Dr Christos Zoupas
15 Vas Georgious & Rigillis
GR-10674 Athens
Greece
Tel + 30-1-721 28 29
Fax + 30-1-723 07 63

Mr Michael Zouvanis
1 Talbot Mews
84 Viscount Avenue
Windsor East, Randburg 2194
South Africa
Tel + 27-11-678 43 87
Fax + 27-11-643 43 18

Dr Dorota Zozulinska
Department of Internal
Medicine and Diabetology
Raszeja Hospital
Mickiewicza 2
PL-60 834 Poznan
Poland
Tel + 48-61-847 45 79
Fax + 48-61-847 45 79

Dr R Zubeldia Lopez Mezquita
Hospital Universitario Malaga
Alcalde Tomas Dominguez, 4–2 B
E-Malaga
Spain
Tel + 34-9 52-22 51 78

Prof Hartmut Zühlke
An der Pfarrwürth 2
D-17498 Neuenkirchen
Germany
Tel + 49-38 34-89 80 45
Fax + 49-38 34-88 33 28

Dr Urs W Zumsteg
Kinderspital Basel
Postfach
Römergasse 8
CH-4005 Basel
Switzerland
Tel + 41-61-691 26 26
Fax + 41-61-692 65 55

Dr Magali Zundel
Novo Nordisk A/S
Novo Alle 6B2 90
DK-2880 Bagsvaerd
Denmark
Tel + 45-44 42 37 15
Fax + 45-44 42 73 59
mz@novo.dk

Dr Jose Zurro Hernandez
Garcia Morato 40–10 °D
E-47006 Valladolid
Spain
Tel + 34-9 83-33 59 98
Fax + 34-9 83-39 72 06

Dr Egbert J K Zweers
Brentinckstraat 131
NL-2582 SV Den Haag
The Netherlands
Tel + 31-70-312 46 81
Fax + 31-70-326 27 06

Dr Danuta Zycienska
Dunikowskiego 1 m. 70
PL-02 784 Warsaw
Poland
Tel + 48-22-641 74 66

Dr Svetlana Zykova
Metabolsk Lab
Institute of Clinical Medicine
University of Tromso
N-9038 Tromso
Norway
Tel + 47-77 64 48 47
Fax + 47-77 64 46 50
svetlana@fagmed.uit.no

Albania
Agaci F

Algeria
Ait Mesban M
Azzam B
Bada M
Belhadj M
Bouyahia A S
Touati O

Argentina
Assad D R
Delfino D G
Gagliardino J J
Hernandez R E
Quirion G P
Ramos O
Ruiz M
Sinay I R
Tesone P A

Armenia
Toromanian E
Vardanian M

Australia
Alford F P
Allen T
Bartley P C
Best J
Biden T J
Bryson J
Cameron D P
Campbell L V
Caterson I D
Chipps D
Colagiuri S
Cooney G J
Cooper M E
Couper J
Davis T
Davoren P
De Courten M
De Silva A
Ennis G
Flack J
Greenaway T M
Harding P
Hicks D A
Howard N J
Jerums G
Kelly D
Kraegen E W
Larkins R G
Lu Z X
Markovic T
Martin F I R
Mccann V J
Mcintyre H D
Mellor L
Miller J J
Moffitt P S
Moses R G
O'Brien R
O'Dea K
Panagiotopoulos S
Peto T
Plehwe W E
Proietto J
Schmitz Peiffer C
Senator G B
Shaw J
Shaw J T F
Shinada M
Simpson R
Soulis T
Stepanas A V
Stocks A E
Stocks M
Stoney R
Storlien L H
Tikellis C
Tuch B
Turtle J R

Walder K
Welborn T A
Wikramanayake P R
Zimmet P

Austria
Abrahamian H
Allinger S
Auinger M
Baumer E M
Baumgartner-
  Parzer S
Biesenbach G
Black C
Borkenstein M
Bratusch Marrain P
Brunner G
Cerny G
Defant Thuswaldner E
Desoye G
Drexel H
Dunky A
Egger T P
Eibl N
Eiter R
Equiluz-Bruck S
Fasching P
Festa A
Fischill R
Francesconi M
Furnsinn C
Grafinger P
Graier W
Holler A
Holler C
Howorka K
Irsigler K
Kaestenbauer T
Kager E
Kopp H P
Kurzemann S
Lechleitner M
Ludvik B
Ludwig C
Mihaljevic R
Miles S R
Paulweber B
Pecnik I
Pieber T
Prager R
Rabensteiner D
Reining G
Rijnberg W L
Roden M
Rohac M R
Schelkshorn C
Scherfler G
Schernthaner G
Schnack C
Schnedl W
Schober E
Schumacher M
Semlitsch B
Sendlhofer G
Shnawa N
Siebenhofer A
Stacher H G
Stockl G
Taeuber K
Toplak H
Trajanoski Z
Wagner B
Waldhausl W
Wallner S
Wascher T
Weitgasser R
Winkler F
Wutte A M

Azerbaijan (C.I.S.)
Abdullayev F
Gaisina A A
Ibraguimov A
Ibrahimov I
Kurbanov T
Kurbanov T

Kurbanova G
Mamedhasanov R
Mirza Zadeh V
Umnyashkin A

Bangladesh
Ali L
Azad Khan A K
Bhowmik N B
Biswas K F
Chowdhury N S
Faruque M O
Ferdous H S
Goswami A
Hannan J
Haque S
Hassan Z
Mollah A S
Mosihuzzaman M
Murshed S
Nahar Q
Nur E Alam M
Parveen S
Parvin S
Rokeya B
Rossi L
Sarkar S
Sattar S
Zinnat R

Belarus (C.I.S.)
Kholodov A
Kunavich I
Mokhort T V
Mrotchek A
Radjuk K A
Solovey V

Belgium
Aerts L M
Antoine M H
Arnouts P
Balasse E
Becker D J
Bottino R
Bouillon R A
Bouwens L
Breurkes R
Brichard S
Buysschaert M
Casteels K
Chachati A
Chanoine F
Chanoine J P
Cherif H
Claeys I V
Coolens J L
Couturier E
Damoiseaux P
Daubresse J C
De Hertogh R
De Leeuw Delvigne C
De Leeuw I
De Schepper F
De Timary P
Decochez K
Decraene P
Dorchy H
Duchateau A
Dufrane J P
Dumont I
Duvivier E
D'Heygere F
D'Hooge D
Eizirik D L
Fery F
Gaham N
Gall D
Geenen V
Gerard J J C
Gilon P
Gorus F K
Hannet I
Heller F
Henquin J C
Herchuelz A

Hoet J J
Holemans K
Hubermont G
Jandrain B J M
Jopart P
Ketelslegers J M
Keymeulen B
Krzentowski G
Lambergts G
Lavigne Scheen M
Leblanc A
Lebrun P B M
Leclercq Meyer V
Lefebvre P J
Lefebvre V
Letiexhe M
Malaisse Lagae F
Malaisse W J
Mathieu C
Mattelaer D
Melon C
Mercan D
Muls E E
Musch W
Nicolaij D
Nobels F
Paquot N
Penninckx H
Pipeleers D
Pipeleers Marichal M
Pirart J
Pulinx E M
Purnode A L
Remy C
Reusens B
Roberti M A
Rooman I
Rottiers R
Sato Y
Scaillet R
Scheen A J L
Schmitt H
Schutyser J
Scruel O
Segers O
Sener A
Sodoyez Goffaux F
Strauss K W
Surmont D W A
Thenaers G
Tits J
Van Acker K
Van Aken E
Van Assche F A
Van Crombrugge P
Van Der Auwera
Van Eylen F
Van Gaal L F A G
Van Imschoot S
Van Nimmen
Van Rooy P
Van Schaftingen E
Van Schravendijk C
Vandecauter H
Vandeleene B
Vanfleteren E
Vanhaeverbeek M
Vercammen C
Verhaegen A
Verhaegen H
Verhoeven L
Vertommen J J F
Vranckx S

Bosnia - Herzegovina
Grujic M
Hrisafovic Z
Kulenovic I

Brazil
Almeida Farias S
Borges F D V S
Bouskela E
Britto M M
Canani L H
Carreiro Pousada

Castro Soares J
Fernandes Reis A
Fernandes Reis L C
Friedman R
Gomes M B
Gross J
Lopes De Faria J B
Matos M C G
Pardini V
Rea R
Rostom De Mello M
Viegas Martins D
Wajchenberg B

Bulgaria
Aslanova N
Atanassova I
Baydanoff S
Bohchelian H
Borissova A M
Branekova D
Christov V
Dakovska Dekova L
Dakovska G
Dobrev D
Ganova Iolovska M
Kamenov Z
Kamenova Petkova P
Kasabov N
Kljuchkova N
Koev D
Koeva L
Koprivarova Petrova K
Nicoloff G
Ovcharova N
Panayotov D S
Panushev A
Petkov P
Petkova M
Popov A T
Popova D V
Protich M
Radulova N
Russev T
Simeonov I
Simeonov S
Tankova T
Tzinlikov I
Veleva N

Cameroon
Mbanya J C

Canada
Beauchef J P
Brun T
Chiasson J L
Ekoe J M
Gardiner R J
Giacca A
Hardin P
Hunt J A
Kandalaft N
Klip A
Maheux P C
Marliss E B
Moorhouse J A
Parent Zahri N
Prentki M
Pye S
Rabinovitch A
Radziuk J M
Rajotte R V
Ryan E A
Steiner G
Tkac I
Vranic M
Wang P Y
Wright J R
Zinman B

Chile
Diaz J
Garcia De Los Rios M
Saxl E
Veit O A

China
Ma X Y
Wat N

Columbia
Alba O
Aschner Montoya P
Sierra I

Croatia
Aganovic I
Antolic K
Balic S
Beer Z
Bozikov V
Bratanic A
Car N
Crnadak S
Crncevic Orlic Z
Drvodelic Sunic E
Dumicic J
Goldoni V
Grba V
Hocevar D
Ivandic A
Jovic Paskvalin L
Kadrnka Lovrencic M
Klancir S
Kokic S
Korsic M
Lipovac V
Markov B
Metelko Z
Misura I
Novak V
Ostojic-Brnabic L
Paskvalin L
Pavlic Renar I
Perisa D D
Persic M
Petrek Solic B
Pibernik Okanovic M
Pogorilic S
Prasek M
Profozic V
Ratkovic D
Reljanovic M
Sucic M
Svarc Z
Turk Z
Vlahusic A
Vucic M
Vukovic V
Zjacic Rotkvic V

Cuba
Suarez Perez R

Cyprus
Demetriou D
Erotokritou K
Georgiades G
Ioannou Y
Kasios J
Loizou T
Neophytou P I
Petranyi G

Czech Republic
Adamikova A
Andel M
Bartos V
Brozek I
Chlup R
Dvorakova L
Funda D
Heinrich J
Jirkovska A
Kalivoda J
Kazdova L
Kmoch J
Komers R
Komersova K
Krejsova L
Krejsova Z
Kren K

Kvapil M
Lebl J
Lojdova E
Maly J
Olsovska V
Pav J
Perusicova J
Polekova L
Prikrylova K
Pumprla J
Rames I
Reil P
Rusavy Z
Saudek F
Sindelka G
Skarpova O
Skrha J
Spoustova L
Svacina S
Treslova L
Vavrinec J
Vokrouhlikova J
Vondra K
Vrana A
White D
Woskova V
Zamrazil V

Denmark
Aagaard E
Adsersen A
Ahlmann Ohlsen E
Almdal T
Almind
Alstrup K K
Andersen G
Andersen H S
Andersen H U
Andersen N
Andersen O
Andersen O O
Andersen P H
Andersen S
Andreassen T T
Arkhammar P
Artved O
Bak J F
Ballan A
Balschmidt P
Bech K
Bech O M
Beck M
Beck Nielsen H
Bek T
Berti L
Binder C
Bing J
Birch K
Bjerre Christensen U
Bjerrum O J
Black E
Bock T
Boel E
Bokvist K
Bonnevie Nielsen V
Borch Johnsen K
Brange J
Breum L
Brock B
Brown Frandsen K
Bryde Andersen H
Busch A K
Buschard K
Campbell Tofte J
Capito K
Carr R D
Carter B
Christensen C
Christensen N J
Christensen P K
Christiansen J S
Clausen J T
Clausen P V
Clauson P G
Clemmensen N K
Dagnaes-Hansen N F

Dahler Eriksen K
Damholt M B
Damm P
Damsbo P
Damsgaard E M
De Fine Olivarius N
De Meyts P
Deacon C F
Dejgaard A
Dela F
Dinesen B
Djurhuus M S
Drejer K A
Dyrberg T
Ebbehoj E
Echwald S
Eshoj O
Eskildsen P C
Faber J
Feldt Rasmussen B
Flyvbjerg A
Frandsen M
Fuhlendorff J
Gall M A
Goodall B
Gotfredsen C
Green A
Gregersen G
Gregersen S
Gromada J
Handberg A
Hansen B V
Hansen H P
Hansen J B
Hansen L
Hansen S
Hansen T
Harpoth D
Hartling S G
Hauch O
Havelund S
Henriksen J E
Hermansen K
Hildebrandt P
Hillerup G
Hilsted J
Hoeg Jensen T
Holmegaard S N
Holst A
Holst J J
Hommel E E
Hother Nielsen O
Hougaard P
Jensen B
Jensen E
Jensen P
Jensen S
Jeppesen P B
Johannesen J
Jonassen I
Jonsson A
Jorgensen A
Juhl B
Juhl H
Karlsen A E
Kimer L L
Kirketerp G
Kjeldsen T B
Knudsen L L B
Kock M
Kofod H
Kolendorf K
Krarup T
Kristensen C
Kristensen J S
Kristiansen O P
Krogsgaard Thomsen M
Kuglin B
Kurtzhals P
Kyvik K O
Langkjaer L
Larsen J
Larsen J J S
Larsen U D
Lauritzen T
Laursen H B

Lehn Brand C
Lund P
Lundemose A G
Lundgren K
Lytzen L
Mackay P
Madsbad S
Madsen O D
Madsen P
Mandrup Poulsen T
Markussen J
Mathiesen E R
Mccormack J G
Michelsen B K
Molbak A G
Moller Christensen
Molsted Pedersen L
Mortensen H B
Mortensen S B
Mosthaf Seedorf L
Musaeus Nielsen L
Nerup J
Nielsen F S
Nielsen J F
Nielsen J H
Nielsen L H
Nordentoft E
Norgaard K
Novo Nordisk
Nyholm B
Olsen G S
Orskov C A
Orskov H
Orsted M
Osterby R
Oturai P
Oxenboll B
Palmvig B
Parving H H
Pedersen O
Pedersen S E
Pociot F
Porksen N
Povlsen L.
Pramming S K
Prange Hansen A
Rasch R
Rasmussen B M
Rasmussen M
Ribel U
Richelsen B
Rix M
Roder M
Roed
Rolin B C
Rosenfalck A M
Rosenkilde Gram B
Rossing K
Rossing P
Sato A
Schaffer L
Schelde Jensen B
Schjoetz Pedersen J
Schmitz O
Sebelin E
Seedorf K
Shymko R M
Skelbaek Pedersen B
Smidt U
Snorgaard O
Solling K
Sorensen B
Sorensen J P
Sorensen N K S
Sparre T
Sproegel L
Tarnow L
Thams P
Thomsen C
Thorbek P
Thorsteinsson B
Thye Roenn P
Toft Nielsen M
Tornqvist H E
Urhammer S
Vaag A A

Vad K
Vang L
Verland S
Vestbo E
Vestergaard H
Volund A
Worm D
Worsaae A
Yderstraede
Zundel M

Dominican Republic
Hazoury Bahles J A

Ecuador
Saenz C O

Egypt
Abdel Aal M
Abdel Aziz M F
Abdel Aziz M F
Abdel Rahim M N
Al Ghonaimy H
Amara F
Assaad Khalil S H
Doss S A
El Aggan A F
El Denshary E
Fikry M A
Gayed H R
Hafez S
Hamed Mohamed A
Ibrahim El Sayed M S
Mahgoub M A
Rashwan A
Shaheen M

Estonia
Halling T
Jakovlev U
Kalits I
Kerge J
Kohler H
Magi T
Matjus S
Merendi U
Nemvalts V
Parts T
Rooks E
Rudenko P
Shor R
Tammer U
Vali M
Vides H
Viitas L
Vinogradova T

Finland
Aimolahti A S
Akerblom H K
Annola K J
Berg L
Bergkulla S
Ebeling P
Ekstrand A
Eriksson J G
Etu Seppala L
Forsblom C
Franssila Kallunki A I
Gronhagen Riska C
Groop P H
Haapa E K
Haapamaki H V
Hamalainen S
Harno K
Heikkila M
Hilden H
Huotari M A
Huupponen T P
Hyoty H
Ilanne Parikka P
Jalasvaara K
Jansson P C
Juurinen L M
Kangas T
Kantola I M

Karvanen E
Kilkki E T
Knip M
Koivisto V A
Korpi Hyovalti E A L
Kujansuu E
Kulmala P
Laakso M
Lahti K M
Lakka H M
Latvala P T
Lehtinen J M
Leppavnori E
Louheranta A
Lounamaa R
Malminiemi K H
Malmstrom R
Martikainen A M
Narte R
Nikkila K
Niskanen L K
Nissen P V M
Nuutila P
Oksa H
Oksala H
Osterholm B
Otonkoski T
Paul R
Peura R
Pirttiaho H
Puomio M T
Pyorala K
Rajala S
Rissanen P
Ronnemaa T
Rulli M
Ryysy L I
Sabbah E
Salmela P I
Salo S A
Saloranta C
Saltevo J
Sane T A
Schalin Jantti C B M
Schwab U S
Sinkko P
Soini M
Strand J
Taskinen M R
Toyry J
Tulokas T
Tuomilehto J
Tuomilehto Wolf E
Turpeinen A
Utriainen T
Uusitupa M
Valle T
Veijola R
Viikari J S A
Virkamaki A
Virtanen S M
Yki Jarvinen H

France
Alamowitch C
Allannic H
Altman J J
Asfari M
Attali J R
Basin C
Bastard J P
Bataille D
Becton Dickinson Europe
Benoit A
Berlin I
Berthezene F
Bertin E
Bertrand G
Beylot M P
Blanche H
Blickle J F
Boegner C
Bolffard O
Boillot J
Boitard C
Breant B

Broca C
Brun J M
Bruni N
Canivet B
Caron M N
Cathelineau G
Chaillous L
Chapal J
Charbonnel B
Charon C
Chaumerliac P
Combe H
Coustols Valat M
Czernichow P
Dachicourt N
Dadoun F
Deparade C
Doare L
Drouin P
Duhault J
Duprey J
Estour B
Fredenrich A
Freychet P
Froguel P
Gautier J F
Gerson M
Gin H
Girard J R
Giroix M H
Got I
Grigorescu F
Gross A
Gross P
Gross R
Guillausseau P J
Guillot E
Guliana J M
Haardt M J
Halimi D J M
Halimi S
Hassler P
Haulot J P
Hieronimus S
Hillaire Buys
Hochberg Parer G
Institute de Recherches
   Internationales Servier
Kergoat M
Kerr Conte J
Khalfallah Y
Ktorza A
Labrousse F
Lamothe B
Lassmann Vague V
Lautier C
Le Floch J P
Le Marchand Brustel Y
Levy-Marchal C
Lion S
Lorenzini F
Loubatieres M M
Malinsky M
Marechaud R A
Marie J C
Marre M
Martinand A
Martini J
Mesangeau D
Meyer C
Mithieux G
Mollet E
Monnier L H
Movassat J
Oliver C
Orgiazzi J J M
Ozenne G
Parer Richard C
Pasik C
Passa P
Penfornis A
Peristiany J G
Petit P R
Pfeiffer B
Picard
Pigney F

Pinget M
Poitout V
Portha B
Portmann J M
Pouget Abadie J F
Prevost P
Rapin J
Renard E M
Ribes G R R
Richard J L
Rideau N
Rigalleau V
Rizkalla S W
Robert J J
Roux H
Sadoul J L
Saracci R
Sauvanet J P
Scalbert E
Scharfmann R
Schmitt B
Selam J
Serradas Pacheco P
Servier International
Simon D
Slama G
Souquiere J P
Suraniti S
Sutter B C J
Tauveron I
Triadou N
Tubiana Rufi N
Turnin M C
Vague J
Vague P
Valensi P E
Van Obberghen E
Velho G
Verger M F
Verier Mine O
Vialettes B
Weisselberg C
Weryha G
Wiernsperger N
Winicki B
Winiszewski P
Yomtov B
Zarjevski N
Ziegler O

Georgia
Amirikhanshvili K
Asatiani N
Glotny S
Kurashvili R
Kvirkvelia N
Sekaniashvili Z
Tigishvili L

Germany
Adamska H L
Agena D
Alawi H
Althoff P H
Ammon H P T
Anderten H
Andre N A
Arras Friederich C
Aspacher J
Asta Medica Ag
Augstein P
Bachmann W G
Badenhoop K
Ballmann M
Bauer G
Bauer J
Bauersachs R
Baumgartl H J
Beier B
Beil E
Beischer W
Bellmann K
Bellmann O
Berg E
Berg S
Berger M

Bergis K H
Bergmann A
Berlin Chemie Ag
Bertrams J
Best F
Beyer J
Biegert R
Bierhaus A
Biermann E
Binder L
Blechschmidt D
Boehringer Mannheim Gmbh
Bohm B O
Bohmer K P
Bonefeld B
Born B
Bossenmaier B
Bott U
Bottermann P
Brabant E G
Bretzel R G
Brocks D
Bruns W
Buchler G
Bunting Tempea C E
Burgstaller M
Burkart V
Chantelau E
Claudi Bohm S
Clemens G
Creutzfeldt W
Danne T
Dieterle P
Dietz A
Dittler J
Dolderer M
Drews G
Dreyer M
Drost H
Dunger A
Durinovic Bello I
Echterhoff H H
Eckardt S
Eckel J
Eglmeier W
Ehrlich K
Eli Lilly And Company
Enderle M D
Engelmann Kempe K
Faehling M
Federlin K
Fehmann H C
Feldmeier H
Felsing W
Femerling Henke M
Ferber K
Fischer S
Fischer U
Foerster M
Forst T
Frank M
Freyse E J
Fritsche A
Frost D
Fuchtenbusch M
Funke K
Fussganger R D
Gain T
Gallwitz J B
Ganz M
Gebhardt K
Gempel K
Georgescu S A
Gerbitz K D
Gleichmann H I K
Gobel S
Graber U D
Greitemeier A
Gries A F
Grimmsmann T
Gruneklee D
Grusser M
Gudat U
Gunther O
Gurniak M
Haak E

Haak T
Hahn H J
Hamann A
Hammes H P
Hanefeld M
Hanel W
Hardenberg R F
Haring H U
Hartmann H
Hartmann P
Hasbach J
Hasche H
Haslinger A
Hasselblatt A
Hasslacher C
Haupt E
Hecker W
Heimesaat M M
Heinemann L
Heinze E
Heise T
Hennig G
Henrichs H R
Hensen J
Hepp K D
Herberg L
Herterich R
Herwig J
Hess H R
Heun K
Heyer A
Hildenbrand J
Hirsch A
Hirschberger S
Hochlenert D
Hof A
Hofebauer Mews B
Holl R
Hompesch M
Horn P
Hoss U
Hossdorf T
Hottgenroth A
Hubinger A
Hummel M
Hupen M
Hutter L
Icks A
Ingold E
Jacob S
Jaeger C
Janetschek P
Janka H U
Jecht M
Jehle P M
Jersch N
Joerns A
Julius U
Jungmann E
Kaan E
Kallmann B
Karges W
Kemmer F W
Kempe H
Kemper M
Keohane P
Kerner W W
Kerum G
Kiehn R
Kientsch Engel R
Kiess W
Kimmerle R
Klare W R
Klausmann G F
Klein H H
Kleinwechter H
Kloppel G
Kloting I
Knisel W
Knoll AG
Kobberling J
Koch H
Koenen C
Kohnert K
Kolb H
Kolonko L E

Konz K
Koop I
Kopf D
Koschinsky T
Krippelt Drews P
Krug J
Kuehnle H F
Kusterer K
Kustner E
Kuttler B
Lampeter E F
Landgraf R
Langen L
Laube H
Leihener D
Lendroth F
Lenzen S
Liebermeister H
Liebl A
Liesenfeld B
Lindloh C
Lindner J
Lingenfelser T
Linkeschova R
Linn T
Lippmann Grob B
Lobmann R
Lodwig V
Lohmann T
Look D
Lotz N P
Luft D
Machicao F
Madani S F
Magnusson K
Maier V
Marquardt C
Martin S
Martin T
Maslowska Wessel E T
Matthaei S
May C
Mehnert H
Meier M
Meinhold J A
Meissner H P
Mellinghoff A C
Menges U
Menzel R
Merfort F
Mest H J
Metzger C
Meyerhoff C
Michaelis D
Michel C
Mies R
Mittenzwei H
Morbach S
Morgenthaler N
Muhlhauser I
Muller Cornejo G
Muller M J
Muller U A
Munchberger R
Muntefering H
Nauck M A
Neu A
Neususs K D
Nitsche T
Nothnagel D
Nusser J
Oberdisse K
Oldenburg J
Otto H
Otto Wessel C
Overkamp D
Overmann H
Panten U
Patzelt Bath A
Patzelt C
Pein M
Petrides P
Petzoldt R
Pfeiffer A
Pfohl M
Pfutzner A

Piehlmeier W
Piontek H
Piwernetz K R
Plenker A
Plockinger U
Pollmam K H
Proetzsch R
Puchler K
Puls W
Quabbe H J
Raap A
Rau H
Rave K
Reinauer H
Reinauer K M
Reiter R
Renner C
Renner R
Rett K
Richter W
Rlefflin A
Rinninger F
Risse A J
Rjasanowski I
Rolfs H C
Romann D
Rosak C
Rosen P
Rosenbauer J
Rottger P M
Rudolf J
Russmann H J
Rustenbeck I
Sachse G
Sailer D
Salgado M
Salzsieder E
Samann A
Sankyo Pharma Gmbh
Sawicki P T
Schaff P
Schattenberg S
Schatz H
Schauer U J W
Scheffer B
Scherbaum W A
Schiel R
Schifferdecker E
Schimmel U
Schirop T
Schleicher E D
Schleiffer T
Schloos J
Schlosser M
Schmechel H
Schmidt S
Schmidt W E
Schmohl K M
Schmulling R M
Schnauder G
Schneider K
Schneider Schultes B
Schnell O
Schneyer U
Schnieber E
Scholl Schilling G
Schramm W
Schrezenmeir J
Schroder K E
Schuler G
Schulze J
Schulze Schleppinghoff B
Schumm Drager P M
Schwanstecher C
Schwanstecher M
Schwarck H
Schwedes U
Scriba P C
Seewi O
Seibel M
Seissler J
Sieber J
Siebers U
Siebolds M
Siegel E G
Skala E

Sorger M
Spraul M
Spuck W
Standl E
Sternberg F
Stoyanov B
Strack V
Stracke H
Strebelow M
Striesow F
Strotmann H J
Stumpel F
Stumvoll M
Talaulicar M
Tanudjaja T
Thiery J
Tiedge M
Tillil H
Toeller Suchan M
Tozzo S
Trautner C
Tschoepe D
Tunali G
Twenhoven A L
Ullrich S J
Usadel K H
Vakalopoulos E
Varma C
Verlohren H J
Versen A
Verspohl E J
Vogt C
Von Kriegstein E
Von Wasielewski E
Voss M
Wachlin G
Wagener W
Wagner K G
Wahl H G
Wahl M A
Wahl P
Walter H M
Walther R
Wanka H
Wasserhess P
Wedemeyer H J
Wegner B
Weidinger G
Weise D
Welbers P
Wendel H
Werle E
Weyer C
Widjaja M
Wiegelmann W
Willms B
Willms G
Wolf H
Wolk U A
Zekorn T
Zemlin C
Ziegelasch H J
Ziegler A G
Ziegler D
Ziegler M
Ziegler R
Zietz B
Zimmer P
Zuhlke H

Greece
Abou Jeyab A K
Alevizaki M
Alevizos M
Alivisatos J G
Anastasiou E
Antonopoulos A
Argyropoulos A
Bakatselos S
Bartsocas C S
Benroubi M
Bikas N
Bougoulia M
Boukis M
Bousboulas S

Chala E
Chrisanthis
Christacopoulos P
Diamantopoulos E J
Didangelos T
Dimitriadis G
Dimitsicoglou N
Eftaxias G
Efthymioy I
Fatsios K
Filandra F
Gatzios S
Georgakopoulos K
George S
Giamalis D
Giannoulaki Nikolaou E
Giotaki H
Girtzis J
Hadjidakis D
Hatziagelaki E
Hatziioannides A
Iliadis I
Ioannidis G
Iraklianou S
Kaklas N
Kaltsas T
Kapantais E
Karaiskos K D
Karaiskos K S
Karamanos B
Karamitsos D
Kardari K
Karefilaki C
Karfi Liakopoyloy A
Katsaros T
Katsilambros N
Kazakos K
Kefalogiannis N
Kepaptzoglou O I
Kerasotis A
Klinkenbijl B M
Klissiaris V
Kofinis A
Koklamis E
Konstantaki H
Konstantas E
Korkolis S
Kosteletos G
Koukourikou M
Kurtoglou G
Kukuvitis A
Lakka Papadodima E
Lambropoulos L
Lanaras L
Lathouris P
Lehmann L
Loupa C
Makrygiannis I
Mamouris D
Manes C
Manikas V
Margelis D
Markou K
Mavroudis K
Melidonis A
Mesisklis N
Migdalis I
Milionis A
Mitrakou Fanariotou A
Moshopoulos C
Moysleh J
Nicopoulou S
Pagkalos E
Panagiotou T
Papadakis E
Papadam A J
Papadodimas N
Papadopoulos G K
Papaikonomou P
Papalexiou G
Papazoglou N
Pappas A
Pappas S
Petrou C
Philippides P
Piaditis G

Rambavila V
Raptis A
Raptis S
Rigas A
Saflianis I
Sailer N
Satsoglou E
Simelidis D
Smith F M
Smith G E
Sotiropoulos A
Sougioultzoglou F
Soulis K
Stamatiadou M
Thoma A
Tigka E
Tountas C D
Tsakalakos N
Tsakiris T
Tsatsoulis A
Tzetzls B
Tzioras C
Tzoumani A
Tzounas K
Varverakis E
Vassilopoklos H
Velentza G
Vlassopoulou B
Vlontzou K
Voliotis C
Voutsas G
Voyatzoglou D
Vrionidou A
Zachariou N
Zahariou M
Zapanti E
Zoupas C

Hungary
Baranyi E
Barkai L
Bekefi D
Bibok G
Biro K
Blatniczky L
Bolcshazy G
Brooser G
Czegledi B
Farkas K
Fovenyi J
Gaal Z
Gero L
Gorog K
Grosz A
Gruber O
Gyimesi A
Halmos T
Hegedus E
Hermann R
Hernandez E
Hidvegi T
Horvath M
Ivanyi J
Jermendy G
Karadi I
Kassay Farkas S
Kautzky L
Kempler P
Kerenyi Z
Koltai M Z
Koranyi J
Koranyi L I
Lehotkai L
Lengyel C
Madacsy L
Marton A
Nadas J
Nagy E
Neuwirth G
Panczel P
Patkai G
Patkay J
Peterfai E
Pogatsa G
Roman F
Salamon F

Simon K
Soltesz G
Somogyi A
Szabo L
Szoverffy G
Tamas G
Thaisz E
Tornoczky J
Vandorfi G
Varkonyi T
Wenczl M
Winkler G
Wittmann I

Iceland
Hreidarsson A B

India
Balaji V
Bhatia E
Chandalia H B
Kanungo A
Kumar Das A
Mohan V
Raheja B S
Ramu Y
Reddy A K I
Selvam R
Viswanathan V

Indonesia
Adam J M F
Dwi Sutanegara I N
Oemardi M
Semiardji G
Soegondo S

Iran
Rajab A

Ireland
Byrne M
Cregan D
Devlin J G
Ferriss J B
Firth R G
Kingston S M
Mckenna M
Mckenna T J
Mcnally J P
Mitchell T
Nolan J J
Owens D
O'Hare J A
O'Meara N
Tomkin G H
Walsh C H

Israel
Abu Rabiah Y
Adawi F
Bar On H
Bashan N
Boteach E
Cerasi E
Cohen J
Glaser B
Gross D
Gutman A
Harman Boehm I
Herskovits A T
Hirshberg B
Hod M
Kaiser N
Kanter Y
Karasik A
Karnieli E
Karp M
Kisch E S
Lapidot M
Lev Ran A
Lifshitz A
Madar Z
Maislos M
Nesher R
Niven M

Norymberg C
Ofan R
Palti Y
Raz I
Roitman A
Rubinstein A
Sasson S
Segal F
Shafrir E
Sharon O
Shehadeh N
Shilo S
Stern E
Vardi P
Weitzman S
Witz L
Ziv E

Italy
Adda G
Altomare E
Alviggi L
Andreani D
Anello M
Anichini R
Arcangeli A
Balzani I
Baratta R
Barazzoni R
Baule G
Beguinot F
Bellavere F
Beretta A
Bertoli A
Bianchi M
Bianchi R
Bisesti V
Boemi M
Bognetti E
Bolli G B
Bombara M
Bonadonna R C
Bonfanti R
Bonifacio E
Bonora E
Borboni P
Bosi E
Botta R M
Brancato R
Brocco E
Bruni B
Bruno A
Bucalossi A
Buzzetti R
Calafiore R
Caldara R
Campea L
Campostano A
Cantagallo A
Capaldo B
Capani F
Caravaggi C
Carbone L
Carboni L
Careddu G
Carinci F
Carta Q
Cartechini M G
Cassone Faldetta M
Catalano C
Cavallo Perin P
Caviezel F
Ceriello A
Cerutti F
Cesco L
Ciampalini P
Cicconetti C
Clementi A
Cobelli C
Colabucci F
Colucci G
Comaschi M A
Consoli A
Cordera R
Corgiat Mansin L
Corica F

Corino A
Corsini G
Coscelli C
Cotroneo P
Crepaldi G
Crino A E G
Cucinotta D
Dall'Aglio E
Davalli A
De Cosmo S
De Feo M E
De Giorgio L A
De Mattia G
De Micheli A
De Pascale A
Del Prato S
Della Marchina M
Di Mario U
Dozio N
D'Adamo M
D'Agostino A W
Faloia E
Falorni A
Farmigea Spa
Farrace S
Fattor B
Fava D
Fedele D
Ferrannini E
Ferrero E
Floretto P
Forlani G
Francesco F
Fratino P
Frittitta L
Frontoni S
Fusetti P
Galuppi V
Gamba S
Gambardella S
Genovese S
Gentile L
Gentile S
Ghidoni A
Giaccari A
Giampietro O
Giannini S
Giorda C
Giordano C
Giorgi Pierfranceschi D
Giorgino F
Giorgino R
Gnudi A
Graci S
Gragnoli G
Grassi G
Gregorio F
Iavicoli M
Lala A
Lapolla A
Laurenti O
Lavagnini T
Lepore G
Logoluso F
Lombardi A M
Lorini R
Lugari R
Luly P
Maestripieri P
Maggi L
Mainini E
Maioli M
Maldonato A
Manfrini S
Mangili R
Mannino D
Manto A
Maran A
Marchetto P
Marenco P
Marocco A
Martelli S
Masiello P
Matcovich A
Mattioli P L
Maule S

Mazzi C
Medda G
Melani F
Melga P
Melo F
Menzinger G
Midena E
Molinatti G M
Molinatti P A
Monciotti C
Monge L
Monti L D
Morano S
Moratti F
Moreo G
Morici V
Morviducci L
Multari G
Muntoni S
Muntoni S
Mustacchio A
Napoli A
Natali A
Navalesi R
Nistico L
Nosadini R
Odetti P
Pacifico A
Pacini G
Pagano C
Pagano G
Paleari F
Paolisso G
Parenti M
Pareschi P L
Pasquali R
Pastore L
Pastore M R
Pata P
Patti L
Pellegrinotti M
Pennica M
Petruzzi E N
Pezzarossa A
Piatti P
Pisano L
Piva I
Pontiroli A E
Porta M
Pozza G
Pozzilli P
Pricci F
Pugliese G
Purrello F
Raffa M
Riccardi G
Rinaudo M T
Riondino G
Rivellese A
Romanelli G
Rotella C
Saba P
Salvatoni A
Salvatore T
Sambataro Longo M
Sanciu F
Santantonio G
Santeusanio F
Sasso F C
Savagnone E
Sbraccia P
Scionti L
Secchi A
Segato T
Seghieri G
Sesti G
Severi F
Signore A
Silvani G
Sivieri R
Solini A
Songini M
Spallone V
Squatrito S
Strata A
Strollo F

Taboga C
Tagliamonte P M
Tamburrano G
Tatti P
Teodonio C
Testori G
Tiengo A
Torchio G
Torella R
Torlone E
Torquato F
Trevisan R
Trischitta V
Trovati M
Turco S
Uccioli L
Valentini U
Vanelli M
Veglio M
Velussi M
Verrillo A
Vettor R
Vigneri R A
Vitali L
Vitelli A
Viviani G L
Volpi E
Zampa G A
Zandomeneghi R
Zanone M M
Zavaroni I
Zerbini G

Japan
Aizawa T
Akanuma Y
Akazawa S
Akazawa Y
Aoki N
Araki E
Baba S S
Baba T
Fujii H
Fukuda M
Furukawa N
Goto H
Goto Y
Goto Y
Hanafusa T
Hayakawa T
Hidaka H
Himei H
Hirose
Hoshino F
Hotta N
Ikeda M
Ikeda Y
Imatake M
Imazato Y
Ishibashi M
Ishida H
Ishigame M
Ishii M
Ishizuka T
Isogai S
Ito Y
Iwasaki N
Jinnouchi H
Kakei M
Kaku K
Kamijo M
Kanazawa Y
Kasuga A
Kasuga M
Katoh S
Katsuno K
Kawai K
Kawazu S
Kikkawa R
Kikuchi M
Kishikawa H
Kishimoto M
Kobayashi N
Koh H
Koh N
Kubota M

Kuzuya T
Makino H
Manaka H
Maruyama H
Maruyama T
Mashiko S
Matoba K
Matsumura T
Matsuura Y
Miki E
Mimura G
Miura Y
Miwa I
Miyakawa T
Mizutani M
Mori Y
Moridera K
Murakami T
Murakami T
Murakawa Y
Nagai Y
Nagaoka T
Nagataki S
Nakagawa C
Nanjo K
Neugebauer S
Niki A
Niki I
Nishida K
Noda M
Nomura M
Ogata M
Ogawa Y
Ohgawara H
Ohmura T
Ohneda A
Omori Y
Oshida
Sakagashira S
Sakamoto Y
Sakamoto Y
Sako Y
Sanke T
Sasaki H
Sato Y
Seino Y
Sekine N
Shiba T
Shichiri M
Shirotani M
Sumida Y
Tajima N
Tajiri Y
Takahashi Y
Takeda H
Takeda N
Tamagawa T
Tanigawa K
Taniguchi H
Tazawa Y
Todaka M
Todo R
Toyoda N
Toyoda Y
Tsukuda K
Tsuruoka A
Tsuura Y
Utsunomiya K
Yagihashi S
Yajima Y
Yakushiji F
Yamagishi S
Yamamoto M
Yamamotto Y
Yamashita H
Yamatani K
Yasuda K
Yokota C
Yokota K
Yokoyama J
Yoshida M

Jordan
Arnaout M A

Kazakhstan
Tukalevskaja N
Zeltcer M
Zhubandykova L

Kirgizstan
Ischenbaevich A B
Moldobaeva M
Tashieva R

Korea
Chung C H
Hong S K
Lee K
Lee K W
Park S W

Kuwait
Abdella N
Al Arouj M M
Al Nakhi A H
Davidson N

Latvia
Lejnieks A
Rasa I
Stelmane I

Lebanon
Halaby G

Lithuania
Augustiniene V
Balkiene L
Danilevichius J
Dargis V
Denisova N
Jarasunas A
Jurkauskiene O
Kiseliuniene R
Masiulionis A
Norkus A V
Ostrauskas R
Padaiga Z
Petrenko V A
Radzeviciene L
Rimkuviene J
Shimkus A
Uleckiene J
Uleckiene V
Urbanavicius V
Urbonaite B
Varanaviciene J

Luxemburg
Dietrich E
Michel G
Schim Van Der Loeff
Wirion R
Wurth J-X

Macao
Victal A A

Macedonia, FYR of
Aleksov B
Bogoev M
Dimitrovski C
Gerovski B
Kovacevska J
Krstevska B
Marulec V
Math R
Milenkovic T
Mitkova M
Nakinov R
Pemovska G
Percan V
Petrovski K
Shubeska-Stratrova S
Stojanovski N

Malaysia
Pang C Y

Malta
Cachia M J

Mauritius
Ramtoola S

Mexico
Aguirre V
Mauricio Leguizamo G
Mejia C G
Rull J

Moldavia
Kolibaba V
Revelis I

Morocco
Bensouda J D
El Ghomari H
Kadiri S A
Mikov A H
Sabri M

New Zealand
Awunor Renner C
Cole D
Drury P L
Henley P G
Mann J I
Mavius D
Milne R
Moore M P
Scott R S
Simmons D

Norway
Aaby L
Aanderud S
Aaseth J O
Allgot B
Anderssen K H
Assveen M
Augdal A
Baevre H
Bangstad H J
Berdal M
Berg T J
Birkeland K I
Bjorgaas M
Bjurgard I
Carlsen S M
Dahl Jorgensen K
Finstad R
Folling I
Foss N E
Ganss R
Grendstad I
Grill V
Hanssen K F
Indergard T
Jenssen T G
Jervell J
Joner G
Jorde R
Karame E
Kilhovd B
Knutsen B
Larsen I F
Lien E A
Marthinsen B
Mella B
Midthjell K
Naess M
Nedrebo B G
Paus P N
Romoren B L B
Roness D
Sandstrom J A
Skafjeld A
Skeie S
Smedsrod B
Sorstrom A B
Sovik O
Spangen S
Staal E
Steinum R
Stensvold K
Toft I
Tryggeseth A

Uhlving S
Vaaler S
Vogt H
Wickstrom E
Zykova S

Oman
Alsalmi I
Elamin A

Pakistan
Jawad F
Memon I
Niazi I U K
Waheed A

Paraguay
Barriocanal L
Canete Villalba
Jimenez Gonzalez J T
Palacios Schneider M

Philippines
Fernando R E
Panelo A

Poland
Bartnik A
Bednarz Suchcicka B
Bodalski J
Brett Chrusciel J
Bronisz A
Chmielnicka Pruszczynska M
Ciechanowska M
Cieslik G
Cypryk K
Czech A
Czekalski S
Czerniawska E
Czupryniak L
Czyzyk A
Dworacka M
Dziatkowiak H
Fuchs H
Gorska A
Gorska M
Graczykowska Kaczorowska A
Grzeszczak W
Grzybowski M
Idzior Walus B
Iwanicka Z
Jarosz Chobot P
Kasperska Czyzy T
Kielczewska Mrozikiewicz D
Kinalska I T
Korman E
Korzon Burakowska A
Kotschy M
Kowalska I
Krassowski J
Kretowski
Leowski J
Majkowska L
Malecki W
Miazgowski T
Misztal M
Mrozikiewicz A
Niewiedziol B
Nowakowski M
Otto Buczkowska E
Pacula P
Pietraszek F
Piontek E
Ponikowska I
Przezdziak M
Rosc D
Rosinski G
Ruprecht Z
Ruxer J
Rynkiewicz A
Semetkowska E
Sieradzki J
Sikorska Z
Sobczynski J I
Sokup A
Stawicka M

Straczkowski M
Strojek K
Szybinski Z
Taton J
Telejko B
Tomasz F
Topolska J
Tracz M
Walasik L
Wasikowa R B
Watala C
Wender Ozegowska E
Wierusz Wysocka B
Wilczynski A
Zmudzinska M
Zolcinska Wilczynski
Zonenberg A
Zozulinska D
Zycienska D

Portugal
Abreu F S F B
Anselmo J
Antunes C
Araujo Pina E
Ataide Sagreira M L
Azevedo M
Baptista
Barbosa A P
Barbosa R M
Barreto B
Bastos M
Boavida Gamboa Pestana
J M
Borges Rosa A
Braganca Parreira J M
Carqueijeiro M
Carrilho F M F
Carvalheiro M R
Carvalho D M C
Cortesao Pinto L
Couto L
Cravo Rodrigues F J
Cunha Vaz J
Da Conceicao Pereira E C
Da Silva Neves M C
Eurico-Lisboa P
Fagulha A
Gardete Correia L M
Godinho C
Gomes E M
Gomes M L V
Guerreiro M L
Kuehne A
Lazaro M J C
Lima Reis J P
Lopes Silva M D P F
Marques L G
Medina J L
Meneses Monteiro M
Menezes C
Mota Correia Barros M L
Neves Costa A
Nunes Correa J C C
Paiva I
Pantaleao O M
Pereira Monteiro L
Pina R M
Pinto Teixeira M J
Raimundo L M M
Ribeiro C
Rodrigues Almeida D
Rosario L M
Ruas L
Ruas M M A
Sa A
Salgado A P
Santos I
Santos R M
Sequeira Duarte J M
Silva A
Silva Graca A
Silva Neves C
Silva Nunes J
Silva Ramos M H
Simoes De Moura L

Soares J
Vinha E B F

Romania
Albota A
Alexandrescu R
Bacanu G
Balasoiu D
Barnea N A
Boboc D
Bogathy E J
Bruckner I
Buligescu S G
Candrea E
Catrinoiu D
Cheta D M
Cocioaba G
Creteanu G I
Cristescu J
Dabelea D
Draganescu M
Dragomirescu C
Dumitrescu C P
Fekete T
Gavanescu M I
Ghenes T
Ghise G
Graur M
Grigorescu Sido P
Halmagyi I S
Hancu N
Iancu S
Ionescu Tirgoviste C
Iures T M
Lichiardopol R
Lupsa I
Matusa A
Mincu J
Minescu A
Mogos T V
Mosora N
Mota M
Motocu M
Negreanu D
Negrisanu G
Nicolau A
Perciun R
Pop Busui R
Scarlatescu L
Serban V
Simionescu M
Stamoran M
Strachinariu M
Suciu G C
Szilagyi I
Timar R
Tudor C
Veresiu
Vernic C

Russia
Akmayev I
Alexeev L
Andreitchenko A
Antsiferov M
Balabolkin M
Barmanova E
Bobkov J
Bogomolov M
Bova E
Brovina F
Choubnikova J
Demidova T
Denissenko V
Dudnikova L K
Gaistyan G
Ignatkov V
Kalashnikova L
Kassatkina E
Khatchatrian E
Kijvatova G
Klechtcheva L
Kochinine M
Kondratiev Y
Kotyt E
Kretinina L

Krylov Y
Kvitkova L
Lebedev N
Logatchev M
Lyaifer A
Maiorov A
Minaev N A
Mkrtoumian A
Moustiatsa V
Muradian G
Odin V
Onuchin S
Pankov J A
Parhimovich R
Peterkova V A
Petounina N
Piskunova G
Potin V V
Rakov A
Rodionova T
Roubtsova A L
Savenkov J
Savostin S
Shestakova M
Shubnikov E
Smirnov S
Starkova N
Starostina E
Surkova E
Tabidze N
Tikhonova G
Topchiashvili V
Troussov V
Vodolazov N
Vojchik E A
Zalevskaya A

Saudi Arabia
Al Attas O S
Alzaid A
El Ashkar A
Razavi Khan M S
Salman K
Taiyeb K

Singapore
Jorgensen L N
Ng W Y
Sum C F

Slovakia
Gasperikova D
Halova K
Jakubikova K
Klimes I
Korec R
Korecova M
Krahulec B
Kreze A
Macko M
Makita A
Michalkova D
Mojto V
Mokan M
Okapcova J
Pontuch P
Sebokova E
Sofrankova A
Spanitzova E
Tison P
Toserova E
Turecky L
Vozar J

Slovenia
Babic D
Babic Z
Bohnec M
Bratina Ursic N
Cokolic M
Epsek Lenart M
Gajsek B
Gjura Kaloper V
Glazar L
Jansa K
Justinek D

Kodba B
Koselj M
Krec Sorli J
Krzisnik C
Krzisnik D
Medved M
Medvescek M
Mesec Staut M
Mikolic R
Mrevlje F
Peric H
Predikaka M
Ravnik Oblak M
Rojnik B
Ros B
Simonic M
Staut G
Stupar Z
Tomazin Sporar M
Urbancic-Rovan V
Vrabic L
Vrecko Tolar M
Vrtovec M
Zajc A
Zaloker A
Zavrsnik M
Zerjav Tansek M

South Africa
Berzin M
Gray I P
Kalk W J
Kedijang M T
Koning J M M
Mollentze W
Moore R
Naiker M
Randeree H
Robertson L I
Schmeidler N
Scholtz H
Seeber M
Van Der Merwe M T
Wolfe Coote S
Zouvanis M

Spain
Alonso Rodriguez C
Amado J
Ampudia Blasco F J
Andres A
Anglada Barcelo J
Antuna De Alaiz R
Arias Diaz J
Arroyo Bros J
Balsells Coca M C
Becerra Fernandez A
Bedoya F
Beitia Martin J J
Biarnes J
Blazquez E
Bosch F
Brazales A
Burgos Pelaez R
Cabezas Cerrato J
Cacho L
Caixas A
Calle C G
Calle Pascual A L
Campillo J E
Campion J
Cano Perez J F
Carrascosa A
Carrascosa Baeza J M
Carreras G
Casamitjana R
Castano L
Castell Abat C
Chico
Conget I
Corcoy Pla R
Costa A
De Bergua Llop M
De La Calle H
De Leiva A
De Pablos Velasco P

Elorza Olabegoya J R
Escobar Jimenez F
Esmatjes E
Faure Nogueras E
Felip Hosselbarth A
Feliu J E
Fernandez Alvarez J
Fernandez Castaner M
Fernandez Diez S
Fernandez F
Fernandez Marino E A
Fernandez Real
Fernandez Vega M
Ferre Cabrero C
Figuerola D
Flores L
Freijanes Parada J
Garcia Barrado M J
Garcia Cuartero B
Garcia Lopez J M
Garcia Martin M C
Garcia Martinez J A
Garcia Pascual L
Garcia Torres J
Gaztambide S
Goicolea I
Gomis De Barbara R
Gonzalez Clemente J M
Gonzalez Gomez Y
Gros L
Guinovart J J
Hawkins Carranza F
Hernandez Mijares A
Hernandez Pascual C
Herranz L
Herrera E
Herrera Pombo J L
Ibarra Rueda J
Iglesias Lozano
Jara Albarran A
Lafita Tejedor J
Llor C
Lloveras Valles G
Lluch Verdu I
Luque Lopez M A
Manzano Arroyo P
Maranes Pallardo J P
Marco J
Marquez L
Martin Bermudo F
Martin Hidalgo A
Martinez Lopez De Sancho R
Masoliver J R
Matute Duarte P
Mauricio D
Megia L
Mendola J
Merino Torres J F
Mesa Manteca J
Micalo T
Moncada E
Montanya Mias E
Morales Gorria M J
Morcillo Herrera L
Nacher Garcia V
Navarro Tellez P
Nieto Rodriguez P J
Novials A
Novoa F J
Odriozola A
Ortiz De Juana M A
Osuna Carrillo De Albornoz J I
Otaegui P J
Pallardo Sanchez L F
Pavia C
Perez Perez A
Pinol Villena C
Pinon Selles F
Piper B G
Pla Bartina J M
Potau N
Prieto Santiago J
Puente Corbi J
Puig Domingo M
Ramos Alvarez P
Raurell M

Recasens Gracia M A
Redondo Garcia De Los Angeles
Reverter Calatayud J L
Reviriego Fernandez J
Ricart Engel W
Richart Jurado R
Rigla M
Roche R
Rodriguez Gallardo J
Rodriguez Lopez E
Rodriguez Minon J L
Rodriguez Villar C
Rossell Montagut R
Salinas I Vert I
Sanmarti A
Serrano Rios M
Silvestre R De L A
Simo Canonge R
Soler Ramon J
Soler Sindreu M
Somoza Abello N
Soria Escoms B
Tamarit Rodriguez J
Tebar J
Tormo M A
Torner J
Torras I
Torras R
Usac E
Uttenthal L O
Vallo J J
Valverde I
Vara E
Vazquez J A
Vendrell Ortega J
Vicente V
Vidal P
Villanueva Penacarrillo M L
Vinambres Gutierrez C
Vinzia C
Wagner A M
Zubeldia Lopez Mezquita R
Zurro J

Sri Lanka
Fernando D J S

Sweden
Adamsson U
Adner N
Agardh C D
Agardh E
Ahren B
Akesson B
Almer L O
Alvarsson M
Ammala C
Andersen Karlsson E E
Andersson A
Andersson D K G
Andren L
Apelquist J
Arnqvist H J
Aronson D
Arvered B
Asplund J O G
Axelsen M
Backlund L
Bengtsson K
Berglund J
Bergsten P
Berne C
Berntorp
Bitzen P O
Bjerkeheim R
Bjorklund A
Bjorklund M
Blohme N G
Blom L
Bojestig M
Bolinder J
Bresater L E
Brismar K E
Brismar T
Buch F F J W
Carlson A

Carlsson M
Carlsson P O
Clausen Sjobom N
Dahlberg Dalin G
Dahlquist G
Damberg I
Eckert B
Edenwall H
Efendic S
Eizyk E
Ekberg
Elbagir M
Eliasson B
Eliasson L
Engfeldt P
Engkvist M
Engstrom L H K
Eriksson J
Eriksson U J
Fagerberg S E
Fernqvist Forbes E
Filipsson K
Flodstrom M A K
Forsander G
Frid A
Froberg S
Gafvels
Gamstedt A E
Gebre Medhin S
Gerhardsson P
Gertow O
Graende B
Grapengiesser E
Groop L C
Gunnarsson R
Gustafsson A H
Gustafsson J
Gutniak E M
Gutniak M
Gylfe E
Hagstrom Toft E M
Halldin M
Hallgren I
Hallgren P
Hammarskiold T
Hamsten A
Hanas R
Hansson A
Hardell L I
Hardlund J
Hellerstrom C
Hellman B
Hemocue Ab
Henningsson R
Henricsson M
Henriksson J E
Hermann L S
Hiramatsu S
Holstad M
Islam M S
Ivarsson S A
Ivinger L
Jakobsson J
Jansson P
Jerntorp P
Johansson B L
Johansson U B
Jonsson A
Kalen J
Kampe O
Karlsson A
Karlsson E
Karlsson S
Karlstrom B E
Kawano
Kernell A
Klannemark M
Kockum I
Kollind M E
Krook A
Landin Olsson M
Landstedt Hallin L
Larsson H
Larsson Nyren G
Larsson P
Ledins J

Leibiger B
Leibiger I
Lembert N
Lennerhagen P E H
Li H
Lin J M
Lindblad B
Linde Hansson M
Lindgren F
Lindskog L B S
Lindstrom P S
Lindstrom T
Linke L
Lins P E
Lithell H
Lithner F
Lofgren J
Lonnqvist F
Lonnroth P
Lovestam Adrian
Ludvigsson J
Luft R
Lundblad S
Lundman B
Lundquist I
Luthman H
Melander A
Melander O
Moberg E
Moede T
Mosen H
Mulder H
Neiderud J
Nilsson A L
Nilsson P M
Nordgren A
Nordin A
Nystrom L
Oakes N
Ohlson L O
Olander B
Olsson P O
Orho M
Ortqvist E
Ostenson C G
Osterlin S
Ostman J
Ottosson A M
Palm S
Panagiotidis G
Persson B
Persson Sjogren S
Pigon J
Renstrom E
Rondinone C
Rorsman P
Rosdahl H
Rosenqvist U
Rudberg S
Sagulin L
Saleh Stattin N
Salehi S A
Sandberg C
Sandler S W
Sanjeevi C B
Sartor G
Schnell Landstrom A
Sehlin J
Shi C L
Siman M
Simonsson E
Sjoberg J S
Sjogren A
Sjoholm A
Smith U
Soderstrom C
Sparre K
Stahle U
Steen L I
Stenstroem G
Sternesjo
Stridsberg M
Sundkvist G
Sundler F
Sundstrom M
Swenne A I H

Taljedal I B
Tallroth G
Tegler L
Tenerz A
Tengholm A
Theman J
Thilen U
Thorkell Nilsson U
Torbjornsdotter T
Torffvit O
Torn C
Tovi J
Tuomi T
Tuvemo H T
Tyrberg B
Vessby B O H
Wahren J
Wahrenberg H
Wallberg Henriksson H
Waller L
Welin L
Welsh M
Welsh N
Wentzel P
Wesslau C
Westerlund J
Westermark P
Wibell L B
Widegren U
Widén E I M
Widstrom A
Wredling R
Zachrisson I
Zetterlund P
Zierath J
Zissow H

Switzerland
Assal J P
Assimacopoulos Jeannet F
Baumann K
Bestetti G
Blanc M H
Boni Schnetzler M
Braendle M
Bucher R E
Carpentier J L
Chabot V A
Crausaz F M
De Kalbermatten N
De Marco D
Diem P
Disetronic Medical Systems Ag
Fankhauser S
Felber J P
Franscella S
Froesch E R
Furrer J
Gerber P
Gomez F
Grimm J J
Halban P A
Harnischberg F
Hausermann M
Hess B
Hochstrasser P
Honegger R
Jacot E
Jacquemet S
James R
Janjic D
Jeanrenaud B
Kappeler H
Keller U
Kiess M
King H
Lang J
Lehmann R
Maechler P
Martin B C
Meda P
Michel W
Morell B
Muller C
Muller W A
Munger R

Novartis Pharma Ag
Nuetzi Constam E
Oesterle Gasser M
Orci L
Pernet A
Peter Riesch B
Pfluger U N
Philippe J
Ruiz J
Salomon F
Scheidegger K
Schlegel H
Schneider H
Schoenenweid C
Schoenle E J
Spinas G A
Stanga Z
Stauffacher W
Studer P P
Tappy L
Tatti V
Teuscher A
Thorens B
Vischer U
Vuille J C
Wollheim C B
Wyss T
Zahnd G R
Zapf J
Zumsteg U W

Tahiti POL.FSE
Strulo S

Taiwan
Ho L T
Hung C T
Juang J H
Lin B J
Lin H D
Shen D C
Shin S J
Wang S L

Tanzania
Ramaiya K L

Tchad
Mbainguinam D

Thailand
Deerochanawong C
Nitiyanant W
Ploybutr S
Vichayanrat A

The Netherlands
Aanstoot H J
Aarsen Steyn M
Alberda A
Arend J
Bakker K
Bakker S J L
Batstra M R
Beks P J
Benthem B
Berden J H M
Bertelsmann F W
Bilo H J G
Bouman S
Bouter K P
Bouter L
Bravenboer B
Bronsveld W
Bruining G J
Brumsen C
Collet J
Colly L
Crijns F
Cromme P V M
De Haan C
De Meijer P H E M
De Sonnaville J J J
De Valk H W
De Vos P
Dekker J

Denis Thissen E
Dooren J
Drent M L
Drexhage H A
Dullaart R P F
Elte J W F
Elving L D
Engbers A
Engels W
Erkelens D W
Erotsieck R J
Feskens E J M
Flinsenberg A
Franken A A M
Galama J
Gazendam J
Geelhoed Duijvestijn P
Geerdink R A
Geldermans C A
Gerritsen J
Graal M
Heine R J
Hermus A
Hoekstra J B L
Holleman F
Hoogenberg K
Hoogma R P
Huisman J
Hulst S
Huvers F
Jacobs J
Jager A
Jager J W
Janssen J A M
Janssen M
Janssen M J
Janssen S
Janssen S
Jobses Penders B
Kaatee I A
Koiter T R
Kraaij K
Krans H M J
Lambert J
Lemkes H H P J
Leurs P
Ligtenberg C
Lutjens A
Maassen J A
Meinders A E
Michels R P J
Mignot M H
Molenaar J L
Mollema E
Mosterd W
Naafs M
Netea M
Netten P
Niemeyer Kanters S
Nieuwenhuis M G
Nieuwenhuizen A
Nijpels G
Nikkels R
Oranje W A
Ouwens D M
Peltenburg A L
Pijl H
Pijls L T J
Popp Snijders C
Potter Van Loon B J
Pouwer F
Pruijs Brands
Radder J K
Reeser H M
Riemens S
Roep B O
Roos H
Rouwe C W
Ruige J B
Rutten G
Rutten W P F
Schaper N C
Schelfhout L
Schroder Van Der Elst J
Schuurman F H
Sels J P

Naji A
Nakatani
Nemoto M
Nielsen S
Nuttall F Q
Oates P J
Obrosova I
Olefsky J M
Orchard T J
Ortmeyer H
Palmer J
Pan D
Parkes D
Pek S B
Pellacani A
Percy A
Petersen J S
Peterson C M
Pettitt D J
Pfeifer M
Philipson L H
Phillips J S
Pittner R
Podesta F
Quickel K E
Raff S
Rahbar S
Rajan A S
Rao S
Rapp R
Ratner R
Reaven G M
Rebrin K
Rewers M
Riefel Miller A
Rizza R A

Roach P
Robertson R P
Ronner P
Rood R
Rosecan M
Rossini A A
Roy S
Rubenstein A H
Ruderman N B
Salans L B
Sato J
Schoenfeld S
Schoner R G
Schuessler R J
Schwarz
Schwenk W F
Sharp G W
Sheehan J P
Sherwin R
Shulman G I
Sima A
Simonson D C
Skyler J S
Soeldner J S
Sredy J
Sreenan S
Steffes M W
Stein D
Steiner D F
Stephens T
Stevenson R W
Stramm L
Straub S G
Svensson A
Thompson R
Tilton R G

Tornheim K
Trautmann M E
Unger R H
Valsania P
Varsanyi Nagy M
Verchere C B
Veves A
Vignati L
Vine W
Vinik A
Vlassara H
Von Massow A
Walravens P A
Watanabe R
Ways D K
Weinhaus A J
Weir G C
Whitcomb R
Whitehouse F W
Wi J
Williamson J R
Wishner K
Wong F S
Youn J K
Young A
Young M

Uzbekistan (C.I.S.)
Djumaeva S
Kasimov U
Salakhova N
Tursunov B

Yugoslavia (FRY)
Antic S
Bajovic L

Bojkovic G
Brankovic S
Burazor N
Burazor Z
Djordjevic P B
Dragojevic R
Drezgic M
Gostiljac D
Grbic M
Jovanovic M
Karadzic K
Kendereski A
Kocic G
Kocic R
Kolarski A
Lalic N
Lazar Ivkovic T
Lepsanovic L
Macut D
Micic D
Mihajlovic S
Miladinovic R
Pantelinac P
Pavlovic D
Popovic V
Pudar G
Rasic Z
Stojsic D
Tavcar I
Tesic D
Wurzburger M
Zamaklar M
Zarkovic M

Zimbabwe
Forbes J I